COURS

DE

ZOOLOGIE MÉDICALE

DESTINÉ AUX

ÉTUDIANTS EN MÉDECINE ET EN PHARMACIE

RÉDIGÉ D'APRÈS LES LEÇONS

DE

M. Louis ROULE

Maître de Conférences à la Faculté des Sciences de Toulouse,
Professeur suppléant à l'École de Médecine ;

PAR

M. A. SUIS

Licencié ès sciences naturelles, préparateur à l'École de Médecine.

ÉDITION REVUE PAR LE PROFESSEUR

ET PRÉCÉDÉE D'UNE PRÉFACE

DE

M. G. MOQUIN-TANDON

Professeur à la Faculté des Sciences de Toulouse,

AVEC QUATRE CENT VINGT FIGURES DANS LE TEXTE

TOULOUSE	PARIS
ÉD. PRIVAT, LIBRAIRE-ÉDITEUR	LIBRAIRIE MÉDICALE O. BERTHIER
RUE DES TOURNEURS, 45.	BOULEVARD SAINT-GERMAIN, 104.

1889

COURS

DE

ZOOLOGIE MÉDICALE

COURS

DE

ZOOLOGIE MÉDICALE

DESTINÉ AUX

ÉTUDIANTS EN MÉDECINE ET EN PHARMACIE

RÉDIGÉ D'APRÈS LES LEÇONS

DE

M. Louis ROULE

Maître de Conférences à la Faculté des Sciences de Toulouse,
Professeur suppléant à l'École de Médecine ;

PAR

M. A. SUIS

Licencié ès sciences naturelles, préparateur à l'École de Médecine.

ÉDITION REVUE PAR LE PROFESSEUR

ET PRÉCÉDÉE D'UNE PRÉFACE

DE

M. G. MOQUIN-TANDON

Professeur à la Faculté des Sciences de Toulouse,

AVEC QUATRE CENT VINGT FIGURES DANS LE TEXTE

———————   ———————

TOULOUSE

ÉD. PRIVAT, LIBRAIRE-ÉDITEUR
RUE DES TOURNEURS, 45.

PARIS

LIBRAIRIE MÉDICALE O. BERTHIER
BOULEVARD SAINT-GERMAIN, 104.

1889

PRÉFACE

Voici de nouveaux *Éléments de zoologie médicale* que je suis chargé de présenter au public et dont il me sera facile de justifier l'apparition. Je le fais d'autant plus volontiers qu'ils ont été pour ainsi dire rédigés sous mes yeux, et que je sais tout le soin qui a été apporté à leur composition.

Nous possédons en France plusieurs ouvrages traitant de la Zoologie médicale, quelques-uns même tout à fait récents. Les uns sont des livres savants, volumineux, remplis de détails intéressants sans doute, utiles à consulter, mais qui dépassent les limites d'un manuel ; les autres sont par trop élémentaires ; d'autres, enfin, ne tiennent pas compte des besoins des étudiants, et ne renferment que des notions sur les seuls animaux utiles ou nuisibles et sur les produits que l'on retire du règne animal.

Il est certain, d'ailleurs, que le terme de *Zoologie médicale*, pris dans son sens strict, implique une idée fausse. Pas plus que la chimie et la physique, la zoologie ne se divise en une série de branches, médicale, agricole, etc., distinctes les unes des autres. Il n'y a qu'une seule zoologie ; mais, comme ces sciences, elle peut présenter des applications diverses. Considérée spécialement dans ses

rapports avec l'art de guérir, elle constitue la zoologie
médicale.

Dans l'enseignement de la Zoologie médicale, deux voies
se présentent à nous. On peut procéder empiriquement,
ne s'occuper que des espèces nuisibles et utiles, en se
bornant à donner quelques notions succinctes sur leur organisation, sans autrement se préoccuper de leurs rapports avec les êtres voisins. Comprise dans ce sens restreint,
la Zoologie médicale n'est plus en quelque sorte qu'un
chapitre de la matière médicale; elle ne mérite guère le
nom de science, elle n'est plus qu'une énumération plus
ou moins détaillée, plus ou moins complète, d'espèces animales et de produits d'origine animale, classés d'une façon
plus ou moins arbitraire. Si elle donne les renseigne-
ments pratiques qu'il est indispensable de savoir, elle ne
fournit rien de plus. Elle suppose connues les notions de
zoologie générale qui, malheureusement, font défaut à la
plupart des étudiants en médecine et en pharmacie. Ce ne
sont évidemment pas les études tout à fait superficielles,
nécessaires pour arriver au baccalauréat restreint, qui
peuvent remédier à cette absence de connaissances préliminaires indispensables. Que, comme beaucoup de bons
esprits le soutiennent, il soit préférable de réduire la
zoologie médicale à ce minimum, en faire une dépendance
de la matière médicale et de la thérapeutique, et à ne pas
forcer les étudiants à consacrer une partie de leur temps
à l'étude approfondie des sciences dites accessoires, cela
peut se soutenir, mais en tout cas cela ne peut se discuter
tant qu'on n'aura pas établi un baccalauréat ès sciences
physiques et naturelles sérieux, tant qu'on n'aura pas
exigé des élèves, avant leur entrée dans une École de

médecine, une connaissance suffisante de ces sciences. Dans l'état actuel des choses, on se trouve donc obligé de procéder autrement. Tout manuel de Zoologie médicale, pour répondre aux besoins de l'enseignement, doit donc renfermer, outre les applications à l'art médical, des notions de Zoologie générale. Mais c'est ici que le tact de l'auteur doit se montrer : savoir se borner sans rien omettre d'essentiel, ne pas perdre de vue le public spécial auquel on s'adresse, et, tout en restant concis, présenter un aperçu suffisamment complet de l'organisation et des rapports de l'ensemble des différents types. Il est clair qu'il faut glisser rapidement sur tel groupe qui n'offre aucun intérêt au point de vue médical, insister au contraire sur tel autre groupe, les Helminthes par exemple, important au point de vue pathologique. C'est cette juste mesure, qu'il est si difficile de garder, qui est l'écueil de beaucoup de travaux d'ailleurs estimables. Nous pourrions citer tel ouvrage où l'auteur s'est complu en de longs détails sur des êtres sans aucun intérêt pour un médecin, détails qui ne se trouveraient à leur place que dans un traité de Zoologie générale et qui ne sont là que des digressions inutiles.

C'est précisément dans le choix judicieux des matières que réside un des principaux mérites de l'ouvrage rédigé d'après le cours de M. Louis Roule. Chargé, en outre de ses fonctions à la Faculté des sciences, de l'enseignement de la Zoologie dans une École de médecine, M. Roule s'est bien pénétré des besoins de l'auditoire spécial auquel il s'adressait, et s'est préoccupé avant tout d'être clair et concis. Il a su faire entrer dans un cadre restreint toutes les applications de la Zoologie à l'art médical, et, sans rien omettre d'essentiel, s'est attaché à présenter un tableau d'ensemble de l'organisation et des rapports des différents groupes entre eux, insistant sur les groupes les plus importants à connaître pour le médecin, passant rapidement, tout en en donnant une idée suffisante, sur les espèces qui n'ont qu'un intérêt purement zoologique.

Partisan de la théorie évolutionniste, il s'est gardé avec grand soin des hypothèses aventurées, estimant avec raison que dans un ouvrage élémentaire, les hypothèses ne doivent avoir droit de cité que lorsqu'elles sont appuyées par un certain nombre de faits probants.

L'ouvrage est accompagné d'un grand nombre de dessins au trait, la plupart originaux. L'auteur s'est appliqué à choisir les figures les plus propres à montrer la structure des animaux, et c'est dans ce but qu'il a donné une large place aux figures schématiques ou demi-schématiques.

M. Armand Suis, ancien élève de la Faculté des sciences de Toulouse et préparateur à l'École de médecine, a pris l'initiative de recueillir cet enseignement et de le présenter sous une forme didactique; il s'est acquitté de sa tâche d'une manière très satisfaisante.

Tel qu'il est, ce manuel, extrait des leçons d'un de nos jeunes maîtres d'avenir, déjà connu par d'importants travaux, sera, nous en sommes certain, bien accueilli du public de nos écoles, qui ne saurait trouver un meilleur guide pour aborder l'étude de la Zoologie médicale,

Toulouse, septembre 1888,

G. Moquin-Tandon.

AVERTISSEMENT

Je ne me suis décidé à publier cet ouvrage sous cette forme qu'après beaucoup d'hésitations. Les traités de Zoologie médicale sont, en effet, assez nombreux dans notre littérature scientifique, et il me paraissait que ce volume n'aurait qu'une utilité fort restreinte. Cependant, mes rapports constants avec les étudiants m'ont permis de reconnaître que la plupart des traités actuels ne répondent pas au but pratique que se proposaient leurs auteurs : ou bien ils sont trop brefs et d'une lecture fort difficile, ou bien ils sont trop étendus et ne possèdent pas le caractère élémentaire qu'un ouvrage destiné aux étudiants doit toujours montrer. Aussi ai-je cru rendre service à mes camarades en publiant ce cours de Zoologie médicale, extrait des leçons de M. le professeur Louis Roule. J'ai tâché, autant que possible, de rendre la forme claire et nette de ses leçons, ainsi que leur tendance philosophique. Aussi, en insistant de préférence sur les détails pratiques qui intéressent le médecin et le pharmacien, j'ai indiqué les relations des êtres entre eux, afin de montrer l'enchaînement des groupes d'animaux et de laisser dans l'esprit une idée générale sur l'évolution du monde biologique ; et cela autant dans le but de satisfaire à l'esprit philosophique de la zoologie actuelle que pour permettre à la mémoire de mieux retenir les détails, en les rattachant à un petit nombre de faits principaux découlant les uns des autres.

Cet ouvrage est divisé en trois parties : la première est consacrée à la morphologie générale, les termes techniques et les principales formes des organes y sont expliqués succinctement ; la lecture de cette première partie est donc nécessaire pour bien comprendre la seconde. Celle-ci renferme l'étude particulière de chacun des groupes d'animaux, en insistant de préférence sur tous ceux qu'il est utile au pharmacien et au médecin de connaître. La troisième partie, enfin, est un simple appendice, dans lequel sont rassemblés tous les faits relatifs aux substances fournies par le règne animal à la matière médicale. J'ai cherché, autant que cela m'a été possible, à rendre cet ouvrage pratique ; aussi ai-je multiplié les tableaux et les figures. Ces dernières ont été empruntées pour la plupart aux leçons même de M. Louis Roule.

M. le professeur G. Moquin-Tandon, avec sa haute compétence pour tout ce qui touche à l'enseignement classique de la zoologie, a bien voulu présenter ces éléments au public ; je lui en exprime ma plus vive reconnaissance. M. Louis Roule a eu la bonté de revoir le texte, de le remanier et de me signaler les figures propres à être insérées ; je ne saurais trop lui adresser de remerciements. Enfin, je remercie le dessinateur, M. Brets, de son intelligent concours.

Toulouse, octobre 1888.

Armand Suis.

INTRODUCTION

On désigne sous le nom de *zoologie* l'ensemble des sciences qui ont pour objet l'étude du règne animal ; la zoologie est ainsi une des deux branches de la *biologie*, ou science qui a pour but l'étude de tous les êtres organisés, la botanique représentant l'autre branche.

Les diverses sciences zoologiques sont fort nombreuses ; mais il est permis de les ranger toutes en deux groupes principaux : la *morphologie*, ou étude des formes animales, et la *physiologie*, ou étude des fonctions animales. La morphologie ayant fait connaître comment sont constitués les organes et les êtres, la physiologie apprend de quelle manière ces organes fonctionnent pour assurer la vie des êtres qui les possèdent.

Les principales subdivisions de la morphologie sont :

1° *L'anatomie,* ou étude des organes chez les animaux adultes, parvenus à leur entier développement. L'anatomie comprend deux sortes de recherches : l'une, par laquelle on observe les formes et les rapports des organes, c'est

l'anatomie proprement dite; l'autre, par laquelle on examine
la structure propre, intime, de ces organes, c'est l'*histologie;* ces deux branches se prêtent en morphologie un
mutuel secours, et la seconde doit toujours être le com-
plément nécessaire de la première.

La *paléontologie* est une branche de l'anatomie qui a
pour objet l'étude des êtres disparus, ou du moins de ce
qui nous reste des êtres disparus; cette branche n'est
donc qu'une division systématique de l'anatomie proprement dite, dans laquelle on place seulement les animaux
éteints.

Dans l'anatomie proprement dite, on peut distinguer
l'*anatomie descriptive* ou *anatomie monographique*, qui est
l'étude des organes d'un animal déterminé considéré en
lui-même : telle est par exemple l'anatomie humaine, et
l'*anatomie comparée*, par laquelle les organes de plusieurs
animaux étant connus, on les compare les uns aux autres,
afin de discerner leurs ressemblances et leurs dissemblances, et de s'élever à des vues générales sur la manière
dont ces organes procèdent, dans leur manière d'être, du
simple au complexe. De même, dans l'histologie, on doit
distinguer entre l'histologie cellulaire, ou étude des tissus,
ensembles de cellules ayant une forme et une fonction fixes,
et l'histologie des organes ou étude des divers tissus qui
entrent dans la composition d'un organe. De même que
l'anatomie, cette histologie des organes peut être monographique ou comparée.

2° L'*embryogénie*, ou *morphogénie*, est l'étude des diverses
formes présentées par les animaux depuis l'état d'extrême
jeunesse jusqu'à l'état adulte; l'embryogénie expose donc
le développement des animaux. L'embryogénie comprend

deux branches : l'*histogénie*, ou étude du développement des tissus, et l'*organogénie*, ou étude du développement des organes.

3° La *taxonomie* sert à grouper les animaux suivant une méthode naturelle, afin de placer à côté les uns des autres les êtres qui sont le plus voisins par l'ensemble de leur organisation. La taxonomie n'est au fond pas autre que l'application à la classification des animaux des connaissances qui nous sont fournies par l'anatomie et l'embryogénie.

Les principales subdivisions de la physiologie sont :

1° La *physiologie spéciale*, ou étude des fonctions des animaux considérés en eux-mêmes ; 2° la *physiologie générale*, ou étude des rapports des êtres avec les milieux extérieurs.

Les divisions de la zoologie qui viennent d'être indiquées sont assez naturelles et distinctes les unes des autres ; il ne faut pas oublier pourtant qu'il n'existe point entre elles de limite infranchissable, et qu'elles se confondent assez souvent. Ces diverses divisions ont été faites en considérant le règne animal entier ; il est permis pourtant de choisir, dans un but spécial, un groupement tout autre. Ainsi, sous le nom d'*anthropologie*, on a l'habitude de rassembler les diverses parties des sciences morphologiques et physiologiques ayant trait à l'homme seul. De même, sous le nom de *zoologie médicale*, et c'est là le but de ce cours, on a l'habitude de comprendre les diverses parties des sciences zoologiques qui sont susceptibles de présenter des applications médicales. Mais, comme les animaux qui intéressent le médecin et le pharmacien sont nombreux et appartiennent à presque tous les groupes, il est juste et logique, afin d'établir un ensemble satisfaisant et d'une seule venue, d'exposer la structure et le développement de tous les groupes d'animaux, en insistant de préférence sur ceux qu'il est bon de connaître.

La marche qui sera ainsi suivie dans l'exposition de ce cours est fort nette. Dans une première partie, qu'il sera permis d'intituler Morphologie générale, nous exposerons un bref aperçu de la classification du règne animal, ainsi que des considérations sur la structure et le développement, l'anatomie et l'embryogénie, des tissus et des organes. — Dans la deuxième partie, ou Morphologie spéciale, nous traiterons à la fois de la structure et du développement des groupes animaux examinés chacun en particulier, puis de la taxonomie de chacun de ces groupes, et enfin, lorsqu'il y aura lieu, des applications médicales. La première partie donnera ainsi des idées générales sur la structure des animaux considérée dans son ensemble ; dans la seconde, on verra plus spécialement, et d'une façon plus détaillée, la structure propre à chacune des divisions du règne animal.

La première partie comprendra cinq chapitres. Le premier sera consacré à l'étude du protoplasma et de la cellule en général ; le second, à l'étude générale des tissus ; le troisième, à l'étude générale des organes ; le quatrième, à l'embryogénie générale, c'est-à-dire aux procédés par lesquels naissent les organes et les tissus d'un individu ; le cinquième et dernier, à l'exposé de la classification du règne animal et des bases sur lesquelles cette classification est fondée.

Dans la deuxième partie, les divisions du texte en chapitres et paragraphes seront naturellement données par les divisions du règne animal.

Enfin, une troisième partie, ou Appendice, est consacrée à l'énumération des produits empruntés au règne animal par la matière médicale.

PREMIÈRE PARTIE

MORPHOLOGIE GÉNÉRALE

CHAPITRE PREMIER.

DU PROTOPLASMA ET DE LA CELLULE.

PROTOPLASMA. — Tous les êtres organisés sont constitués essentiellement par un corps nommé protoplasma; ce protoplasma est doué de propriétés particulières qui constituent pour lui l'état de vie lorsqu'il les exerce, et toutes les manifestations vitales des êtres organisés sont produites par le protoplasma qui constitue ces êtres. Le protoplasma, étudié à l'état de liberté et de plus grande simplicité chez les êtres tout à fait inférieurs, se présente comme un corps visqueux, mobile, et ayant en lui-même le principe de sa mobilité, et doué de deux propriétés caractéristiques qui manquent réunies aux autres corps de la nature. La première propriété est la contractilité, c'est-à-dire la faculté de se mouvoir; la seconde est la faculté de réparer ses pertes de substance en empruntant aux milieux extérieurs les matériaux nécessaires : cette deuxième faculté est donc une faculté de nutrition.

Au point de vue de la structure chimique, le protoplasme est un corps fort complexe. Les éléments principaux et fondamentaux qu'il renferme sont l'oxygène, l'hydrogène, le carbone et l'azote; mais il s'y ajoute souvent du phosphore, du fer, etc., en quantités minimes,

il est vrai, mais ces quantités font cependant partie intégrante de la
molécule de protoplasma.

L'aspect physique et la composition chimique du protoplasma permettent maintenant de mieux concevoir ses facultés de régénération
ou de nutrition ; ces facultés sont de trois sortes : la *respiration*, la
nutrition proprement dite, et la *reproduction.*

La *respiration* est l'acte par lequel le protoplasma perd constamment une partie de son carbone ; ce carbone lui est enlevé par l'oxygène de l'air qu'il absorbe par osmose. Le carbone se combine avec
l'oxygène pour former des composés oxycarbonés, surtout de l'acide
carbonique, qui sont rejetés dans les milieux extérieurs.

La *nutrition proprement dite* est l'acte par lequel le protoplasme
répare ses pertes de substance. Ces pertes sont diverses. Tout d'abord
le protoplasme, ou tout au moins celui des êtres qui vivent dans l'atmosphère, perd de l'eau ; il faut donc qu'il puise de l'eau dans les
milieux extérieurs. Ensuite, il perd constamment du carbone, qui lui
est enlevé par l'oxygène dans l'acte de la respiration. Enfin, par les
manifestations de sa vitalité, il se produit dans son sein des composés
azotés, formés aux dépens de son propre azote, qui deviennent inutiles
et doivent être rejetés ; ces composés, dits de désassimilation ou
d'excrétion, existent souvent dans le protoplasma animal. Il faut donc
que le protoplasme absorbe de l'eau, du carbone, et de l'azote pour
réparer ses pertes et continuer à vivre.

Il est inutile d'insister sur l'absorption de l'eau, mais il n'en est pas
de même pour l'absorption du carbone et de l'azote. Il existe, à ce
dernier point de vue, une différence profonde entre le protoplasma
animal et le protoplasma végétal, et c'est là la principale distinction
qu'il convient d'établir entre les animaux et les végétaux.

Les végétaux réparent leurs pertes en puisant directement leur
carbone et leur azote dans les milieux inorganiques extérieurs,
tandis que les animaux ne peuvent les réparer qu'en les empruntant
au protoplasma d'autres êtres organisés, soit animaux, soit végétaux.
Les plantes, pour absorber le carbone, possèdent un corps nommé
chlorophylle, qui n'est qu'un protoplasme modifié en vue d'une fonction spéciale qui consiste, sous l'influence des radiations lumineuses,
à absorber l'acide carbonique de l'air pour le décomposer, fixer le
carbone et rejeter l'oxygène ; ce carbone se combine, dans le grain
de chlorophylle, avec de l'oxygène et de l'hydrogène, pour produire

de l'amidon, qui sert à la nutrition du végétal. De même, les plantes absorbent l'azote qui leur est nécessaire, soit dans les sels ammoniacaux de l'atmosphère, soit et surtout dans les composés azotés du sol. Il n'y a d'exception à cette règle générale que pour certains végétaux parasites, tels que les Champignons, qui se nourrissent, comme les animaux, aux dépens d'autres végétaux.

Le protoplasma animal, ne renfermant pas de chlorophylle, ne peut absorber directement du carbone en le puisant dans l'acide carbonique de l'air ; de même, il lui est impossible d'emprunter l'azote aux milieux extérieurs, du moins pour les animaux à structure complexe. Aussi tous les animaux, sans exception, sont-ils obligés de se nourrir soit aux dépens de végétaux (animaux herbivores), soit aux dépens d'autres animaux (animaux carnivores). Le protoplasma animal répare alors ses pertes en puisant dans le protoplasme absorbé les corps qui lui sont nécessaires. Mais, en fin de compte, c'est toujours le protoplasma végétal qui sert de nourriture au protoplasma animal, puisque, en dernière analyse, les carnivores vivent en mangeant des herbivores. Les animaux n'existent donc et ne peuvent exister que grâce aux végétaux, qui leur servent de nourriture.

Ces deux procédés différents de nutrition amènent, comme corollaire, des aspects distincts dans l'organisme végétal et l'organisme animal. Les végétaux puisant, soit dans l'atmosphère, soit dans le sol, les corps qui leur sont utiles, sont directement fixés à ce dernier, et possèdent des organes (racines et feuilles) capables de servir à leur mode particulier de nutrition. Par contre, les animaux, qui n'ont aucun rapport avec le sol, sont généralement mobiles et se déplacent pour aller à la recherche de leur nourriture ; d'où la présence chez eux d'organes de locomotion et de sensation qui manquent aux végétaux.

Enfin, la *reproduction* est l'acte par lequel non seulement le protoplasma répare ses pertes, mais encore assimile assez de substances pour augmenter sa masse. Chez les êtres tout à fait inférieurs, cette augmentation est pour ainsi dire indéfinie, de sorte qu'une masse donnée de protoplasme peut acquérir un volume considérable. Mais, d'habitude, en augmentant de volume, la masse initiale de protoplasma se divise en plusieurs fragments qui se séparent et mènent chacun une vie propre ; et même, chez les êtres pluricellulaires, — c'est-à-dire composés de plusieurs cellules, et l'on verra plus loin l'explication de ces mots, — la faculté de reproduction se localise dans quelques cellules seulement du corps de l'individu, cellules qui se séparent, mènent une vie propre, et s'organisent d'une manière indépendante ; ces cellules sont nommées cellules reproductrices ou gamètes. On les nomme encore cellules sexuelles parce que, le plus souvent, il est nécessaire qu'il existe deux sortes de cellules, l'une dite mâle, et l'autre femelle, destinées à se fusionner (acte de la fécondation), pour que la masse protoplasmique résultant de la fusion s'organise pour donner naissance à un nouvel individu. Mais ce phénomène complexe se lie intimement, ainsi que le montre la série exposée ci-dessus, à ce phénomène si simple de l'accroissement de substance résultant d'une nutrition exagérée.

CELLULE. — Chez des êtres tout à fait inférieurs, le protoplasma qui les constitue forme une masse diffluente, susceptible d'accroissement, qui rampe au fond des eaux ou sur la terre humide, manifeste sa vitalité en se déplaçant et se nourrissant, et qui présente souvent un volume assez considérable. Mais il n'en est pas de même chez le plus grand nombre des êtres organisés : leur protoplasme constitutif se dispose sous forme de petits amas, d'aspect très varié, de dimensions très différentes, mais toujours minimes et oscillant en moyenne entre un dixième et un centième de millimètre ; ces petites masses microscopiques ont des contours parfaitement arrêtés en ce sens que leur protoplasma a sécrété une mince enveloppe qui constitue une membrane périphérique. Ces corps sont nommés des *cellules*, et la plupart des êtres organisés sont ainsi constitués par des cellules. Il importe seulement de distinguer entre ceux qui sont formés par une seule cellule, et ceux dont le corps est produit par l'union de plusieurs cellules ; chez les animaux, les premiers ont reçu le nom de **Protozoaires,** et les seconds de **Métazoaires.**

Une cellule typique présente ainsi une masse de *protoplasme* qui est la partie essentielle, vivante, de la cellule, et une enveloppe périphérique ou *membrane cellulaire*. La cellule contient encore un troisième élément ou *noyau*, qui n'est autre chose qu'une portion du protoplasme cellulaire différencié en vue de présider à la segmentation de la cellule, et de diriger sans doute les diverses manifestations de la vitalité cellulaire. Un noyau est constitué par un peloton de filaments, ou *filaments nucléaires*, enchevêtrés les uns avec les autres ; ces filaments sont constitués en réalité non par une masse pleine, mais par une série de petites granulations placées bout à bout. Certains des filaments nucléaires renferment une substance, la *chromatine*, susceptible d'absorber fortement les produits colorants employés en histologie ; les filaments munis de chromatine sont dits *filaments chromatiques*, et ceux qui en sont dépourvus *filaments achromatiques*. Tous les filaments d'un noyau sont plongés dans un liquide incolore ou *suc nucléaire*, et le noyau lui-même est limité par une paroi formée par des filaments nucléaires périphériques fort minces : c'est la *paroi nucléaire*. Souvent, cette paroi possède des ouvertures par lesquelles l'intérieur du noyau communique avec le protoplasme cellulaire.

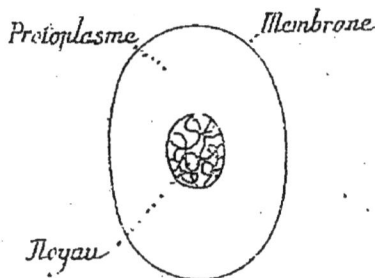

FIG. 1. — Schema d'une cellule.

Assez souvent, les noyaux renferment un ou plusieurs petits corps, nommés *nucléoles*, qui sont d'habitude des portions ramassées des filaments chromatiques.

Le protoplasma de la cellule offre lui-même une organisation assez complexe. Ce protoplasme est composé de deux parties : une partie hyaline, transparente, constituée par le protoplasme proprement dit ou *hyaloplasma*, et une seconde portion, formée de *granulations* plus ou moins volumineuses, qui sont ou des produits de nutrition que le hyaloplasma garde et qu'il absorbe peu à peu pour les intégrer à sa propre substance, ou des produits d'excrétion dont les uns sont rejetés et les autres conservés en vue de rôles particuliers tels que l'absorption des radiations lumineuses par les granulations pigmentaires. Le hyaloplasma de chaque cellule n'est pas une masse pleine ; il est, en réalité, formé par un très grand nombre de filaments anastomosés sans aucune régularité, et laissant entre eux de petits espaces ou vacuoles, plus petites vers la périphérie de la cellule que vers le centre. Ces vacuoles ne renferment parfois qu'un liquide, mais le plus souvent elles contiennent les granulations dont il est question plus haut.

Quant à la *membrane cellulaire*, elle est produite par le protoplasma de la cellule, et offre une épaisseur, un aspect fort variables suivant les diverses sortes de cellules ; en général, les membranes des

cellules animales sont plus minces que les membranes des cellules
végétales, et ne renferment pas de cellulose.

Les cellules ainsi constituées manifestent leur vitalité de trois
manières : en se *nourrissant* et accomplissant leurs fonctions particulières, en *grandissant* jusqu'à une limite maximum qu'elles ne dépassent pas, et en se *segmentant* pour donner naissance à de nouvelles
cellules. Les deux premiers phénomènes n'offrent aucun fait particulier
bien important, mais le troisième est intéressant à étudier à cause du
rôle joué par le noyau.

Lorsqu'une cellule va se segmenter, les nucléoles disparaissent
d'ordinaire lorsqu'ils existent, la paroi et le suc nucléaires disparais-

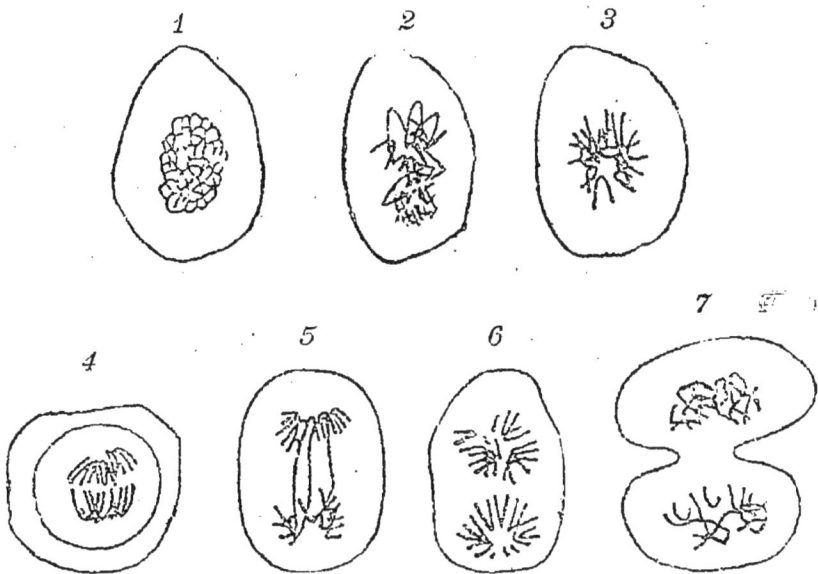

Fig. 2. — Schema de la segmentation cellulaire : 1, phase à noyau pelotonné ; 2, anses
en V ; 3, monaster ; 4, plaque équatoriale ; 5 et 6, dyaster ; 7, fin de la segmentation. —
Les filaments chromatiques sont seuls représentés.

sent aussi, et tous les filaments nucléaires se rassemblent en un
peloton. Peu à peu, ces filaments se divisent en plusieurs fragments,
et chacun des fragments prend l'aspect d'une anse en forme de V ; ces
anses sont d'abord dirigées de telle manière que leur sommet regarde
le centre de la cellule, et que les branches regardent la périphérie ; le
noyau ressemble donc à une étoile : c'est la phase *monaster* ou de
l'étoile nucléaire. Lorsque les anses ont apparu, chacune d'elles se

divise longitudinalement, de manière qu'un V primitif est finalement disposé en deux V placés l'un dans l'autre. Ce fait existant pour toutes les anses, le V situé en dedans se sépare, dans toutes les anses primitives, du V situé en dehors, et s'écarte de lui pour se porter vers une région opposée de la cellule. L'ensemble des filaments nucléaires est alors divisé en deux parties, constituées l'une par les anses en V placées en dedans des anses primitives, et l'autre par les anses en V placées en dehors. Dans chacune de ces moitiés, les anses se disposent de manière que leurs branches sont tournées vers le centre de la cellule. Au moment de la division des anses primitives et de l'écartement des nouvelles anses produites, le noyau prend l'aspect d'une plaque dont les deux extrémités ou *pôles* acquièrent de plus en plus de l'importance aux dépens de la partie centrale ou *ligne équatoriale*, en ce sens que les filaments nucléaires tendent tous à se ramasser aux pôles. Au moment où les deux pôles commencent à être bien marqués et où la ligne équatoriale est privée de filaments, le noyau a été nommé *plaque équatoriale*.

Les phénomènes qui viennent d'être décrits ont intéressé jusqu'ici les filaments chromatiques seuls. Les filaments achromatiques se sont pourtant divisés aussi et ont accompagné les filaments chromatiques dans leurs migrations ; les premiers se disposent en rayonnant tout autour des pôles des filaments chromatiques, ou bien tout autour d'un point voisin des pôles, et pénètrent en irradiant dans le protoplasma de la cellule. Chacun des pôles présente ainsi une figure étoilée simple ou double constituée par les filaments chromatiques et les filaments achromatiques ; ces figures sont nommées *aster*, et, comme le noyau primitif s'est divisé en deux asters, on désigne ce stade comme stade de l'*amphiaster* ou du *dyaster*.

Les filaments nucléaires se sont donc tous partagés en deux masses. Les filaments achromatiques pénètrent dans le protoplasma jusque vers la périphérie de la cellule, et, comme il existe deux masses de ces filaments, le protoplasma est ainsi segmenté en deux parties. La ligne de segmentation du protoplasma passe d'habitude par la partie du noyau primitif où était située la ligne équatoriale, laquelle ligne est elle-même perpendiculaire à l'axe qui joint les deux pôles ou les deux asters. Une membrane cellulaire apparaît le long de la ligne de segmentation protoplasmique, et la cellule primitive est ainsi divisée en deux parties renfermant chacune un noyau.

Les noyaux-filles perdent peu à peu leur disposition d'asters, les anses se mêlent les unes avec les autres de manière à former un peloton, et un nouveau noyau prend ainsi naissance, qui sera capable de se segmenter encore. L'ensemble des phénomènes complexes de la division cellulaire a été nommé *Karyokinèse*, parce que les filaments nucléaires exécutent des mouvements et se déplacent.

Certains animaux, les Protozoaires, ont un corps unicellulaire, c'est-à-dire que l'individu est formé par une cellule unique. Les Métazoaires, par contre, ont un corps formé par l'agrégation de plusieurs cellules; l'individu est donc une colonie de cellules. Chez les Métazoaires actuels, les cellules du corps d'un même individu ne se ressemblent pas; elles ont toutes pris des aspects différents en vue des diverses fonctions qu'elles ont à remplir. C'est là une application de la loi de la division du travail; chacune des diverses sortes de cellules accomplit un travail spécial, et c'est la somme de tous ces travaux cellulaires distincts qui constitue les fonctions vitales de l'individu, absolument comme, dans un État, la somme des travaux distincts de chaque individu constitue la vitalité de l'État lui-même.

D'ordinaire, tout aussi bien chez les Protozoaires que chez les Métazoaires, les individus sont indépendants les uns des autres; mais, dans certains cas, ils sont soudés par tout ou partie de leur corps, et leur réunion constitue ainsi une *colonie*. Les colonies de Protozoaires rappellent donc, en tant qu'agrégats cellulaires, les individus de Métazoaires; les colonies de Métazoaires, qui sont alors des agrégats d'individus pluricellulaires, sont intéressantes à étudier en ce sens que la loi de la division du travail s'est exercée sur les individus d'une colonie comme elle s'exerce sur les cellules du corps d'un même individu, et que, souvent, les individus d'une même colonie offrent des formes et des fonctions différentes, chacun d'eux accomplissant un travail distinct.

Les Protozoaires, étant constitués par une seule cellule, peuvent être ramenés aisément au schéma de la cellule donnée plus haut. Mais il n'en est pas de même pour les Métazoaires; il faut étudier chez eux les diverses formes de cellules, c'est-à-dire les tissus et les organes. C'est là ce qui fait l'objet des deux chapitres suivants.

CHAPITRE II.

DES TISSUS.

Comme on le verra plus loin, les tissus et les organes d'un Métazoaire proviennent d'une seule cellule primitive, la cellule sexuelle femelle ou ovule, qui, après avoir été fécondée, se divise un certain nombre de fois pour produire les cellules constitutives de l'individu adulte. Mais, en se divisant et se segmentant, et cela chez tous les Métazoaires, les premières cellules formées se disposent toutes sur une seule rangée, et la couche de cellules ainsi produite est nommée *blastoderme;* de ce blastoderme naissent, suivant les cas, deux ou trois autres couches de cellules, les *feuillets blastodermiques.* Les feuillets blastodermiques existent au début du développement de tous les Métazoaires, et ce sont eux qui sont chargés de produire les tissus. Seulement, il faut ici distinguer deux cas :

1° Parmi les tissus ainsi produits, certains conserveront la disposition générale affectée par les cellules qui constituent les feuillets blastodermiques ; ce sont alors les *tissus primordiaux* ou *primitifs.*

2° Certains autres dérivent des feuillets blastodermiques, et leurs cellules diffèrent considérablement de celles des feuillets par leurs formes et leurs fonctions. Ce sont les *tissus secondaires* ou *dérivés.*

Les cellules des feuillets blastodermiques présentent deux dispositions principales. L'une, la plus commune, existant même toujours pour le feuillet nommé *ectoblaste* (voir plus loin, ch. IV), et que l'on peut considérer comme primitive par rapport à l'autre, est celle dans laquelle les cellules sont placées côte à côte, réunies seulement par une faible quantité d'une *substance intercellulaire,* qui joue le rôle de ciment, produite par les cellules et dont elles s'entourent. Le proto-

plasma de ces cellules présente la même structure fondamentale que
le protoplasma de l'ovule qui les a fournies, et n'offre aucune différenciation dans un sens spécial.

Les cellules qui montrent la deuxième disposition produisent de la
substance intercellulaire en quantité considérable; elles y sont plongées et séparées les unes des autres par des espaces que remplit
cette substance intercellulaire; quant aux cellules elles-mêmes, elles
sont arrondies ou étoilées, mais leur protoplasma ne subit pas de
différenciations comparables, par leur importance, à celles des cellules
qui constituent les tissus secondaires ou dérivés. Cette deuxième disposition de cellules est assez fréquente, chez certains Métazoaires,
dans un feuillet blastodermique qui a reçu le nom de *mésoblaste*.

Chez l'individu adulte, les tissus qui conservent la première disposition cellulaire, c'est-à-dire qui sont formés de cellules à protoplasma
non différencié, juxtaposées, et unies par une faible quantité de ciment
intercellulaire, sont nommés *tissus épithéliaux*. Les tissus qui montrent la seconde disposition, et sont formés de cellules plongées dans
une abondante substance intercellulaire, sont nommés *tissus de substance conjonctive*, et la substance intercellulaire est désignée comme
substance conjonctive fondamentale. Ce sont là les deux tissus primordiaux. Seulement, les tissus épithéliaux sont primitifs par rapport aux
tissus de substance conjonctive, puisque, dès le début de son développement, le blastoderme est un vrai tissu épithélial. Le tissu épithélial
est donc celui qui apparaît le premier chez l'embryon.

Ces deux tissus sont chargés de présider aux fonctions de nutrition
et de reproduction de l'individu. Les tissus épithéliaux limitent toujours les surfaces des organes et la surface du corps, de manière à
permettre ou bien à empêcher, suivant le cas, les échanges osmotiques
d'un organe à l'autre dans l'individu, et de l'individu avec les milieux
extérieurs. Ce sont les tissus épithéliaux qui recouvrent la peau, qui
revêtent le tube digestif, l'appareil respiratoire, etc., qui se trouvent,
en un mot, à la surface de tous les organes.

Les tissus conjonctifs remplissent tous les espaces laissés entre les
organes. Ils sont donc des tissus de remplissage; mais leurs fonctions,
très importantes, ne sont pas seulement d'occuper les espaces interor-
ganiques, ils servent surtout à transporter dans le corps entier les
matériaux nutritifs, soit en circulant dans l'intérieur de l'individu,
soit en transmettant de proche en proche par osmose les sucs nutritifs.

Les cellules conjonctives transportent aux autres tissus les matériaux qui doivent servir à entretenir la vitalité de leur protoplasma, et servent, par suite, à assurer la parfaite exécution des fonctions organiques. Chez divers animaux, les Vertébrés par exemple, quelques tissus de substance conjonctive, à substance fondamentale encroûtée de sels calcaires, servent de support et de protection à l'organisme entier : c'est alors un rôle de sustentation.

Les fonctions jouées par les tissus primordiaux sont donc des fonctions de nutrition pure ; il n'en est pas ainsi pour les tissus secondaires. Ces derniers sont chargés d'assurer les relations de l'individu avec les milieux extérieurs et sont au nombre de deux : les *tissus musculaires* et les *tissus nerveux*.

Les tissus musculaires permettent à l'animal de se déplacer, tandis que les tissus nerveux lui permettent, soit de percevoir quelques-unes des formes sous lesquelles se manifestent les milieux extérieurs, soit de coordonner entre elles et de diriger les fonctions différentes accomplies par les divers organes de l'individu. Ces tissus manquent aux Métazoaires les plus inférieurs, tels que les Éponges, dont l'organisme est seulement constitué par des tissus primordiaux.

Au point de vue de l'origine, les tissus musculaires proviennent, soit de tissus épithéliaux, soit de tissus conjonctifs; dans le premier cas, une partie des cellules épithéliales se modifie en élément musculaire; dans le second, une cellule conjonctive tout entière se transforme en élément musculaire. Les tissus nerveux proviennent toujours de tissus épithéliaux, et dérivent constamment du feuillet-blastodermique nommé ectoblaste.

Au point de vue de la structure, le protoplasme des cellules musculaires est modifié en une substance homogène, douée d'une sorte de contractilité élastique qui lui permet de diminuer, sous l'influence d'une excitation nerveuse, ses dimensions dans un sens pour les augmenter dans un autre, puis de revenir à sa forme première lorsque l'excitation nerveuse cesse.

Les cellules nerveuses offrent une forme particulière et caractéristique de cellules arrondies émettant plusieurs prolongements : parmi ces prolongements, les uns, assez courts, s'anastomosent avec les prolongements des cellules nerveuses voisines, et un autre, fort long, se rend à un élément cellulaire d'un tissu appartenant aux trois autres groupes; celui-ci est chargé de diriger les manifestations vitales du

2

protoplasma de cet élément cellulaire, ou de transmettre des sensations à la cellule nerveuse. Le protoplasma des éléments nerveux ne
se modifie jamais en substance contractile, et jouit de la propriété de
conduire ou de conserver la force nerveuse.

Ainsi, il faut donc reconnaître, dans l'organisme d'un Métazoaire,
quatre sortes de tissus rangés en deux groupes. Dans le premier
groupe (tissus primordiaux), il faut placer les tissus épithéliaux et les
tissus de substance conjonctive ; dans le second groupe (tissus secondaires ou dérivés), les tissus musculaires et les tissus nerveux.

TISSUS ÉPITHÉLIAUX. — Les tissus épithéliaux sont formés
de cellules à protoplasma non modifié en substance contractile, et disposées les unes à côté des autres avec interposition d'une très faible
quantité de ciment intercellulaire. On les divise en deux groupes : les
épithéliums de revêtement et les *épithéliums glandulaires*, ces derniers
dérivant des premiers.

Les épithéliums de revêtement recouvrent, comme leur nom l'indique, la surface de tous les organes et la surface extérieure du corps.
L'ensemble de l'épithélium qui recouvre la surface extérieure du corps,
joint à une certaine quantité de tissu conjonctif placée au-dessous, porte
le nom de *peau ;* de même l'ensemble de l'épithélium qui recouvre la
surface des organes situés dans le corps, joint à une certaine quantité de tissu conjonctif placée au-dessous de lui, est désigné comme
une *muqueuse.* Ainsi, la muqueuse intestinale, par exemple, est constituée par l'épithélium qui revêt la surface interne de la paroi intestinale, joint à une couche conjonctive qui soutient l'épithélium. — Les
glandes sont des dépressions de couches épithéliales, dépressions de
formes très diverses, dont les cellules sécrètent un produit destiné à
être rejeté à la surface des épithéliums de revêtement. Les glandes se
développent donc en profondeur, tandis que les épithéliums de revêtement se développent en superficie. On trouve toutes les transitions
entre les glandes et les épithéliums de revêtement.

Une cellule d'épithélium de revêtement se présente schématiquement
comme un corps cellulaire de forme variable, à membrane fort
mince, à protoplasma granuleux et possédant un noyau. Les portions
de la cellule en rapport avec les cellules épithéliales voisines n'offrent
rien d'important à considérer ; mais les parois profonde, c'est-à-dire

en rapport avec le tissu conjonctif sous-jacent, et périphérique, c'est-à-dire formant la surface même de l'épithélium, présentent un épaississement plus ou moins considérable de la membrane cellulaire. La partie profonde et épaisse de la membrane est la *basale*; dans une couche de cellules épithéliales, toutes les basales cellulaires se réunissent les unes aux autres pour former la basale générale de l'épithélium. La partie périphérique et épaisse de la membrane est le *plateau*; de même que pour les basales, tous les plateaux se réunissent pour constituer le plateau général de l'épithélium. Les plateaux des couches épithéliales de la peau sont souvent fort épais, s'encroûtent de diverses substances et parfois même de sels calcaires, et deviennent ainsi des *cuticules* très épaisses, très dures, jouant pour l'animal entier un rôle de protection très efficace.

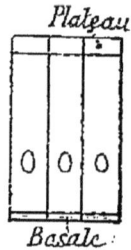

Fig. 3.
Cellules
épithéliales.

Les cellules épithéliales sont d'aspect fort divers, mais ces aspects se réduisent à deux : ou les cellules sont à peu près cubiques, et l'épithélium est dit *pavimenteux*, ou les cellules sont allongées, et l'épi-

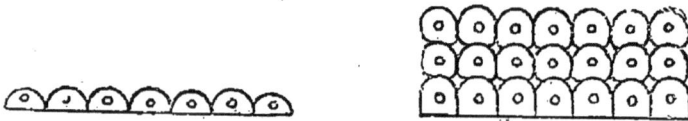

Fig. 4. — Epithélium pavimenteux simple (ou endothélium) et stratifié.

thélium est dit *cylindrique*. Dans les deux cas, les cellules sont ou bien rangées en une seule couche, c'est alors l'épithélium *simple*, ou bien disposées sur deux ou plusieurs couches superposées, c'est alors l'épithélium *stratifié*. Il existe donc un épithélium pavimenteux simple

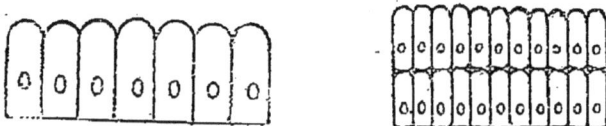

Fig. 5. — Epithélium cylindrique simple et stratifié.

et un épithélium pavimenteux stratifié, comme il existe un épithélium cylindrique simple et un épithélium cylindrique stratifié. L'épithélium

pavimenteux simple est souvent désigné sous le nom particulier d'endothélium.

Certaines cellules épithéliales, appartenant à l'un quelconque des
quatre types qui viennent d'être indiqués, sont munies, sur leur paroi
périphérique, de petits bâtonnets verticaux qui vibrent constamment
en oscillant de droite à gauche tant que la cellule qui les porte est
vivante. Ces bâtonnets sont nommés des *cils vibratiles;* ils sont implantés par leur base dans le protoplasma de la cellule, et sont entièrement libres à leur périphérie, qui dépasse le plateau de la cellule.
Un épithélium à cils vibratiles est donc recouvert par un véritable

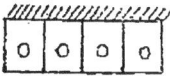

FIG. 6.
Épithélium vibratile.

tapis de ces petits bâtonnets, qui oscillent constamment avec un mouvement fort rapide, et servent à faire circuler des liquides ou des petites
particules de corps solides à la surface de l'épithélium. Parfois, certaines cellules épithéliales,
plus grandes que les autres, renferment dans leur
protoplasma un corps hyalin, visqueux, nommé mucus ; ce mucus est
déversé à la surface de l'épithélium, soit par rupture des parois de
la cellule, soit par un pore permanent percé dans la paroi cellulaire.
Ces cellules sont dites cellules à mucus.

Les glandes doivent être considérées comme des dépressions de
surfaces épithéliales. Un épithélium de revêtement se déprime en un

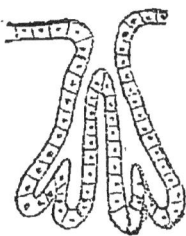

FIG. 7.
Schema d'une glande.

point donné, et cette dépression s'enfonce peu à peu,
sans que l'orifice externe, placé au niveau de la surface épithéliale, se ferme jamais. Le fond de la dépression reste parfois indivis ; mais, le plus souvent,
il se ramifie, chacune des ramifications premières se
divisant de nouveau, de manière à produire un grand
nombre de petits rameaux dont les cavités communiquent toutes les unes avec les autres, et communiquent aussi avec la portion externe de la dépression
première qui s'ouvre elle-même à la surface de l'épithélium de revêtement. L'ensemble de ces petits rameaux constitue la
glande proprement dite, et la portion externe de la dépression première, qui s'ouvre au niveau de l'épithélium, constitue le canal excréteur de la glande.

Suivant la forme des rameaux ou des branches de la glande, on divise les glandes en *glandes acineuses* et *glandes tubuleuses*. Les glandes acineuses sont celles dont chacun des petits rameaux présente un fond arrondi et globuleux ou *acinus;* assez souvent, un groupe d'acini se rassemblent les uns à côté des autres, et on donne le nom de lobules à ces groupes. Les glandes tubuleuses sont celles dont le fond des petits rameaux conserve une forme cylindrique et tubulaire. Chez l'homme, les glandes salivaires, par exemple, sont des glandes acineuses; et les glandes de l'estomac, qui sécrètent le suc gastrique, sont des glandes tubuleuses.

Les glandes tubuleuses, comme les glandes acineuses, sont *simples* ou *composées*. Elles sont simples lorsque le fond de la dépression

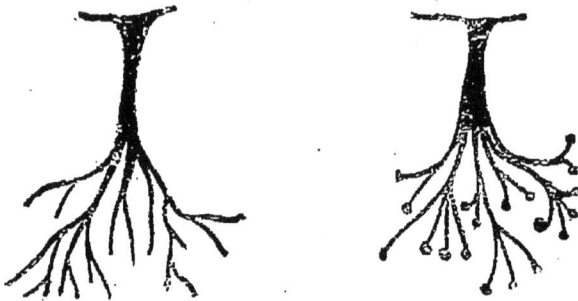

Fig. 8. — Glandes acineuse (à droite) et tubuleuse (à gauche).

première ne donne naissance qu'à un seul ordre de rameaux; elles sont composées lorsque les rameaux de premier ordre, nés du fond de la dépression primitive, produisent eux-mêmes de nouveaux rameaux.

Parfois, et cela se montre seulement chez les Métazoaires les plus élevés en organisation, certaines glandes renferment, outre les éléments cellulaires qui les constituent, des expansions de l'appareil circulatoire; tel est le foie des vertébrés par exemple. On donne à ces glandes de structure complexe le nom de *glandes conglobées*.

TISSUS DE SUBSTANCE CONJONCTIVE. — Les tissus de substance conjonctive sont ceux dans lesquels les éléments cellulaires, dont le protoplasma ne subit aucune différenciation importante, sont plongés au sein d'une substance intercellulaire abondante, ou substance conjonctive fondamentale. Cette substance est produite par les cellules mêmes qu'elle renferme; c'est un produit d'exsudation très abondant qui provient du protoplasma de la cellule, et est rejeté en dehors de la membrane cellulaire.

Cette substance conjonctive fondamentale est constituée par des substances quaternaires qui sont ou de la gélatine, ou des isomères de la gélatine. Elle est ou solide ou liquide, et l'on doit donc distinguer entre les tissus conjonctifs à *substance fondamentale solide* et les tissus conjonctifs à *substance fondamentale liquide*.

Parmi les premiers, le plus simple est le tissu conjonctif proprement dit. Ce tissu, étudié chez les Métazoaires les plus simples comme organisation ou chez les embryons de Métazoaires supérieurs, est constitué par des cellules arrondies ou ovalaires, munies de petits prolongements qui leur donnent un aspect étoilé, et plongées dans une substance fondamentale hyaline et homogène. Au travers de cette substance, les cellules conjonctives se font passer par diffusion les éléments nutritifs du protoplasma, et méritent ainsi le nom de *phago-cytes*, ou cellules nutritives, qui leur est donné parfois, en prenant le mot de phagocyte dans son sens le plus large; parfois, en effet, les phagocytes sont des cellules mangeantes qui se nourrissent aux dépens du protoplasma des cellules qui les environnent. Chez les Métazoaires supérieurs, la substance fondamentale prend un aspect particulier dans toutes les parties du corps susceptibles de mouvements, même de mouvements peu prononcés. Au lieu de conserver son aspect homogène, elle se différencie en petits filaments juxtaposés, réunis en faisceaux; ce sont les filaments du tissu conjonctif, ou les *fibres con-jonctives*. Parmi ces fibres, quelques-unes peuvent même devenir assez épaisses, et possèdent une élasticité, limitée il est vrai, mais suffisante pour justifier le nom de *fibres élastiques* qui leur a été accordé.

Le tissu conjonctif proprement dit est répandu partout dans le corps; il entoure tous les organes, et cela se comprend fort bien, puisqu'il est chargé de procéder à la plupart des échanges nutritifs.

Chez certains Mollusques (Céphalopodes), chez les Entéropneustes et chez les Vertébrés, le tissu conjonctif prend, dans certaines régions du corps, une consistance en rapport avec le rôle de sustentation qu'il est appelé à jouer. Sa substance fondamentale est très abondante, dure; ses cellules s'entourent assez souvent d'une couche de substance intercellulaire un peu particulière, et nommée capsule; ce tissu ainsi modifié est nommé tissu *cartilagineux*. Enfin, chez les Vertébrés les plus élevés en organisation, on remarque que, partout où chez l'embryon il s'est produit du tissu cartilagineux, ce tissu est détruit peu à peu et résorbé, pour être remplacé *in situ* par un autre tissu de sustentation, plus compact et plus résistant encore que le tissu cartilagineux : c'est le *tissu osseux*.

La substance fondamentale du tissu osseux est encroûtée de sels calcaires, de carbonates et de phosphates ; cette substance est creusée de nombreux canaux, ou *canaux de Havers*, qui renferment des vaisseaux sanguins servant à conduire le sang qui doit nourrir l'os. Les cellules osseuses ou *ostéoplastes* sont entourées par une sorte de cuticule calcaire envoyant dans tous les sens, à travers la substance fondamentale osseuse, un réseau de fins canalicules, dits *canalicules osseux*, qui s'anastomosent les uns les autres, et vont, en fin de compte, se jeter dans les canaux de Havers. L'ensemble de ces canaux et des canalicules constitue un système de conduits servant à mener dans l'os tout entier les éléments nutritifs. Quant au protoplasma de la cellule osseuse, il est réduit à une mince couche entourant le noyau.

Les tissus conjonctifs à substance fondamentale liquide sont la *lymphe* et le *sang*. La lymphe est ici le tissu primitif ; elle apparaît de fort bonne heure chez l'embryon, et doit être considérée comme un tissu conjonctif circulant dans l'organisme pour mieux assurer la répartition générale des éléments nutritifs. La lymphe est toujours constituée par une substance fondamentale liquide ou *plasma*, renfermant des cellules. Il n'en est pas ainsi pour le sang. Le sang doit être considéré comme une partie de la lymphe de l'organisme, différenciée dans un sens spécial, et circulant dans des canaux particuliers qui, chez certains Métazoaires, communiquent, et chez d'autres ne communiquent pas, avec les canaux où circule la lymphe. Tantôt le sang renferme des cellules ou globules, tantôt il n'en contient pas. Tantôt chez les Échinodermes, les Chétopodes, par exemple, il est chargé de puiser dans la paroi intestinale les produits de la digestion ; tantôt, chez les Vertébrés, non seulement il puise, et alors, de concert avec la lymphe, dans la paroi intestinale les produits de la digestion, mais encore, grâce à un corps particulier, l'hémoglobine, renfermé dans ses globules, il sert de véhicule d'oxygène. Il va puiser l'oxygène dans l'organe de la respiration, et le transporte dans toute l'économie, d'où il revient à l'appareil de la respiration après s'être chargé d'acide carbonique. (Voir, au chapitre III, organes de la circulation.)

TISSUS MUSCULAIRES. — Les tissus musculaires sont caractérisés, on l'a vu, en ce que la majeure partie du protoplasma des cellules qui les constituent est modifiée en une substance contractile, capable de diminuer de dimension dans un sens pour en gagner dans un autre, sous l'action de l'influx nerveux, et de revenir à son aspect primitif lorsque cette action cesse. Ce phénomène n'est donc pas une contraction véritable, c'est-à-dire une diminution totale de volume, mais bien une diminution de longueur compensée par un accroissement correspondant en largeur.

Dans les cellules musculaires, tout le protoplasma n'est pas transformé en substance contractile ; ces cellules conservent en effet leurs noyaux, et tout autour des noyaux existe une mince zone de protoplasma granuleux qui n'a pas été modifié.

Les éléments musculaires apparaissent de deux manières chez l'embryon : ou bien ils proviennent de cellules épithéliales, ou bien ils dérivent de cellules conjonctives ; dans le premier cas, l'origine est dite *épithéliale*, et, dans le second, elle est *mésenchymateuse*.

Lorsqu'une cellule épithéliale doit donner naissance à un élément musculaire, sa partie profonde s'agrandit et s'allonge dans un sens perpendiculaire au grand axe de la cellule épithéliale ; le protoplasma qui apparaît dans cette portion agrandie est seulement de la substance contractile, mais cette portion ne se sépare pas de la cellule épithéliale. L'élément entier est donc constitué par une cellule épithéliale périphérique renfermant le noyau et une partie musculaire profonde, les deux étant réunies l'une à l'autre et ne se séparant pas ; cet élément complexe est nommé *élément épithélio-musculaire*.

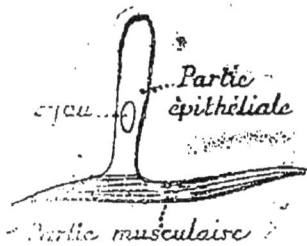

FIG. 9.
Élément épithélio-musculaire.

Chez les Métazoaires inférieurs, quelques cellules seulement d'un feuillet épithélial donné se transforment en éléments épithélio-musculaires, et la portion épithéliale de ces éléments est grande, presque aussi importante par ses dimensions que la partie musculaire. Mais il n'en est pas ainsi chez les Métazoaires supérieurs : des feuillets épi-

théliaux se transforment souvent tout entiers en amas d'éléments
épithélio-musculaires, et la portion épithéliale, contenant le noyau de
ces éléments, perd de plus en plus de l'importance jusqu'à être réduite
au noyau seul entouré par une étroite zone de protoplasme granuleux ;
en même temps, la portion musculaire devient très grande et se divise
longitudinalement de manière à être constituée par un certain nombre
de *fibrilles* placées côte à côte.

Si enfin, en remontant la série animale, on arrive à l'origine de la
plupart des fibres musculaires des Vertébrés, on voit les cellules
épithéliales primitives qui doivent donner naissance aux fibres musculaires s'allonger considérablement en divisant leur noyau un très
grand nombre de fois sans que le protoplasme se divise, et, en même
temps, ce protoplasme augmenter sa masse tout en se modifiant en
substance contractile et se divisant en fibrilles longitudinales placées
côte à côte. Lorsque cette évolution est achevée, la cellule épithéliale
primitive est transformée en un long corps cylindrique ou *fibre musculaire*, très volumineux par rapport à la cellule épithéliale première,
entièrement formé par de la substance contractile divisée en fibrilles, et
portant de place en place les noyaux résultant de la segmentation du
noyau de la cellule primitive et entourés par une étroite bande de
protoplasma granuleux. Cette fibre est limitée par une membrane
d'enveloppe dérivant de la membrane cellulaire primitive, et qui a été
nommée *sarcolemme*.

Les éléments musculaires qui proviennent de feuillets épithéliaux
sont toujours disposés avec une certaine régularité, rappelant de plus
ou moins près celles des feuillets dont ils naissent ; cette régularité
manque constamment aux éléments musculaires qui ont une origine
mésenchymateuse et se forment aux dépens de cellules conjonctives.
Ces dernières sont, en effet, éparses sans ordre dans leur substance
fondamentale, et il en est de même pour les fibres musculaires qu'elles
produisent ; seulement, comme ces fibres sont beaucoup plus volumineuses que les cellules conjonctives, elles sont tassées les unes contre
les autres et s'orientent plus ou moins dans une direction commune
lorsque le muscle qu'elles constituent par leur réunion doit agir dans
une direction déterminée.

Une cellule conjonctive qui va donner naissance à une cellule musculaire s'agrandit, augmente ses dimensions en longueur et en largeur, mais surtout en longueur ; le nouveau protoplasma qui appa-

raît se transforme en substance contractile et se divise en fibrilles longitudinales. Quant au noyau de la cellule conjonctive première, il persiste vers le centre de l'élément musculaire, et, autour de lui, reste une certaine quantité de protoplasma granuleux non transformé.

Quelle que soit leur origine, — et mettant à part les éléments épithélio-musculaires des Métazoaires inférieurs, dont la partie épithéliale est très grande, — les éléments musculaires, ou fibres musculaires, lorsqu'ils ont achevé leur évolution, se présentent sous deux formes : les *fibres musculaires lisses* et les *fibres musculaires striées*.

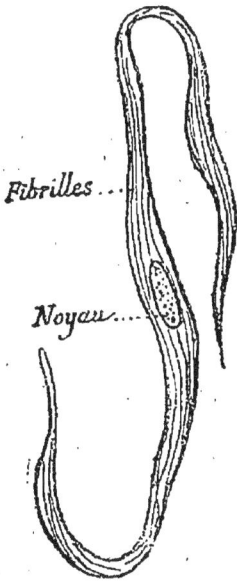

Fig. 10.
Fibre musculaire lisse.

Les fibres musculaires lisses sont ainsi nommées parce que leur substance contractile est bien divisée en fibrilles longitudinales, mais à part ce fait, cette substance ne présente aucune autre particularité. Il n'en est pas de même pour une fibre striée ; la substance contractile de chacune de ses fibrilles longitudinales constitutives présente une différenciation moléculaire qui se manifeste par la division de la fibrille en *disques clairs* et *disques obscurs* superposés, et alternant avec régularité les uns avec les autres. La fibrille semble ainsi formée par des disques empilés. Chacun des disques clairs présente lui-même en son milieu un disque obscur, et chacun des disques obscurs présente aussi un disque clair. En somme, la substance contractile, primitivement unique, s'est modifiée en deux substances contractiles différentes, se manifestant à nous d'après leurs caractères optiques, l'une de ces substances laissant passer la lumière lorsqu'on regarde une fibre musculaire au microscope, et l'autre l'absorbant. Ces deux substances sont disposées sous forme de petits disques qui se succèdent l'un l'autre en alternant, et c'est cette superposition de disques alternativement clairs et obscurs qui donne aux fibres musculaires striées leur aspect particulier et leur a valu leur nom.

Les disques, qui apparaissent obscurs lorsque la fibre musculaire est placée au point visuel de l'observateur qui regarde au microscope, sont plus épais que les disques clairs. Lorsqu'on dépasse le point en deçà ou au delà, les disques obscurs deviennent clairs et les disques clairs deviennent obscurs ; ces jeux de lumière démontrent donc bien une structure moléculaire différente, encore plus nette lorsqu'on étudie la contraction. Les *disques obscurs*, ou *disques épais*, perdent seuls, lorsque la fibre musculaire se contracte, de leurs dimensions dans

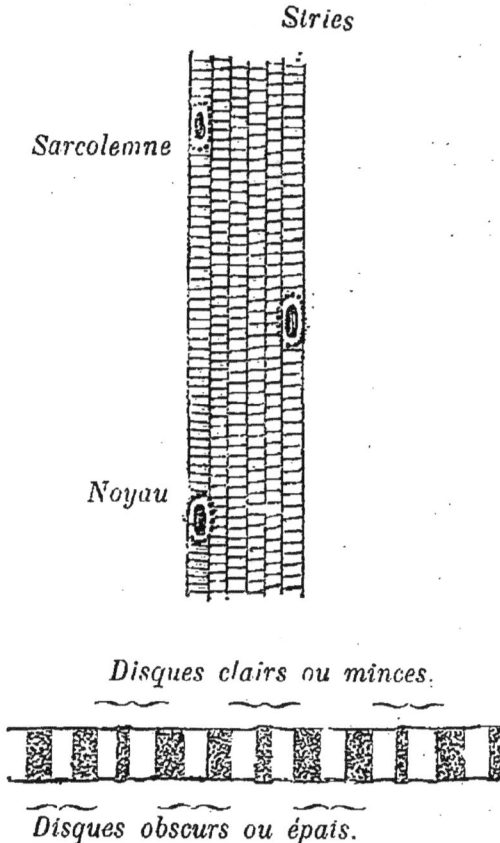

Stries

Sarcolemne

Noyau

Disques clairs ou minces.

Disques obscurs ou épais.

Fig. 11. — Fibre musculaire striée. En haut, fibre entière ; en bas, une fibrille dissociée, et considérablement grossie pour montrer les disques.

le sens de la longueur de la fibre pour en acquérir dans le sens transversal ; de cylindriques, à peine plus hauts que larges qu'ils étaient, ils tendent à devenir globuleux ou ovalaires. Les *disques clairs*, ou *disques minces*, ne se contractent pas, et jouent simplement le rôle de coussinets placés entre les disques contractiles.

Les Métazoaires inférieurs possèdent seulement des fibres musculaires lisses ; les Métazoaires supérieurs, et notamment les Vertébrés, possèdent à la fois des fibres lisses et des fibres striées. Il est à remarquer que lorsqu'un organe doit se contracter rapidement, ou bien doit accomplir un travail presque continu (cœur), les fibres musculaires qu'il renferme sont toujours striées. Ce fait montre donc que la présence de fibres musculaires striées est intimement liée à la rapidité de la contraction ; les fibres lisses se contractent en effet avec beaucoup plus de lenteur que les fibres musculaires striées. De plus, chez les Vertébrés supérieurs, les organes à fibres striées sont tous (sauf le cœur) sous la direction de la volonté, et innervés par les nerfs de la vie animale, tandis que les organes à fibres lisses sont soustraits à l'action de la volonté et innervés par les nerfs de la vie organique.

TISSUS NERVEUX. — Les tissus nerveux sont caractérisés par la forme de leurs cellules, qui portent des prolongements, dont l'un, très long, va se terminer dans les organes et les tissus de l'individu.

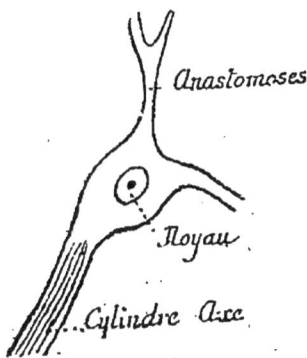

Fig. 12. — Cellule nerveuse.

Il faut donc distinguer trois choses dans les tissus nerveux : 1° la portion centrale de la cellule, ou *cellule nerveuse proprement dite ;* 2° le long prolongement, ou *cylindre-axe ;* 3° la terminaison de ce prolongement sur les cellules des autres organes, ou *terminaison nerveuse.*

Les cellules nerveuses sont parfois isolées, mais le plus souvent elles sont groupées en amas nommé *ganglions.* Une cellule nerveuse se présente comme un corps arrondi ou ovalaire, à protoplasme granuleux et noyau volumineux, et muni de prolongements de deux sortes. La première sorte comprend des prolongements qui vont s'anastomoser avec les prolongements des cellules nerveuses voisines ; la seconde sorte comprend le cylindre-axe seul, dont la substance, hyaline et homogène près de la cellule qui l'émet, paraît ensuite divisée en minces fibrilles longitudinales. Suivant le nombre des prolongements, les cellules nerveuses sont dites unipolaires, bipolaires ou multipolaires.

Les cylindres-axes s'accolent souvent les uns aux autres pour former des *nerfs.* Ils sont libres, et ne cheminent à nu dans les tissus que tout près de la terminaison nerveuse périphérique ; sur leur trajet entier, ils sont entourés par des cellules particulières qui forment à chacun d'eux une enveloppe continue. L'ensemble du cylindre-axe et de son enveloppe protectrice est désigné sous le nom de *fibre nerveuse*, ou plus improprement sous le nom de tube nerveux.

Suivant la forme des cellules de l'enveloppe, il existe deux sortes de fibres nerveuses. La forme la plus répandue chez les Métazoaires, et qui existe même seule chez les Métazoaires inférieurs, est celle dont les cellules de l'enveloppe sont très aplaties, réduites presque à leur noyau, et dont le protoplasma renferme souvent quelques granulations graisseuses; ces fibres sont désignées comme des *fibres sans myéline* ou des *fibres de Re-mak*. Une seconde forme, plus complexe, de fibre nerveuse se présente chez les Métazoaires supérieurs et notamment chez les Vertébrés. Chaque cellule de l'enveloppe entoure entièrement comme un manchon la partie du cylindre-axe qu'elle recouvre, de sorte que, sur son trajet, le cylindre-axe passe au travers de ces cellules comme le fil d'un collier au milieu des perles de ce collier. De plus le protoplasma, assez réduit, de ces cellules contient en abon-

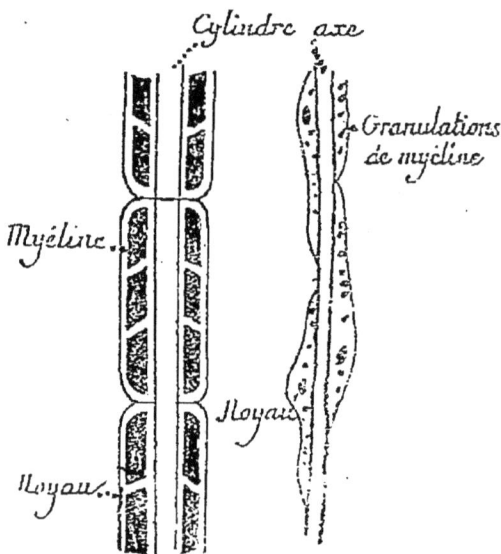

Fig. 13 et 14.
(A droite). Fig. 13. — Fibre nerveuse de Remak.
(A gauche). Fig. 14. — Fibre nerveuse à myéline.

dance une substance graisseuse, la *myéline*, déjà représentée dans les fibres de Remak par les petites granulations indiquées plus haut, et qui augmente de beaucoup l'épaisseur des cellules d'enveloppe.

Ces fibres nerveuses, ou fibres à myéline, ainsi constituées, souvent entourées en outre, soit isolément, soit en petits groupes, par un tissu conjonctif lamelleux particulier ou *névrilemme*, sont placées les unes à côté des autres pour constituer les nerfs. Mais il importe de bien avoir présente à l'esprit la continuité parfaite du cylindre-axe sur toute son étendue avec la cellule nerveuse qui l'émet; le cylindre-axe n'est qu'un simple prolongement de la cellule nerveuse et non une cellule véritable. Il n'est qu'une partie étirée de la cellule nerveuse entière, et peut atteindre souvent des dimensions considérables, plusieurs mètres de longueur, chez des animaux de grande taille, sur une largeur égale en moyenne à un ou deux cinquantièmes de millimètre. Cette continuité permet de comprendre la rapidité avec laquelle l'influx nerveux parcourt les cylindre-axes; ces derniers constituent donc la partie essentielle des nerfs, les cellules de l'enveloppe ne sont que des parties accessoires.

Les terminaisons nerveuses ne sont bien connues que dans certains épithéliums ou épithéliums sensitifs, capables de nous donner des sensations sur les modifications apportées à ce qui nous entoure, et dans les tissus musculaires. La plupart de ces terminaisons se ressemblent en ce sens que le cylindre-axe se dépouille de ses cellules d'enveloppe, devient nu, et pénètre dans le protoplasme de la cellule épithéliale ou de la cellule musculaire à laquelle il se rend.

Les terminaisons nerveuses épithéliales rentrent plutôt dans l'étude des organes des sens. (Voir chapitre III.) Quant aux terminaisons nerveuses dans les muscles, elles diffèrent suivant les fibres musculaires lisses et les fibres musculaires striées.

Dans un faisceau de fibres musculaires lisses, le cylindre-axe arrive perpendiculairement à la direction des fibres, puis se divise en un certain nombre de branches grêles, qui suivent les fibres jusqu'au voisinage de leurs noyaux, et semblent alors se terminer en pointe dans le protoplasma qui entoure le noyau. Il n'en est pas de même pour les fibres musculaires striées : le cylindre-axe traverse le sarcolemme ou membrane d'enveloppe de la fibre, et, arrivé au contact de la substance contractile, il s'épaissit en un mamelon largement conique nommé *plaque motrice*. Dans les deux cas, l'influx nerveux, transporté par le cylindre-axe, est amené directement à la substance contractile.

En résumé, chaque élément nerveux, depuis le centre ou cellule nerveuse proprement dite jusqu'à la terminaison nerveuse périphérique, forme un tout unique et parfaitement continu.

CHAPITRE III.

DES ORGANES.

Un organe, en accordant à ce mot son sens le plus étendu, est un ensemble de tissus possédant une forme déterminée et une fonction déterminée. Chez les Métazoaires inférieurs, les organes sont réduits à leur plus simple expression et constitués par une ou plusieurs couches de tissus ; ainsi, le tube digestif d'une Hydre est seulement représenté par une couche épithéliale unique ; à ce degré d'infériorité, l'organe se confond avec le tissu. Mais, chez les Métazoaires plus élevés, les organes sont distincts les uns des autres et susceptibles même de complications fort étendues.

La présence d'organes chez les Métazoaires est intimement liée à la division du travail physiologique. Une pareille division du travail s'exerce bien aussi sur la cellule unique qui constitue le corps de certains Protozoaires tels que les Infusoires, en ce sens que quelques parties du protoplasma de cette cellule sont chargées des fonctions de digestion d'autres des fonctions de locomotion, etc. Mais chez les Métazoaires cette division s'opère toujours sur des groupes de cellules entières. A mesure que les fonctions se compliquent et augmentent en nombre, les organes augmentent aussi en nombre et en complexité, de sorte que les Métazoaires les plus élevés possèdent une quantité d'organes doués de fonctions diverses ; et même plusieurs organes se rassemblent souvent, pour concourir à l'accomplissement d'une fonction générale quelconque, en un système continu nommé appareil. Ainsi, l'appareil digestif d'un Métazoaire supérieur est formé de plusieurs organes tels que l'estomac, l'intestin, etc.

Au point de vue de la structure, les organes peuvent être divisés en ceux qui sont formés surtout de tissus de même nature, tels que les ganglions nerveux, les muscles, etc., et ceux qui sont formés de tissus différents. Ces derniers sont les plus nombreux. Mais, comme les organes dépendent des fonctions et se modifient suivant les fonctions qu'ils ont à remplir, il vaut mieux les diviser d'après les fonctions qu'ils possèdent.

Les fonctions sont de deux sortes : les unes tiennent à la nutrition même du protoplasma qui constitue l'organisme, ce sont les fonctions de nutrition : les autres tiennent aux relations que l'organisme présente avec les milieux extérieurs, ce sont les fonctions de relation. Les fonctions de nutrition sont primitives par rapport aux autres; elles existent seules dans le protoplasme initial à l'état de liberté, et presque seules chez les Protozoaires et les Métazoaires inférieurs. Les fonctions de relation sont destinées à assurer la parfaite exécution des fonctions de nutrition en permettant à l'animal de se déplacer et de percevoir la nature des milieux extérieurs; elles ne prennent leur complet développement que chez les Métazoaires supérieurs.

Les organes chargés de procéder aux fonctions de nutrition sont les suivants :

1° Les organes de nutrition proprement dite ou de la digestion ;

2° Les organes de respiration ou de la nutrition oxygénée du protoplasma ;

3° Les organes de la circulation ou de la répartition dans tout l'organisme des éléments nutritifs ;

4° Les organes de l'excrétion ou du rejet à l'extérieur des matériaux de désassimilation de l'organisme ;

5° Les organes de la reproduction.

Les organes chargés de procéder aux fonctions de relation sont les suivants :

6° Les organes de la locomotion, qui permettent à l'animal de se déplacer ;

7° Les organes des sens, qui permettent à l'animal de connaître quelques-unes des modifications apportées à ce qui l'entoure.

ORGANES DE NUTRITION. — Ces organes constituent dans leur ensemble l'appareil digestif. Cet appareil existe chez tous les Métazoaires sans exception, sauf chez quelques types dont la vie parasitaire leur permet d'en être dépourvus ; tels sont les Cestodes, par exemple, qui vivent dans l'intestin de certains animaux, et absorbent par osmose, à travers la paroi de leur corps, les aliments assimilables renfermés dans cet intestin.

Plusieurs Protozoaires présentent un appareil digestif muni d'une ouverture externe jouant le rôle de bouche, et parfois d'une seconde ouverture comparable à un anus ; cet appareil est seulement constitué par des vides creusés dans le protoplasma de la cellule. Chez les Métazoaires, l'appareil digestif est représenté schématiquement par une cavité dans laquelle parviennent les aliments, limitée par une couche cellulaire à laquelle on a donné le nom d'*endoderme*.

Chez les Métazoaires dont la structure est la plus simple, chez les Cœlentérés par exemple, l'appareil digestif consiste en une cavité en forme d'outre, communiquant avec le dehors par une seule ouverture ou *bouche*, qui sert à l'ingestion des aliments et au rejet des particules non assimilables. Les cellules endodermiques qui tapissent cette cavité sont chargées à la fois d'agir sur les aliments ingérés pour les rendre assimilables, et d'absorber par osmose ces aliments pour les transmettre au reste de l'organisme.

Les Métazoaires à structure plus complexe possèdent à leur appareil digestif une seconde ouverture ou *anus*, par laquelle les corps non digérés sont rejetés ; l'appareil est alors représenté schématiquement par un tube muni de deux ouvertures, l'une servant de bouche et l'autre servant d'anus. La bouche est souvent munie de pièces chitineuses pour broyer les aliments, les réduire en fines parcelles, et permettre aux sucs digestifs de mieux agir sur eux. Il se produit aussi, chez ces Métazoaires supérieurs, dans le tube digestif, une différenciation qui le divise en deux parties : une partie antérieure dans laquelle les aliments sont rendus assimilables par l'action d'un liquide que sécrète l'épithélium endodermique ; et une seconde partie postérieure aboutissant à l'anus, dans laquelle les aliments rendus assimilables sont absorbés.

La seconde partie constitue l'*intestin ;* parfois le tube intestinal se replie sur lui-même dans l'intérieur du corps afin d'augmenter la surface d'absorption. La région tout à fait terminale, voisine de l'anus, présente souvent des caractères particuliers qui lui ont valu un nom spécial, celui de *rectum*.

La première partie montre assez souvent, sur son trajet, une ou plusieurs dilatations dans lesquelles les aliments s'accumulent, soit afin de subir une trituration, soit afin de recevoir l'action des sucs digestifs. Aussi, d'ordinaire, en partant de la cavité buccale, trouve-t-on un conduit, le *pharynx et l'œsophage,* aboutissant dans une ou plusieurs vastes poches, désignées suivant leur nombre et leur position par des noms différents, tels que jabot, gésier, mais parmi lesquelles une se fait surtout remarquer par son importance, l'*estomac.* C'est en effet dans l'intérieur de la dilatation stomacale que les aliments azotés sont rendus assimilables par l'action du *suc gastrique,* que sécrète la paroi stomacale même. Cette division de la région antérieure de l'appareil digestif en plusieurs régions manque chez les Métazoaires inférieurs ; elle est d'autant mieux marquée que l'organisation générale est plus complexe.

Dans ce dernier cas, il arrive fréquemment que, par suite d'une nouvelle division du travail, les régions sécrétantes de la première partie de l'appareil digestif se séparent de la couche épithéliale endodermique pour constituer des glandes annexes. Il faut donc distinguer dans ces appareils le *tube digestif proprement dit,* qui limite immédiatement la cavité digestive, et les *annexes glandulaires.* Ces annexes, lorsqu'ils sont tous représentés, sont assez nombreux. Dans la cavité buccale débouchent des glandes, douées de propriétés fort diverses suivant les types, et représentées chez les Vertébrés supérieurs par les glandes salivaires. L'estomac présente aussi des glandes annexes, qui débouchent soit dans sa cavité, soit dans les régions voisines ; telles sont les glandes pancréatiques et hépatiques, qui agissent sur certaines portions des aliments ingérés pour les rendre assimilables.

Un fait sur lequel il convient d'insister est la présence dans l'organisme d'un corps nommé *glycogène,* servant à la nutrition du protoplasma contractile des fibres musculaires. Chez les Métazoaires inférieurs, ce corps est élaboré, à l'aide des matériaux nutritifs, dans la plupart des cellules de l'organisme et sert ainsi à la nutrition des muscles. Mais, chez les Métazoaires supérieurs, la production du glycogène tend à se localiser dans certaines régions du corps, et le sang se charge alors de puiser le glycogène dans la région productrice pour le transmettre à tous les muscles de l'organisme. Ainsi, chez les Vertébrés, c'est l'ensemble des glandes hépatiques, ou foie, qui est chargé de donner naissance au glycogène ; de sorte que le foie possède chez ces animaux un double rôle : d'un côté, il sécrète de la bile pour agir sur les aliments digérés, d'un autre il produit de la substance glycogène.

ORGANES DE RESPIRATION. — La respiration consistant simplement en une osmose gazeuse ou passage à travers les tissus de l'oxygène absorbé et de l'acide carbonique rejeté, les organes spéciaux destinés à accomplir cette fonction manquent chez la plupart des Métazoaires inférieurs vivant dans l'eau et chez tous les Protozoaires ; l'osmose gazeuse se produit en effet à travers les tissus peu épais de l'organisme entier, de sorte que ces animaux respirent par toute la surface de leur corps. Et même, chez les Métazoaires à structure complexe, la peau permet toujours quelques échanges gazeux avec l'extérieur, et supplée ainsi aux organes chargés spécialement de la respiration ; cette osmose gazeuse se produisant à travers les téguments est nommée respiration cutanée.

Lorsqu'il existe des organes spéciaux de respiration, ces organes sont capables, suivant l'habitat de l'animal qui les possède, ou bien de puiser l'oxygène dans l'eau et de rejeter dans ce milieu l'acide carbonique, au lieu de puiser l'oxygène dans l'air atmosphérique et d'y rejeter également l'acide carbonique exhalé. D'où la division de ces organes en *organes de respiration aquatique* et *organes de respiration aérienne.*

Les organes de respiration aquatique, souvent désignés sous le nom commun de *branchies*, varient beaucoup de forme suivant les animaux, mais présentent toujours ce caractère général d'être constitués par des expansions creuses renfermant le liquide circulatoire qui va respirer, et plus ou moins lobées, ou ramifiées, ou frangées, à la périphérie, pour augmenter la surface osmotique et permettre le libre passage de l'eau autour de chacune des parties de la branchie. La paroi branchiale est toujours fort mince, de sorte qu'une étroite couche épithéliale sépare seule l'eau extérieure du liquide circulatoire ; c'est au travers de cette couche épithéliale que se produisent les échanges gazeux. Les éléments figurés du liquide circulatoire abandonnent l'acide carbonique qu'ils possèdent et se chargent d'oxygène pour transmettre ce dernier gaz à tout le protoplasme de l'organisme, après quoi ils absorbent l'acide carbonique résultant de la respiration de ce même protoplasma et retournent à la branchie.

L'aspect, l'origine et la position des branchies varient beaucoup

suivant les animaux. Chez les Vers annelés polymériques, les branchies, lorsqu'il en existe, sont des dépendances des téguments, de la
paroi du corps ; ces dépendances ont tantôt l'aspect de tubes simples
ou ramifiés, tantôt de lobes frangés, etc., et sont placés, ou bien seulement sur la région antérieure de l'individu, ou bien d'une manière
symétrique sur la plupart des anneaux. Chez les Mollusques, les
branchies sont également des dépendances de la paroi du corps et
ont l'aspect de tubes placés côte à côte en grand nombre, ou bien de
lamelles feuilletées ; elles sont recouvertes par un repli des téguments,
nommé manteau, qui laisse entre lui et le corps une cavité, la cavité
palléale, dans laquelle elles sont situées.

Chez les Arthropodes, les branchies sont, ou bien des pattes entières modifiées, transformées en lames minces permettant facilement
les échanges respiratoires à travers leurs parois, ou bien une dépendance des pattes, formée par un assemblage de lamelles fines et très
minces. Les branchies dérivent donc, dans tous les cas, des pattes de
l'individu, et dépendent ainsi des téguments.

Il n'en est pas de même chez les Entéropneustes, les Tuniciers et
les Vertébrés : dans ces trois embranchements, les organes de respiration dépendent de la région antérieure du tube digestif. Cette structure commence déjà à être indiquée chez les Échinodermes. Sans que
la disposition générale soit changée, on observe, chez ces derniers,
qu'une portion déterminée de l'intestin permet, à travers sa paroi,
des échanges respiratoires entre l'eau qui circule constamment dans
la cavité intestinale et le liquide organique dans lequel l'intestin est
plongé. Cette structure persiste chez les Entéropneustes, les Tuniciers et les Vertébrés, mais avec une complexité plus grande.

Chez les Entéropneustes, la région antérieure du tube digestif est
percée d'une série d'ouvertures, placées deux par deux de chaque
côté de la ligne médiane, qui débouchent dans des canaux munis eux-
mêmes d'ouvertures externes dorsales ; grâce à cette disposition,
l'eau, que l'animal absorbe constamment par la bouche, passe par les
canaux et sort par les pores dorsaux. Les portions de tissus qui séparent les canaux sont creusées de nombreux vaisseaux sanguins, et
l'eau étant toujours renouvelée, le sang absorbe continuellement de
l'oxygène par osmose à travers la paroi des canaux.

Une structure analogue existe chez les Tuniciers ; seulement un
repli des téguments entoure presque en entier la région du tube

digestif transformé en branchie et limite autour de cette dernière une vaste cavité ou cavité péribranchiale. L'eau pénètre par la bouche, arrive dans la cavité branchiale, passe au travers de nombreuses petites ouvertures percées dans la paroi de cette cavité, pénètre ainsi dans la cavité péribranchiale et est rejetée finalement au dehors par l'orifice extérieur de cette dernière cavité ; le renouvellement de l'eau, opéré dans la direction qui vient d'être indiquée, est constant. Les portions de paroi branchiale placées entre les ouvertures renferment de nombreux vaisseaux où circule le sang qui va respirer.

La même disposition se retrouve chez les Vertébrés inférieurs ou Vertébrés acraniens. Chez les autres Vertébrés à respiration aquatique, la région antérieure ou pharyngienne du tube digestif est percée de quelques grandes ouvertures, les fentes viscérales ou branchiales, qui la font communiquer avec l'extérieur ; ces ouvertures sont placées sur les deux côtés de la tête. Chez certains de ces Vertébrés, la structure se présente telle qu'elle vient d'être indiquée ; mais, chez la plupart des autres, les parois des canaux qui vont du pharynx à l'extérieur se plissent en séries de fines lamelles superposées, dont la paroi renferme un grand nombre de vaisseaux sanguins, et c'est l'ensemble de ces lamelles qui constitue les branchies. Ces branchies, à l'état le plus inférieur, commencent par être externes et libres, puis elles finissent par être recouvertes par un repli des téguments nommé opercule.

Les organes de respiration aérienne sont construits sur deux plans bien différents quant à la forme de l'organe et à la manière dont s'accomplit la fonction respiratoire ; les organes de la première sorte sont désignés sous le nom de *trachées,* et les seconds sous le nom de *poumons.*

Les trachées sont constituées par un réseau de tubes ramifiés qui, d'un côté, s'ouvrent à l'extérieur par des orifices ou *stigmates,* et, de l'autre, se perdent dans le corps entier à la surface de tous les organes ; l'ensemble d'un appareil trachéen peut être schématisé par une dépression des téguments, s'enfonçant dans l'intérieur du corps, et se divisant à mesure en un grand nombre de petits rameaux qui se rendent aux organes. L'air extérieur pénètre par les stigmates et circule dans les vaisseaux trachéens pour aller lui-même transporter l'oxygène dans tous les organes et ramener l'acide carbonique. Afin de permettre toujours le libre passage de l'air, les parois des trachées sont rigides de manière à ne jamais s'affaisser, et sont de plus soute-nues par une spiricule qui les entoure à la manière de la spiricule des trachées des végétaux, d'où, du reste, l'identité de nom.

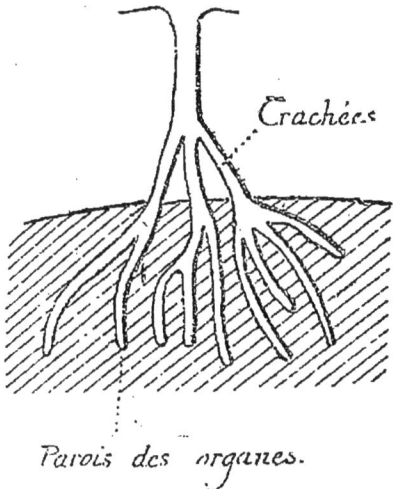

Crachées

Parois des organes.

Fig. 15. — Schema d'un réseau trachéen.

Les Arthropodes sont les seuls animaux qui possèdent des trachées ; et encore tous n'en sont-ils pas pourvus, cer-tains respirant au moyen de branchies et d'autres au moyen de poumons.

La disposition inverse est réalisée par les appareils pul-monaires. Les poumons sont des poches creuses, à paroi plus ou moins plissées et frangées, et dans la cavité desquelles pénètre l'air extérieur qui rentre et sort par les mouvements d'organes annexes déterminant l'inspiration et l'expi-ration ; les parois des poches pulmonaires sont remplies de vaisseaux

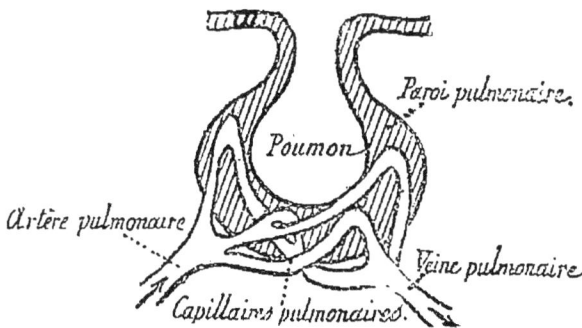

Paroi pulmonaire.

Poumon

Artère pulmonaire

Veine pulmonaire

Capillaires pulmonaires.

Fig. 16. — Schema d'un poumon.

où circule le sang qui va respirer. Dans les poumons, c'est le sang qui va à la rencontre de l'oxygène de l'air, et non l'air qui va à la ren-contre du sang situé dans la paroi des organes comme il en est pour les trachées. Seulement, sous le nom de poumons, comme sous celui de branchies, on comprend des organes fort différents quant à leur origine, leur structure et leur situation sur le corps.

Chez les Mollusques terrestres, tels que les Escargots, les poumons sont constitués par les parois de la cavité palléale, plissées sur elles-mêmes un très grand nombre de fois de manière à augmenter la surface osmotique. Ces poumons dépendent donc, comme la branchie des autres Mollusques du reste, de la paroi du corps.

Il en est de même pour les Arthropodes munis de poumons, tels que les Scorpions et les Araignées. Les poumons de ces animaux sont des dépressions des téguments en forme de poches dont la paroi est plissée sur elle-même en petites lamelles juxtaposées ; le sang circule dans la paroi des lamelles. De même que les poumons des Mollusques terrestres se développent à la place où sont situées les branchies des Mollusques aquatiques, de même les poumons des Scorpions et des Araignées se développent à la place où sont situées les branchies chez leurs correspondants aquatiques, c'est-à-dire les Mérostomatés. Il est donc permis de considérer ces poumons comme des organes développés aux lieux et places des branchies, devenues inutiles par suite de l'adaptation à une vie terrestre.

Les mêmes considérations sont applicables aux Vertébrés. De même que les branchies de ces animaux dérivent de la région antérieure du tube digestif, de même leurs poumons ne sont autre chose qu'une poche double développée aussi aux dépens de la région antérieure du tube digestif. Cette poche est d'abord une simple dépression de la paroi digestive, dépression qui grandit, se divise, augmente la surface de ces parois en les plissant sous forme de lobules et d'acini, tout en conservant sa communication avec la région antérieure de l'appareil digestif au moyen d'un système de conduits. L'air extérieur passe par ces conduits, nommés *larynx* et *trachée-artère*, arrive dans les *bronches* ou canaux qui parcourent l'intérieur même de chaque poumon en distribuant l'air partout, et pénètre ensuite dans les lobules pulmonaires, où il abandonne son oxygène et se charge d'acide carbonique. Ces conduits ont des parois rigides, soutenues par des anneaux cartilagineux, afin de laisser libre passage à l'air, et la portion qui débouche dans la région antérieure du tube digestif, ou larynx, se transforme souvent en un appareil destiné à produire des sons, grâce aux vibrations que lui fait subir l'air expiré.

ORGANES DE CIRCULATION. — Les organes de la circulation
sont chargés de répandre dans l'organisme entier les éléments nutritifs destinés soit à la respiration, soit à la nutrition proprement dite
du protoplasme cellulaire ; ils sont toujours constitués par des tissus
conjonctifs à substance fondamentale liquide, et contiennent le plus
souvent des éléments figurés. Ils manquent chez les Métazoaires inférieurs tels que les Hydres, chez lesquels le peu d'épaisseur de la paroi
des organes permet la diffusion des éléments nutritifs par osmose de
cellule à cellule, sans qu'il y ait nécessité de circulation véritable. Ils
apparaissent lorsque l'organisme étant plus complexe, les parois des
organes étant plus épaisses, les diffusions osmotiques ne peuvent pas
s'effectuer, et alors une portion des tissus se transforme en un véhicule des éléments nutritifs et se destine à les répandre dans l'organisme
entier. Ce tissu transformé est le liquide circulatoire ; les canaux qui
renferment ce liquide constituent par leur ensemble l'appareil de
circulation ou l'appareil circulatoire.

Chez les Protozoaires apparaît une sorte d'ébauche d'un appareil
circulatoire, en ce sens que le protoplasma de l'unique cellule qui les
constitue se creuse de cavités remplies par un liquide, et que ce liquide
finit par être chassé au dehors grâce aux contractions du protoplasma.
Mais ce n'est pas là un appareil circulatoire vrai, et ce liquide n'est
pas un véhicule d'éléments nutritifs. Vu la petitesse du corps, les
échanges nutritifs se produisent par diffusion à travers le protoplasma
entier, et le liquide n'est pas autre chose que des gouttelettes d'eau
absorbées peu à peu par osmose, accumulées dans des régions données
du corps, et finalement rejetées lorsqu'elles deviennent par trop grosses.

Chez les Cœlentérés, certaines régions du corps sont fort épaisses,
et la cavité gastrique envoie dans ces régions des expansions en forme
de tubes ramifiés ; les aliments rendus assimilables par les sucs gastriques pénètrent dans ces tubes ou *canaux gastro-vasculaires*, dont
les cavités communiquent toujours avec la cavité stomacale, et vont
ainsi servir à la nutrition des organes.

Il n'en est pas ainsi chez les Métazoaires nommés Cœlomates. Chez
ces derniers, l'intestin est séparé de la paroi du corps par une vaste
cavité, la *cavité générale* ou *cœlome*, que remplit un liquide qui est le
iquide circulatoire. Les éléments nutritifs passent par osmose à travers
es parois de l'intestin ou les parois des organes respiratoires dans ce
liquide circulatoire, et ce liquide est chargé de les répartir dans l'or-

ganisme entier. Il n'y a donc chez les Cœlomates, à l'inverse des Cœlentérés qui sont dépourvus de cœlome, aucune communication entre l'appareil de la digestion et les espaces occupés par le liquide charriant les éléments nutritifs ; les éléments sont obligés de passer par osmose, à travers la paroi digestive, de la cavité intestinale dans la cavité générale, pour être de là répandus dans les organes.

Chez les Cœlomates les plus simples, le cœlome conserve l'aspect

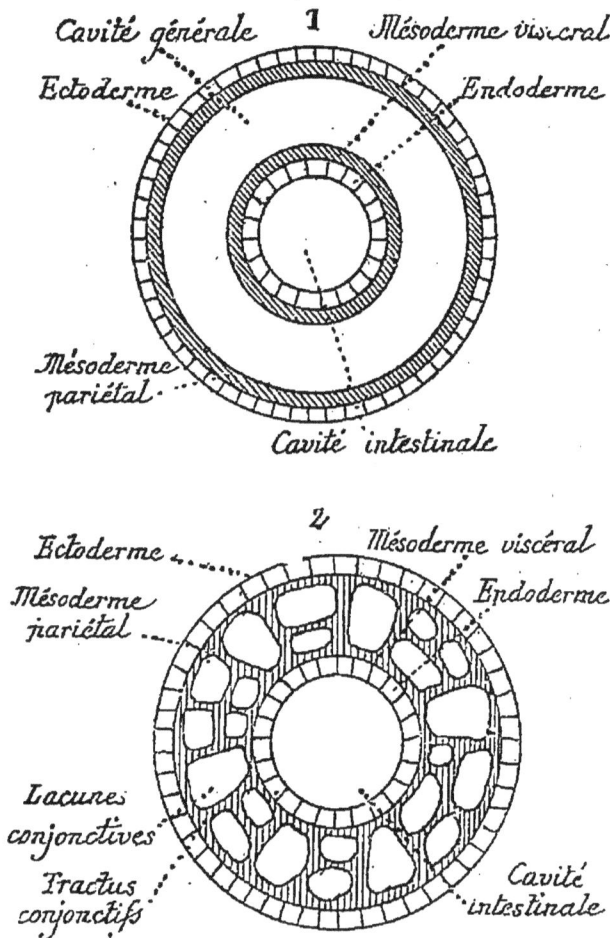

FIG. 17. — Schema du corps d'un Cœlomate : 1. avec cavité générale libre ; 2. avec cavité générale divisée en lacunes conjonctives.

d'une vaste cavité laissée entre les téguments et l'intestin, de sorte que ce dernier est comme suspendu dans le liquide qui remplit le cœlome. Mais, à mesure que l'organisation des Cœlomates devient

plus complexe, la cavité d'abord unique du cœlome est subdivisée en
une quantité de petites cavités par des bandes de tissu conjonctif qui,
en s'anastomosant entre elles, vont à travers le cœlome de la paroi
de l'intestin aux téguments. Ces petites cavités ou *lacunes conjonctives*
sont remplies par le liquide circulatoire et communiquent toutes entre
elles ; elles ne conservent un aspect irrégulier que chez des Cœlomates à organisation encore peu complexe ; elles deviennent tubulaires, cylindriques, chez les Cœlomates supérieurs, et certaines sont
plus grosses que les autres, de sorte que ces dernières paraissent
être des ramifications des premières. Finalement, la cavité générale,
d'abord simple et unique, est transformée, grâce à la présence et à
l'arrangement de ces tractus conjonctifs, en un ou plusieurs réseaux
de canaux cylindriques communiquant tous les uns avec les autres,
formant par leur ensemble un système branchu, et dans l'intérieur
desquels est renfermé le liquide circulatoire. L'ensemble de ces canaux
constitue le système circulatoire.

Seulement, chez les Cœlomates, il faut distinguer deux sortes
d'appareils circulatoires : l'*appareil lymphatique,* dans lequel circule
la lymphe, et l'*appareil sanguin*, dans lequel circule le sang. L'appareil lymphatique existe toujours ; l'appareil sanguin ne se montre que
chez quelques types de Cœlomates. Cette présence et cette absence
sont liées aux fonctions même de la lymphe et du sang. La lymphe est
le liquide nutritif véritable chargé de donner les matériaux nutritifs
à tous les éléments cellulaires des tissus ; le sang, par contre, est
doué de fonctions plus spécialisées. On ne trouve de liquide sanguin
véritable, distinct de la lymphe, que chez certains Vers, chez les Échinodermes et chez les Vertébrés. Chez les Vers, lorsqu'il existe, il est
chargé de puiser dans les parois du tube digestif les matériaux
nutritifs et de les transmettre par osmose à la lymphe située dans la
cavité générale. Il en est de même pour les Échinodermes. Il puise
aussi, chez les Vertébrés, les éléments nutritifs dans la paroi intestinale, mais il sert surtout à transporter l'oxygène dans les tissus
après l'avoir pris dans l'organe de la respiration et à ramener l'acide
carbonique. A ces différences de fonctions correspondent souvent,
entre l'appareil lymphatique et l'appareil sanguin, des différences
d'origine. Il faut donc étudier séparément ces deux appareils dans
chacun des embranchements de Cœlomates. Il importe cependant
d'ajouter que, dans la langue courante, on désigne souvent sous le

nom de sang et d'appareil sanguin chez divers types d'animaux tels que les Mollusques et les Arthropodes, la lymphe et l'appareil lymphatique qui existent seuls chez ces êtres.

Chez les Vers, l'appareil lymphatique est représenté par la cavité générale, soit entièrement libre, soit découpée en un grand nombre de petites lacunes irrégulières par des tractus conjonctifs; même chez les Vers plathelminthes, les tractus conjonctifs sont fort épais, les lacunes assez réduites, de manière que le tout forme un tissu presque compact auquel on a donné le nom de parenchyme. La lymphe est constituée par un plasma renfermant des cellules ou éléments figurés dont la forme est variable suivant les types. Cet appareil lymphatique ne communique jamais avec l'appareil sanguin lorsque ce dernier existe, et on ne le trouve guère que chez les Rhyncocœles parmi les Vers plathelminthes, et chez certains Vers annelés polymériques ou monomériques. L'appareil sanguin est représenté d'ordinaire par deux vaisseaux placés sur le tube intestinal, l'un au-dessus et l'autre au-dessous, et réunis par des anses transverses qui embrassent l'intestin; ces vaisseaux sont parfaitement clos et distincts de la cavité générale. Le liquide qu'ils renferment, ou sang, est souvent coloré soit en jaune, soit en rouge; il ne contient d'habitude aucune cellule ou globule; dans certains cas, fort rares, il en contient, et même, chez quelques Rhyncocœles, ces globules sont colorés en rouge par une substance analogue à l'hémoglobine qui colore également en rouge les globules du sang des Vertébrés.

Les Mollusques ne possèdent pas d'appareil sanguin différencié, et leurs organes de la circulation sont représentés par le seul système lymphatique, développé aux dépens de la cavité générale. Seulement, les lacunes conjonctives de ce système sont d'habitude fort nombreuses et disposées avec régularité en un réseau de canaux tubulaires ramifiés; les plus grosses lacunes partent d'un réservoir sanguin contractile, qui est le cœur, et se divisent peu à peu à mesure qu'elles se rapprochent des organes en un lacis de lacunes de plus en plus petites et de plus en plus serrées. Il en est de même pour les Arthropodes; cependant, chez certains Copépodes parasites, il existe un véritable appareil sanguin différencié, distinct du système lymphatique, et renfermant un liquide rouge dépourvu de globules.

En somme, chez les Vers, les Mollusques et les Arthropodes, un appareil sanguin différencié manque le plus souvent; lorsqu'il existe, on le trouve chez certains types et pas chez d'autres assez voisins, ce qui montre que l'importance de cet appareil n'est pas très grande, et qu'il paraît simplement chargé de puiser dans la paroi intestinale les aliments absorbés pour les transmettre au liquide lymphatique de la cavité générale. Ce dernier liquide, que la cavité générale soit libre ou qu'elle soit découpée en un système de canaux régulièrement ramifiés, est chargé de transporter tous les éléments nécessaires au protoplasma pour vivre, c'est-à-dire les éléments de nutrition et de respiration.

Chez les Échinodermes, il existe toujours côte à côte, sauf peut-être chez les Crinoïdes, un appareil lymphatique et un appareil sanguin. L'appareil lymphatique est représenté par la cavité générale, soit libre, — et c'est là le cas le plus fréquent, — soit divisée, chez les Crinoïdes par exemple, en un grand nombre de petites lacunes conjonctives communiquant entre elles. L'appareil sanguin est constitué par deux vaisseaux, placés sur le tube intestinal, envoyant des ramifications dans la paroi de ce dernier et ne communiquant pas, lorsqu'ils apparaissent chez l'embryon, avec la cavité générale ; plus tard, des communications secondaires, mais peu nettes et diffuses, paraissent s'établir entre ces deux systèmes. Les Échinodermes possèdent en sus un appareil particulier, dit *appareil ambulacraire ;* cet appareil naît aux dépens de la cavité générale de l'embryon encore bien jeune, et doit par conséquent être considéré comme une portion du système lymphatique de la cavité générale.

Il est encore bien difficile de préciser la nature exacte du système circulatoire des Enteropneustes et des Tuniciers. Il est cependant fort probable que cet appareil soit un appareil lymphatique, développé aux dépens des lacunes de la cavité générale.

Le cas le plus curieux et le plus intéressant est présenté par les Vertébrés. Jusqu'ici, lorsqu'il existait côte à côte un appareil lympha-tique et un appareil sanguin, tous les deux possédaient des origines différentes, le premier étant constitué par la cavité générale du corps, le second étant placé dans les parois du tube intestinal de l'embryon, et ne communiquaient pas l'un avec l'autre, du moins dès le début de leur apparition. Or, chez les Vertébrés, il existe côte à côte un appareil lymphatique et un appareil sanguin, tous deux disposés en un système de canaux régulièrement ramifiés, et provenant tous deux du même réseau de cavités dépendant de la cavité de segmentation ou blastocœle de l'embryon. (Voir chapitre IV.) Ces deux appareils ne dépendent en rien de la cavité générale du corps, de telle sorte que, chez un Vertébré adulte, on trouve côte à côte une cavité générale du corps, un appareil lymphatique, et un appareil sanguin. — Au point de vue morphologique, l'appareil lymphatique des Vertébrés ne correspond donc ni à celui des Vers ni à celui des Echinodermes, qui sont formés par la cavité générale même.

L'appareil lymphatique et l'appareil sanguin des Vertébrés doivent être considérés comme deux différenciations dans des sens divers d'un unique système primitif; à mesure que ces deux appareils se développent, ils restent toujours en connexion l'un avec l'autre, de telle sorte que, contrairement à ce qui existe chez tous les autres Cœlomates, l'appareil lymphatique des Vertébrés communique normalement avec l'appareil sanguin. Dès le début de leur développement, ces deux appareils ne communiquent pas avec la cavité générale; mais, chez l'adulte, certains organes, et notamment le diaphragme, finissent par être percés, grâce à l'action des cellules lymphatiques et des cellules du liquide de la cavité générale qui cheminent à travers les tissus, de petits pores ou *puits lymphatiques*, qui mettent en communication certains canaux à lymphe avec la cavité générale.

Ces deux appareils diffèrent assez d'aspect chez les Vertébrés. Les canaux lymphatiques ont souvent l'aspect de vastes poches, ou sinus lymphatiques; leurs parois ne se laissent pas facilement isoler des tissus environnants; les ramifications ultimes sont même de simples cavités creusées dans le tissu conjonctif, conservant ainsi l'aspect primitif de lacunes conjonctives. Par contre, les canaux sanguins ont des parois épaisses, facilement isolables le plus souvent, même dans les plus petites branches, et leurs ramifications sont fort régulières depuis le centre jusqu'à la périphérie. — La lymphe est constituée par un plasma renfermant des cellules douées de mouvements amœboïdes, c'est-à-dire envoyant dans tous les sens des prolongements qu'elles rétractent ou qu'elles allongent; ces cellules traversent souvent les tissus aux environs des canaux à lymphes, et cette migration est connue sous le nom de diapédèse. La lymphe est chargée de procéder aux échanges nutritifs intimes des tissus; elle absorbe une certaine quantité des éléments de nutrition dans la paroi intestinale et les transporte aux organes; elle imbibe, au sens littéral du mot, les tissus du corps entier, de sorte que l'on a pu comparer l'organisme à une éponge infiltrée de lymphe. — Le sang est en quantité moindre que la lymphe ; son plasma est semblable au plasma lymphatique, mais la plupart des globules ont des contours immobiles et renferment un corps rouge, l'*hémoglobine*, qui jouit de la propriété de former avec l'oxygène et avec l'acide carbonique des combinaisons instables. Le rôle du sang est double. D'un côté, de concert avec la lymphe, il puise dans la paroi intestinale les matériaux nutritifs ; de l'autre, — et c'est là son rôle principal, — il sert de véhicule à l'oxygène et à l'acide carbonique ; il préside aux échanges respiratoires. Dans l'organe de la respiration, l'hémoglobine se charge d'oxygène et forme de l'oxyhémoglobine, que les globules rouges transportent aux organes ; dans les organes, l'oxyhémoglobine est décomposée en oxygène, qu'absorbent les cellules environnantes, et en hémoglobine, qui se combine alors avec l'acide carbonique exhalé par les cellules d'alentour pour former de l'hémoglobine oxycarbonée. Cette dernière substance revient à l'organe de la respiration, où elle est décomposée de nouveau en acide carbonique, qui est rejeté, et hémoglobine, qui se combine derechef avec l'oxygène pour se transformer en oxyhémoglobine ; après quoi, le cycle recommence.

A côté des globules rouges, le sang renferme quelques cellules, dites globules blancs, qui ne sont autres que des globules de lymphe. La lymphe, en effet, grâce aux connexions existant entre les deux systèmes, se mélange constamment au sang, et les globules rouges du sang proviennent de globules de lymphe modifiés.

En résumé, les appareils lymphatiques et sanguins des Cœlomates ne doivent leurs caractères particuliers qu'à leurs fonctions, mais ils diffèrent comme origine et comme disposition d'un embranchement à l'autre. Ces appareils ne se correspondent donc pas au point de vue morphologique, mais seulement au point de vue physiologique, d'après les fonctions qu'ils accomplissent.

Quoi qu'il en soit, ces deux appareils, lorsqu'ils sont formés par des canaux nombreux et ramifiés, présentent à considérer quatre choses : 1° un réservoir central contractile, ou *cœur*, chargé d'emmagasiner le sang et de le chasser avec régularité dans les vaisseaux ; 2° un ensemble de vaisseaux ou *artères* qui vont du cœur aux organes, et apportent le sang à ces derniers ; 3° un ensemble de petits canaux placés dans les parois des organes, et où se passent les échanges osmotiques, ce sont les *capillaires ;* et 4° un ensemble de *veines* allant des organes au cœur, et ramenant le sang des premiers vers le réservoir contractile central.

Le cœur manque lorsque le système circulatoire est fort simple, constitué seulement par la cavité générale libre ou bien découpée en quelques grandes lacunes ou sinus ; le liquide de la cavité générale se déplace, soit par les contractions générales du corps, soit par le jeu des cils vibratiles placés sur l'endothélium qui limite la cavité générale. Il apparaît lorsque le système circulatoire est formé de vaisseaux assez nombreux et assez petits, dans lesquels il est nécessaire que la lymphe ou bien le sang circulent pour aller d'un organe à l'autre. Le cas le plus simple est celui dans lequel un ou plusieurs des vaisseaux principaux se contractent avec assez de régularité sur tout ou partie de leur longueur pour déterminer cette circulation. Un cas plus complexe est celui dans lequel une partie seulement d'un vaisseau principal est contractile ; cette partie se renfle et constitue le cœur proprement dit. La structure du cœur varie suivant la complexité organique : lorsqu'elle est assez simple, la cavité du cœur est unique ; lorsqu'elle s'accroît, la cavité du cœur est subdivisée en chambres, dont les unes, ou *oreillettes,* reçoivent le sang venu par les veines, et les autres, ou *ventricules,* chassent le sang dans les organes par les artères.

Parfois, il existe plusieurs cœurs dans l'organisme, chez les Mollusques céphalopodes par exemple ; ces organes pulsatiles sont placés partout où il y a nécessité pour le sang de circuler avec force. Telle est la base des branchies ; les cœurs placés dans cette région sont nommés *cœurs branchiaux.* Lorsqu'il existe côte à côte un appareil lymphatique canalisé et un appareil sanguin, il arrive que tous les deux possèdent des cœurs ; tel est le cas pour les Vertébrés inférieurs, et notamment pour les Amphibiens, qui présentent un cœur véritable ou *cœur sanguin,* et plusieurs *cœurs lymphatiques* qui ne sont autres que de simples cavités lymphatiques à parois contractiles.

Suivant que le cœur reçoit du sang oxygéné ou artériel venant de l'organe de la respiration, ou bien du sang oxycarboné ou veineux venant des organes, on le désigne sous le nom de *cœur artériel* ou de *cœur veineux.* Les Mollusques, par exemple, ont un cœur artériel ; le sang oxygéné venant de la branchie arrive dans le cœur pour être chassé de là dans tout le corps. Les Poissons, par contre, ont un cœur veineux ; leur cœur reçoit, en effet, le sang qui arrive des organes, qui est chargé par conséquent d'acide carbonique, et le chasse dans les branchies. Les Vertébrés supérieurs, tels que les Oiseaux et les Mammifères, ont un cœur formé de deux parties, l'une artérielle et l'autre veineuse, composées chacune d'une oreillette et d'un ventricule.

Les canaux chargés de répandre le sang dans l'organisme ont d'habitude une structure quelque peu différente suivant que l'on examine un appareil lymphatique ou un appareil sanguin. Les vaisseaux sanguins ont, en effet, des parois plus épaisses, plus nettes, plus facilement isolables des tissus environnants que les vaisseaux lymphatiques; leurs ramifications sont plus régulières; enfin, leurs branches ultimes, ou capillaires, sont encore bien distinctes et possèdent une paroi propre, tandis que les capillaires lymphatiques sont des lacunes de forme irrégulière creusées dans le tissu conjonctif. Les canaux lymphatiques sont souvent des *sinus,* c'est-à-dire des espaces dépourvus d'une paroi particulière et creusés dans les tissus de l'organisme, tandis que les canaux sanguins sont des *vaisseaux*, c'est-à-dire des tubes pourvus d'une paroi propre.

Il en est de même pour les artères et les veines; les canaux artériels ont toujours une paroi plus complexe et une forme cylindrique plus régulière que les canaux veineux; lorsque, dans un même organisme, les premiers sont de vrais vaisseaux, les seconds sont souvent des sinus. Chez les Vertébrés supérieurs, les branches ultimes des artères, ou capillaires, sont des petits tubes microscopiques munis d'une paroi propre mince, et qui s'ouvrent en suivant un trajet oblique, et non en s'abouchant bout à bout, dans les branches ultimes des veines; celles-ci ressemblent à des petites lacunes conjonctives. — Le nom d'artères signifie seulement que ces canaux renferment le sang qui va du centre, ou cœur, à la périphérie ou aux organes, et non qu'ils renferment du sang artériel; de même, le nom de veines indique que leur sang revient des organes vers le cœur et non que ce sang est veineux. Le plus souvent, en effet, le sang est artériel dans les artères et veineux dans les veines; mais il est des exceptions. Ainsi, chez les Vertébrés supérieurs, l'artère pulmonaire, qui va du cœur aux poumons, renferme du sang veineux qui va respirer; et les veines pulmonaires ramènent des poumons au cœur du sang artériel, qui s'est chargé d'oxygène dans les lobules pulmonaires.

ORGANES D'EXCRÉTION. — Ces organes sont destinés soit à rejeter au dehors, soit à reléguer dans certaines régions de l'organisme les produits de désassimilation. Ces produits, principalement constitués par de l'*acide urique*, des *urates*, etc., sont formés par le protoplasma vivant, proviennent de l'oxydation du protoplasma lui-même, et doivent être rejetés, car leur présence continue et leur accumulation dans le protoplasma finiraient par nuire à ce dernier. A côté de corps tels que l'acide urique, en naissent d'autres en plus minimes quantités, semblables par la plupart de leurs réactions aux alcaloïdes végétaux ; ces corps, ou *leucomaïnes*, sont aussi des poisons violents pour l'organisme même qui les a produits et doivent être expulsés. L'ensemble des organes d'excrétion est souvent désigné sous le nom de *rein*.

Les organes d'excrétion manquent aux Protozoaires et aux Cœlentérés ; les substances à excréter se diffusent facilement par osmose à travers les tissus et parviennent ainsi hors du corps, dans les milieux extérieurs. Chez les Cœlomates, les organes d'excrétion existent presque toujours ; seulement, ou bien ils consistent en de simples amas, dans des régions déterminées, des produits de désassimilation ; ou bien, et c'est là le cas plus fréquent, ils sont représentés par un système de conduits débouchant à l'extérieur et emmenant au dehors, à l'état de dissolution, les substances qui doivent être rejetées.

La plupart des cellules conjonctives chargées de répartir dans l'organisme les éléments nutritifs se remplissent rapidement des produits de désassimilation et ne tardent pas à mourir ; leur protoplasma entre en dégénérescence, se creuse de vacuoles dans lesquelles sont placés les produits d'excrétion, et alors deux cas se présentent : ou bien l'animal possède des organes excréteurs formés par un système de conduits, et alors, au bout d'un temps plus ou moins long, les cellules conjonctives se brisent en fragments et les corps inutiles finissent par être entraînés à l'état de dissolution, c'est un *rein d'excrétion ;* ou bien, chez les Tuniciers par exemple, les conduits excréteurs manquent, et alors ces cellules vont toutes se localiser dans une région déterminée de l'organisme, où leur nombre augmente avec l'âge, puisque les produits de désassimilation prennent constamment naissance durant la vie de l'individu : c'est là un *rein d'accumulation.*

Les véritables organes d'excrétion, représentés par un assemblage de canaux débouchant au dehors, varient de structure suivant les embranchements de Cœlomates. Chez les Vers Plathelminthes et Némathelminthes, ces organes sont constitués par deux conduits ramifiés qui, d'un côté s'ouvrent à l'extérieur, et dont les branches, d'un autre côté, s'ouvrent dans la cavité générale par des orifices à pourtour garni de cils vibratiles, de telle sorte que, grâce à ces conduits, la cavité générale communique avec l'extérieur et que le liquide lymphatique de cette cavité peut être rejeté au dehors. Chez les Vers annelés et les Mollusques, la larve possède un appareil d'excrétion ou *rein céphalique*, semblable à celui des Vers plathelminthes et némathelminthes; seulement, ce rein ne persiste pas chez l'adulte. Ou bien, chez les Vers annelés polymériques, dont le corps est formé de plusieurs anneaux, les deux conduits du rein céphalique se fragmentent chacun en plusieurs parties, une par anneau, de manière que chaque anneau du corps possède une paire de conduits provenant de la division du rein céphalique primitif; ou bien, chez les Vers annelés monomériques et les Mollusques, le rein céphalique disparaît après avoir donné naissance, par un procédé encore peu connu, à des organes d'excrétion au nombre de deux seulement, et faisant communiquer la cavité générale avec l'extérieur. La communication entre la cavité générale et l'extérieur est également assurée, chez les Vers annelés polymériques, par la paire de conduits placés dans chaque anneau ou segment du corps; comme ces conduits excréteurs sont placés dans tous les segments, on leur a donné le nom d'*organes segmentaires*.

Parmi les Arthropodes, les Péripates ou Protrachéates sont les seuls à posséder des organes segmentaires semblables à ceux des Vers annelés polymériques et faisant communiquer la cavité générale avec le dehors. Les reins des autres Arthropodes sont des tubes dépendant de la région postérieure du tube digestif et entièrement fermés à l'extrémité opposée à leur base d'insertion sur l'intestin; cette extrémité ne montre jamais d'orifices ouverts dans la cavité générale. Ces organes d'excrétion diffèrent donc beaucoup à la fois comme origine, comme structure, et comme mode de fonctionnement, des organes similaires des Vers.

Par contre, l'appareil excréteur des Vertébrés rappelle beaucoup, du moins dès le début de son apparition chez l'embryon, l'appareil excréteur des Vers; parmi les Vertébrés, les Craniotes sont les seuls à le présenter; les Acraniens en sont dépourvus. Chez l'embryon de Vertébré craniote, cet appareil est formé de deux tubes ramifiés, débouchant au dehors dans une région voisine de l'anus, et dont chaque branche s'ouvre dans la cavité générale du corps par un orifice ; seulement, à mesure que l'embryon approche de l'état adulte, les orifices de la cavité générale se ferment, sauf quelques-uns mis en rapport avec les glandes sexuelles ; l'extrémité désormais obturée de chaque branche se renfle en une ampoule dans laquelle pénètrent des vaisseaux sanguins, et le rein définitif de l'animal adulte ne possède plus aucune connexion directe avec la cavité générale. Cette transformation est en rapport avec l'importance prise, chez les Craniotes, aux dépens de la cavité générale, et au point de vue des échanges nutritifs, par le sang ; ce liquide, présidant chez l'adulte à la plupart des échanges de nutrition, est le seul à se charger de produits excrétés, et le rein primitif s'est modifié en conséquence, en perdant tous rapports avec la cavité générale et n'en possédant plus qu'avec le système sanguin.

Les Échinodermes paraissent manquer de rein véritable communiquant avec l'extérieur ; cependant un certain nombre de cellules remplies de matériaux de désassimilation s'accumulent dans un organe, ou glande ovoïde, muni d'un canal qui paraît déboucher au dehors. Les Enteropneustes paraissent manquer de tout organe d'excrétion ; quant aux Tuniciers, leur rein, comme on l'a vu, est un rein d'accumulation.

Un fait particulier et très important découle, chez la plupart des Vers, chez certains Mollusques, et chez les Vertébrés craniotes, des communications établies entre la cavité générale et les conduits excréteurs. Les organes sexuels naissant sur les parois de la cavité générale, leurs produits, ovules et spermatozoïdes, tombent dans cette cavité et sont emmenés au dehors par les conduits excréteurs, de sorte que ces conduits servent non seulement à l'excrétion, mais encore à l'expulsion des produits sexuels.

ORGANES DE REPRODUCTION. — Chez les Protozoaires, dont le corps est constitué par une seule cellule, la reproduction se manifeste d'une façon fort simple : le corps se divise en deux, par les procédés ordinaires de la division cellulaire, et chacune des deux parties devient un Protozoaire complet, susceptible, après avoir grandi, de se subdiviser de nouveau, et ainsi de suite. Ce mode de reproduction est dite reproduction fissipare ou par fissiparité. Cependant, au bout d'un certain temps, les dernières générations, qui dérivent ainsi d'un individu primitif après plusieurs divisions, perdent, au moins chez les Protozoaires ciliaires, toute faculté de se fissipariser ; il est nécessaire alors que deux individus de ces dernières générations se fusionnent l'un avec l'autre après avoir rejeté au dehors certaines parties inutiles de leur noyau cellulaire, et l'individu unique qui résulte de cette fusion jouit de la propriété de se diviser de nouveau et de donner naissance à d'autres générations capables de se fissipariser. Cette fusion de deux individus est donc une sorte de *rajeunissement;* la fusion une fois opérée, la cellule unique qui en provient se divise en plusieurs cellules qui se séparent les unes des autres et deviennent chacune un nouvel individu.

Les phénomènes sont tout à fait semblables chez les Métazoaires ; seulement, les cellules qui dérivent de la cellule unique résultant de la fusion ne se séparent pas, restent agrégées, et constituent ainsi le corps pluricellulaire du Métazoaire. Le phénomène de la fusion des deux cellules primitives reçoit ici le nom de fécondation, l'une de ces cellules étant un élément femelle ou l'*ovule,* et l'autre un élément mâle ou le *spermatozoïde;* mais la fécondation des Métazoaires est un phénomène de même nature et de même signification que la fusion de deux individus chez les Protozoaires.

Seulement, pour ce qui touche les Métazoaires, les deux cellules primitives diffèrent d'aspect ; ainsi le spermatozoïde est réduit le plus souvent à un noyau presque seul, et présente une forme qui lui permet de se mouvoir pour aller à la rencontre de l'ovule. De plus, le corps des Métazoaires étant pluricellulaire, certaines cellules seulement de l'organisme sont chargées de jouer le rôle d'éléments mâles et d'éléments femelles, et possèdent ainsi seules la propriété de se fusionner pour donner naissance à un nouvel individu ; l'ensemble de ces cellules constitue la glande sexuelle ou l'organe de la reproduction. — Une telle localisation des facultés reproductrices dans certaines cellules du corps des Métazoaires détermine, entre ces derniers et les Protozoaires, une différence biologique importante. Dans des circonstances normales et favorables, tout accident fortuit étant écarté, un individu de Protozoaire ne meurt jamais ; son protoplasma entier est employé à produire deux autres individus, mais ce protoplasma reste toujours vivant et ne subit aucune décomposition cadavérique en ses éléments chimiques constitutifs. Par contre, chez les Métazoaires, dans les mêmes circonstances, la continuité vitale du protoplasme n'existe que dans les cellules sexuelles qui peuvent se féconder ; toutes les autres cellules de l'organisme sont destinées à mourir tôt ou tard, c'est-à-dire à subir la décomposition cadavérique ; les cellules sexuelles seules, après leur fusion, donnent naissance à un nouvel individu, et conservent leur protoplasma toujours vivant comme le proplasma du corps des Protozoaires.

Les glandes sexuelles des Cœlentérés naissent le plus souvent sur les parois de l'intestin, et les produits sont rejetés par la rupture des parois intestinales ; les ovules et les spermatozoïdes arrivent ainsi dans la cavité digestive, où souvent se produit la fécondation, et sont finalement entraînés à l'extérieur en passant par l'ouverture buccale. Il n'en est pas de même chez les Cœlomates ; les organes de la reproduction n'ont aucun rapport d'origine avec l'appareil digestif ni avec les téguments, et naissent toujours sur les parois de la cavité générale ou de ses dépendances ; les seules différences entre les divers types de Cœlomates portent sur la nature des conduits sexuels. Très rarement les produits sexuels sont rejetés au dehors par rupture des téguments, chez les Vers plathelminthes de l'ordre des Turbellaries Rhyncocœles par exemple. Le plus souvent, il existe des conduits qui sont, ou bien des conduits spéciaux et particuliers aux glandes sexuelles, ou bien des conduits de l'appareil excréteur modifiés pour servir à l'émission des éléments sexuels.

Chez les Vers et les Mollusques, les deux cas se présentent : parfois, les glandes sexuelles possèdent des conduits vecteurs particuliers ; parfois, au contraire, les produits sexuels tombent dans l'intérieur de la cavité générale, où ils sont pris par les orifices des conduits de l'appareil d'excrétion, et menés au dehors par ces mêmes conduits. Chez les Vertébrés craniotes, certaines branches de l'appareil excréteur primitif conservent leurs connexions avec la cavité générale pour servir à conduire à l'extérieur, chez l'animal adulte, les éléments mâles et femelles. Par contre, chez les Vertébrés acraniens, les Tuniciers, les Enteropneustes et les Echinodermes, les produits sexuels sont rejetés au dehors sans le concours d'aucune partie de l'appareil d'excrétion, et cela soit au moyen de canaux particuliers (Tuniciers, la plupart des Echinodermes), soit par rupture des téguments dans la partie du corps où sont placées les glandes génitales (Crinoïdes parmi les Echinodermes), soit enfin par rupture de la paroi intestinale dans la région sexuelle du corps (Enteropneustes, Vertébrés acraniens).

Dans tous les cas, lorsqu'il existe des conduits sexuels, et quelle que soit leur origine, ces derniers offrent souvent une structure assez complexe, à cause de la présence sur leur trajet de glandes annexes dont les produits servent à entourer les ovules de matériaux de nutrition ou de protection pour l'embryon.

Le plus souvent, chez les Métazoaires, un individu donné ne possède qu'une seule sorte d'éléments sexuels ; il est alors ou mâle, ou femelle, suivant que ses organes générateurs produisent des spermatozoïdes ou des ovules ; ces individus sont dits *unisexués*. Par contre, un certain nombre de Métazoaires possèdent à la fois des éléments mâles et des éléments femelles ; on les dit alors *hermaphrodites*. Mais dans l'hermaphroditisme, deux cas se présentent : ou bien les deux sortes d'organes sexuels naissent en même temps, et l'individu peut se féconder lui-même, tel est le *Tœnia* par exemple ; ou bien, les deux sortes d'organes sexuels apparaissent l'une après l'autre, et généralement l'organe mâle avant l'organe femelle, de sorte que l'individu commence par être mâle, puis devient femelle. Il lui est donc impossible de se féconder lui-même, et il est nécessaire qu'un jeune individu, exclusivement mâle pour l'instant, s'accouple avec un individu plus âgé exclusivement femelle, pour que la fécondation s'accomplisse ; tel est l'*Escargot*. De plus, dans l'hermaphroditisme, ou bien le même individu possède deux glandes sexuelles, l'une mâle et l'autre femelle, séparées et distinctes l'une de l'autre, comme la *Sangsue ;* ou bien l'individu ne possède qu'une seule glande donnant à la fois des spermatozoïdes et des ovules, comme l'*Escargot*.

Parfois, chez certains groupes, les ovules sont susceptibles de se segmenter et de donner naissance à de nouveaux individus sans fécondation préalable par un spermatozoïde ; ce phénomène est connu sous le nom de *parthénogenèse*. La parthénogenèse peut être simple, comme chez les Abeilles, où la femelle, la reine, pond des œufs qui, sans fécondation, donnent naissance à de nouveaux individus toujours mâles ; ailleurs, elle se complique, en ce sens que les femelles parthénogénétiques diffèrent comme aspect d'autres femelles, appartenant à la même espèce, mais dont les ovules n'évoluent qu'après fécondation :

tels sont les Pucerons. Ces différences de reproduction alliées à des différences de formes sont désignées sous le nom d'*hétérogamie*.

A côté de la reproduction sexuelle, un certain nombre de Méta-zoaires présentent une *reproduction asexuée*, qui s'effectue soit par *fissiparité*, c'est-à-dire par scission de l'individu primitif en deux ou plusieurs parties, soit par *gemmiparité*, c'est-à-dire par production sur les parois du corps de l'individu primitif de bourgeons qui grossissent et deviennent de nouveaux individus. Les nouveaux individus formés se séparent parfois les uns des autres, mais ils restent le plus souvent unis pour former ce qu'on appelle une *colonie*.

ORGANES DE LOCOMOTION. — Ces organes sont destinés à permettre à l'animal de se déplacer dans les milieux environnants ; aussi existent-ils même chez les animaux les plus simples, chez ceux dont le corps est constitué par une seule cellule ; ils manquent, ou bien sont très réduits et presque atrophiés, chez les individus fixés.

Les organes de locomotion les moins complexes, et qui existent seuls, soit chez les animaux inférieurs, soit chez les larves de la plupart des animaux supérieurs, sont les *cils vibratiles* ; quelques Proto-zoaires, cependant, se meuvent au moyen d'expansions du protoplasme de leur corps, nommées *pseudopodes* ou *flagellums*. Les cils vibratiles sont placés sur les cellules épithéliales ectodermiques qui constituent la couche la plus externe de l'individu, et, en battant constamment, déplacent l'animal au milieu du liquide ; ils n'existent jamais en effet que chez des êtres vivant dans l'eau. Les cils vibratiles recouvrent parfois la surface entière de l'animal, ou bien sont disposés autour du corps en cercles réguliers ou sinueux, mais leur disposition est toujours rayonnée ; les cils forment en effet d'habitude des couronnes transversales autour de l'individu, qui présente lui-même, le plus souvent, un aspect arrondi ou ovalaire.

Certains Protozoaires se meuvent uniquement au moyen de cils vibratiles ; il en est de même pour les larves ou embryons libres des Cœlentérés ; mais les Cœlentérés, arrivés à l'état adulte, sont géné-ralement dépourvus de cils vibratiles. Ceux qui vivent à l'état de liberté et ne sont pas fixés au sol se déplacent dans l'eau, soit au moyen de petites palettes vibrantes formées de bâtonnets chitineux accolés, soit par les contractions des bords de leur corps aplati en forme de disque. Ces bords portent en outre des tentacules plus ou moins longs, disposés ensemble sur une ou plusieurs rangées, tout autour du corps de l'animal, de sorte que l'individu présente ainsi une *symétrie rayonnée.*

Chez les Cœlomates, la symétrie rayonnée, qui existe seule chez les larves aux premiers états de leur développement, fait place, dans la suite de l'évolution embryonnaire, à une *symétrie bilatérale;* les organes de la locomotion sont alors disposés, lorsqu'ils existent, sur deux rangées placées l'une à droite et l'autre à gauche de la ligne médiane longitudinale du corps. La présence d'une symétrie bilatérale, en place de la symétrie rayonnée primitive, résulte de ce fait que les muscles naissent aux dépens des cellules d'un feuillet blastodermique, *le mésoblaste,* qui est d'ordinaire constitué, lorsqu'il apparaît, par deux cellules ou deux petits amas de cellules placés de chaque côté de la ligne médiane de l'embryon; et ce feuillet conserve cette disposition première en la donnant à tous les organes, muscles, cavité générale, etc., qui dérivent de lui.

Chez les Vers inférieurs, tels que les Plathelminthes et les Némathelminthes, on ne trouve point d'appareils spéciaux de locomotion, et l'animal se meut en serpentant par une série d'ondulations; certains Plathelminthes pourtant, tels que les Turbellariés, ont la paroi de leur corps recouverte de cils vibratiles. L'absence d'appareils de locomotion se retrouve aussi chez quelques Vers annelés polymériques et chez la plupart des Vers annelés monomériques; mais les Polychætes, parmi les polymériques, possèdent sur leur corps, de chaque côté de la ligne médiane, une série de mamelons portant des petites baguettes ou soies, les *parapodes,* qui servent souvent à l'animal pour nager ou pour ramper. Les Mollusques se déplacent par des moyens divers : ou bien ils rampent sur une partie de leur corps nommé *pied,* ou bien ils nagent soit avec des nageoires provenant du pied lui-même ou d'expansions latérales des téguments, soit en rejetant avec force de l'eau par l'orifice d'un petit organe, l'entonnoir, et obtenant ainsi des effets de recul.

Avec les Arthropodes, on commence à trouver de vrais organes de locomotion, qui apparaissent de fort bonne heure chez la larve, toujours dépourvue de cils vibratiles extérieurs, et persistent chez l'adulte en augmentant de nombre. Ces organes, nommés *pattes,* manquent chez les types fixés bien qu'ils existent chez leurs larves menant une existence libre, et, lorsqu'ils sont développés, ils sont toujours disposés sur deux rangées placées l'une à droite et l'autre à gauche de la ligne médiane ; la symétrie bilatérale est donc manifeste. Les pattes servent aux Arthropodes aquatiques et aux Arthropodes terrestres pour se déplacer, soit pour nager, soit pour grimper, etc. ; elles présentent des formes différentes suivant leurs diverses fonctions, mais sont toujours divisées en articles placés bout à bout et mobiles les uns sur les autres. Chez la plupart des Arthropodes terrestres appartenant à la classe des Insectes, existent, en sus des pattes, des appendices membraneux et foliacés, les *ailes*, au nombre d'une paire ou de deux paires, et qui servent à l'animal pour voler ; les ailes ne sont pas des pattes modifiées, mais doivent être considérées comme des dépendances, en forme de lames minces, des téguments.

Les Échinodermes offrent ceci de curieux que leur larve, comme celle de tous les Cœlomates, présente à l'origine une symétrie rayonnée, qui se transforme en symétrie bilatérale au moment de l'apparition du mésoblaste ; seulement, cette deuxième symétrie est masquée ensuite, chez l'animal adulte, par une nouvelle symétrie rayonnée qui résulte du développement, suivant un type radié, d'un appareil particulier aux Echinodermes, le *système ambulacraire*. Ce système est constitué schématiquement par un anneau qui entoure l'œsophage et envoie le long des parois du corps un certain nombre de canaux, cinq d'habitude, les *canaux ambulacraires*, qui sont munis d'appendices tubulaires nommés *ambulacres*; ces appendices traversent la paroi du corps, font saillie à l'extérieur, et servent à l'animal pour se déplacer. Les ambulacres, disposés en rangées régulières et régulièrement espacées d'habitude, donnent ainsi à l'animal une symétrie rayonnée, symétrie qui est même augmentée soit par la forme globuleuse ou ovalaire de l'individu, soit par l'accroissement du corps sur le trajet des canaux ambulacraires, de telle sorte que le corps porte des expansions ou bras au nombre de cinq (d'ordinaire) comme les canaux. Lorsque les bras sont minces et flexibles, ils servent aussi à la progression.

Les Enteropneustes se meuvent par des mouvements de reptation. Les larves de Tuniciers et de Vertébrés ont mobile, afin de pouvoir se déplacer, la région postérieure de leur corps; cette région est soutenue par une baguette rigide nommée *notocorde*. La notocorde disparaît chez la plupart des Tuniciers adultes qui mènent une vie fixée, mais persiste chez les Vertébrés. Seulement, l'extrémité pos-

térieure et flexible du corps est remplacée, chez presque tous les
Vertébrés craniotes, dans son rôle locomoteur, par deux paires de
membres, l'une antérieure et l'autre postérieure, placées symétrique-
ment sur les côtés du corps. Chez les Vertébrés craniotes vivant dans
l'eau, les membres sont aplatis en forme de nageoires ; chez ceux
qui vivent dans l'air, les membres sont allongés, divisés en trois
parties mobiles les unes sur les autres, et recouverts ou d'écailles, ou
de poils, ou de plumes ; ils permettent, suivant le cas, soit de progresser sur le sol, soit de s'élever dans les airs, soit de nager.

Les appendices locomoteurs présentent tous à considérer une surface extérieure, tantôt nue, tantôt recouverte de soies ou d'écailles
ou de divers autres appendices, et une masse musculaire centrale
destinée à mouvoir l'organe. Le plus souvent, afin d'offrir plus de
résistance aux milieux extérieurs et mieux accomplir leur rôle, ces
appendices sont soutenus par des parties rigides ou bien externes et
formées alors par une cuticule plus ou moins épaisse, comme chez les
Arthropodes, ou bien internes et réunies en un squelette central,
comme les os des Vertébrés. Parfois cependant l'appendice est tubulaire, creux ; tels sont les ambulacres des Échinodermes, que l'animal
peut rétracter ou étaler à volonté.

Chez la plupart des Métazoaires, sauf les Arthropodes et les Vertébrés, les muscles destinés à mouvoir les appendices locomoteurs, et
placés à cet effet sous les téguments, sont le plus souvent formés de
fibres lisses. Par contre, chez les Arthropodes et les Vertébrés, les
seuls muscles formés de fibres lisses sont d'ordinaire situés dans la
paroi des organes internes, et tous les autres muscles du corps sont
constitués par un assemblage de fibres striées.

SYSTÈME NERVEUX ET ORGANES DES SENS. — Les Protozoaires sont dépourvus de ces organes ; par contre, tous les Métazoaires, sauf quelques types parasites (Mésozoaires ou Aneuriens), en
sont munis, et toujours ce système et ces organes dérivent du feuillet
blastodermique le plus superficiel, de l'ectoblaste. Ce feuillet, qui
donne en effet naissance aux tissus qui limitent immédiatement la
périphérie du corps, et sont ainsi en relation directe avec les milieux
extérieurs, produit les appareils destinés à percevoir la nature de ces
milieux et à assurer les relations de l'individu avec eux.

Il faut distinguer deux parties dans le système nerveux des Métazoaires : 1° *une partie centrale*, constituée par un assemblage de cellules nerveuses ; 2° *une partie périphérique*, représentée par les fibres et les terminaisons nerveuses. Chez les Métazoaires les plus inférieurs, à système nerveux peu complexe, la distinction entre ces deux parties n'est pas très nette ; le système entier est représenté par un assemblage irrégulier de fibres et de cellules. Il n'en est pas de même chez les Métazoaires à structure plus compliquée ; la séparation entre une partie centrale formée surtout de cellules et une partie périphérique formée de fibres est complète ; les portions centrales constituent les *centres* ou les *ganglions nerveux*, et les ensembles de fibres constituent les *nerfs* qui vont des ganglions aux terminaisons nerveuses. Les terminaisons nerveuses des organes des sens reçoivent une sensation qui est transmise par un nerf à un ganglion ; le ganglion perçoit la sensation, et, s'il y a lieu, envoie un influx nerveux à d'autres nerfs aboutissant à des muscles pour déterminer un mouvement du corps en rapport avec la sensation perçue. Suivant leurs fonctions, les fibres nerveuses sont donc ou *centripètes*, c'est-à-dire *sensitives* et chargées de porter de l'organe des sens au ganglion central la sensation, ou *centrifuges*, c'est-à-dire *motrices* et chargées de porter depuis l'organe des sens jusqu'à un muscle l'influx nécessaire pour amener la contraction du muscle.

La disposition du système nerveux est toujours en rapport avec la symétrie du corps. Lorsque la symétrie est rayonnée, comme chez les Cœlentérés, l'ensemble des éléments nerveux est disposé sous forme d'un anneau entourant le corps entier, ou bien constitue un plexus général placé au-dessous des téguments. De même, chez les Échinodermes, où la structure particulière du système ambulacraire détermine une symétrie rayonnée, les diverses portions du système nerveux sont arrangées en cinq bandes ou nerfs ambulacraires, qui accompagnent les canaux ambulacraires et viennent se réunir à un anneau nerveux situé autour de l'œsophage. Chez les Échinodermes et les Cœlentérés, le système nerveux est peu complexe, et l'on ne peut trop établir de distinction entre des nerfs surtout formés de fibres et des ganglions surtout formés de cellules.

Il n'en est pas de même pour la plupart des autres Métazoaires, chez lesquels, en outre, la symétrie bilatérale du corps amène avec elle une disposition différente de l'appareil nerveux. Cependant, les larves de ces Métazoaires montrent encore, tout au début de leur développement, une symétrie rayonnée ; ainsi, il arrive parfois, chez les larves de certains Vers annelés polymériques, par exemple, qu'il se développe, un système nerveux embryonnaire spécial à la larve, bâti sur le même plan que celui de la plupart des Cœlentérés et offrant de même une symétrie rayonnée.

Chez tous les Cœlomates, sauf les Échinodermes, les centres nerveux ou ganglions sont distincts des nerfs, et, de plus, un certain nombre d'organes des sens sont placés côte à côte sur une région spéciale du corps, antérieure et terminale, qui constitue la *tête*. Les centres nerveux sont d'ordinaire, afin d'innerver ces organes des sens, plus développés en ce point que partout ailleurs, et sont placés sur la ligne médiane dorsale du corps. Ces centres constituent les *ganglions céphaliques*, ou *cérébraux*, ou *sus-œsophagiens*, à cause de leur situation au-dessus de l'œsophage. D'autre part, et cela est surtout bien net chez les Vers annelés et les Arthropodes, outre les ganglions céphaliques, d'autres centres nerveux sont placés sur la ligne médiane ventrale, au-dessous du tube digestif, et s'étendent depuis la tête jusqu'à l'extrémité postérieure du corps ; ces centres constituent la *chaîne nerveuse ventrale,* ou la *bande nerveuse ventrale,* ou le *cordon nerveux ventral ;* ces trois termes s'équivalent et sont souvent employés l'un à la place de l'autre. Les centres cérébraux, comme les centres ventraux, sont toujours formés de ganglions disposés par paires, un des ganglions de chaque paire étant situé à droite et l'autre à gauche de la ligne médiane.

Les centres cérébraux montrent toujours deux ganglions tantôt séparés et unis alors par des nerfs, tantôt fusionnés en une seule masse ; il en est de même pour les centres ventraux, seulement le nombre des ganglions est souvent supérieur à deux ; les paires de ganglions sont placées les unes derrière les autres et sont réunies les unes aux autres par des nerfs. Tantôt les deux ganglions d'une même paire sont soudés sur la ligne médiane, tantôt ils sont séparés et seulement réunis par des nerfs. Ces nerfs, qui vont d'un ganglion à l'autre et établissent ainsi entre eux des anastomoses plus ou moins longues, sont nommés des *commissures*.

Parmi les commissures, la plus importante, qui existe chez un grand nombre de Cœlomates, est celle qui relie les ganglions cérébraux aux premiers amas ganglionnaires de la chaîne ventrale.

Comme les ganglions cérébraux sont placés au-dessus du tube digestif et ceux de la chaîne ventrale au-dessous du même organe, cette commissure, formée de deux parties, l'une à droite et l'autre à gauche de la ligne médiane, entoure la région antérieure du tube digestif, c'est-à-dire l'œsophage ; aussi désigne-t-on couramment cette commissure sous le nom d'*anneau œsophagien*.

En résumé, chez les Cœlomates bilatéraux, les centres nerveux qui envoient des nerfs dans tous les organes sont placés sur les lignes médiane dorsale et ventrale du corps, et sont toujours constitués, au moins originairement lorsqu'il y a fusion plus tard, par deux séries d'amas ganglionnaires situées l'une à droite et l'autre à gauche de la ligne médiane, mais assez rapprochées toujours, de manière à ce que l'ensemble soit disposé sur la ligne médiane même. De ces centres nerveux partent des nerfs qui se rendent à tous les organes, se répandent dans le corps entier, et parmi lesquels il faut distinguer, au moins chez les Cœlomates à structure complexe, deux groupes : 1° le groupe des nerfs se rendant aux organes et aux tissus chargés d'assurer les relations avec le monde extérieur, tels que les organes des sens et les muscles, ce sont les *nerfs de la vie de relation* ou *de la vie animale ;* 2° le groupe des nerfs qui se rendent aux organes et aux tissus chargés de la vie de nutrition, tels que le tube digestif, par exemple, ce sont les *nerfs de la vie organique* ou le *système sympathique.*

Chez les Cœlentérés et la plupart des Cœlomates, tous les nerfs ont la même structure, qu'ils soient chargés d'assurer la vie animale ou bien la vie organique. Il n'en est pas ainsi pour les Vertébrés craniotes : les nerfs de la vie organique ressemblent à ceux des autres Cœlomates et des Cœlentérés, et sont formés par des fibres dépourvues de myéline ou fibres de Remak, tandis que les nerfs de la vie animale sont formés de fibres dont le cylindre axe est entouré sur tout son trajet par un épais fourreau de myéline.

Telle est, dans son ensemble, la disposition du système nerveux chez les Métazoaires. Il existe cependant, entre les divers embranchements, quelques différences de détails : ainsi, chez les Vers, les Mollusques et les Arthropodes, les centres nerveux sous-œsophagiens ou ventraux ont d'habitude une importance égale, sinon supérieure, à celle des centres cérébraux ; par contre, chez les Enteropneustes, et surtout chez les Tuniciers et les Vertébrés, les centres cérébraux existent presque seuls et se prolongent même, toujours placés sur la ligne médiane dorsale, jusque dans la région postérieure du corps. Chez ces types de Cœlomates, la partie antérieure, placée dans la tête, de cette longue bande nerveuse dorsale s'élargit et complique sa structure pour former une masse ganglionnaire épaisse qui porte le nom d'*encéphale*; l'autre partie, qui longe en arrière de la tête la face dorsale du corps, a reçu, chez les Vertébrés craniotes, le nom de *moelle épinière*.

Les organes des sens, destinés à faire connaître aux animaux la nature des milieux extérieurs et les modifications qui s'y passent, sont fort variés comme structure et comme fonctions, la première dépendant toujours des secondes. Celles-ci sont assez nombreuses, et, suivant leur nature, il est permis de diviser les organes des sens en deux groupes : 1º ceux qui sont destinés à percevoir des sensations données directement par les corps extérieurs ; 2º ceux qui sont destinés à percevoir des sensations données par des mouvements vibratoires moléculaires qui se manifestent dans les milieux extérieurs.

Les organes du second groupe sont de deux sortes : 1º les *organes de la vision*, qui perçoivent les radiations lumineuses, et 2º les *organes de l'audition*, qui perçoivent les mouvements vibratoires sonores imprimés aux corps extérieurs. Les organes du premier groupe sont de trois sortes : 1º les *organes du tact*, chargés de percevoir la nature des corps solides extérieurs ; 2º les *organes de gustation*, chargés de percevoir certaines particularités des corps liquides extérieurs ; 3º les *organes de l'olfaction*, chargés de percevoir certaines particularités des corps gazeux extérieurs.

Mais quelles que soient leurs fonctions, tous les organes des sens sont essentiellement constitués par un ensemble de cellules dépendant toujours de l'ectoderme, et mises en rapport avec des filets nerveux qui se rendent à un ganglion ; ces filets se terminent à la base des cellules sensitives et pénètrent dans l'intérieur de leur protoplasma, de manière qu'il y ait continuité entre le protoplasme de la cellule qui ressent et le cylindre-axe de la fibre nerveuse qui transmet. En outre, la plupart des cellules sensitives présentent la même structure fondamentale ; leur extrémité périphérique s'effile en un prolongement plus ou moins long et plus ou moins épais, qui est chargé de recevoir directement la sensation et de la transmettre au protoplasma profond de la cellule pour que ce dernier la transmette lui-même au cylindre-axe de la fibre nerveuse.

Les *organes du tact* ne manquent presque jamais chez les Méta-zoaires, et paraissent même exister chez les Protozoaires, où ils sont représentés par de petits bâtonnets rigides implantés dans la cuticule qui entoure le corps. Chez les Métazoaires, ces organes sont répandus sur toute la surface du corps, mais sont souvent localisés dans cer-taines régions déterminées qui constituent ainsi les vrais organes du tact. L'état le plus simple de la cel-lule du tact est la *cellule à cnidocil*. Cet élément se compose d'une cellule épithéliale ordinaire, à la base de laquelle se termine un filet nerveux, et portant à sa périphérie un bâtonnet mince et grêle, conique, très effilé, qui reçoit directement la sensation tactile. Ces cellules, ainsi constituées, existent avec plus ou moins de modifications chez la plupart des Cœlo-mates, mais elles manquent chez les Vertébrés, où elles sont remplacées par des organes plus com-plexes enfoncés dans la peau à une certaine profondeur. Ces organes complexes, ou *corpuscules du tact*, sont des groupes de cellules entourés par un réseau serré de cylindre-axes anastomosés qui rampent à leur surface.

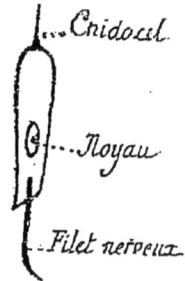

Fig. 18.
Cellule à cnidocil.

Les *cellules olfactives* et *gustatives* sont toujours localisées dans des régions spéciales, les organes d'olfaction et de gustation, généralement déprimées en forme de cavités. Ces organes manquent assez souvent et ne se montrent guère que chez les Métazoaires élevés dans la série ; lorsqu'ils existent, les cellules qui les constituent rappellent beaucoup par leur aspect les cellules tactiles à cnidocils ; seulement le cil est chargé de percevoir des odeurs ou des goûts au lieu de per-cevoir une impression tactile.

Les *organes de l'audition* possèdent toujours une disposition parti-culière en rapport avec leurs fonctions. On les rencontre chez la plu-part des Cœlentérés et chez presque tous les Cœlomates ; d'ordinaire, leur forme peut toujours être ramenée à celle d'une vésicule close ou *otocyste*, placée à la surface des téguments, et remplie par un liquide qui contient lui-même une ou plusieurs concrétions calcaires, les *otolithes*. La vibration sonore est transmise par la paroi de l'otocyste au liquide, qui la transmet aux otolithes ; ceux-ci ébranlent à leur tour une partie spéciale des parois de l'otocyste, garnie de cellules munies de petits cils rigides comme les cellules à cnidocils, et les cils rigides perçoivent la sensation sonore; des filets nerveux se terminant à la base des cellules sensitives reçoivent la sensation et la transmettent aux centres nerveux. Une telle vésicule existe presque toujours chez les Cœlentérés et les Cœlomates autres que les Vertébrés; chez ces derniers, il s'ajoute à l'otocyste primitif des organes spéciaux destinés soit à recueillir les sons, soit à les renforcer, soit à mieux les conduire au liquide qui renferme les otolithes.

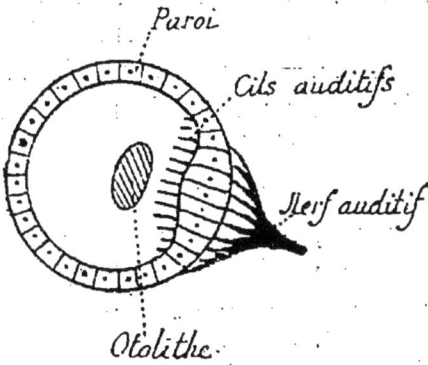

Fig. 19. — Otocyste.

Les *organes de la vision* sont également répandus chez presque tous les Métazoaires. Sous leur état le plus simple, ils sont représentés par un petit groupe de cellules ectodermiques, dont la région périphérique est transparente pour se laisser traverser par les rayons lumineux, et dont la partie profonde, à laquelle aboutit la terminaison nerveuse, est remplie de granulations de couleur foncée ou granulations pigmentaires destinées à absorber les radiations lumineuses pour recevoir la sensation. Ces organes visuels si simples sont désignés sous le nom *d'ocelles*; il est probable qu'ils ne peuvent donner à l'animal qui les possède aucune image nette des objets qui les entourent, mais qu'ils lui permettent seulement de connaître les différentes intensités de l'éclairage extérieur.

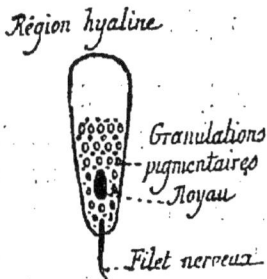

Fig. 20.
Schema d'une cellule ocellaire.

Aussi, chez la plupart des Métazoaires, les organes visuels ont-ils une structure plus complexe et sont-ils destinés à recueillir des images; seulement, ces organes sont de deux sortes. Ou bien, comme chez la plupart des Arthropodes et quelques Vers annelés, un petit nombre de cellules semblables à peu près aux cellules des ocelles se rassemblent pour constituer un groupe oculaire; l'œil entier ou *œil composé* étant formé par la réunion d'un grand nombre de ces petits groupes. Ou bien, comme chez presque tous les Métazoaires pourvus d'yeux complexes, l'œil entier ou *œil simple*, n'est qu'un organe unique, dans lequel toutes les cellules et les tissus constitutifs sont groupés en deux systèmes : un premier système de transmission et de condensation, destiné à laisser passer les rayons lumineux ou à jouer le rôle d'une lentille projetant tous les rayons reçus à un foyer; un second système de sensation, constitué par les cellules sensitives véritables et chargées de percevoir les radiations lumineuses. Ce deuxième système est essentiellement composé d'une couche de cellules sensitives ou *rétine*, dont la base est en rapport avec les fibres nerveuses venues du nerf visuel ou optique, et dont la périphérie porte un prolongement épais et court nommé, suivant sa forme, *bâtonnet* ou *cône;* ces prolongements reçoivent directement les radiations. A la rétine est adjointe une deuxième couche de *cellules pigmentaires* chargées d'absorber les radiations lumineuses et de les transmettre aux cellules rétiniennes.

La structure fondamentale des ocelles est donc ici conservée. Chez la plupart des Cœlomates, la couche pigmentaire est placée en avant des cellules à cônes et bâtonnets ; c'est le contraire chez les Vertébrés, la couche pigmentaire est placée en arrière, aussi la rétine est-elle transparente pour se laisser traverser par les rayons lumineux qu'elle-même doit percevoir après qu'ils ont été absorbés par le pigment. La couche pigmentaire est souvent en rapport intime avec une couche de tissu conjonctif ou *choroïde*, formant une enveloppe autour d'une partie de l'œil; la choroïde est elle-même fréquemment entourée par une seconde enveloppe de protection, la *sclérotique*.

Le système de condensation est représenté par un organe en forme de lentille, le *cristallin;* les rayons lumineux qui traversent le cristallin sont réfractés comme dans une lentille ordinaire et viennent se condenser à un foyer placé un peu en avant de la rétine, de manière que les images des objets extérieurs se forment renversées sur l'ensemble des cellules sensitives. Des muscles particuliers ou *procès ciliaires* s'insèrent parfois sur le cristallin, de manière à modifier la courbure de ses faces et à permettre l'accommodation. Les appareils de transmission sont placés, l'un ou *cornée transparente* en avant du cristallin, l'autre ou *corps vitré* en arrière de ce dernier, entre le cristallin et la rétine. La cornée, qui est la portion la plus extérieure de l'œil, laisse passer les rayons lumineux qui vont traverser le cristallin, et le corps vitré, qui occupe le centre de l'œil, laisse passer les rayons lumineux qui, après réfraction, vont du cristallin sur la rétine.

Les yeux des Mollusques céphalopodes et des Vertébrés craniotes sont les seuls à présenter réunis tous les organes énumérés ci-dessus ; mais les yeux plus simples des autres Cœlomates, lorsqu'ils sont plus complexes que des ocelles, montrent toujours une cornée transparente, un cristallin, une rétine et une couche pigmentaire.

CHAPITRE IV.

EMBRYOGÉNIE GÉNÉRALE.

Les trois premiers chapitres ont montré la structure des cellules, des tissus, et des organes, qui constituent le corps des animaux ; il reste maintenant à connaître comment ces tissus et ces organes prennent naissance. Ils ne se forment pas en effet d'une manière irrégulière, mais apparaissent toujours suivant des procédés déterminés, dont l'étude constitue l'embryogénie.

L'embryogénie des Protozoaires est fort simple : leur corps unicellulaire se fissiparise un certain nombre de fois, et chacune des cellules résultant de la fissiparisation devient un individu complet. Il n'en est pas de même chez les Métazoaires ; après la fécondation, les cellules résultant de la segmentation ne se séparent pas, mais restent agrégées pour produire les tissus et les organes pluricellulaires de l'adulte. Seulement, cette agrégation est réglée d'avance, et elle s'effectue suivant des procédés fixes. Les premières cellules résultant de la segmentation de l'ovule fécondé se groupent en une couche unique, le *blastoderme ;* ensuite, par des procédés variables exposés plus loin, cette couche unique se divise en deux ou trois couches cellulaires, nommés *feuillets blastodermiques.* De ces feuillets, qui se montrent toujours, chez les Métazoaires, au début du développement, naîtront les tissus et les organes.

Pour que ces modifications se produisent, il faut, sauf le cas de parthénogénèse, le concours de deux cellules préexistantes, assimilables aux corps de deux Protozoaires qui se conjuguent ; ces cellules sont l'*ovule* et le *spermatozoïde.*

L'ovule est une cellule à protoplasma volumineux ; le spermato-

zoïde par contre a un protoplasma très petit, et la cellule qui le constitue est souvent réduite au noyau presque seul. Lorsque ces deux
éléments se conjuguent, le protoplasma du spermatozoïde se fusionne avec celui de l'ovule ; les noyaux agissent de même, et le
corps résultant de cette fusion, nommée fécondation, correspond au
corps rajeuni de l'élément formé par deux Protozoaires conjugués.
Dans les deux cas, la fissiparisation intervient ensuite ; seulement, les
cellules nouvellement formées se séparent les unes des autres chez
les Protozoaires et restent unies chez les Métazoaires.

Lorsque, après la fécondation de l'ovule, les feuillets blastodermiques ont apparu, les cellules de ces feuillets produisent les organes
pluricellulaires du Métazoaire adulte. Ces organes sont toujours disposés en trois masses concentriques s'enveloppant l'une l'autre. Schématiquement, un Métazoaire présente : à l'extérieur, une couche épithéliale ou *ectoderme*, constituant les téguments ; à l'intérieur, une
seconde couche épithéliale ou *endoderme*, limitant la cavité digestive,

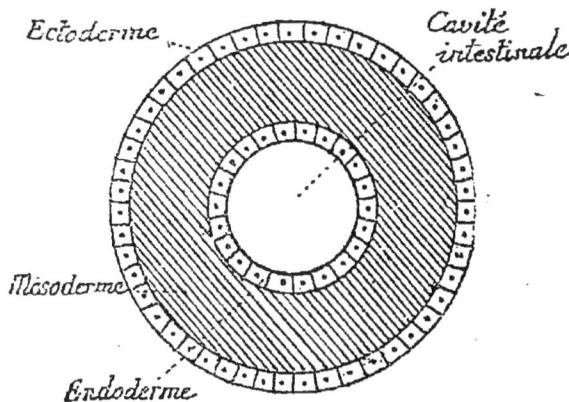

Fig. 21. — Schema du corps d'un Métazoaire.

l'endoderme n'étant pas autre chose que l'épithélium intestinal ; entre
les deux, un amas de tissus conjonctif et musculaire, le *mésoderme*.
De même, les feuillets blastodermiques sont au nombre de trois :
1° l'*ectoblaste* ou *épiblaste*, qui produit l'ectoderme et le système nerveux ; 2° l'*endoblaste* ou *hypoblaste*, qui produit l'endoderme ; 3° le
mésoblaste, qui existe seulement chez les Cœlomates parmi les Métazoaires, et donne naissance au mésoderme, c'est-à-dire aux muscles,
aux tissus conjonctifs, aux appareils de circulation, d'excrétion et de

reproduction. Chez les Cœlentérés, le mésoderme, beaucoup moins complexe que celui des Cœlomates, est produit par l'ectoblaste et l'endoblaste.

Les principaux phénomènes de l'embryogénie générale étant ainsi exposés dans leur ensemble, il faut maintenant passer à l'examen des détails, étudier d'abord la structure et le développement des spermatozoïdes, puis la structure et le développement des ovules, ensuite les phénomènes préliminaires de la fécondation dans l'ovule (maturation de l'ovule), la fécondation elle-même, et enfin la genèse des feuillets blastodermiques.

STRUCTURE ET DÉVELOPPEMENT DES SPERMATOZOÏDES.

— Un spermatozoïde est une cellule sexuelle mâle chargée d'aller à la rencontre de la cellule sexuelle femelle ou ovule pour se fusionner avec elle ; cette fusion elle-même est nommée fécondation. Aussi, sans doute à cause de la nécessité d'être mobile, la cellule spermatozoïde est constituée par un noyau qu'entoure un protoplasma souvent réduit, et muni d'ordinaire d'un ou de plusieurs prolongements qui servent à la progression ; lorsqu'un seul prolongement existe, il est nommé queue du spermatozoïde ; lorsqu'il y en a plusieurs, on les désigne sous le nom de flagellums. Dans la majorité des cas, les spermatozoïdes ne possèdent qu'un seul flagellum, une queue, comme chez l'homme par exemple.

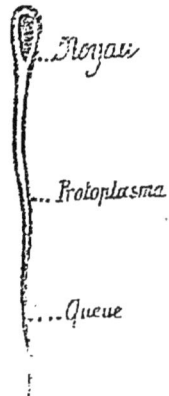

FIG. 22.
Spermatozoïde.

Le mode de formation des spermatozoïdes varie peu chez les Métazoaires. Une cellule primitive, ou cellule mère des spermatozoïdes, ou *spermoblaste*, se segmente un grand nombre de fois, et produit ainsi plusieurs cellules qui restent réunies ; l'amas de ces cellules est un *spermatogemme*. Les cellules périphériques du spermatogemme, ou *spermatocytes*, se séparent bientôt les unes des autres et prennent chacune l'aspect d'un spermatozoïde ; la cellule centrale, ou *cytophore*, entourée par les spermatocytes, reste comme rebut et ne joue aucun rôle dans la fécondation. Tous les spermatozoïdes possèdent ainsi un noyau, qui n'est qu'une partie du noyau primitif et unique du spermoblaste ; mais le noyau particulier à chaque spermatozoïde ne reste pas individis ; à mesure que le spermatocyte se transforme en spermatozoïde, une petite portion de son noyau se sépare du reste et finit par être expulsée, sans jouer aucun rôle dans la fécondation. On désigne assez souvent sous le nom de *corps problématique* cette portion nucléaire expulsée.

Chez les Cœlentérés, le spermoblaste provient de l'ectoderme ou de l'endoderme, suivant les types; chez les Cœlomates, les spermoblastes, de même que les cellules-mères des ovules, dérivent toujours de l'endothélium péritonéal de la cavité générale ou de ses dépendances.

Il est important aussi de remarquer qu'un seul spermoblaste donne naissance à un très grand nombre de spermatozoïdes; ce fait s'expli—

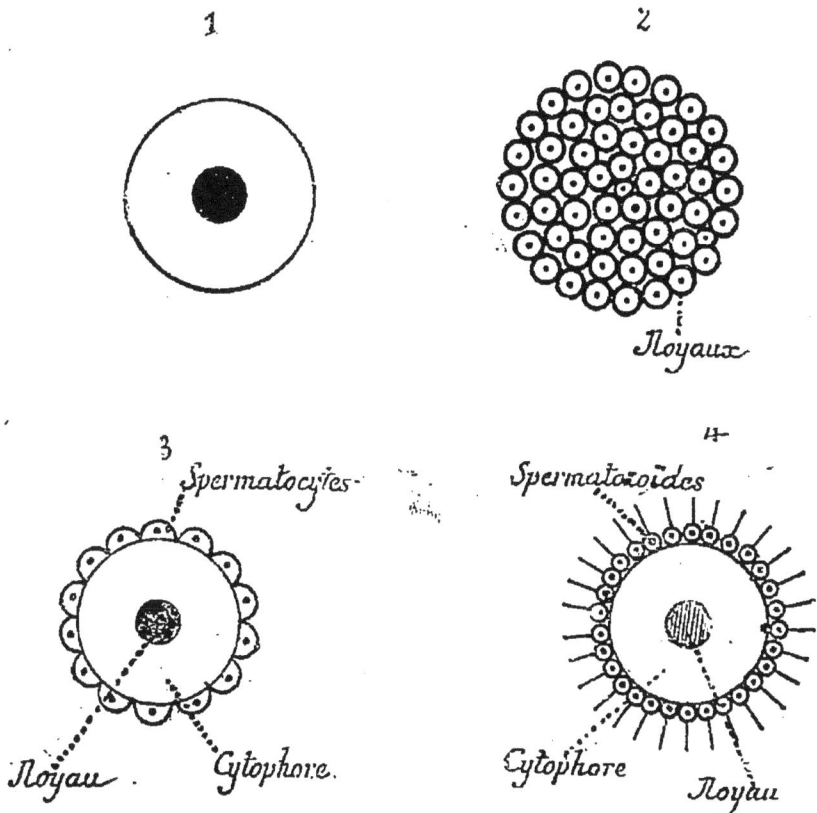

FIG. 23. — Spermatogenèse : 1. spermoblaste ; 2. spermatogemme ; 3. spermatocytes et cytophore ; 4. spermatocytes évolués en spermatozoïdes.

que par la nécessité, pour la conservation de l'espèce, d'une fécondation assurée; comme les spermatozoïdes vont à la rencontre des ovules, beaucoup s'égarent et n'arrivent pas à destination; aussi, leur nombre seul supplée-t-il à leur insuffisance pour lutter contre les chances contraires. On verra plus loin un fait inverse pour les ovules.

STRUCTURE ET DÉVELOPPEMENT DES OVULES. — De même que le spermatozoïde, l'ovule est une cellule ; il doit donc en offrir la structure typique et présenter un protoplasme et un noyau, le tout entouré par une membrane d'enveloppe. Le protoplasma se nomme ici *vitellus*, le noyau *vésicule germinative*, et la membrane d'enveloppe *membrane vitelline ;* le protoplasma, ou vitellus, est, par opposition à celui des spermatozoïdes, très abondant, car il est chargé de subvenir à la genèse et à la nutrition des cellules de l'embryon.

L'ovule, étant destiné à la conservation de l'espèce, est, dans l'organisme de l'individu, une cellule privilégiée. Il naît toujours, soit dans la cavité générale ou à proximité de vaisseaux sanguins, soit, chez les Cœlentérés, sur la paroi ou non loin du tube digestif, afin de recevoir des éléments nutritifs nombreux qui lui permettent de bien assurer sa fonction ; parfois même il se détache de l'ovaire qui lui a donné naissance, et rampe dans les tissus ou bien circule dans la cavité générale, en envoyant dans tous les sens des prolongements de

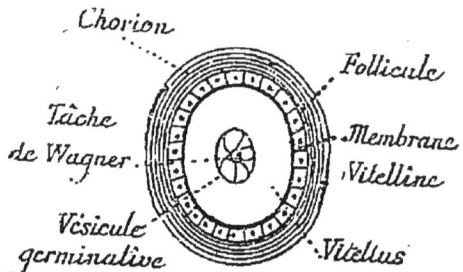

FIG. 24. — Schema d'un ovule.

protoplasme (pseudopodes) qui absorbent les matériaux nutritifs à portée. De plus, l'organisme de l'individu–mère possède le plus souvent des glandes spéciales qui entourent l'œuf d'une couche protectrice anhyste, ou *chorion*, et, en sus, l'ovule s'environne lui-même d'habitude d'une enveloppe cellulaire désignée sous le nom de *follicule ;* le follicule est donc toujours constitué par des cellules, tandis que le chorion est une substance nullement formée de cellules juxtaposées et entièrement anhyste.

De même que les spermatozoïdes dérivent d'un spermoblaste, l'ovule provient le plus souvent d'un *ovoblaste*. L'ovoblaste naît des mêmes organes que le spermoblaste chez les Cœlentérés et les Cœlomates, de l'ectoderme ou de l'endoderme pour les premiers, de l'endothélium péritonéal, d'origine mésodermique, pour les seconds. L'ovoblaste se segmente comme le spermoblaste, et produit de même une cellule centrale homologue du cytophore, et de nombreuses cellules périphériques homologues des spermatocytes ; mais dans le cas particulier de l'ovoblaste, c'est la cellule centrale qui deviendra l'ovule définitif et servira seule à la fécondation, tandis que les cellules périphériques n'auront pas d'autre rôle que de rester autour de l'ovule pour lui former une couche protectrice ; c'est cette couche qui est désignée comme le follicule ovulaire. — Ainsi, les phénomènes sont, dans leur essence, semblables dans le spermoblaste et l'ovoblaste ; les différences portent seulement sur les fonctions propres aux cellules qui dérivent de l'un et de l'autre par segmentation. Les différences vont même plus loin encore : tandis que le spermoblaste donne naissance à un grand nombre de spermatozoïdes, l'ovoblaste ne produit qu'un seul ovule ; il y a là une opposition qui concorde bien avec le rôle distinct des éléments fécondateurs ; l'ovule, en effet, ne se déplace pas, et attend les spermatozoïdes. Ces derniers se meuvent donc et s'égarent souvent, tandis que, vu le nombre des spermatozoïdes, une assez grande quantité d'ovules finit toujours par être fécondée.

Les cellules folliculaires, comme le chorion du reste, se détachent souvent de l'ovule, et se détruisent ensuite après la fécondation ; parfois cependant, avant la fécondation, elles se remplissent de substances nutritives, et ces substances sont peu à peu absorbées par l'ovule qui s'en nourrit et augmente ainsi la masse de son vitellus.

Un ovule entièrement constitué présente donc à considérer, d'abord l'ovule lui-même, ensuite le follicule et le chorion jouant le rôle d'enveloppes protectrices. Le chorion ne se laisse pas traverser par les spermatozoïdes lorsqu'il est fort épais, et c'est là le cas le plus fréquent ; aussi tantôt la fécondation a-t-elle lieu avant qu'il ait entouré l'ovule, comme chez les Oiseaux, où le chorion est représenté par l'albumine et la coque calcaire ; tantôt, lorsque la fécondation a lieu après, il présente des ouvertures laissant aux spermatozoïdes un libre passage.

La membrane vitelline ne présente aucune particularité bien importante. Il n'en est pas de même pour le vitellus ; le protoplasma de l'ovule doit, en effet, jouer un rôle bien différent du protoplasma d'une cellule ordinaire ; non seulement il répare ses pertes et brûle son carbone, mais encore il est obligé de subvenir à un grand nombre de segmentations répétées lorsqu'il aura été fécondé ; aussi présente-t-il une réserve nutritive spéciale. En effet, dans les ovules, il existe deux vitellus : le *vitellus évolutif* ou *formatif* qui doit se segmenter pour produire les cellules de l'embryon, et le *vitellus nutritif*, ou *deutolé-*

cithe, qui doit nourrir le vitellus évolutif pendant que ce dernier se segmente. Pour cela, le vitellus nutritif renferme un grand nombre de granulations nutritives, dites granulations vitellines, absorbées par le vitellus évolutif au fur et à mesure qu'il évolue et se divise. La présence de ces granulations dans le vitellus nutritif l'empêche parfois de se segmenter, et ce vitellus forme alors dans l'embryon un amas qui est résorbé peu à peu par absorption.

Les œufs de tous les Métazoaires ne renferment pas une égale quantité de vitellus nutritif et de vitellus évolutif; ces quantités varient d'un type à un autre, et varient souvent entre deux types très voisins. Lorsque le vitellus nutritif est dans un ovule en minime quantité, on dit que cet ovule est *alécithe*, ou *holoblastique*, ou encore à *segmentation égale*, parce que l'ovule entier se divise après la fécondation en cellules de dimensions presque égales; lorsque, au contraire, le vitellus nutritif est en grande quantité, l'ovule est dit *méroblastique* ou à *segmentation inégale*, parce que le vitellus évolutif se segmente à peu près seul, le vitellus nutritif ne se divisant pas ou se divisant lentement en grosses cellules.

La qualité holoblastique ou méroblastique de l'ovule exerce une grande influence sur la physiologie de l'embryon. Lorsque l'ovule est méroblastique, l'embryon trouve dans l'abondant vitellus nutritif une réserve suffisante pour son alimentation pendant que ses organes prennent naissance; aussi, abrité par les enveloppes chorionnaires, reste-t-il enfermé jusqu'à ce qu'il ait absorbé le vitellus nutritif entier. Il est alors obligé de sortir; mais il possède, à peu de chose près, la plupart de ses organes, et, sauf sa taille plus petite, est conformé comme un individu adulte. Tels sont les Oiseaux qui sortent de l'œuf entièrement formés. — Il n'en est pas de même pour les ovules holoblastiques; l'embryon, ne trouvant pas en eux les matériaux nutritifs nécessaires, est obligé de sortir hors du chorion pour se nourrir lui-même. Mais, lorsqu'il sort, ses organes ne sont encore qu'ébauchés; il ne ressemble pas du tout à un individu adulte, mais possède au contraire des organes bien plus simples, et qui n'acquièrent leur complexité finale que peu à peu, à mesure que l'embryon se nourrit pendant sa vie libre. Ces embryons, mis ainsi en liberté, sont désignés sous le nom de *larves*. Telles sont les Grenouilles par exemple; leurs ovules renferment peu de vitellus nutritif, et les embryons sortent à l'état de larves, de têtards, qui possèdent des organes fort simples et qui, en vivant d'une vie libre et se nourrissant ainsi, finissent par produire en eux-mêmes tous les organes qui leur manquent lorsqu'ils éclosent.

La vésicule germinative est le noyau de l'ovule; elle présente, à peu de chose près, la même structure que les noyaux cellulaires. La principale différence porte sur ce fait que, le plus souvent, les filaments chromatiques sont ramassés en un ou plusieurs amas nommés nucléoles; le principal de ces nucléoles, qui existe seul le plus souvent, est connu sous le nom de *tache de Wagner*.

MATURATION DE L'OVULE. — Lorsque l'ovule est entièrement formé, il n'est pas encore apte à être fécondé; il faut, pour cela, qu'il rejette au dehors une partie de son noyau; ce phénomène est désigné comme une maturation de l'ovule. Par des procédés qu'il serait trop long de décrire ici, la vésicule germinative se rapproche de la périphérie, en même temps que ses filaments nucléaires se disposent en forme d'aster; un de ces asters est d'abord expulsé hors de l'ovule, puis un second, et les filaments qui persistent se rapprochent de nouveau du centre de l'ovule. Ces phénomènes se passent souvent au moment même où le spermatozoïde commence à se fusionner avec l'ovule. Les deux amas de filaments nucléaires rejetés sont nommés *globules polaires* ou *corpuscules de rebut;* la partie restant dans l'ovule est le *pronucleus femelle*.

On a longtemps discuté sur la nature des globules polaires et sur leur rôle; l'opinion de la plupart des embryogénistes actuels est la suivante: l'ovule fécondé étant le résultat de la fusion d'un élément mâle et d'un élément femelle, son noyau est hermaphrodite, puisqu'il renferme une partie mâle et une partie femelle. De même, toutes les cellules du corps qui dérivent de l'ovule fécondé ont un noyau hermaphrodite, et, par extension, l'ovule qui naît dans ce corps possède aussi un noyau hermaphrodite. Pour devenir exclusivement femelle, il faut donc que le noyau de cet ovule rejette la partie mâle qu'il contient, et cette partie mâle est représentée par les globules polaires. Un fait semblable existe aussi pour les spermatozoïdes: le corps problématique est sans doute l'élément femelle destiné à être expulsé, de telle sorte que les deux éléments sexuels sont bien strictement l'un mâle et l'autre femelle.

FÉCONDATION. — La fécondation est la fusion de l'ovule et du spermatozoïde. Au moment où ce phénomène va se produire, l'ovule est une cellule constituée par un protoplasma abondant, le *vitellus*, et un noyau, le *pronucleus femelle;* le spermatozoïde, à son tour, est une cellule constituée par un protoplasma réduit et un noyau volumineux. Ces deux cellules mélangent leur protoplasme et leurs noyaux ;

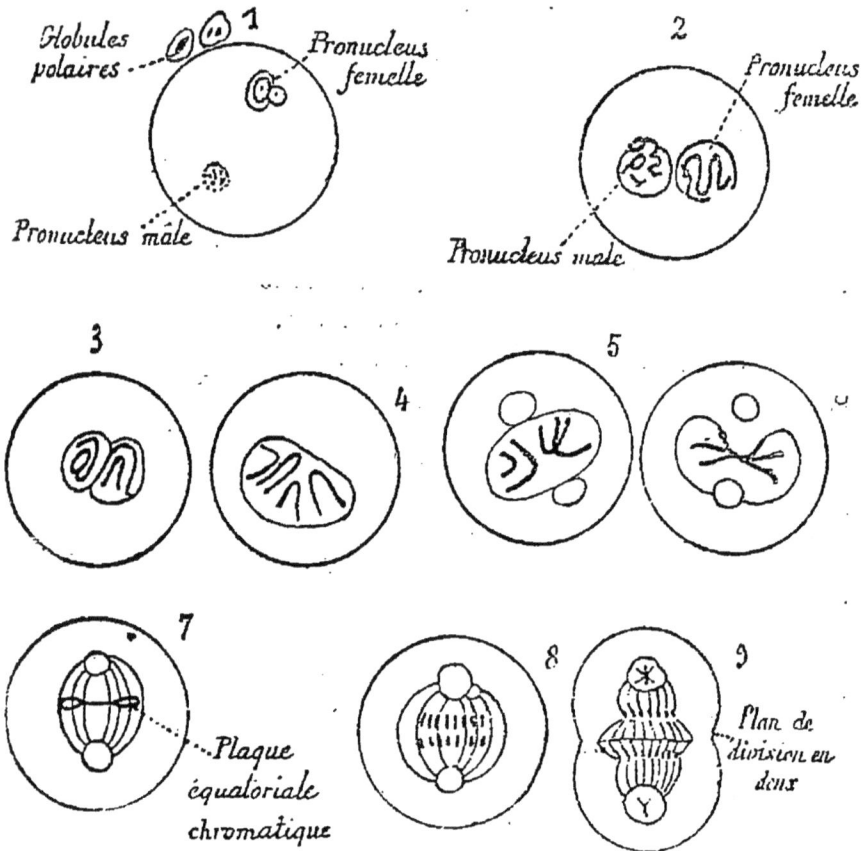

FIG. 25. — Schema de la fécondation (d'après Ed. Van Beneden sur l'*Ascaris megalocephala*) :
1. rejet des globules polaires et formation du pronucleus mâle aux dépens du spermatozoïde ; 2, 3, 4, fusion du pronucleus mâle et du pronucleus femelle ; 5, 6, 7, 8, formation du dyaster aux dépens de l'unique noyau résultant de la fusion des pronucleus ; 9. division du vitellus correspondant à celle du noyau. — Les traits épais représentent les filaments chromatiques et les traits minces les filaments achromatiques.

la quantité de protoplasme apporté par le spermatozoïde à l'ovule est bien minime et parfaitement négligeable ; aussi le noyau du spermatozoïde est-il obligé de cheminer dans le vitellus pour aller se fusionner avec le pronucleus femelle. Cette fusion des deux éléments fécondateurs est souvent considérée comme une pénétration de l'ovule par le spermatozoïde ; cela n'est pas : le noyau seul du spermatozoïde traverse une partie du vitellus pour aller à la rencontre du pronucleus femelle, et son protoplasme se fusionne avec le vitellus. L'ensemble du phénomène est une conjugaison entre cellules de tailles inégales et de formes différentes.

Au moment de la fécondation, le pronucleus femelle est constitué par des filaments nucléaires chromatiques ayant la forme d'anses en V, et entourés par des asters de filaments achromatiques ; il en est de même pour le noyau du spermatozoïde, ou *pronucleus mâle*, qui chemine à travers le vitellus. Lorsque les deux pronucleus arrivent au contact l'un de l'autre, leurs anses chromatiques s'entrelacent les unes avec les autres, mais sans se fusionner. Quand l'entrelacement est achevé, les deux pronucleus ne forment plus qu'une seule masse, qui est le noyau de l'ovule fécondé, ou mieux le noyau résultant de la conjugaison. La fécondation est alors achevée, et le noyau unique va se segmenter, en entraînant avec lui le vitellus, pour diviser l'ovule en un grand nombre de cellules.

Cette segmentation s'accomplit par les procédés ordinaires déjà décrits (Chapitre Ier), avec formation de plaque équatoriale et d'amphiaster. L'ovule se divise ainsi en deux cellules, qui se divisent elles-mêmes, et ainsi de suite, jusqu'à ce que les feuillets blastodermiques soient entièrement constitués.

Mais, suivant la quantité de vitellus nutritif renfermé dans l'ovule, la segmentation suit une marche plus ou moins régulière.

Dans les œufs holoblastiques à vitellus nutritif peu abondant, l'ovule fécondé se divise en deux cellules ou *blastomères* presque égaux ; ceux-ci se segmentent de nouveau en blastomères égaux l'un à l'autre, et ainsi de suite. Au bout d'un certain temps, l'ovule fécondé est transformé en un amas compact de blastomères placés côte à côte comme les grains d'une framboise ou d'une mûre, d'où le nom de *morula* donné à cet ovule ainsi segmenté. Lorsque la morula a pris naissance, toutes les cellules qui la constituent s'éloignent du centre où elles laissent une cavité, et tendent à devenir périphériques en se disposant sur une seule rangée. La morula a donc pris l'aspect d'un globe creux, dont la paroi est formée par les cellules de la morula. L'embryon, à ce stade, est désigné sous le nom de *blastula ;* la paroi cellulaire est le *blastoderme*, et la cavité centrale, la *cavité de seg-mentation* ou le *blastocœle*.

Lorsque les ovules sont méroblastiques, l'aspect de la segmentation varie suivant la quantité plus ou moins grande du vitellus nutritif. Lorsque cette quantité est minime, la segmentation est inégale, c'est-à-dire que les blastomères diffèrent de dimensions, les plus gros étant ceux qui renferment le vitellus nutritif. Mais lorsque le vitellus nutritif est en quantité considérale, il est entièrement séparé du vitellus évo-lutif qui se segmente seul ; le vitellus évolutif forme une masse beau-

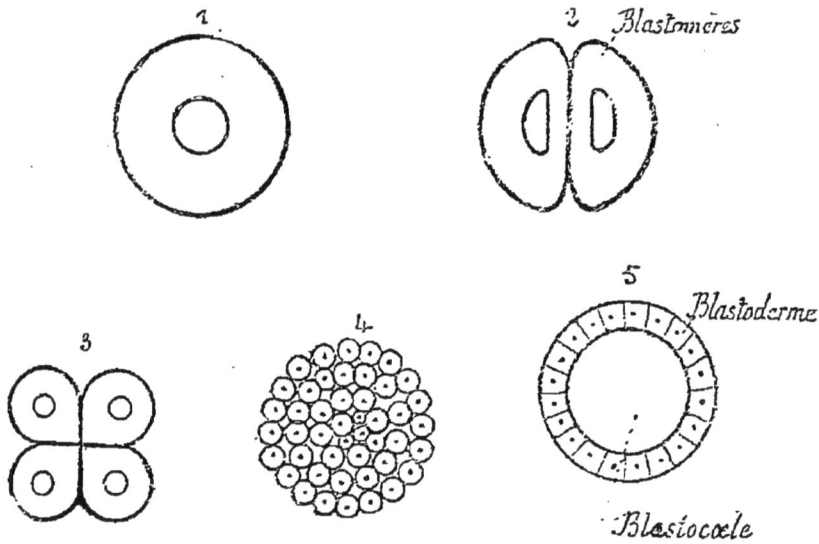

FIG. 26. — Formation d'une blastula dans un œuf holoblastique : 1, 2, 3, segmentation ; 4. morula ; 5. blastula.

coup plus petite que l'autre, une *cicatricule* placée à la surface du vitellus nutritif, et il donne seul naissance aux organes de l'embryon, le vitellus nutritif étant absorbé peu à peu comme aliment embryon-naire. — Dans un ovule méroblastique qui finit par se segmenter entiè-rement, il n'existe pas de blastocœle, ou bien le blastocœle est fort réduit ; l'ovule segmenté est constitué par une masse de cellules, parmi lesquelles celles qui sont placées au centre renferment plus de vitellus nutritif que les autres, ou même renferment parfois tout le vitellus nutritif. Ces ovules, avec amas vitellin central, sont nommés *centrolécithes*, tandis que les ovules dans lesquels le vitellus nutritif reste placé en dehors du vitellus évolutif sont dits *télolécithes*. L'embryon, dans les œufs centrolécithes, lorsque la segmentation est achevée, reçoit souvent le nom de *planula*. Une planula est donc le premier stade du développement d'un embryon à ovule méroblastique au moment où la segmentation est achevée.

Comme on le verra souvent dans la seconde partie de cet ouvrage, l'embryogénie des ovules méroblastiques est une embryogénie con-

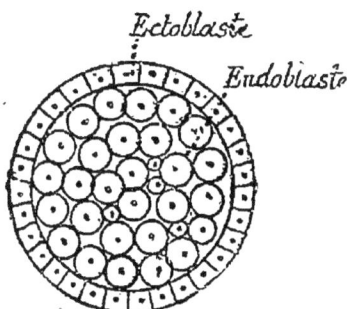

Ectoblaste

Endoblaste

FIG. 27. — Planula.

densée, c'est-à-dire que les organes apparaissent sur place, sans aucune de ces modifications lentes d'aspect et de structure qu'ils présentent dans les embryons dérivant d'ovules holoblastiques. Ainsi, dans un œuf holoblastique, le blastoderme apparaît dès l'abord, après la segmentation, et les feuillets blastodermiques primordiaux, l'ectoblaste et l'endoblaste, ne se forment qu'ensuite aux dépens du blastoderme. Au contraire, dans un ovule méroblastique, le blastoderme, à vrai dire, ne se manifeste pas, puisque, de suite après la segmentation, l'ovule présente une masse de cellules (planula) où les deux feuillets blastodermiques sont indiqués, l'ectoblaste par les cellules périphériques et l'endoblaste par les cellules centrales. La phase de formation du blastoderme a donc été omise dans l'histoire du développement, et l'embryogénie est condensée. Des faits analogues se reproduisent dans la genèse des organes.

FEUILLETS BLASTODERMIQUES. — Les feuillets blastodermiques apparaissent, on vient de le voir déjà, d'une manière différente suivant que les œufs sont holoblastiques ou méroblastiques, ou bien, en d'autres termes, suivant que l'embryon débute par une blastula ou par une planula. Il faut donc examiner les deux cas.

Ovules holoblastiques. — Chez les Métazoaires les plus simples, chez les Cœlentérés du groupe des Hydroïdes, lorsque l'embryon est arrivé au stade blastula, les deux feuillets blastodermiques prennent naissance aux dépens du blastoderme. Pour cela, les cellules du blastoderme se divisent, et les cellules qui résultent de cette division tombent dans le blastocœle où elles deviennent libres. Peu à peu, le blastocœle est rempli par ces cellules, et l'embryon présente alors une couche périphérique, qui est le blastoderme initial, et un amas blastocœlien de cellules dérivées du blastoderme. La couche périphérique donnera naissance à l'ectoderme et constitue ainsi l'ectoblaste ; l'amas central ou blastocœlien produira l'endoderme et constitue ainsi l'endoblaste. Les cellules qui tombent dans le blastocœle sont nommées par Metschnikoff des *phagocytes*, en les comparant aux cellules libres des tissus conjonctifs. Le mot est ici assez impropre, car ces phagocytes sont plus que des cellules nutritives ; elles sont des cellules susceptibles de se segmenter souvent pour donner naissance à des tissus.

Chez certains Hydroïdes, quelques cellules seules du blastoderme, placées côte à côte dans une région spéciale, donnent naissance à

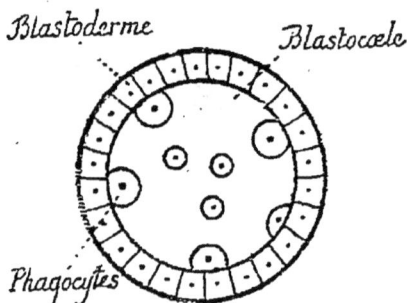

Fig. 28.
Formation de phagocytes dans une blastula.

l'endoblaste par le procédé qui vient d'être décrit ; et même l'on constate, chez certains autres, une tendance de ces cellules génératrices à pénétrer à la fois et ensemble dans l'intérieur du blastocœle, comme

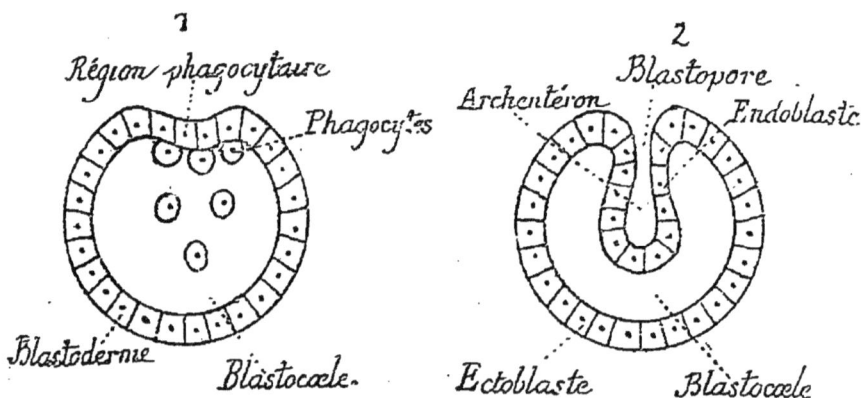

Fig. 29. — Formation d'une gastrula : 1. commencement de l'invagination ou embolie ; 2. gastrula achevée.

si toute la région qu'elles occupent s'invaginait en doigt de gant. Ce phénomène, esquissé chez les Cœlentérés du groupe des Hydrozoaires, devient la règle chez les autres Cœlentérés et chez les Cœlomates ;

lorsque la blastula est achevée, une partie du blastoderme s'invagine dans le blastocœle, et l'embryon présente ainsi deux feuillets blasto-dermiques, l'un extérieur ou ectoblaste, et l'autre intérieur ou endo-blaste. Cet stade embryonnaire est connu sous le nom de *gastrula* ou petit estomac. La genèse de l'endoblaste par *invagination,* par *embolie,* dérive donc de la genèse par *phagocytes* et ne doit pas être considérée comme primitive.

Une gastrula présente donc un ectoblaste et un endoblaste tantôt accolés, tantôt séparés par une partie du blastocœle. L'endoblaste constitue la paroi de la cavité invaginée ou *archenteron ;* cette cavité communique avec l'extérieur par un orifice nommé *blastopore.*

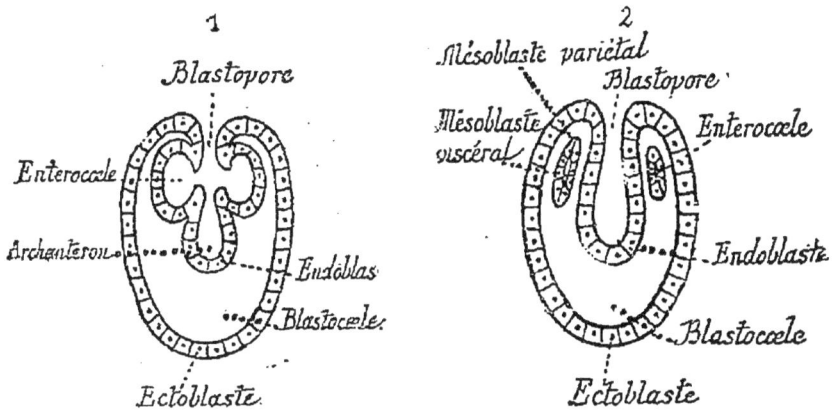

FIG. 30. — Genèse du mésoblaste par diverticules enterocœliens : 1. formation des diverticules ; 2. diverticules transformés en cavités closes.

Tous les organes, l'ectoderme, le mésoderme, et l'endoderme des Cœlentérés dérivent de l'ectoblaste et de l'endoblaste. L'ectoblaste produit l'ectoderme et le système nerveux, l'endoblaste l'endoderme ; ensuite des cellules provenant de l'ectoblaste et de l'endoblaste, et placées entre ces deux feuillets, donnent naissance au mésoderme. La cavité digestive est une persistance de l'archenteron, et la bouche souvent une persistance du blastopore. Mais il n'en est pas ainsi chez les Cœlomates : chez eux, l'ectoblaste donne bien naissance à l'ecto-derme et au système nerveux, et l'endoblaste à l'endoderme ; mais le mésoderme provient toujours d'un troisième feuillet blastodermique, le mésoblaste, qui originairement dérive de l'endoblaste.

Lorsque l'endoblaste est formé, le mésoblaste apparaît sous forme de deux cellules ou de deux amas de cellules qui se séparent de l'en-

doblaste et parviennent dans le blastocœle; les ébauches du mésoblaste sont donc toujours paires, et c'est ce fait qui détermine chez
les Cœlomates une symétrie bilatérale. Lorsque ces ébauches sont des
cellules, on les nomme *initiales mésoblastiques ;* lorsqu'elles sont des
amas cellulaires, ces amas sont ou compacts et dépourvus au début de
cavité centrale (*plaques mésoblastiques*), ou bien creux et leur cavité
communique dès le début avec l'archenteron (*vésicules mésoblastiques*
ou *enterocœles*). Dans ce dernier cas, en effet, l'archenteron pousse
latéralement deux diverticules, les ébauches des vésicules mésoblastiques, qui proéminent dans le blastocœle, et finissent par s'isoler en
devenant closes. Ces vésicules grandissent ensuite, envahissent le

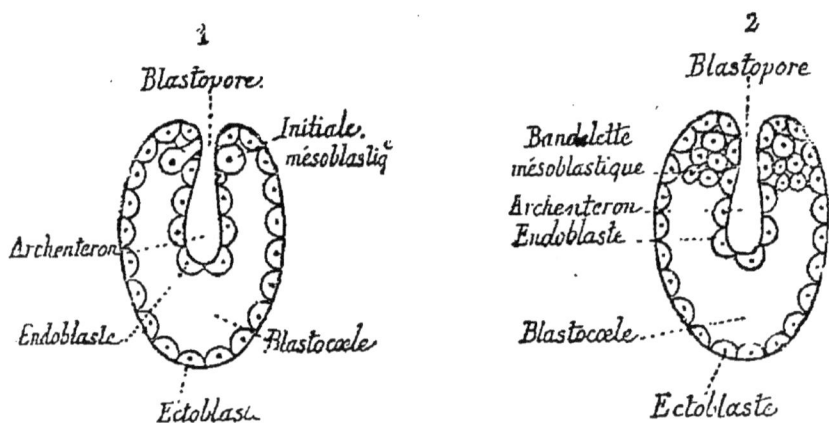

Fig. 31. — Genèse du mésoblaste par des initiales dérivées de l'endoblaste : 1. apparition des
initiales ; 2. initiales se segmentant pour produire les bandelettes.

blastocœle entier, leurs parois s'appliquent contre l'ectoblaste et
contre l'endoblaste, et leur cavité devient volumineuse. Cette cavité
persiste chez l'adulte et constitue le cœlome ou cavité générale du
corps; la paroi qui tapisse l'ectoblaste est le *mésoblaste pariétal* ou
somatopleure; la paroi qui tapisse l'endoblaste est le *mésoblaste viscéral* ou *splanchnopleure.* Ces deux feuillets mésoblastiques, ainsi
séparés l'un de l'autre par le cœlome, donnent naissance à tous les
tissus conjonctifs et musculaires de l'adulte, aux organes de la circulation, de la reproduction et de l'excrétion.

Dans le cas de plaques mésoblastiques, une cavité ne tarde pas à
se percer dans chacune des deux plaques, et cette cavité deviendra
le cœlome, le reste de l'évolution concordant avec les faits exposés

plus haut. De même, dans le cas d'initiales mésoblastiques, ces cellules se segmentent pour former des amas cellulaires ou bandelettes mésoblastiques, au centre desquelles se creusera une cavité ; après quoi l'évolution continuera comme il est dit ci-dessus.

Mais quelle que soit la genèse des ébauches mésoblastiques, ces ébauches se comporteront de deux manières différentes pour consti-

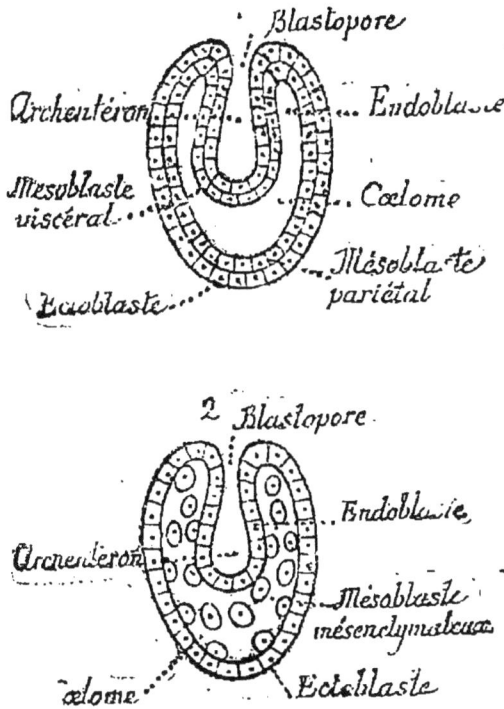

Fig. 32. — Développement du mésoblaste : 1. par le procédé épithélial ; 2. par le procédé mésenchymateux.

tuer le mésoderme définitif. Ou bien les cellules du mésoblaste se séparent les uns des autres et délimitent, entre l'ectoblaste et l'endoblaste, un grand nombre de petites cavités au lieu d'une grande cavité générale unique ; ce procédé est dit *procédé mésenchymateux;* on le rouve chez les Mollusques, par exemple. Ou bien les cellules des deux feuillets mésoblastiques restent réunies, ne se dissocient pas pour devenir libres dans le cœlome, ce dernier restant alors à l'état de cavité unique nullement découpée en petites cavités ; ce procédé est dit *procédé épithélial.* En général, dans le cas de vésicules mésoblasiques entérocœliennes et de plaques mésoblastiques, le mésoblaste

se forme par le procédé épithélial ; dans le cas d'initiales mésoblastiques, on rencontre les deux procédés.

Ovules méroblastiques. — Dans le cas d'ovules méroblastiques centrolécithes, la planula montre déjà un ectoblaste et un
endoblaste. Le nombre des feuillets blastodermiques ne s'accroît pas
davantage chez les Cœlentérés ; mais il apparaît un mésoblaste chez
les Cœlomates. Le mésoblaste se forme ou bien aux dépens d'initiales
qui dérivent de l'endoblaste, ou bien aux dépens de deux amas cellulaires, l'un à droite et l'autre à gauche, qui se séparent de la masse
endoblastique. Ces deux amas évoluent ensuite comme pour les ovules
holoblastiques.

Les mêmes faits se reproduisent pour les œufs télolécithes ; seulement l'endoblaste absorbe peu à peu le vitellus nutritif placé à part,
et ne forme point d'amas volumineux dans le centre de la planula.

CHAPITRE V.

CLASSIFICATION DES ANIMAUX.

Une classification naturelle doit être l'expression des rapports de structure et d'organisation des animaux ; les animaux qui se rapprochent les uns des autres par leur structure doivent être rapprochés aussi dans les classifications, et d'autant plus rapprochés qu'ils sont plus voisins. Autrefois, lorsque l'anatomie, c'est-à-dire l'organisation des individus adultes, était seule connue, on basait les classifications sur l'anatomie ; mais l'âge adulte n'est qu'un moment dans la vie de l'individu, qu'une partie de cette vie. Pour bien comprendre tous les caractères d'un animal, il faut le prendre depuis son extrême jeunesse, le suivre dans son développement, et connaître ainsi sa manière d'être pendant sa vie entière. En d'autres termes, une classification naturelle doit être autant, sinon davantage, basée sur l'embryogénie que sur l'anatomie.

Tout d'abord, en mettant à part les *Protistes*, c'est-à-dire ces masses de protoplasma dépourvues de noyaux et n'étant pas arrivées à une constitution cellulaire complète, les animaux sont aisément divisés en deux groupes ou sous-règnes : les animaux unicellulaires ou *Protozoaires* d'un côté ; les animaux pluricellulaires ou *Métazoaires* de l'autre. Le corps des premiers est constitué par une seule cellule ; celui des seconds est un agrégat de cellules restant unies.

Il est encore bien difficile d'établir parmi les Protozoaires une classification vraiment naturelle ; il est permis cependant de reconnaître, d'une manière systématique, trois grands embranchements : les *Sarcodaires*, les *Flagellaires* et les *Ciliaires*. Les Sarcodaires sont les plus simples de tous les Protozoaires ; leur corps envoie dans tous les sens des expansions protoplasmiques rétractiles ou pseudopodes, qui changent de forme à chaque instant et servent à l'animal pour se déplacer et absorber ses aliments. Les Flagellaires sont privés de pseudopodes, mais ils possèdent à la place un ou plusieurs prolongements filiformes, les flagellums, qui conservent toujours le même aspect et avec lesquels ils progressent dans l'eau. Les Ciliaires sont privés de flagellums et de pseudopodes ; mais leur corps est recouvert de cils vibratiles nombreux grâce auxquels ils peuvent nager ; c'est parmi les Ciliaires que l'on trouve les Protozoaires les plus élevés en organisation. Tous les Protozoaires, ainsi que les Protistes, vivent dans l'eau ou dans des milieux possédant une certaine humidité ; ce sont des animaux très petits, microscopiques.

Le sous-règne des Métazoaires se laisse naturellement diviser en

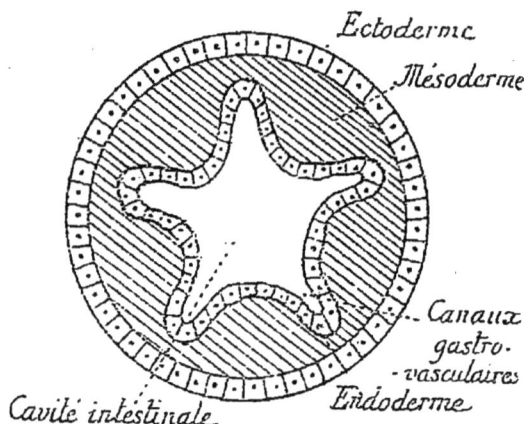

FIG. 33. — Schema du corps d'un Cœlentéré sur une coupe transversale.

Cœlentérés et Cœlomates. Les Cœlentérés ne possèdent que deux feuillets blastodermiques, tandis que les Cœlomates ont un mésoblaste en plus. En outre, le corps d'un Cœlentéré adulte montre un mésoderme compact, jamais creusé de cavités indépendantes du tube digestif, tandis que le corps d'un Cœlomate présente un mésoderme divisé en deux feuillets. Ces feuillets, le *mésoderme pariétal* ou *somatique*, et le *mésoderme viscéral* ou *splanchnique*, dérivent chacun respectivement du mésoblaste pariétal ou somatopleure et du mésoblaste viscéral ou splanchnopleure. Ils sont séparés l'un de l'autre par une cavité, le cœlome ou cavité générale du corps, qui ne communique jamais chez l'adulte avec la cavité digestive. Les deux feuillets mésodermiques sont constitués par du tissu conjonctif et du tissu musculaire ; seulement, toujours la partie de tissu qui limite le cœlome ou ses dépendances est un épithélium à cellules plates nommé *endothelium péritonéal*. C'est aux dépens de l'endothelium péritonéal que naissent, chez les Cœlomates, les produits sexuels.

Les Cœlentérés renferment deux embranchements : les *Spongiaires* et les *Cnidaires*. Il est assez difficile de tracer une ligne de démarcation nette entre ces deux groupes, bien que leur aspect extérieur soit très différent. En somme, les Spongiaires ont une paroi du corps

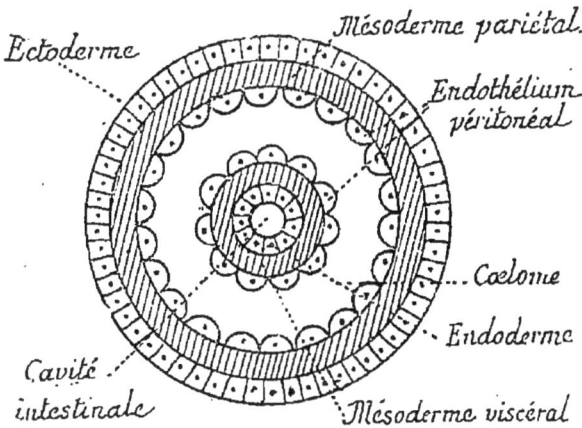

FIG. 34. — Schema du corps d'un Cœlomate sur une coupe transversale.

toujours percée de canaux faisant communiquer la cavité digestive avec l'extérieur, et leur ectoderme est dépourvu de cellules à cnidocils ; par contre, des canaux percés à travers la paroi du corps sont fort rares chez les Cnidaires, et l'ectoderme renferme toujours des cellules à cnidocils. C'est parmi les Cœlentérés que l'on trouve les Métazoaires les plus inférieurs.

Les Cœlomates renferment sept embranchements : les *Vers*, les *Mollusques*, les *Arthropodes*, les *Echinodermes*, les *Enteropneustes*, les *Tuniciers* et les *Vertébrés*. Il est possible de ranger ces sept embranchements en trois groupes.

Le premier groupe renferme les Vers et les Mollusques. Les larves de ces animaux sont recouvertes extérieurement de cils vibratiles, et possèdent un appareil excréteur formé en majeure partie aux dépens du mésoblaste. Le corps des Vers est généralement allongé, et, le plus souvent, le principal centre nerveux est un cordon ventral; chez les Mollusques, le corps est ramassé, muni d'un organe ou pied servant souvent à la locomotion, et les centres nerveux sont disposés en forme de paires de ganglions que réunissent des commissures. Il est bien difficile de séparer les Mollusques de certains Vers, tels que les Amphineuriens et les Rotifères; la structure et le développement sont presque semblables dans les deux cas.

Le second groupe est constitué par les Arthropodes seuls. Les larves des Arthropodes ne possèdent jamais de cils vibratiles, mais portent, comme organes de locomotion, des mamelons latéraux, mobiles, qui persistent chez l'adulte sous forme de pattes disposées par paires. L'appareil excréteur est un diverticule de l'intestin.

Jusqu'ici, dans les trois embranchements, dont les caractères sont exposés plus haut, le blastopore de la larve, lorsqu'il existe un stade gastrula, devient généralement la bouche de l'adulte. Il n'en est pas de même pour les quatre embranchements du troisième groupe : le blastopore devient d'habitude l'anus; de plus, une région spéciale du tube digestif est chargée chez l'adulte des fonctions de respiration. Les Echinodermes diffèrent des autres embranchements du troisième groupe en ce que la larve est privée d'un organe particulier nommé *notocorde*, et en ce que l'adulte possède un système de canaux, le *système ambulacraire*, dont les dépendances ou ambulacres servent à la progression de l'animal. Par contre, les larves, dans les trois autres embranchements, possèdent une *notocorde*, d'où le nom de *Chordés* qui leur est souvent donné, et l'*appareil ambulacraire* manque. La notocorde est un axe rigide, placé sur la ligne médiane dorsale et produit par l'endoblaste; cet axe soutient un cordon nerveux dorsal qui longe le corps depuis son extrémité antérieure jusqu'à l'extrémité postérieure.

Les Enteropneustes établissent une transition entre les Echinodermes d'un côté, les Tuniciers et les Vertébrés de l'autre. Comme ressemblance avec les Echinodermes, ils ont une ébauche de système ambulacraire qui ne continue pas son développement, et leurs larves rappellent tout à fait celles des Echinodermes; de plus, les Echinodermes sont totalement dépourvus de notocorde, et celle des Enteropneustes n'est que fort peu développée. Comme ressemblance avec les Tuniciers et les Vertébrés, la notocorde existe bien que réduite, l'axe nerveux dorsal est très développé, et la région antérieure du tube digestif est franchement organisée en un appareil respiratoire, percé de pores faisant communiquer la cavité de cet appareil avec l'extérieur, chose qui manque aux Echinodermes.

Les Tuniciers et les Vertébrés sont les vrais Chordés ; la notocorde est très développée, fort longue, ainsi que l'axe nerveux, et l'appareil respiratoire apparaît aux dépens d'une partie du tube digestif de l'embryon, modifiée suivant le cas en une branchie ou un poumon. Les Tuniciers sont caractérisés par leur notocorde, ou corde dorsale, placée toujours en arrière du tube digestif et formant ainsi une queue destinée à la progression de l'animal (*Urochordes*) ; en outre, cette notocorde existe toujours chez les larves, mais elle disparaît le plus souvent chez l'adulte avec la queue qu'elle soutenait. Leur mésoblaste apparaît sous forme de deux plaques enterocœliennes et commence à se constituer par le procédé épithélial ; puis, ces plaques se dissocient, et le mésoblaste continue à s'organiser par le procédé mésenchymateux. L'appareil excréteur des Tuniciers est un rein d'accumulation. Le nom de Tuniciers leur vient d'une enveloppe cuticulaire épaisse, ou tunique, produite par l'ectoderme, et qui les entoure complètement.

Chez les Vertébrés, la corde dorsale est placée à la fois en arrière et au-dessus du tube digestif ; elle dépasse même le tube digestif en avant et pénètre dans la tête (*Céphalochordes*), de manière à s'étendre sur toute la longueur de l'animal. Le mésoblaste apparaît soit sous forme de plaques, soit sous forme de vésicules qui ne se dissocient pas et continuent à évoluer suivant le procédé épithélial ; en grandissant, ces plaques ou ces vésicules se divisent transversalement en segments, les *protovertèbres*, qui entourent le tube digestif et la notocorde. Les Vertébrés n'ont jamais de tunique. Les Vertébrés comprennent deux sous-embranchements : les *Acraniens* et les *Craniotes*. Chez les Acraniens, représentés dans la nature actuelle par le seul genre *Amphioxus*, les cellules des segments ou des protovertèbres ne donnent naissance qu'à du tissu musculaire et à du tissu conjonctif. Au contraire, chez les Craniotes, quelques cellules protovertébrales placées autour de la notocorde produisent du tissu cartilagineux d'abord, parfois ensuite du tissu osseux, et les organes squelettiques formés par ces deux tissus servent, comme la notocorde, à soutenir le reste du corps. Les Craniotes possèdent donc un squelette autour de la notocorde, tandis que les Acraniens n'en ont pas. Chez les Cra-

niotes actuels qui, sauf le genre Amphioxus, renferment tous les Vertébrés, la région antérieure du squelette axial se dilate en une vaste
boîte ou *crâne* destinée à protéger l'encéphale, d'où le nom de Craniotes. Les Acraniens n'ont pas de reins ; celui des Craniotes dérive
probablement du mésoderme en majeure partie, comme celui des
Vers.

Protozoaires....	....	Sarcodaires.
	....	Flagellaires.
	....	Ciliaires.
Métazoaires....	*Cœlentérés....*	Spongiaires.
	.....	Cnidaires.
	.....	Vers.
		Mollusques.
	Cœlomates...	Arthropodes.
		Echinodermes.
	.....	Enteropneustes.
		Tuniciers.
		Vertébrés.

CLASSIFICATION GÉNÉRALE

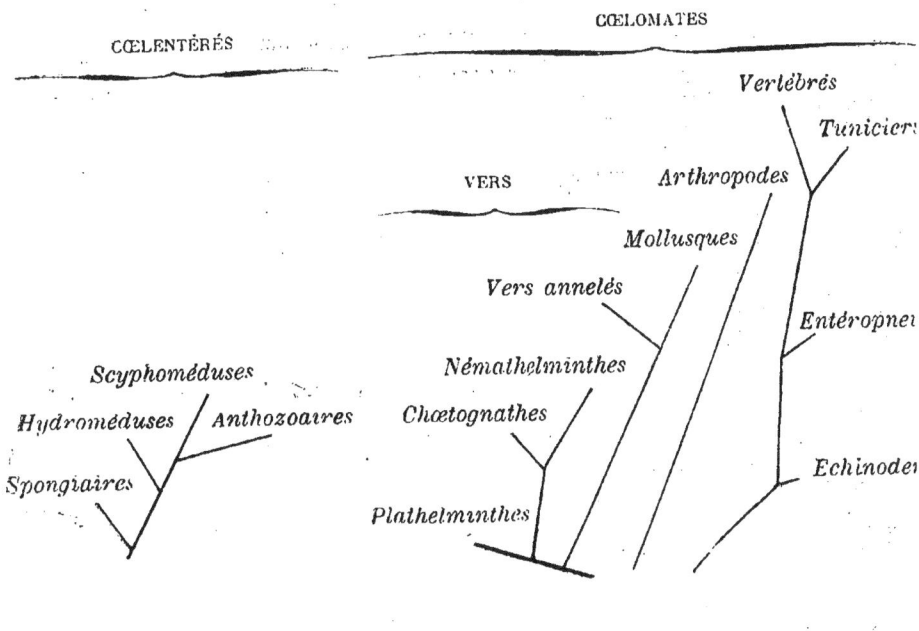

COELOMATES

COELENTÉRÉS

Vertébrés

Tunicier:

VERS

Arthropodes

Mollusques

Vers annelés

Entéropne:

Némathelminthes

Scyphoméduses

Hydroméduses Anthozoaires

Chœtognathes

Echinode:

Spongiaires

Plathelminthes

DEUXIÈME PARTIE

MORPHOLOGIE SPÉCIALE ET TAXONOMIE

PROTISTES

Le groupe des Protistes comprend, sans restriction, tous les êtres composés d'une masse de protoplasma dépourvue de noyau et de membrane cellulaire; ces êtres ne sont donc pas arrivés à la dignité de cellule et représentent le type le plus inférieur du monde biologique. On range assez souvent parmi les Protistes des êtres tels que les Amæbes, certains Foraminifères, etc.; ces animaux possèdent un noyau et une membrane limitante; ils correspondent donc, par leur structure, à une cellule entière, et on doit les placer parmi les Protozoaires, tout en reconnaissant que les Amæbes établissent une transition entre les Protistes et les Protozoaires bien différenciés.

Le corps d'un Protiste se compose d'une masse de protoplasma, souvent fort grande et susceptible d'un accroissement indéterminé, dans laquelle on distingue deux régions : une région périphérique ou *ectosarque*, très mince, dans laquelle le protoplasma ne renferme presque pas de granulations, et une région centrale, l'*endosarque*, comprenant la presque totalité du corps, et contenant des granulations et des corps étrangers. Une telle division du protoplasme en ectosarque et en endosarque existe aussi, mais plus accentuée encore, chez presque tous les Protozoaires.

Le corps se déplace au moyen de *pseudopodes*. Les pseudopodes sont simplement des expansions plus ou moins lobées et ramifiées que le protoplasme envoie dans tous les sens. Ces expansions changent incessamment de forme ; elles s'allongent ou se raccourcissent, s'étirent ou s'élargissent, de telle manière que leur aspect n'est jamais le même. Les pseudopodes sont parfois nommés *rhizopodes* lorsqu'ils sont très grèles et très ramifiés. La nutrition s'effectue par un procédé fort simple : tous les corps étrangers placés à portée d'un

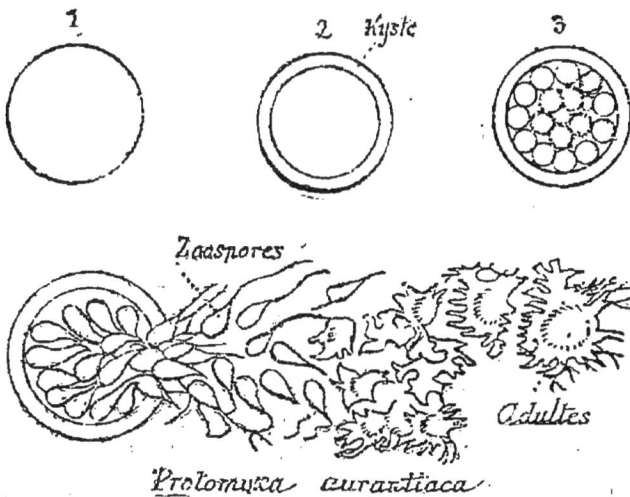

FIG. 35. — Reproduction d'un Protiste : 1. individu ayant rétracté ses pseudopodes ; 2. individu enkysté ; 3. individu enkysté et segmenté ; 4. spores s'échappant du kyste et prenant d'abord l'aspect d'une zoospore, ensuite l'aspect de l'adulte. (Protomyxa aurantiaca.)

pseudopode sont peu à peu englobés par lui ; ils pénètrent ainsi dans l'intérieur du protoplasma, et leurs portions assimilables sont absorbées tandis que les autres sont finalement rejetées.

La reproduction s'effectue par deux procédés, sans que l'on remarque ici, comme chez les Protozoaires supérieurs, la nécessité d'un rajeunissement par conjugaison de deux individus. Chez les Protistes les moins élevés, le corps s'étire peu à peu de manière à se diviser en deux parties, qui finalement se séparent et vivent à part l'une de l'autre en devenant chacune un nouvel individu. Comme il n'existe pas de noyaux, ce phénomène n'est précédé d'aucun de ces mouvements nucléaires caractéristiques de la segmentation cellulaire.

Chez les Protistes plus élevés, tels que les Protomyxa, cette *fissipa-rité* existe bien, mais on remarque aussi chez eux une *multiplication par spores*.

Lorsque cette multiplication doit se produire, l'individu s'enkyste, c'est-à-dire s'entoure à sa périphérie d'une coque ou *kyste*, sécrétée par son protoplasme, qui sert à le protéger ; lorsque l'enkystement est achevé, le protoplasme se divise en un grand nombre de parties. Le kyste se brise ensuite, les diverses parties sont mises en liberté ; chacune d'elles, devenue libre, s'étire d'abord de manière à ressembler à une zoospore d'algue munie de sa petite queue, et pousse ensuite des pseudopodes dans tous les sens de manière à prendre l'aspect de l'individu-mère.

Les principaux types de Protistes sont le *Bathybius* et le *Protoba-thybius*, qui vivent au fond des mers et forment des masses immenses de protoplasme engluant la boue déposée à de grandes profondeurs, le *Protomyxa aurantiaca* et les *Protamœba*, qui habitent les coquilles roulées et le sable des rivages.

PROTOZOAIRES SARCODAIRES

Les Protozoaires sarcodaires sont caractérisés en ce qu'ils possèdent des pseudopodes comme les Protistes, et jamais de flagellums véritables ni de cils vibratiles. Ils comprennent quatre classes : les *Amœbiens*, les *Foraminifères*, les *Vésiculaires* et les *Sporozoaires*.

AMŒBIENS. — Les Amœbiens renferment une série de types qui établissent une transition entre les Protistes et les Protozoaires; leur corps présente une constitution cellulaire complète et possède un noyau véritable, mais il est souvent nu comme celui des Protistes, et parfois recouvert d'une carapace comme celui des Foraminifères. Les Amœbiens les plus inférieurs rappellent tout à fait des Protistes qui seraient munis d'un noyau, tandis que les plus élevés ressemblent entièrement à des Foraminifères fort simples du type des *Gromia* et des *Lieberkühnia*.

Le corps d'un Amœbien présente, comme celui d'un Protiste, un ectosarque et un endosarque; seulement, l'endosarque contient ici un véritable noyau. De plus, l'endosarque possède souvent des *vacuoles contractiles*, c'est-à-dire des cavités creusées dans le protoplasma, remplies par un liquide qui n'est pas autre chose qu'une gouttelette d'eau ayant pénétré par osmose à travers le protoplasme, et que le protoplasme, en se contractant peu à peu, finit par rejeter au dehors. Ces vacuoles existent chez tous les Protozoaires.

La locomotion et la nutrition s'effectuent, comme chez les Protistes, par le moyen des pseudopodes. La même ressemblance existe aussi dans les phénomènes de la reproduction, qui consiste ou bien en une simple fissiparisation, ou bien en une multiplication zoosporée précédée par un enkystement.

La classe des Amœbiens renferme deux ordres : celui des *Amœbiens nus* et celui des *Amœbiens chlamydés*. Les **Amœbiens nus** ne possèdent jamais de carapace; c'est parmi eux qu'on doit placer les *Amœba* vivant dans les eaux douces, la terre humide, les *Vam-pyrella* parasites des algues du genre Spirogyra, les *Pelomyxa* qui rappellent quelque peu les Sarcodaires vésiculaires. — Les **Amœbiens chlamydés** possèdent tous une carapace de force déterminée, qui est ou bien une sécrétion chitineuse du protoplasme, comme chez les *Pseudochlamys*, ou bien une sécrétion calcaire du protoplasme, englobant aussi quelques corps étrangers, comme chez les *Dif-flugia*.

Certains Amœbiens vivent en parasites dans les liquides et les mucus du corps de l'homme et des animaux. Tels sont l'*Amœba coli*, à corps allongé et pseudo-podes fort courts, signalés en

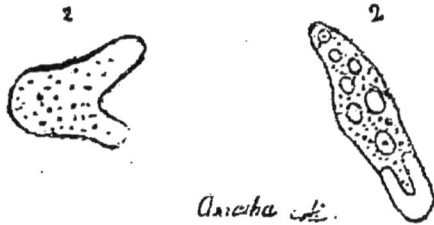

FIG. 36.
Les deux principales formes d'*Amœba coli*.

certains points de la Russie comme vivant dans le gros intestin, et l'*Amœba vaginalis*, rencontré une seule fois dans les voies génito-urinaires d'une femme.

FORAMINIFÈRES. — Les Foraminifères sont caractérisés par la

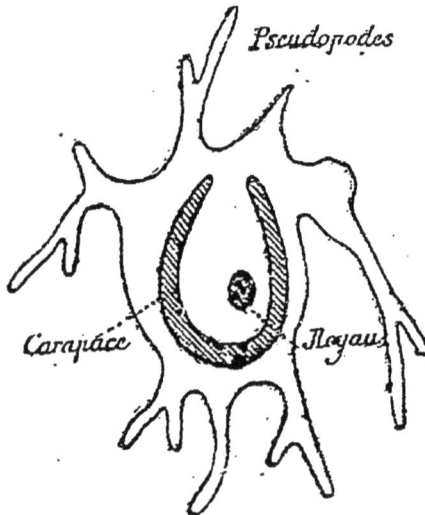

FIG. 37.
Schema d'une *Gromia*. (Foraminifère.)

présence autour de leur corps d'une carapace de forme déterminée produite par le protoplasma ; cette carapace présente une ou plusieurs ouvertures qui laissent passer les pseudopodes. Les fonctions de loco. motion et de nutrition se manifestent comme chez les Amœbiens. Il en est de même pour les fonctions de reproduction ; seulement, la multiplication par zoospores paraît assez rare, tandis que la fissiparité semble être plus fréquente. Dans ce dernier cas, tantôt les individus formés se séparent l'un de l'autre et vivent à part, tantôt, et le plus souvent, ils restent unis et forment ainsi une colonie de Foraminifères. Chez les Foraminifères arénacés, les colonies n'ont pas une forme très régulière ; mais il n'en est pas de même chez les Foraminifères calcaires, où la colonie tout entière paraît n'être qu'un seul individu, tellement la régularité d'aspect extérieur est parfaite.

La classe des Foraminifères est divisée en trois ordres : les *Foraminifères chitineux*, les *Foraminifères arénacés* et les *Foraminifères calcaires*. Les **Foraminifères chitineux** sont ainsi nommés de leur carapace, qui est une simple cuticule chitineuse comme celle de quelques Amœbiens chlamydés, dont ces Foraminifères se rapprochent beaucoup ; tels sont les genres *Lieberkühnia* et *Gromia*.

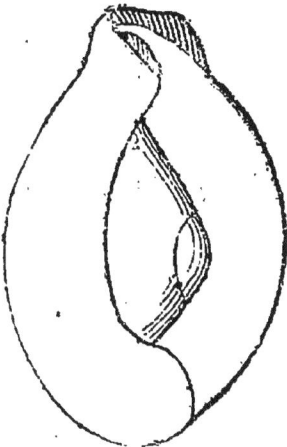

FIG. 38. — Foraminifère.

Les **Foraminifères arénacés** ont une carapace produite par un amas de grains de sable que le protoplasme périphérique a agglutinés. Les Foraminifères arénacés se divisent en simples et en coloniaux, suivant que les individus sont simples ou rassemblés en colonies ; les colonies ont tantôt une forme droite (*Rhéophax*), tantôt une forme recourbée en spirale (*Trochammina*). — Les **Foraminifères calcaires** ont une carapace calcaire sécrétée par le protoplasma. De même que les précédents, on les divise en simples ou *Monothalames* (*Lagena*), et en coloniaux ou *Polythalames* (*Globigérina* et *Nummulites*) ; les colonies des Polythalames sont le plus souvent spiralées.

VÉSICULAIRES. — Les Vésiculaires sont surtout caractérisés par l'aspect de leur protoplasma, qui contient des vacuoles non contractiles ou vésicules permanentes, remplies par un liquide et fort grosses ; la présence de ces vésicules augmente ainsi de beaucoup la taille de l'animal, car le protoplasme est réduit à de minces bandes qui s'entrecroisent en limitant les vésicules. Les vésicules existent toujours dans l'ectosarque, qui est ainsi beaucoup plus épais que chez les autres Protozoaires ; mais on en trouve de même assez souvent dans l'endosarque. Des vésicules semblables commencent à se montrer chez les Protistes, dans le corps des Pélomyxa ; elles existent bien chez la plupart des Protozoaires, mais sans jamais être aussi grosses ni aussi nombreuses que chez les Vésiculaires.

Les Vésiculaires possèdent pour la plupart des pseudopodes de deux sortes : les uns, longs et grêles, non ramifiés, permanents,

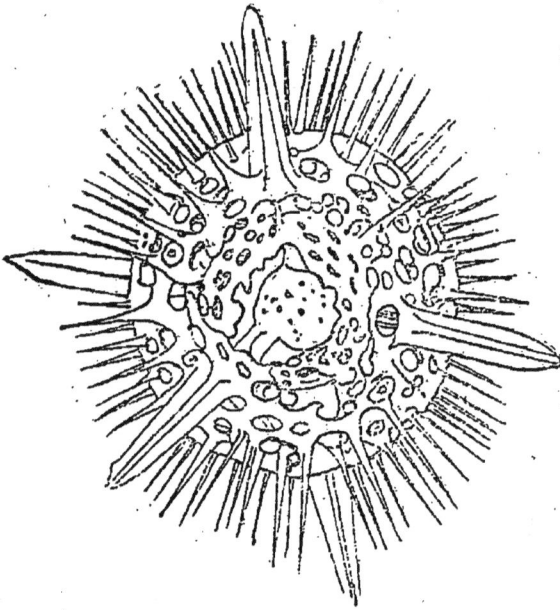

FIG. 30. — Radiolaire.

servent à la locomotion ; les autres, courts, épais et frangés, temporaires, servent à l'absorption des aliments, et n'apparaissent que lorsqu'un corps destiné à être ingéré est retenu par les longs pseudopodes à la portée du protoplasma périphérique. Les pseudopodes longs et permanents des Sarcodaires vésiculaires rappellent beaucoup les flagellums des Flagellaires, et c'est là un acheminement des Sarcodaires vers les Flagellaires ; seulement, ces derniers ne montrent jamais de pseudopodes et possèdent le plus souvent une bouche pour

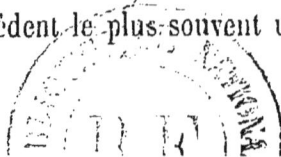

l'ingestion des aliments, bouche qui manque toujours aux Sarcodaires. Le corps des Vésiculaires est parfois nu ; mais le plus souvent il possède une carapace sécrétée par le protoplasme, et constamment siliceuse.

Les fonctions de locomotion et de nutrition s'effectuent comme chez tous les Protistes et les deux premiers ordres de Protozoaires. Sarcodaires. La reproduction est ou bien fissipare, et il se produit alors des colonies, ou bien zoosporée, et c'est là le cas le plus fréquent.

La classe des Vésiculaires comprend deux ordres : les *Héliozoaires* et les *Radiolaires*.

Les **Héliozoaires** vivent pour la plupart dans l'eau douce ; d'ordinaire, leur endosarque renferme peu de vésicules et ne possède pas de membrane limitante qui le sépare de l'ectosarque. Ils renferment deux tribus : les *Héliozoaires nus*, dépourvus de carapace, comme les *Actinosphærium*, et les *Héliozoaires chlamydés*, munis d'une carapace siliceuse. Cette carapace est tantôt lisse, comme chez les *Hétérophrys*, tantôt munie de rayons également siliceux, qui pénètrent jusque dans l'endosarque d'un côté, et font saillie de l'autre en dehors de la carapace. Dans ce dernier cas, les Héliozoaires chlamydés sont dits squelettifères ; ils renferment un grand nombre de genres, dont un des principaux est l'*Acanthocystis*.

Les **Radiolaires**, qui sont presque tous marins et vivent par bandes à la surface des flots, sont surtout caractérisés en ce que leur endosarque est séparé de l'ectosarque par une membrane nommée *capsule;* cette membrane, de nature chitineuse, épaisse, est souvent renforcée par une couche de silice formant ainsi une carapace interne. La vraie carapace, la carapace siliceuse externe, placée à la périphérie de l'ectosarque, est presque toujours munie de piquants fort longs qui pénètrent dans l'ectosarque et le traversent pour arriver jusque sur la capsule ; de plus, cette carapace est percée de pores nombreux, destinés à laisser passer les pseudopodes, placés à égale distance les uns des autres, et disposés de manière à former de très beaux dessins. La carapace elle-même montre souvent un aspect régulier et géométrique, variable d'un genre à l'autre.

Les Radiolaires renferment deux tribus : les *Monocyttariens* et les *Polycyttariens*. Les Monocyttariens sont les Radiolaires isolés, et les Polycyttariens les Radiolaires coloniaux. Les Monocyttariens se subdivisent eux-mêmes en *Ectolithidés* munis seulement d'une carapace externe, et en *Entolithidés* munis en sus d'une seconde carapace sili-

Γ

ceuse doublant la capsule. Les colonies de Polycyttariens sont curieuses en ce sens qu'elles montrent un ectosarque unique entourant un grand nombre d'endosarques pourvus chacun de sa capsule. Les Polycyttariens renferment deux sections : les *Alithidés,* dépourvus de tout squelette siliceux, et les *Lithidés,* munis par contre d'une carapace siliceuse.

SPOROZOAIRES. — Les Sporozoaires sont tous des Sarcodaires endoparasites des Vertébrés et de certains Invertébrés ; à l'âge adulte,

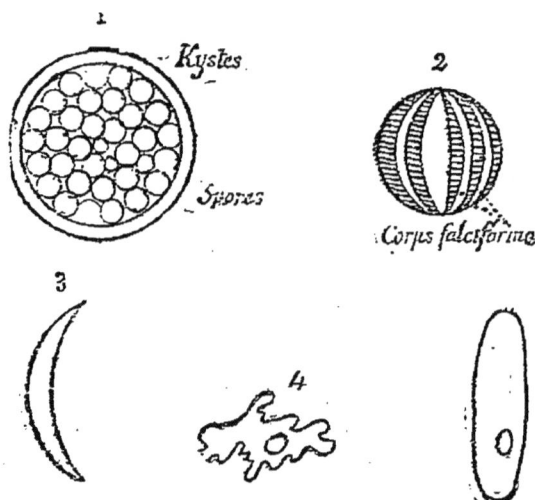

FIG. 40. — Reproduction des Sporozoaires : 1. Kyste et formation des spores de première génération ; 2. Spore de première génération, grossie davantage et montrant les corps falciformes dans son intérieur ; 3. Corps falciforme libre ; 4. Stade amœboïde ; 5. Stade adulte.

ils ne possèdent pas de pseudopodes et se nourrissent par osmose aux dépens des sucs de l'organe dans lequel ils vivent en parasites ; ils ne sont munis de pseudopodes que dans leur extrême jeunesse, au moment de ce qu'il serait permis d'appeler leur état embryonnaire. Cette absence de pseudopodes pendant une partie de la vie est donc une première différence des Sporozoaires avec les autres Protozoaires sarcodaires. Une seconde différence porte sur le mode de reproduction. Les Sporozoaires se reproduisent surtout par multiplication zoosporée après enkystement, tout comme la plupart des autres Sarcodaires, mais ils possèdent en plus deux générations successives de spores.

Un individu adulte s'enkyste, son protoplasma se segmente et donne naissance à un grand nombre de petites spores. Chez les autres Sarcodaires, ces spores, mises en liberté par la rupture du kyste, poussent un flagellum, prennent ainsi l'aspect de zoospore, puis passent à l'état adulte ; chez les Sporozoaires, ces spores ne prennent pas l'aspect de zoospores, et leur protoplasme se segmente de nouveau pour produire un certain nombre, peu élevé, de spores de seconde génération qui deviennent libres à leur tour et évoluent chacune pour devenir un animal adulte. Ces spores de seconde génération ont, pour la plupart, la forme d'un croissant ; on les nomme *corps falciformes*, ou encore *pseudo-navicelles*.

Lorsqu'un corps falciforme se transforme en Sporozoaire adulte, son protoplasme émet pendant un certain temps des prolongements pseudopodiques ; puis, les pseudopodes sont rétractés et l'animal adulte n'en possède plus. Mais la présence de pseudopodes pendant la période embryonnaire permet d'abord de placer les Sporozoaires parmi les Sarcodaires, et permet ensuite de les considérer comme des Sarcodaires dépourvus de carapace, comme des Amœbiens semblables à l'*Amœba coli*, et ayant perdu leurs pseudopodes, devenus inutiles grâce à une adaptation à la vie parasitaire.

A part ces différences, le corps d'un Sporozoaire présente, comme celui des autres Sarcodaires, une distinction entre un ectosarque périphérique et un endosarque central ; cependant, chez les Sporozoaires, l'ectosarque est plus fréquemment nommé *sarcocyte*, et l'endosarque *endocyte*. Le corps est, en outre, revêtu d'une mince cuticule chitineuse nommée *épicyte*. Chez le plus grand nombre des Sporozoaires le corps ne présente qu'un seul noyau ; chez certaines Grégarines pourtant, il existe deux noyaux, et de plus, la cellule paraît divisée en deux parties, chacune des parties possédant un noyau ; le corps serait donc, dans ce cas, bicellulaire et non plus unicellulaire.

Les Sporozoaires renferment cinq ordres : les *Grégarines*, les *Coccidies*, les *Sarcosporidies*, les *Microsporidies* et les *Myxosporidies*.

Les **Grégarines** sont les Sporozoaires les plus élevés en organisation. Leur corps est généralement allongé et cylindrique ; parfois, il est divisé en deux ou trois cellules nommées respectivement, en allant d'avant en arrière, *épimérite, protomérite, deutomérite*. Lorsque les Grégarines s'enkystent pour se multiplier, les spores véritables ou spores de la première génération sont rejetées au dehors, soit par rupture de la paroi du kyste, soit au moyen de tubes formés aux dépens de la paroi du kyste et nommés sporoductes. La plupart des Grégarines vivent en parasites dans la cavité intestinale des Vertébrés et de certains Vers annelés ou de certains Arthropodes. On les divise en *Monocystidés* dont le corps est unicellulaire, et *Polycystidés* dont le corps est pluricellulaire.

Tandis que les Grégarines vivent dans la cavité intestinale, les **Coccidies**, qui ressemblent à des Grégarines monocystidées de petite taille, vivent en parasites dans les cellules mêmes qui limitent la cavité intestinale de leur hôte, et se nourrissent aux dépens des sucs nutritifs absorbés par ces cellules ; on trouve aussi quelques Coccidies dans les tissus glandulaires et conjonctifs. Cer-

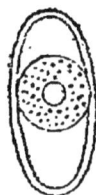

Coccidium oviforme

FIG. 41.

taines Coccidies vivent chez l'homme et amènent des accidents graves, parfois mortels, lorsqu'elles sont rassemblées en grand nombre chez un même individu ; tel est le *Coccidium oviforme* des con-duits biliaires du Lapin et d'autres Rongeurs, qui a été signalé accidentellement chez l'homme. Mais l'homme ne possède aucune espèce de Coc-cidie à titre de parasite permanent ; toutes les Coccidies vivent chez d'autres Vertébrés ou chez des Mollusques. Les jeunes Coccidies, mises en liberté hors des corps falciformes, rampent avec leurs pseudopodes à la surface de l'épithélium de l'organe où elles vivent, puis pénètrent dans le protoplasme d'une cellule déter-minée où elles revêtent la forme adulte.

Les **Myxosporidies** vivent en parasites sur la plupart des poissons d'eau douce, et habitent la base des écailles, les branchies, la vessie natatoire. Ce sont des Protozoaires fort petits, dont le corps aminci porte en avant deux vésicules renfermant chacune un fil enroulé en spirale et se déroulant au moindre attouchement. Les **Micros-poridies**, de taille encore plus réduite que les Myxosporidies, sont parasites des insectes.

Quant aux **Sarcosporidies**, on ne les trouve que chez les Mammifères, où elles habitent les muscles à fibres striées ; leur corps est allongé, flexueux, gondolé, et rappelle assez celui d'une Grégarine monocystidée très accrue en longueur. Accidentellement, certaines Sarcosporidies des animaux domestiques, qui même déterminent par-fois la mort de ces animaux, peuvent arriver jusqu'à l'homme ; mais les faits connus jusqu'à présent sont fort rares.

PROTOZOAIRES FLAGELLAIRES.

Les Protozoaires appartenant à l'embranchement des Flagellaires sont caractérisés en ce que leur corps ne porte point de pseudopodes changeant constamment de forme, mais possède un ou plusieurs appendices allongés, terminés en pointe à leur extrémité libre et nommés, d'après leur forme, *fouets* ou *flagellums*. Ces flagellums servent à l'animal pour progresser dans l'eau. On a vu plus haut que certains pseudopodes locomoteurs des Sarcodaires Vésiculaires ressemblent presque à des flagellums; c'est là une transition entre les deux premiers embranchements de Protozoaires. Une transition analogue existe entre les Flagellaires et les Ciliaires, et est effectuée par le groupe des Cilio-flagellés, munis à la fois de cils vibratiles et d'un flagellum.

Le corps des Flagellaires présente, comme celui de tous les Protozoaires, une division bien nette en un ectosarque et un endosarque; cependant, l'organisation générale est un peu plus complexe que celle des Sarcodaires. En un point déterminé du corps, l'ectosarque est percé souvent d'une ouverture permanente, ne se fermant jamais, par laquelle passent les corpuscules alimentaires pour pénétrer dans l'endosarque; cette ouverture est donc une bouche. La bouche des Flagellaires ne donne pas accès dans une cavité, mais permet simplement aux aliments d'arriver sur le protoplasma de l'endosarque; une ouverture analogue existe aussi chez les Ciliaires.

Les Flagellaires se reproduisent, comme les Sarcodaires, par fissiparité et par multiplication zoosporée. Certains d'entre eux présentent une véritable conjugaison, qui n'est pas cependant la règle en ce sens que la reproduction peut s'effectuer sans elle; il arrive assez souvent que deux Flagellaires se conjuguent, fusionnent leur protoplasma et leurs noyaux, et l'individu résultant de la fusion se segmente en un grand nombre de nouveaux individus. C'est pour la première fois que la conjugaison apparaît; elle manque à presque tous les Sarcodaires, elle n'est encore qu'un fait accidentel chez les Flagellaires, et elle devient la règle chez les Ciliaires.

Quelques Flagellaires se reproduisent par gemmiparité. Le proto-plasme d'une partie de leur corps produit de petits bourgeons, qui se séparent ensuite de l'individu-mère, et deviennent chacun un individu complet.

L'embranchement des Flagellaires renferme trois classes : les *Euflagellés*, les *Cilio-flagellés* et les *Catallactes*.

EUFLAGELLÉS. — Les Euflagellés, ou Flagellaires véritables, sont surtout caractérisés en ce qu'ils sont dépourvus de cils vibratiles, et qu'ils ne se réunis-sent jamais en colonies sphéri-ques nageant en liberté à la sur-face de la mer. Le nombre des flagellums est souvent réduit à un ; mais il est des types qui en possèdent deux, trois, et da-vantage.

Cette classe renferme trois ordres : les *Nudoflagellés*, les *Thécoflagellés* et les *Cystofla-gellés*. — Les **Nudoflagellés** ont le corps nu, ou bien entouré par une cuticule fort mince ; tels sont les *Trichomonas*, les *Cercomonas*. — Les **Théco-flagellés** possèdent une cuti-cule chitineuse épaisse qui leur sert de carapace. La plupart des Thécoflagellés sont coloniaux, c'est-à-dire que les individus résultant de la fissiparisation

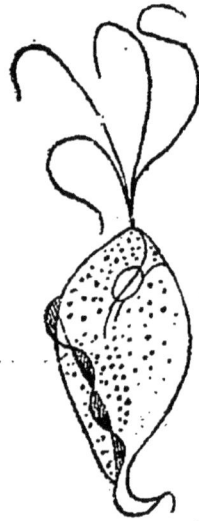

Trichomonas vaginalis.

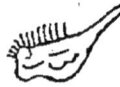

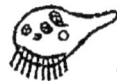

Trichomonas intestinalis

FIG. 42.

d'un individu primitif ne se séparent pas les uns des autres. — Les **Cystoflagellés** ont un corps relativement volumineux, presque sphérique, recouvert par un cuticule mince ; le protoplasma forme autour du noyau une masse assez volumineuse, puis, comme s'il était en trop minime quantité pour remplir tout l'espace limité par la cuti-cule, il n'est plus formé dans le reste du corps que par de minces tractus anastomosés. L'ordre des Cystoflagellés renferme le seul genre *Noctiluca* ou Noctiluque, ainsi nommé parce que les individus sont phosphorescents ; ces animaux vivent en troupes dans la haute mer, et sont parfois amenés à la côte par les courants du large.

Certains Nudoflagellés vivent en parasites chez les animaux, parfois chez l'homme, et leur présence en grand nombre détermine souvent des accidents graves. Les *Trichomonas vaginalis*, dont le corps effilé porte une membrane ondulante ou membranelle et un flagellum divisé en quatre branches, existent très souvent dans le mucus vaginal de la femme. Le *Trichomonas intestinalis*, muni de plusieurs petits flagellums presque semblables à des cils vibratiles, a été trouvé plu-

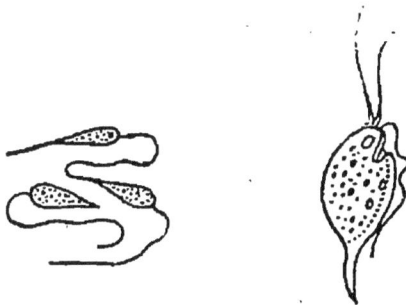

Cercomonas hominis. *Monocercomonas hominis*

Fig. 43.

sieurs fois dans des selles diarrhéiques. Le *Cercomonas hominis*, dont le corps étiré en pointe possède un long flagellum unique, existe souvent dans les selles diarrhéiques, quelle que soit leur cause ; il est probable que le flux diarrhéique est un bon terrain de développement pour ces êtres, qui sont sans doute ingérés avec l'eau des boissons. Dans certains cas rares, les selles renferment, au lieu du Cercomonas, deux autres Nudoflagellés : l'un plus trapu et plus gros, le *Monocercomonas hominis*, muni d'une membranelle et de trois flagellums insérés en un même point ; et l'autre, le *Mégastoma intestinale*, pyriforme, pourvu d'un flagellum à deux branches, et de quatre ou six autres flagellums insérés deux par deux ou trois par trois à côté les uns des autres. Ce dernier Flagellé est commun chez les souris et les rats, qui le transmettent probablement à l'homme. Il reste à signaler en dernier lieu une espèce trouvée seulement deux ou trois fois dans l'urine de l'homme, le *Bodo urinarius* ou *Cystomonas urinaria,* à corps très effilé en un long flagellum à une extrémité, et pourvu sur l'extrémité opposée de deux flagellums placés côte à côte.

CILIO-FLAGELLÉS. — Les Cilio-flagellés, encore nommés *Péridiniens,* possèdent un flagellum et une couronne de cils vibratiles

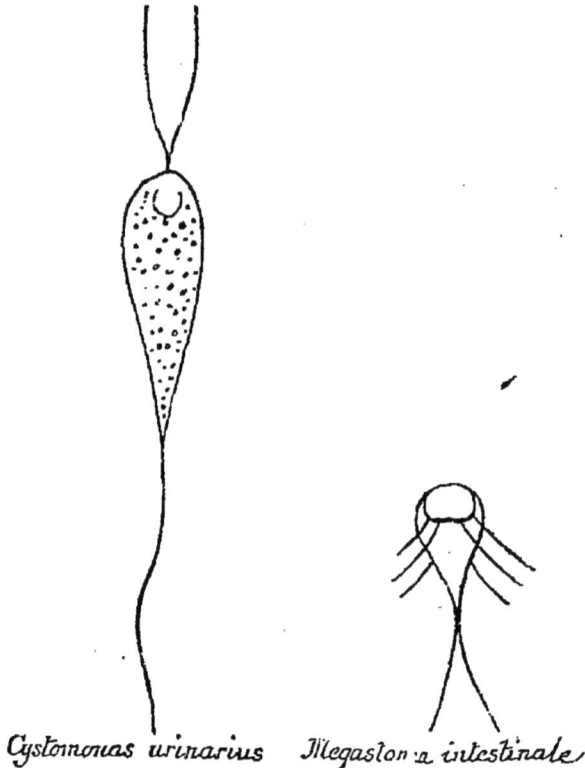

Cystomonas urinarius   *Megaston a intestinale*

FIG. 44.

entourant tout le corps ; de plus, ils sont entourés par une carapace siliceuse de forme régulière et sécrétée par leur protoplasma. Les Péridiniens vivent à la surface de la mer.

CATALLACTES. — Les Catallactes sont des Flagellaires vivant réunis en colonies qui nagent librement et ne sont jamais fixées. Ces colonies ont une forme sphérique, et les individus qui les constituent

sont disposés sur une seule rangée, de manière qu'une de leurs extrémités regarde le centre, et que l'autre extrémité, munie d'un flagellum, soit placée à la périphérie. Ces flagellums rayonnent ainsi tout
autour de la colonie ét font mouvoir l'ensemble. Au moment de la
reproduction, chaque individu se sépare de ses voisins, et, se segmentant, donne naissance à une nouvelle colonie.

Un des principaux genres de Catallactes est le genre *Magosphœra*,
presque semblable à une blastula provenant d'un ovule segmenté de
Métazoaire.

PROTOZOAIRES CILIAIRES.

Les Protozoaires ciliaires, encore nommés Infusoires, possèdent toujours, au moins pendant une partie de leur vie, des cils vibratiles, et sont dépourvus d'appendices semblables aux pseudopodes des Sarcodaires et aux flagellums des Flagellaires. C'est parmi eux que l'on trouve le summum de complexité organique des Protozoaires.

Le corps est entouré par une cuticule chitineuse; parfois très épaisse, encroûtée de silice, et semblable à une carapace de Radiolaire. Cette cuticule porte les cils vibratiles, et est munie assez souvent de membranes minces et ondulantes ou *membranelles*, et de petits aiguillons. En dessous de la cuticule est le protoplasma du corps, différencié en un ectosarque et un endosarque, comme chez tous les Protozoaires.

L'ectosarque est de structure plus complexe que celui des Sarcodaires et des Flagellaires. Fréquemment, il est en partie divisé en fibrilles parallèles, semblables aux fibrilles des cellules musculaires des Métazoaires. Dans certains cas, il est creusé de petites cavités renfermant un filament enroulé en spirale qui se détend au moindre choc; ces petits appareils, qui paraissent être des appareils de défense et d'attaque, sont nommés des trichocystes. L'ectosarque contient aussi des vacuoles contractiles. Quant à l'endosarque, il est constitué par un protoplasma granuleux, qui renferme chez la plupart des Ciliaires deux noyaux, un gros noyau ou *nucleus*, encore nommé *endoplaste*, et un petit noyau ou *micronucleus,* encore nommé *endoplastule;* souvent le micronucleus est placé vers la périphérie du corps, sur la limite de l'endosarque, et presque dans l'ectosarque. Le micronucleus est presque toujours ovalaire ou courbé en croissant. Par contre, les nucleus offrent, suivant les genres, des formes très variées; tantôt ils sont enroulés sur eux-mêmes en spirale ou en cercle, tantôt ils sont presque droits, etc.

Ainsi, l'unique cellule du corps des Infusoires présente côte à côte, dans le même protoplasme, une série de différenciations que les Métazoaires ne montrent jamais qu'isolément et dans des cellules entières. De tous les animaux, la cellule qui constitue le corps des Infusoires est celle qui atteint le maximum de complexité.

La cuticule et l'ectosarque sont toujours percés d'une ouverture permanente, ou bouche, pour permettre l'ingestion des aliments; les particules alimentaires arrivent ainsi directement au contact de l'endosarque, et pénètrent dans son intérieur où tout ce qui est assimilable est absorbé. Les portions non digérées sont ensuite rejetées au dehors, soit par la bouche, soit, dans certains cas, par une seconde ouverture permanente qui joue le rôle d'un anus.

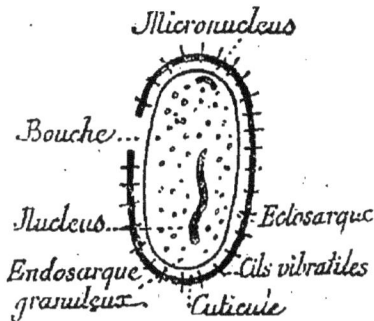

Fig. 45. — Schema d'un Infusoire.

La reproduction des Infusoires s'effectue par fissiparité, ou par gemmiparité, ou par multiplication après enkystement. Mais, dans l'état actuel de la science, il est probable que la série des générations qui se succèdent ainsi par ces trois procédés n'est pas indéfinie, et qu'il est nécessaire que le protoplasme et le noyau se rajeunissent, dans les dernières générations, par la conjugaison de deux individus.

Lorsque deux individus vont se conjuguer, ils se soudent l'un à l'autre par leurs faces buccales de manière à fusionner leur protoplasma. Pendant que la soudure s'effectue, des changements se produisent dans les noyaux de chacun des deux individus. Les nucleus sont résorbés, disparaissent entièrement, et ne servent à rien dans la conjugaison. Il n'en est pas ainsi pour les micronucleus: ceux-ci se divisent une première fois, puis une seconde, et souvent une troisième. Chaque individu conjugué renferme donc, suivant le cas, quatre ou huit noyaux provenant de la segmentation du micronucleus; tous ces petits noyaux disparaissent et sont résorbés, sauf deux pour chaque individu. Alors les deux noyaux restants du premier individu se fusionnent avec les deux noyaux du second; mais ils se fusionnent deux par deux, et non tous les quatre ensemble, de manière à produire deux noyaux par leur réunion. Parmi ces deux noyaux, l'un reste chez le premier individu, et l'autre chez le second; chacun de ces noyaux se divise en deux parties, qui deviendront respectivement un nucleus et un micronucleus, et les deux individus conjugués se séparent. Cette conjugaison consiste donc essentiellement en un échange de parcelles nucléaires, accompagné d'une disparition d'autres parcelles nucléaires. Ces derniers ont sans doute la même valeur et la même signification que le corps problématique des spermatozoïdes et les globules polaires des ovules chez les Métazoaires; ils représentent, suivant le cas, la partie qui doit être rejetée pour que le noyau soit exclusivement ou mâle ou femelle.

Lorsque l'échange nucléaire est accompli, les individus se séparent l'un de l'autre, et sont alors susceptibles de donner naissance à un grand nombre de générations qui naissent, soit par fissiparité, c'est-à-dire par division de l'individu primitif en deux autres individus qui se divisent aussi et ainsi de suite, soit par gemmiparité, c'est-à-dire par production de bourgeons qui finissent par s'isoler et deviennent chacun un nouvel individu. Parfois pourtant, après l'échange nucléaire, les deux individus conjugués se fusionnent entièrement, s'entourent d'un kyste, et se divisent en un grand nombre de nouveaux individus qui deviennent libres par rupture des parois du kyste. Ce procédé, qui s'effectue dans certains cas sans conjugaison préalable et par enkystement d'un seul et unique individu, rappelle tout à fait la multiplication zoosporée des Sarcodaires.

L'embranchement des Ciliaires renferme deux classes : les *Euciliés*, et les *Tentaculifères*.

Les **EUCILIÉS** possèdent des cils vibratiles pendant toute la vie. On les divise en quatre ordres suivant la disposition de ces cils vibratiles : 1° les *Holotriches*, dont les cils ont tous à peu près la même longueur; 2° les *Hétérotriches*, dont les cils diffèrent de longueur; 3° les *Hypotriches*, qui ont seulement des cils vibratiles sur la face ventrale ou buccale du corps; 4° les *Péritriches*, dont les cils sont disposés autour du corps en forme de cercles ou de couronnes.

Les **TENTACULIFÈRES** ne possèdent des cils vibratiles que dans leur jeune âge; les cils tombent ensuite et sont remplacés par de longs tentacules cylindriques terminés à leur extrémité libre par une petite ventouse. Les Tentaculifères sont dépourvus de bouche ; ils se nourrissent en saisissant leur proie au moyen de leurs tentacules, appliquant leurs ventouses tentaculaires sur la proie, et absorbant ainsi par une sorte d'aspiration les particules alimentaires. La classe des Tentaculifères renferme deux ordres : les *Tentaculifères libres*, qui peuvent se déplacer, et les *Tentaculifères fixés*, qui possèdent un pédoncule servant à leur fixation.

Une seule espèce d'Infusoire cilié, un Hétérotriche, le *Balantidium coli*, est accidentellement parasite de l'homme. Cet infusoire habite normalement l'intestin du Porc, chez qui sa présence ne produit aucun

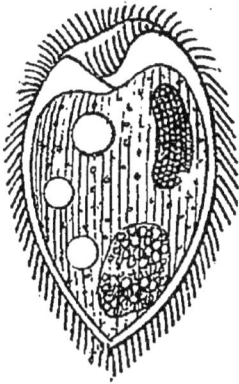

FIG. 46. — Balantidium coli.

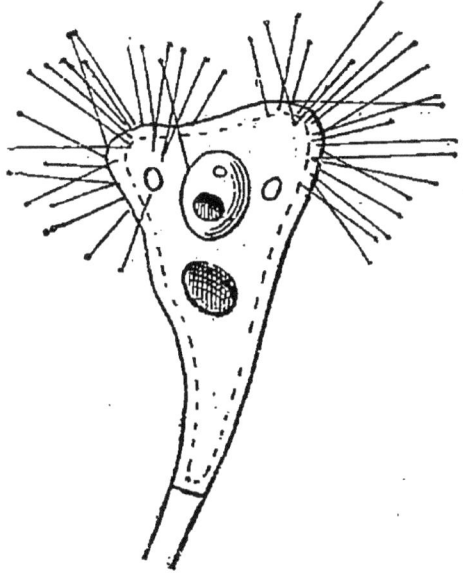

FIG. 47. — Tentaculifères.

phénomène morbide ; les individus qui sont rejetés au dehors avec les féces s'enkystent, et résistent ainsi à la dessiccation. Les kystes peuvent être transportés fort loin sans mourir, et lorsque le hasard permet qu'ils arrivent dans le tube digestif de l'homme, ils traversent l'estomac sans être attaqués par le suc gastrique et arrivent dans l'intestin. Alors la paroi du kyste se dissout, l'infusoire est mis en liberté, et il se multiplie par fissiparisation. Si le sujet ainsi infesté est dans un état de débilité, la présence de ces parasites détermine des troubles graves, et notamment une inflammation de la muqueuse compliquée d'ulcérations et accompagnée de selles diarrhéiques sanguinolentes. Sur les sujets sains et résistants, la présence du Balantidium n'amène, comme chez le Porc, aucun phénomène pathologique. La longueur maxima de ce parasite est de un sixième de millimètre.

Tableau synoptique des Protozoaires.

SARCODAIRES ...
- *Amœbiens* ....
  - Nus. { Amœba coli. — vaginalis.
  - Chlamydés.
- *Foraminifères* .....
  - Chitineux.
  - Arénacès.
  - Calcaires.
- *Vésiculaires*.......
  - Heliozoaires.
  - Radiolaires.
- *Sporozoaires* ......
  - Grégarines.
  - Coccidies. (*Coccidium oviforme*).
  - Sarcosporidies.
  - Microsporidies.
  - Myxosporidies.

FLAGELLAIRES ..
- *Euflagellaires* .
  - Nudoflagellés.
    - *Trichomonas vaginalis.*
    - — *intestinalis.*
    - *Cercomonas hominis.*
    - *Monocercomonas hominis.*
    - *Megastoma intestinale.*
    - *Cystomonas urinarius.*
  - Thécoflagellés.
  - Cystoflagellés.
- *Cilioflagellés* ....
  - Cilioflagellés.
- *Catallactes*.........
  - Catallactes.

CILIAIRES ....
- *Euciliaires* ....
  - Holotriches.
  - Hétérotriches. *Balantidium coli.*
  - Hypotriches.
  - Péritriches.
- *Tentaculifères* .....
  - Libres.
  - Fixés.

SPONGIAIRES.

Les Spongiaires constituent le premier sous-embranchement des Cœlentérés ; ils diffèrent des Cnidaires par l'absence complète de cellules à cnidocils. A ce caractère négatif s'ajoutent quelques particularités d'organisation qui contribuent à faire des Spongiaires un groupe bien défini. Ainsi, la paroi de leur corps est percée de canaux nombreux, s'ouvrant d'un côté à l'extérieur par de petits pores, de l'autre dans la cavité digestive ou dans des ramifications de cette cavité ; ces canaux débouchant au dehors manquent d'ordinaire chez les Cnidaires. De plus, la plupart des Spongiaires bourgeonnent, c'est-à-dire que l'individu primitif dérivant de la larve donne naissance à un ou plusieurs autres individus qui bourgeonnent à leur tour, de manière à produire une colonie. Seulement, chez presque tous les Spongiaires, les nouveaux individus formés s'accolent aux premiers, se joignent intimement à eux, et fusionnent leurs parois du corps. Il en résulte que l'on ne peut, dans ces colonies, distinguer et séparer les individus les uns des autres ; l'ensemble constitue une masse de forme irrégulière, sur laquelle on reconnaît seulement de grandes ouvertures correspondant aux bouches des individus, et de petites ouvertures qui ne sont autres que les pores mentionnés plus haut. On verra plus loin comment se produit ce bourgeonnement colonial.

Tel n'est pas cependant l'aspect de tous les Spongiaires ; chez certains d'entre eux, les individus qui bourgeonnent sont séparés les uns des autres, au moins en grande partie, et sont ainsi parfaitement distincts. Il est nécessaire de les étudier dès l'abord, afin de comprendre la structure des colonies à individus fusionnés. Certaines Éponges calcaires, ainsi nommées parce que leurs tissus renferment des concrétions spiculaires de carbonate de chaux, se montrent sous la forme indiquée par le schéma suivant. Chaque individu ressemble à une outre, fixée au sol par la partie fermée, ou cul-de-sac inférieur ; l'ouverture buccale, nommée *oscule* chez les Spongiaires, est supérieure. La paroi du corps est assez mince, entourant une cavité digestive simple ; l'eau extérieure peut pénétrer dans cette cavité en passant par l'oscule, mais elle y rentre d'habitude par l'intermédiaire des nombreux petits canaux percés à travers la paroi du corps ; l'ouverture externe de ces canaux a reçu le nom de *pore*. Ces pores sont donc des pores inha-

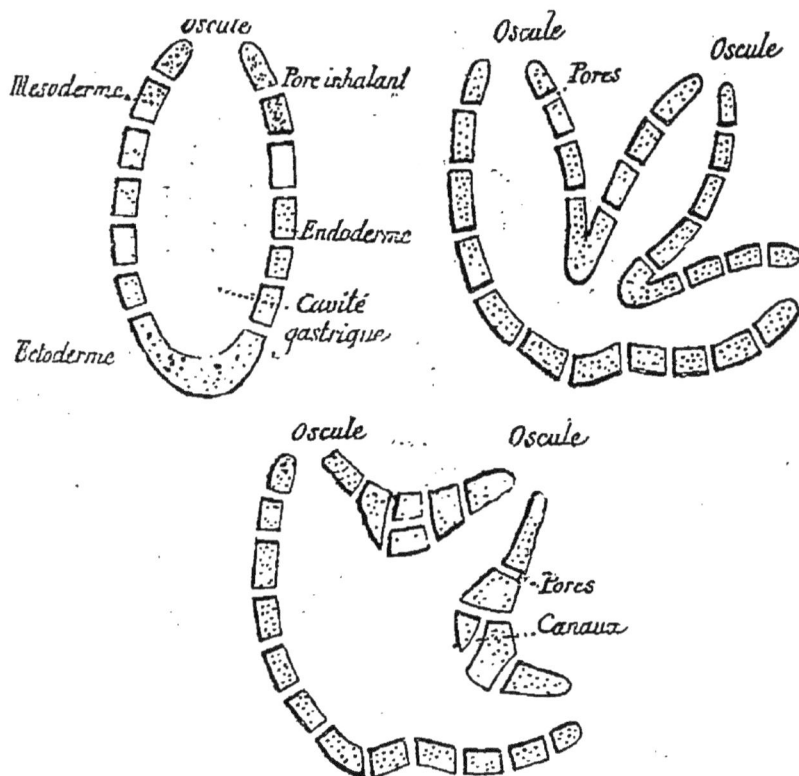

FIG. 48. — Formation d'une colonie d'Éponges (schema). — La figure placée en haut et à gauche montre un individu isolé ; la figure placée en haut et à droite montre un groupe de trois individus non fusionnés ; la figure inférieure montre un groupe de trois individus fusionnés.

lants, puisqu'ils servent à l'entrée de l'eau. La paroi du corps présente, comme chez tous les Métazoaires, un ectoderme, un mésoderme, et un endoderme. L'ectoderme est représenté par une couche épithéliale simple, tapissant la surface du corps ; de même l'endoderme est constitué par une couche épithéliale simple limitant la cavité intestinale. Entre les deux, le mésoderme est assez épais ; il consiste simplement en une masse de substance conjonctive fondamentale con-

tenant quelques éléments figurés, et des bâtonnets ou spicules de carbonate de chaux ou bien de silice. Le mésoderme des Spongiaires ne
contient ni fibres musculaires ni éléments nerveux bien nets.

Plusieurs des Éponges calcaires ou Calcisponges, appartenant au
type qui vient d'être décrit, sont isolées, c'est-à-dire ne bourgeonnent
pas ; d'autres, au contraire, bourgeonnent et forment des colonies,
ainsi que la figure 48 l'indique. Pour cela, l'extrémité inférieure de la
paroi du corps pousse une sorte de diverticule creux latéral, dans
l'intérieur duquel pénètre une expansion de la cavité digestive. Le
tout se réduit, en somme, à la production d'un cul-de-sac latéral de
cette cavité, le cul-de-sac se manifestant au dehors comme un petit
bourgeon placé sur la paroi du corps. Ce bourgeon grandit de plus
en plus, se perce d'une grande ouverture
vers son extrémité libre, opposée à l'extrémité adhérente à l'individu mère, et de
plusieurs petites ouvertures sur les parois
latérales ; un oscule et des pores ont ainsi
pris naissance, et le nouvel individu ressemble en tout au premier. Ce nouvel
individu ou nouveau *Zooïde* grandit, en
restant toujours attaché à l'individu mère,
et tous les deux donnent naissance de nouveau à d'autres individus. Il se produit

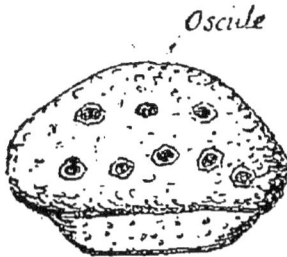

FIG. 49. — Colonie d'Éponge.

ainsi une colonie, dans laquelle les Zooïdes ne sont pas entièrement confondus, sont libres en partie, mais dans laquelle aussi les cavités digestives de tous les Zooïdes communiquent les unes avec les autres par leurs
bases. —Étant donnée la structure précédente, il est facile de comprendre celle de la plupart des Spongiaires dont les individus sont
fusionnés. Si l'on se représente tous ces Zooïdes entièrement soudés
par toutes leurs parois, on aura une masse compacte, percée à la surface d'oscules et de pores, et creusée dans son intérieur de cavités
digestives communiquant toutes les unes avec les autres. Si l'on tient
compte, en outre, de ce fait, que le bourgeonnement se produit sans
aucune autre régularité que celle déterminée par la forme spécifique
de la colonie, que par suite, dans la plupart des cas, ce bourgeonnement se produit dans toutes les directions, on aura l'aspect présenté
par la plupart des Spongiaires, c'est-à-dire une masse d'aspect plus
ou moins défini, recouverte à sa surface par un ectoderme résultant de

l'accolement de tous les ectodermes particuliers, percée dans son inté
rieur par de nombreux canaux anastomosés dans toutes les directions,
communiquant avec l'extérieur, et tapissés par l'endoderme ; et, entre
l'ectoderme et l'endoderme, un mésoderme abondant, formé par la
fusion de tous les mésodermes particuliers.

Après l'exposé de ces considérations générales sur les Spongiaires,
nous allons rapidement examiner le rang qu'ils ont occupé dans la
classification zoologique, ensuite leur classification propre, pour passer
à une étude plus détaillée de leur anatomie, de leur développement
embryologique, et de leurs usages médicaux.

Lorsque les premiers zoologistes examinèrent la constitution d'une
Spongille, ils crurent reconnaître qu'elle était formée d'une masse
protoplasmique non divisée en cellules, ce qui les détermina à les
classer parmi les Protozoaires. Plus tard, on en fit des Infusoires, et
enfin on les rattacha aux Cœlentérés, parce qu'on avait cru reconnaître parmi les cellules de leurs corps des cellules à cnidocils.
C'était là une erreur ; et, si la position qui leur était assignée était
bien exacte, les points sur lesquels on s'appuyait étaient faux. En
réalité, les Spongiaires n'appartiennent aux Cœlentérés que par le
nombre des feuillets blastodermiques, qui est de deux chez l'embryon.

Nous diviserons les Spongiaires en deux classes, d'après l'absence
ou la présence de spicules dans leur mésoderme. Les Spongiaires
dépourvus de spicules forment la classe des *Alithidés;* ceux qui en
possèdent constitueront celle des *Lithidés*. Les Alithidés ne renferment
qu'un seul groupe : les Alithidés proprement dits, appelés encore
Myxosponges. Les Lithidés se divisent en deux sous-classes, d'après
la nature chimique des spicules : les *Calcisponges* et les *Silicisponges*.
Les Silicisponges se caractérisent, ainsi que leur nom l'indique, par
la présence de spicules siliceux, tandis que les Calcisponges se caractérisent par la présence de spicules calcaires. A leur tour, les Silicisponges se subdivisent suivant qu'ils possèdent ou non des filaments
cornés; ceux qui en possèdent formeront l'ordre des *Cératosponges*,
et ceux qui n'en possèdent pas celui des *Eusilicisponges*. Le dernier
ordre se subdivise en quatre familles principales : les *Corticées*, les
Halicondrées, les *Lithistidées* et les *Hexactinellidées*. La classe des
Calcisponges se subdivise en trois ordres, d'après les caractères tirés
des canaux, ce sont : les *Ascones*, les *Sycones* et les *Leucones*.

Avant de passer à la description du groupe, voici un tableau synoptique de la classification :

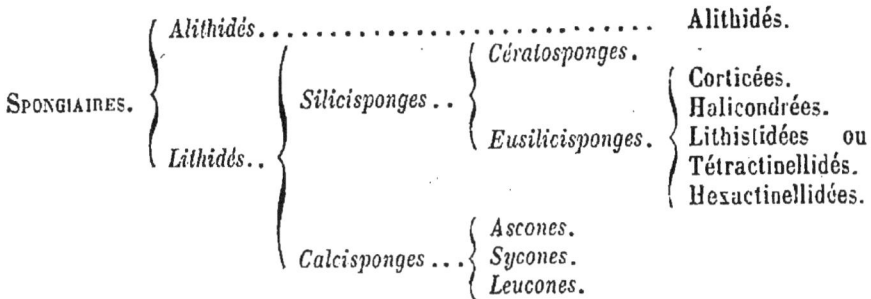

SPONGIAIRES.
- Alithidés.......................... Alithidés.
- Lithidés..
  - Silicisponges..
    - Cératosponges.
    - Eusilicisponges.
      - Corticées.
      - Halicondrées.
      - Lithistidées ou Tétractinellidés.
      - Hexactinellidées.
  - Calcisponges...
    - Ascones.
    - Sycones.
    - Leucones.

L'aspect extérieur d'une Éponge est excessivement varié ; et nous ne passerons pas en revue ces différentes formes, en raison de leur peu d'importance médicale. Les Éponges présentent toujours, ainsi que cela est décrit plus haut, de grandes ouvertures ou oscules, et de petites ouvertures qu'on nomme des pores. Ces ouvertures communiquent entre elles par un lacis de canaux ramifiés dans tous les sens.

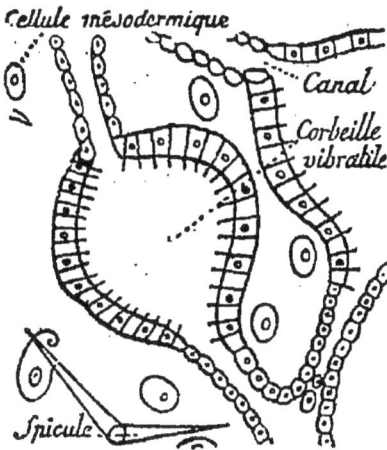

Si on fait une coupe dans le corps d'une colonie d'éponge, on remarque dans leur intérieur de grandes cavités ciliées communiquant entre elles par l'intermédiaire des canaux. Ce sont, en effet, des dilatations dispersées sur tout le parcours de ces canaux ramifiés, qu'on appelle des *chambres flagellées* ou des *corbeilles vibratiles*. Elles sont tapissées par un épithélium vibratile correspondant à l'endoderme, et dont les cellules présentent à leur partie libre, regardant l'intérieur de la chambre, une collerette entourant un long cil. Leur rôle physiologique est d'aider à la circulation de l'eau dans l'intérieur des canaux de l'Éponge.

Fig. 50. — Structure interne d'une Éponge.

L'ectoderme et l'endoderme sont formés par une couche simple de cellules épithéliales ; on avait longtemps ignoré la présence d'une enveloppe ectodermique. Le mésoderme, qui est placé entre ces deux feuillets, se présente comme une masse conjonctive dans l'intérieur de laquelle on trouve des cellules et des spicules calcaires ou siliceux. Examinées au microscope, les cellules mésodermiques offrent un aspect ramifié et sont assez grandes. Sans doute, elles dérivent en partie, par prolifération cellulaire, des parois ectodermiques et endodermiques, pour aller se placer dans la substance intercellulaire du mésoderme; mais elles proviennent aussi de plusieurs couches cellulaires placées chez l'embryon entre l'ectoblaste et l'endoblaste. Les filaments cornés que l'on trouve à côté de ces cellules rappellent les éléments élastiques des animaux supérieurs; ils se forment par couches successives; sur une coupe, ils montrent des cercles concentriques correspondant à ces couches. Les spicules, de nature calcaire ou siliceuse, revêtent des formes variant avec chaque type d'éponge. Tantôt, en effet, ils sont allongés, renflés en tête, ou arrondis et ovales, lisses ou hérissés de petits piquants, etc.

Les Éponges peuvent se reproduire par deux procédés : asexuellement et sexuellement. Le premier mode a été bien étudié chez la Spongille. On voit alors certaines cellules mésodermiques se rapprocher les unes des autres, se

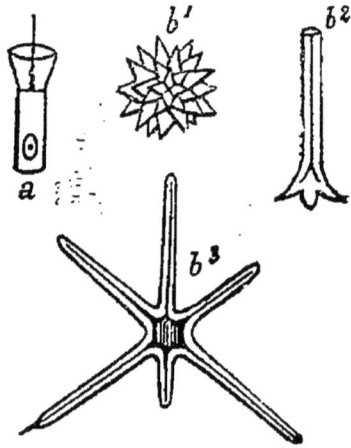

Fig. 51. — *a*, cellules de l'endoderme d'une Éponge ; *b¹*, *b²*, *b³*, diverses formes de spicules.

réunir en un agrégat cellulaire, dont les éléments renferment chacun un spicule siliceux, terminé aux deux extrémités par des disques, d'où le nom de d'*amphidisques* qu'on leur a donné à cause de cette disposition. Ces agrégats, nommés *gemmules*, sortent de l'intérieur de l'éponge-mère pour aller donner naissance à des individus semblables à celui dont ils dérivent. D'autres spongiaires, tels que les *Téthya*, les *Subérites*, se reproduisent aussi par des gemmules.

La reproduction sexuée, c'est-à-dire effectuée par le moyen d'ovules et de spermatozoïdes, existe chez tous les Spongiaires. Les produits sexuels se forment dans le mésoderme. Certaines cellules du mésoderme rétractent leurs prolongements ramifiés; leur contenu se segmente et donne naissance à une série de cellules qui deviennent des spermatozoïdes. L'ovule est aussi formé aux dépens d'une cellule du mésoderme qui s'arrondit peu à peu, en s'entourant parfois d'une membrane folliculaire fournie par les cellules voisines. Les deux produits sexuels, libres ainsi dans le mésoderme, vont se féconder soit dans le mésoderme, soit dans les canaux endodermiques où ils parviennent, et les premiers processus se passeront dans l'intérieur de la colonie mère ; ce n'est qu'à un stade assez avancé que les larves sont expulsées pour continuer en liberté la série de leurs développements.

Chez une éponge calcaire, la *Sycandra Raphanus*, l'œuf se segmente après la fécondation, et donne une morula aplatie, constituée par deux rangées de cellules, une rangée supérieure et une rangée inférieure. La rangée supérieure représente l'ectoblaste, et la rangée inférieure l'endoblaste. Toutes ces cellules se segmentent, mais d'une

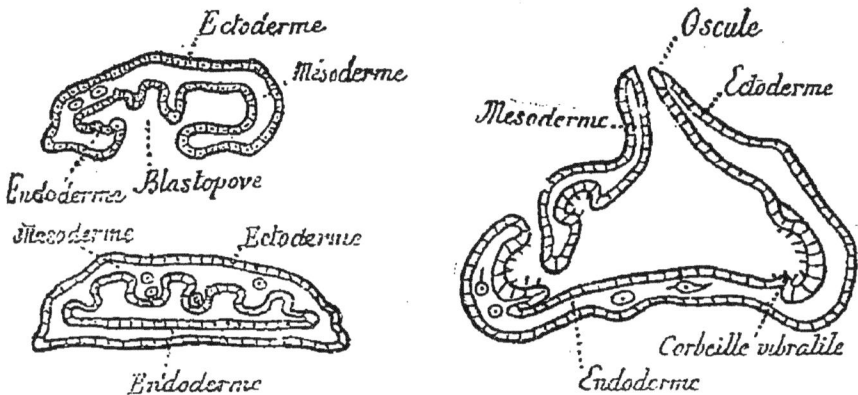

FIG. 52. — Développement des Eponges. A gauche et en haut, gastrula se fixant par sa région blastoporienne ; à gauche et en bas, gastrula fixée et blastopore fermé ; à droite, formation du premier oscule et du premier pore.

manière différente, les endoblastiques surtout radialement, les ectoblastiques dans tous les sens. La larve est rejetée à cet état, la paroi ectoblastique s'allonge et entoure peu à peu l'endoblaste, dont les cellules se munissent de cils qui permettent à l'embryon de nager. Il se forme ainsi une gastrula munie d'abord d'un large blastopore, puis ce blastopore se rétrécit peu à peu et se ferme. La larve s'aplatit alors, et se fixe au fond de la mer par la région blastoporienne. Entre les deux feuillets apparaît une substance gélatineuse, qui représente le mésoderme, et dans l'intérieur de laquelle pénètrent des cellules qui dérivent probablement de l'ectoblaste et de l'endoblaste. La cavité digestive ou archentéron pousse quelques diverticules qui finissent par s'ouvrir à l'extérieur : ce sont les canaux gastro-vasculaires ; les pores prennent naissance ensuite par des enfoncements de l'ectoblaste allant à la rencontre des canaux. On le voit, les Spongiaires présentent un stade gastrulaire dans leur développement, et sont ainsi de vrais Métazoaires; mais comme la larve n'a que deux feuillets, on doit les placer parmi les Cœlentérés.

Toutes les classifications actuelles des Spongiaires sont artificielles. C'est en se basant sur la présence ou l'absence des spicules que l'on divise les Spongiaires en Alithidés et Lithidés.

Les Alithidés ou Myxosponges se caractérisent donc par l'absence complète de squelette; comme elles n'offrent aucun intérêt médical, nous les passerons sous silence.

Les Lithidés, que l'on pourrait encore appeler Squelettifères par opposition aux Alithidés ou Asquelettifères, se caractérisent par la présence dans l'intérieur du mésoderme de nombreux spicules dont les uns sont siliceux et les autres calcaires : d'où la division en deux sous-classes, les Silicisponges et les Calcisponges. Cette classification paraît assez naturelle, car, dans les mêmes fonds, vivent souvent côte à côte des éponges calcaires et siliceuses, sans qu'on ait trouvé le moindre passage entre ces deux groupes. La différence qui existe entre ces deux sous-classes est une différence que l'on peut qualifier de primordiale, parce qu'elle est due à une tendance particulière du protoplasma des cellules mésodermiques à absorber exclusivement, d'une part la silice, et de l'autre le calcaire, en dissolution dans l'eau de la mer. A ce caractère essentiellement organique, il faut ajouter encore l'aspect particulier que présentent les colonies de ces deux groupes. Les Calcisponges offrent parfois des individus isolés, ne bourgeonnant jamais, à l'opposé des Silicisponges qui n'ont point d'individus isolés, et qui bourgeonnent. En outre, quand les Calcisponges forment des colonies, les individus s'accolent les uns aux autres, mais ne se fusionnent pas toujours, tandis que les colonies de Silicisponges ont les individus toujours confondus.

On divise les SILICISPONGES en deux ordres, suivant que l'on trouve dans l'intérieur du mésoderme des filaments cornés ou que l'on n'en trouve pas. Les **Cératosponges** correspondent aux Silicisponges possédant des filaments cornés, et les **Eusilicisponges** à ceux qui en sont dépourvus. C'est principalement dans l'ordre des Cératosponges que sont les espèces utilisées en médecine. Les *Corticées* tirent leur nom de la forme particulière des spicules de la périphérie, qui constituent par leur feutrage une espèce d'écorce ; ils sont arrondis et très petits, tandis que ceux disposés au centre de l'éponge sont le plus souvent longs, et, dans tous les cas, différents de ceux qui occupent la périphérie. Les *Halicondriées* ne constituent pas un groupe parfaitement délimité ; on y fait entrer toutes les éponges qui ne peuvent être classées dans les familles voisines. Les *Lithistidées* ou Tétractinellidés se caractérisent par la forme des spicules qui ont généralement quatre branches rayonnantes. Les *Hexactinellidés*, qui viennent ensuite, ont des spicules à six branches partant d'un centre commun.

La deuxième classe est celle des Calcisponges. Trois ordres entrent dans cette classe : les **Ascones**, les **Sycones** et les **Leucones**. Les Ascones sont des Éponges à paroi du corps mince et parcourue par des canaux gastro-vasculaires affectant une direction rectiligne. Les Sycones, à l'opposé des Ascones, ont la paroi du corps épaisse, et des canaux droits débouchant à l'extérieur sur de petites éminences. Enfin, le dernier ordre, celui des Leucones, se différencie des deux familles précédentes par un lacis de canaux gastro-vasculaires à anastomoses et ramifications nombreuses.

C'est dans le groupe des Cératosponges que sont les Éponges médicinales. Ces Éponges sont fournies par plusieurs espèces, dont les principales sont l'*Euspongia officinalis* et l'*E. usitatissima*. Ces espèces habitent, à d'assez grandes profondeurs, la Méditerranée, surtout dans sa partie orientale. Les colonies, recueillies, puis desséchées pour détruire la matière organique vivante et ne conserver que le feutrage de filaments cornés, subissent, pour les besoins du commerce, des préparations diverses qui leur ont valu des noms différents. Les principales sortes sont : l'Éponge préparée à la cire, l'Éponge à la ficelle et l'Éponge à la gomme.

L'Éponge préparée à la cire, ou *Spongia cerata*, est employée sous la forme de tranches imprégnées de cire, que l'on introduit dans les diverses fistules ou cavités dont on veut amener par gradation la dilatation. Les Éponges à la ficelle, ou *Spongia compressa*, sont des Éponges employées pour les mêmes usages médicinaux, mais avec cette différence que l'Éponge n'est point enduite de cire comme la première, elle est brute. On l'introduit telle quelle dans les divers trajets fistuleux ou cavités naturelles, après l'avoir au préalable débarrassé de la ficelle avec laquelle on l'avait fortement serrée quand elle était encore humide. Quant à la forme sous laquelle on l'emploie, elle est soumise aux besoins chirurgicaux, car il est très facile de lui donner la forme, les dimensions, l'épaisseur, dont le praticien a besoin. La dernière sorte, ou éponge à la gomme, *Spongia gummata*, est simplement enduite de gomme au lieu de cire. Mais la plus usitée est la deuxième, l'Éponge à la ficelle. En dehors des usages médicaux, l'Éponge est encore employée dans les usages domestiques.

Toutes les Éponges, sauf la Spongille des eaux douces, vivent dans la mer.

CNIDAIRES.

Les Cnidaires forment le second sous-embranchement des Cœlentérés. Malgré le peu d'intérêt qu'ils offrent au point de vue médical, nous ne les passerons pas sous silence, en raison même des modifications intéressantes qu'offre leur organisation. Ils se divisent en deux groupes : les *Hydrozoaires* et les *Anthozoaires*. Pour bien saisir la

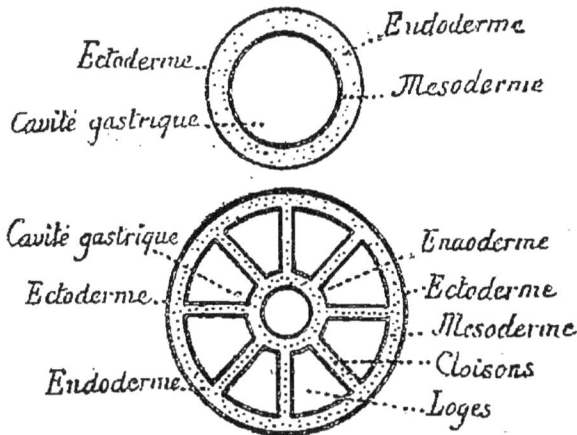

FIG. 53. — Coupes transversales du corps des Cœlentérés cnidaires ; en haut, d'un Hydrozoaire ; en bas, d'un Anthozoaire.

différence qui existe entre ces deux types, il faut les suivre dans leur évolution embryonnaire, en commençant par le stade gastrula.

Une gastrula de Cœlentéré se compose de deux feuillets blastodermiques, un ectoblaste et un endoblaste. Si l'on suppose que cette gastrula se fixe tout en conservant sa forme allongée, et qu'autour de la bouche il se produise des évaginations de la cavité gastrique en forme de tentacules, on aura le schéma d'un Hydroïde, un des types les plus simples des Hydrozoaires.

Chez les Anthozoaires, les faits se compliquent par la formation d'un œsophage, produit par une invagination de la région buccale dans l'intérieur de la cavité gastrique, et par la division de cette cavité gastrique en chambres ou loges au moyen de cloisons parallèles à l'axe longitudinal du corps.

Les individus fixés d'Hydrozoaires et ceux d'Anthozoaires sont fréquemment nommés des *Polypes*.

On vient de voir la caractéristique des Hydrozoaires ; ces Cœlentérés ne présentent jamais de tube œsophagien descendant dans la cavité digestive, ni de cloisons développées comme celles des Anthozoaires. Les Hydrozoaires vivent fixés ou libres ; dans ce dernier cas,

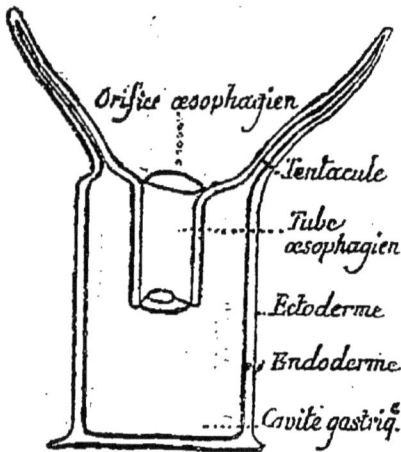

Fig. 54. — Coupe longitudinale d'un Anthozoaire.

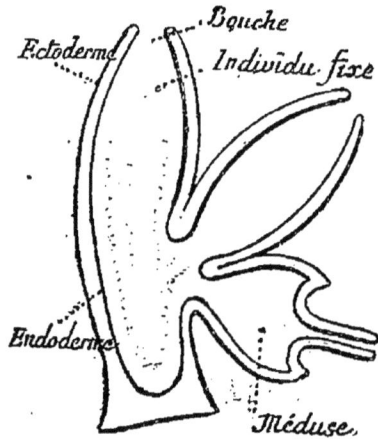

Fig. 55. — Formation d'une méduse chez les Hydroméduses.

ils possèdent le plus souvent une forme caractéristique, et montrent un corps épais, discoïde, plus ou moins excavé en dessous et aminci sur les bords, semblable à une cloche ou à une ombrelle, percé par la bouche en son centre et sur sa face inférieure, et muni latéralement de tentacules. Ces individus libres ont reçu le nom de *Méduses*.

Les Hydrozoaires renferment plusieurs classes que l'on peut ranger en deux groupes : les *Hydroméduses* et les *Scyphoméduses*. — Chez les Hydroméduses, lorsqu'on peut suivre le développement nullement restreint et condensé des individus libres ou Méduses, on voit que ces Méduses proviennent de la transformation d'individus entiers ne se segmentant pas transversalement. De plus, le bord inférieur de l'ombrelle de ces Méduses porte en dessous un mince repli membraneux, nommé *voile* de l'ombrelle. — Chez les Scyphoméduses, les

Méduses proviennent de la division transversale en plusieurs fragments d'un individu primitif dérivant de l'ovule fécondé. Cet individu

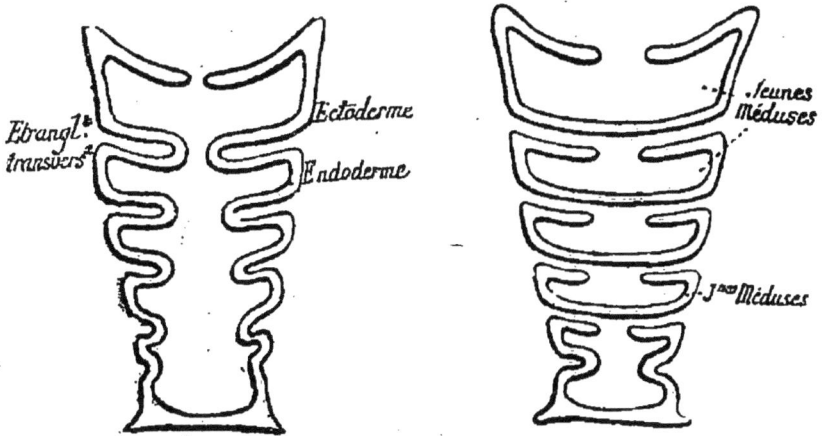

FIG. 56. — Formation de méduses chez les Scyphoméduses. A gauche, début des étranglements transversaux dans le polype primitif ou Scyphistome ; à droite, segmentation achevée.

primitif est nommé *Scyphistome*, et chacun de ses fragments donne naissance à une Méduse. De plus ces Méduses n'ont pas de voile.

Soit parmi les Hydroméduses, soit parmi les Scyphoméduses, les

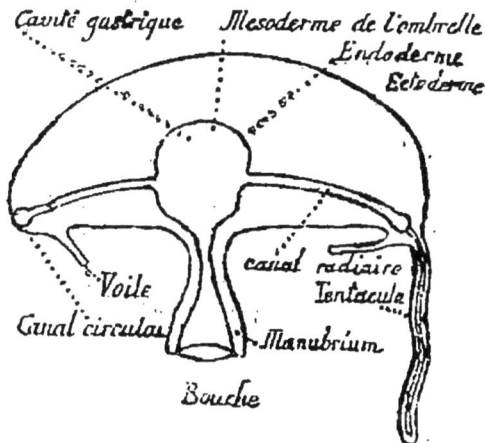

FIG. 57. — Méduse d'Hydroméduse.

types fixés présentent cependant avec les Méduses de l'un ou l'autre groupe des relations telles que leur place dans la classification est indiscutable.

Les Hydroméduses renferment quatre classes : les *Hydroïdes*, les *Géryonides*, les *Siphonophores*, et les *Cténophores*.

Les Scyphoméduses renferment trois classes : les *Lucernaires*, les *Charybdées* et les *Acalèphes*.

Les Anthozoaires se divisent en deux groupes suivant le nombre de tentacules qui entourent la bouche : les *Octatiniaires* et les *Polyacti-*

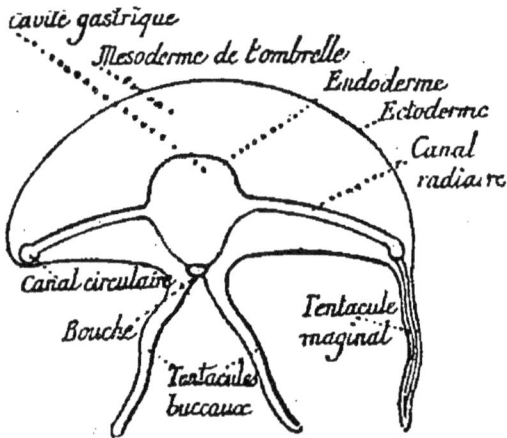

FIG. 58. — Méduse de Scyphoméduse (Acalèphe).

niaires. Les Octactiniaires ont huit tentacules péribuccaux. Les Polyactiniaires ont un nombre de tentacules très grand, dépassant parfois cent, en nombre toujours égal à un multiple de six ou de douze; ces tentacules sont parfois ramifiés.

Les Octactiniaires renferment trois classes : les *Alcyonidés*, les *Gorgonidés* et les *Pennatulidés*.

Les Polyactiniaires ou Hexactiniaires comprennent trois classes : les *Malacodermés*, les *Sclérodermés* et les *Sclérobasiques*.

Tableau synoptique de la classification des Cnidaires.

CNIDAIRES...	Hydrozoaires....	Hydroméduses....	Hydroïdes. Géryonides. Cténophores. Siphonophores.
		Scyphoméduses ...	Lucernaires. Charybdées. Acalèphes.
	Anthozoaires....	Octactiniaires	Alcyonidés. Gorgonidés. Pennatulidés.
		Polyactiniaires. ..	Malacodermés. Sclérodermés. Sclérobasiques.

HYDROMÉDUSES. — HYDROÏDES.

Un des types d'Hydroïde est l'*Hydra viridis* des eaux douces. L'Hydre, de forme allongée, est fixée par un pédoncule basilaire, et son extrémité libre, conique, porte la bouche entourée de tentacules. La paroi du corps, qui entoure une vaste cavité digestive (encore nommée cavité gastrique), est constituée par deux couches épithéliales, dont l'une est l'ectoderme, et l'autre l'endoderme ; cette dernière limite immédiatement la cavité gastrique. Entre ces deux feuillets épithéliaux existe une lame de soutien, seul représentant du mésoderme, que l'on considère comme le produit d'une exsudation de l'ectoderme et de l'endoderme. — Parfois, chez d'autres Hydroïdes, l'ectoderme sécrète une cuticule épaisse (*périsarque*) formant une loge à l'individu ; dans certains cas (*Millépores*), cette loge est très épaisse et encroûtée de calcaire.

Si l'on fait une coupe d'une Hydre, pour connaître les éléments anatomiques qui entrent dans sa structure, on trouve dans l'ectoderme des cellules épithéliales allongées parmi lesquelles sont intercalées des cellules à Cnidocils et des *cellules à Nématocystes*. Ces cellules sont un peu plus grandes que les autres cellules épithéliales. On connaît déjà les cellules à Cnidocils (voir *Organes des sens*) ; quant aux cellules à Nématocystes, ce sont des cellules globuleuses, contenant dans leur intérieur une masse protoplasmique localisée dans le

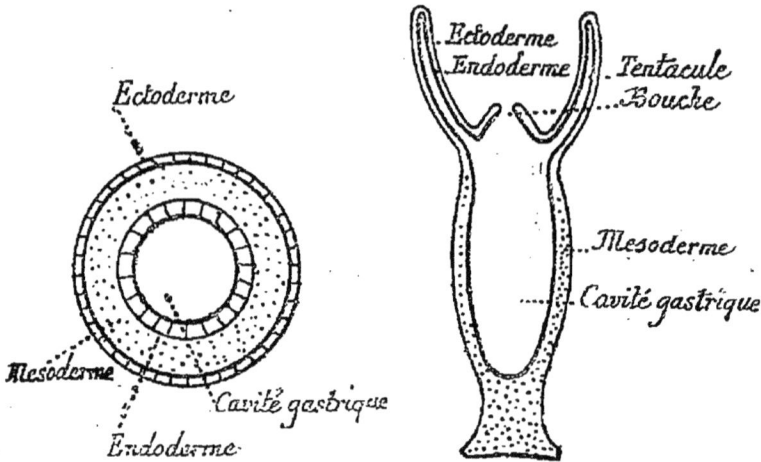

FIG. 59. — Structure d'un Hydraire. A gauche, coupe transversale. ; à droite, coupe longitudinale.

fond de la cellule, tandis que la partie supérieure, hyaline, renferme un filament roulé en spirale. Une des extrémités du filament adhère à la cellule, et l'autre, libre, est terminée en pointe. Lorsqu'un choc brusque est ressenti par la cellule, le filament se déroule brusquement et se projette au dehors, souvent en passant par un petit conduit d'expulsion ; la pointe, placée en avant, s'enfonce alors dans le corps qui a produit le choc. Ces cellules sont donc des organes de défense.

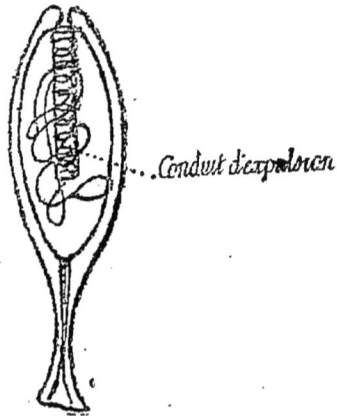

FIG. 60. — Cellule à nématocyste.

A côté de ces cellules épithéliales on en rencontre d'autres qui, en raison du double rôle épithélial et musculaire qu'elles jouent dans l'organisme, ont été appelées éléments épithélio-musculaires. Ces éléments sont formés, on le sait, de deux parties, une supérieure possédant un noyau, semblable à une cellule épithéliale, et une plus profonde modifiée en une

véritable fibre musculaire. Enfin, on trouve encore des cellules glandulaires renfermant un protoplasma abondant et granuleux, le plus
souvent localisées à la base du corps, où elles servent à la fixation de
l'animal.

L'endoderme est aussi constitué par des cellules épithéliales ordinaires à protoplasme rempli de granulations, et par des cellules glandulaires. Il existe encore, dans ce feuillet, des cellules à nématocystes,
à cnidocils, et épithélio-musculaires, mais moins nombreuses que dans
l'ectoderme. Quant au mésoderme, il est constitué par une mince
lamelle, placée entre l'ectoderme et l'endoderme, produite par les
cellules de l'un et de l'autre feuillets. Cette lamelle, si mince chez
les Hydres et chez tous les Hydroïdes fixés, prend chez les individus
libres ou Méduses une extension considérable et forme par sa masse
la majeure partie du corps.

On a donné, chez les individus fixés, le nom de Cœnosarque à l'ensemble des trois feuillets de la paroi du corps, et celui de Perisarque
est réservé à la cuticule sécrétée par l'ectoderme.

Les Hydroïdes vivent fixés au fond de la mer, soit isolés, soit en
colonies, sauf pourtant quelques individus chargés de produits sexuels,
qui abandonnent la colonie mère pour prendre la forme de Méduses
libres.

Parmi les Hydroméduses, les Hydroïdes sont les seuls à montrer
des individus fixés, les trois autres classes ne renferment que des
individus libres ; seulement, les Géryonides ont une forme de méduse
semblable à celle des individus sexués d'Hydroïdes, mais ces Géryonides sont toujours isolées et ne se détachent jamais d'une colonie
mère fixée. Les Siphonophores peuvent être considérés comme des
colonies d'Hydroïdes qui, au lieu d'être fixées, nagent librement
dans la mer. Enfin, les Cténophores sont des individus isolés qui ont
perdu la forme de méduse, en arrondissant ou bien en aplatissant leur
ombrelle, et qui possèdent, en sus de la bouche des Méduses ordinaires, deux ouvertures anales placées côte à côte.

Les Hydroïdes se reproduisent à la fois par voie sexuée et par voie
asexuée. Dans le premier mode, les ovules, après fécondation par les
spermatozoïdes, passent d'ordinaire par un stade morula, puis par un
stade blastula avec un grand blastocœle. La plupart des cellules du
blastoderme se divisent de manière à envoyer dans la cavité blasto-

cœlienne les cellules résultant de leur segmentation ; ces cellules ou phagocytes s'y accumulent et constituent l'endoblaste, pendant que le blastoderme périphérique devient l'ectoblaste. La larve, après avoir nagé pendant quelque temps, se fixe par une de ses extrémités ; une bouche se perce à l'extrémité opposée, des tentacules naissent autour d'elle par des évaginations de la cavité gastrique, et la structure de l'adulte apparaît ainsi peu à peu. Il ne se forme donc, pendant toute cette évolution, que deux feuillets blastodermiques.

La reproduction asexuée mérite un examen plus approfondi ; cette reproduction s'effectue toujours par bourgeonnement. Pour cela, lors-

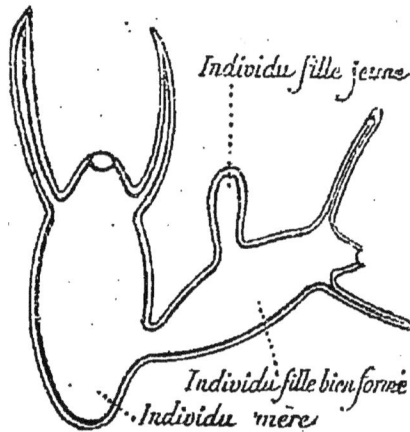

Fig. 61. — Bourgeonnement d'un Hydraire pour former une colonie.

qu'un individu doit donner naissance à un nouvel individu, on voit la cavité digestive du premier soulever la paroi du corps en un point donné, de manière à former une saillie proéminente à l'extérieur. Cette saillie se compose d'une cavité, diverticule de la cavité digestive, limitée par une paroi ayant la même structure que la paroi du corps dont elle provient, c'est-à-dire constituée par un ectoderme et un endoderme séparés par une mince lamelle de soutien. La saillie grandit de plus en plus, s'allonge et s'élargit en restant toujours adhérente à l'individu primitif, puis une ouverture se perce au sommet de l'extrémité opposée à la région d'adhérence. Cette ouverture deviendra une bouche, car la saillie ainsi accrue est un nouvel individu qui a pris naissance par bourgeonnement ; des tentacules apparaissent autour de la bouche, et le nouvel individu (encore nommé Zooïde), est entièrement constitué comme le Zooïde dont il dérive.

9

Si, sur ces individus de deuxième génération en naissent d'autres, et ainsi de suite, on comprend qu'il se formera un assemblage de zooïdes tous fixés les uns sur les autres; ces assemblages, ayant des formes définies suivant les genres et les familles, sont des colonies.

Il faut distinguer deux sortes de colonies : les unes, moins nombreuses, sont formées d'individus tous semblables les uns aux autres; telles sont les colonies de l'Hydre ordinaire, si fréquentes dans nos mares. Les autres, par contre, sont formées d'individus dissemblables, et voici pourquoi : le nombre des Zooïdes étant très considérable, il en résulte parmi eux une division du travail, entraînant avec elle des différences de forme. Certains Zooïdes servent uniquement à saisir les aliments qui passent à portée, et sont munis à cet effet de longs tentacules (individus préhenseurs ou *dactylozoïdes*); d'autres

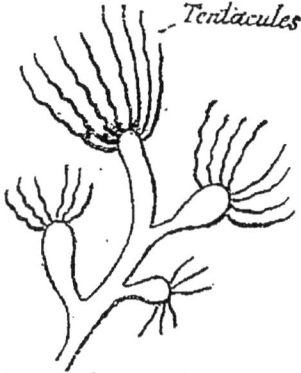

Colonie de 4 individus

FIG. 62. — Colonie d'*Hydra viridis*.

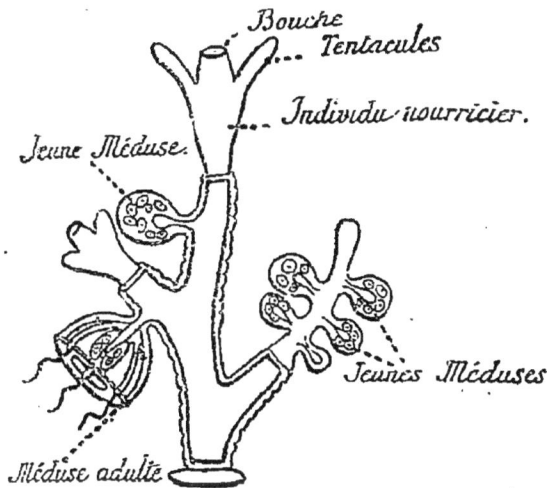

FIG. 63. — Colonies de polypes d'Hydroméduses.

servent uniquement à la digestion, sont courts, ventrus et dépourvus de tentacules (individus nourriciers ou *gastrozoïdes*); d'autres sont aplatis, minces, et protègent l'ensemble des autres individus; d'autres, enfin, sont uniquement chargés de produire les éléments sexuels (*gonozoïdes*).

Comme tous ces individus proviennent les uns des autres, on comprend que toutes leurs cavités digestives communiquent entre elles ; aussi les aliments assimilables sont-ils transmis par les gastrozoïdes à tous les autres individus faisant partie de la colonie.

Les Zooïdes reproducteurs ou Gonozoïdes subissent, chez un grand nombre d'Hydroïdes, une évolution spéciale, résultant d'une application de la loi qui veut, chez tous les êtres organisés, que les produits sexuels soient expulsés le plus loin possible de l'individu mère et répartis sur le plus grand espace possible (loi de dissémination des germes). Au lieu de consister en simples individus ovoïdes, gonflés d'œufs ou de spermatozoïdes, et fixés en permanence sur la colonie à laquelle ils appartiennent, ces gonozoïdes possèdent un long cône buccal, élargissent leurs parois latérales en une membrane épaisse, courbée en forme de cloche et munie de tentacules sur ses bords (*tentacules marginaux*), puis se séparent de leur colonie et deviennent entièrement libres. Ces gonozoïdes errants

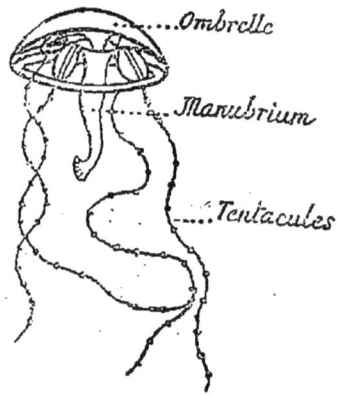

FIG. 64. — Méduse d'Hydroméduse (*Liriope*).

sont soutenus dans l'eau par leur corps en cloche, et mis en équilibre par le pédoncule buccal ; ils ont reçu le nom de *Méduses;* leur pédoncule est un *manubrium* ou un manche, et leur corps constitue l'*ombrelle,* car on a comparé leur forme à celle d'une ombrelle ou d'un parapluie.

Comme ces Méduses sont de simples individus détachés d'une colonie pour mieux répandre les germes, leurs ovules fécondés donnent naissance à une nouvelle colonie. Ce fait a été considéré comme une alternance de générations, car on attribuait presque à la colonie et au Gonozoïde la valeur de deux individus bien distincts, n'ayant de rapports l'un avec l'autre que par leur origine, le premier dérivant du second et ainsi de suite ; cela n'est pas, car les Gonozoïdes ne sont que des Zooïdes d'une colonie, ayant pris de même que les autres Zooïdes une forme spéciale en rapport avec leurs fonctions, mais s'étant en plus séparés de la colonie mère : c'est là la seule différence entre ces Zooïdes.

Les Hydroïdes se divisent en trois ordres : les *Hydrocoralliens*, les *Tubulariens* et les *Campanulariens*.

Les **Hydrocoralliens** se caractérisent par un périsarque, ou cuticule, très épais et encroûté de calcaire. De plus, dans les colonies, les divers périsarques se fusionnent par places et forment une masse encroûtante semblable à un polypier, creusée de petites logettes dans

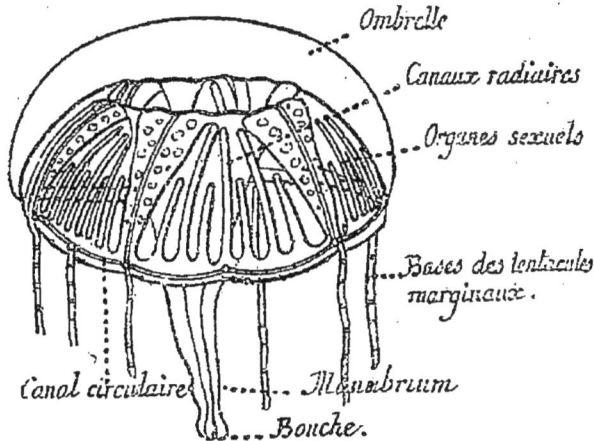

FIG. 65. — Méduse d'Hydroméduse (*Carmarina*).

lesquelles sont placés les Zooïdes. Les genres principaux d'Hydrocoralliens sont les *Millepora* et les *Stylaster*.

Les deux autres ordres se caractérisent par un périsarque chitineux, corné, épais quelquefois, mais rarement calcaire. Les **Tubulariens** n'ont pas de périsarque, ou, s'il existe, il est très mince et ne se sépare jamais de l'ectoderme, de sorte que l'animal ne peut pas se rétracter dans cette cuticule. Les **Campanulariens** possèdent au contraire un périsarque assez épais, et pouvant se détacher en partie de l'ectoderme pour former une loge où le Zooïde peut se rétracter avec ses tentacules.

HYDROÏDES ...
- *Hydrocoralliens*.... Périsarque calcaire.
- *Tubulariens*....... Périsarque mince, ne formant point de loges.
- *Campanulariens*.... Périsarque épais, formant une loge à chaque zooïde.

GÉRYONIDES.

Les Géryonides, qui constituent la deuxième classe des Hydro-zoaires, ressemblent beaucoup par leur forme aux Gonozoïdes libres du groupe précédent. Une Géryonide est en effet une Méduse possé-dant un manubrium qui porte la bouche ; cette ouverture conduit dans un estomac auquel aboutissent des canaux gastro-vasculaires, ramifi-cations de l'estomac allant du centre à la périphérie, et parcourant l'ombrelle. Sur tout le pourtour de la cloche est insérée une mem-brane mince nommée *voile*, un peu en dehors de laquelle sont placés des tentacules marginaux. A ces caractères extérieurs il s'en ajoute d'autres qui marquent une supériorité organique. C'est ainsi que le bord de l'ombrelle possède un cordon nerveux circulaire, dont les nerfs se rendent aux canaux gastro-vasculaires, aux tentacules et à quelques organes des sens, ocelles ou otocystes, nommés corpuscules marginaux, et placés entre les tentacules.

Quant aux canaux gastro-vasculaires, ce sont des expansions cylin-driques de l'estomac se dirigeant, tout en se ramifiant, vers le bord de l'ombrelle ; ces canaux radiaires se jettent alors dans un canal circulaire qui parcourt le bord de l'ombrelle entier. Les produits sexuels naissent sur le pourtour de l'estomac et de quelques canaux radiaires.

L'œuf des Géryonides est riche en vitellus nutritif; sa segmenta-tion donne naissance à une morula formée de deux couches cellulaires limitant une cavité centrale ; celle-ci deviendra la cavité digestive, la couche cellulaire externe l'ectoblaste, et l'interne l'endoblaste. Peu à peu une masse de substance conjonctive fondamentale, exsudée par ces deux couches, s'intercale entre l'ectoblaste et l'endoblaste pour constituer le mésoderme. Puis l'embryon s'accroît, la bouche se perce en un point du corps, la cloche et le manubrium apparaissent, et l'aspect de l'adulte commence à se manifester.

SIPHONOPHORES.

On doit considérer les Siphonophores comme des colonies d'Hydroïdes devenues libres. En se plaçant à un point de vue général, on
voit que, d'un côté, chez les Hydroïdes, par suite d'une adaptation
particulière, des individus sexués ou Méduses se sont détachés de la
colonie, ont persisté sous cet état, en donnant comme terme ultime de

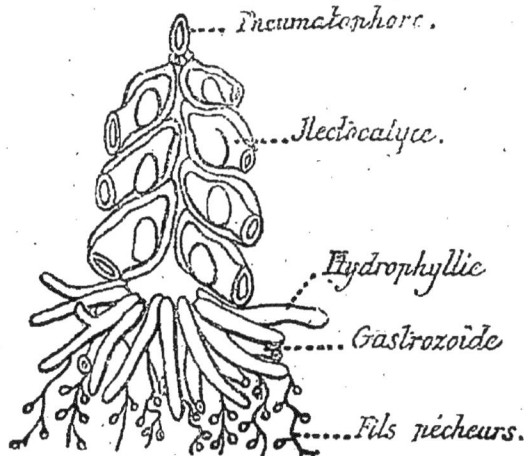

Pneumatophore.

Nectacalyce.

Hydrophyllic

Gastrozoïde

Fils pêcheurs.

FIG. 66. — Siphonophore du genre *Physophora*.

leur différenciation les Géryonides et les Cténophores, et que, d'un
autre côté, certaines colonies entières d'Hydroïdes fixées ont évolué
pour devenir libres et devenir des Siphonophores.

Les Siphonophores sont tous des animaux pélagiques, vivant à la
surface de la mer, et rassemblés en colonies offrant une grande diversité de formes parmi les individus, et, comme conséquence, un exemple très caractéristique de la division du travail.

Une colonie de Siphonophore appartenant au genre *Physophora*
présente un axe central creux, appelé *Rachis* ou *Hydrœcium*, terminé
supérieurement par une ampoule creuse pleine d'air, nommée *Pneumatophore*, servant à maintenir le Rachis vertical dans l'eau ; inférieu-

rement cet axe est terminé par une partie élargie ou *plateau* portant des individus à fonctions différentes. Enfin, sur les parties latérales du Rachis sont disposés, de chaque côté, des individus montrant une vaste cavité centrale entourée par une paroi riche en fibres musculaires. Ces Zooïdes ont reçu le nom de *Nectocalyces*, ou mieux d'individus nageurs, expression indiquant le rôle qu'ils ont à remplir dans la vie de la colonie. C'est par une simple contraction de leurs parois musculaires que l'eau chassée de leur cavité intérieure détermine la progression de la colonie.

A la face inférieure du plateau sont disposés les autres individus, parmi lesquels il faut distinguer des individus nourriciers, des individus préhenseurs, des individus protecteurs, et des individus sexués. De même que chez les Hydroïdes, les cavités gastriques de tous les Zooïdes d'une même colonie communiquent les uns avec les autres.

Les individus nourriciers, encore appelés *Hydrantes* chez les Siphonophores, sont les analogues des Gastrozoïdes des Hydroïdes. Ils ont une forme allongée, sont dépourvus de tentacules, et leur extrémité libre est percée d'une ouverture buccale. Ils sont spécialement chargés d'élaborer les matières alimentaires pour tous les individus. Les aliments leur sont apportés par des individus préhenseurs, représentés par des groupes de cellules à nématocystes insérés sur de longs filaments, ou filaments pêcheurs, pouvant s'enrouler en spirale et se dérouler. Les individus protecteurs sont disposés sur les bords du plateau et tendent à recouvrir les autres individus ; ils affectent la forme de feuilles, d'où le nom d'*Hydrophyllies* qu'on leur réserve encore.

Quant aux individus sexués ou *Gonozoïdes*, ils sont disposés en grappe autour d'un Gonozoïde primitif qui leur sert de support. Ils présentent, chez les Vélelles et quelques autres types, la forme de Méduses ; chez tous les autres Siphonophores, ils restent adhérents à la colonie.

On divise cette classe en quatre ordres ; nous n'indiquerons la classification que par ce tableau synoptique :

	Physophorides.	Rachis cylindrique ; hydrophyllies planes.
SIPHONOPHORES.	*Physalides*....	Rachis en forme d'outre.
	Vélellides.....	Rachis en forme de membrane mince.
	Diphyides	Rachis cylindrique ; hydrophyllies en forme de cloche.

CTÉNOPHORES.

Les Cténophores constituent la quatrième classe des Hydroméduses ; ce sont des animaux à corps allongé ou arrondi, suivant les
types, mais toujours garni de huit rangées de palettes natatoires

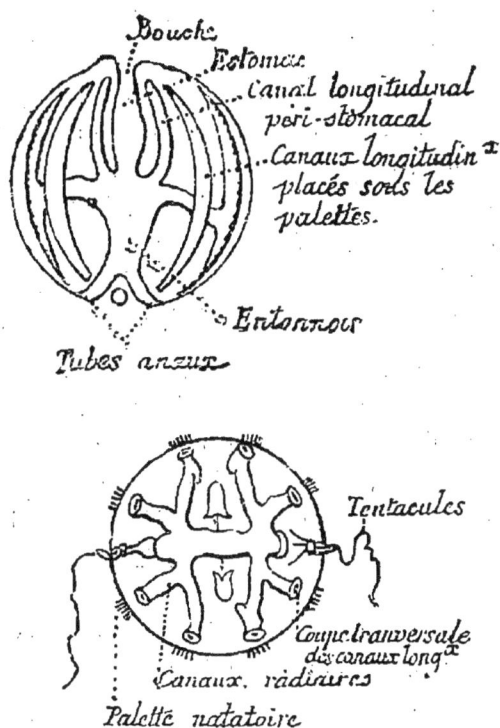

Fig. 67. — Structure d'un Cténophore du genre *Cydippe*. En haut,
coupe longitudinale ; en bas, coupe transversale.

s'étendant de l'extrémité supérieure à l'extrémité inférieure du corps.
Chaque palette est un petit corps rectangulaire, doué d'un mouvement oscillatoire continu.

A l'extrémité supérieure du corps s'ouvre la bouche, plus ou moins
vaste, suivie d'un canal rectiligne conduisant à une première dilata-

tion du tube digestif. A cette première dilatation, que l'on regarde à tort comme le véritable estomac, fait suite une seconde cavité nommée *entonnoir*, et représentant le véritable estomac, d'où partent d'ordinaire deux canaux rectilignes ou canaux anaux, s'ouvrant à l'extérieur en un pôle opposé à la bouche.

De plus, de cette même cavité ou entonnoir part de chaque côté un canal radiaire envoyant deux prolongements, l'un supérieur et vertical, l'autre horizontal. Le premier se dirige vers le pourtour de l'ouverture buccale et reste indivis ; le second ne tarde pas à subir une double dichotomie, de telle sorte que l'on a bientôt, de chaque côté, quatre canaux radiaires. Chacun d'entre eux aboutit à un canal longitudinal placé sous chaque rangée de palettes. Tous les Cténophores présentent cette disposition. Outre ces appareils, que l'on peut comparer aux canaux gastro-vasculaires des Méduses, mais avec plus de complexité et de régularité, il existe encore parfois des appareils préhensiles représentés par des tentacules, qui sont toujours au nombre de deux quand ils existent.

Si on fait une coupe de l'un de ces tentacules, on voit qu'ils sont constitués par une paroi entourant une cavité

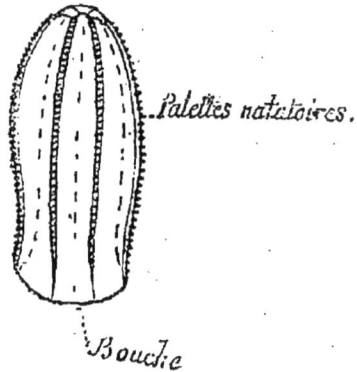

FIG. 68. — Cténophore du genre *Beroe*.

centrale. Celle-ci communique avec le système des canaux gastrovasculaires ; quant à la paroi, elle est formée de dehors en dedans par l'ectoderme, le mésoderme et l'endoderme. Parmi les cellules qui forment la couche ectodermique sont des cellules spéciales, nommées cellules collantes ; ces éléments offrent une partie supérieure hémisphérique recouverte de granulations collantes, adhérant très intimement aux corps qu'elles touchent ; dans l'intérieur de la cellule est placé un filament enroulé en spirale, constituant un ressort.

Pour terminer ce qui a rapport à la description des organes, il faut signaler l'existence d'un organe des sens très complexe placé entre les deux canaux anaux. Cet organe est un otocyste en forme de cloche, renfermant un otolithe. De la périphérie de la cloche partent deux grands replis en forme d'ailerons, un de chaque côté, considérés comme des organes olfactifs. En plus, au point de contact de ces deux organes avec l'otocyste aboutissent quatre canaux ciliés intérieurement, se continuant avec quatre des huit canaux longitudinaux placés sous les palettes.

- Quant aux organes sexuels, ils évoluent aux dépens des cellules endodermiques des canaux longitudinaux situés sous les palettes, et donnent naissance, le long du même canal, à des éléments mâles et femelles ; ces animaux sont hermaphrodites, tandis que les autres Hydroméduses sont généralement unisexués.

De ces quelques détails, il résulte que les Cténophores peuvent être considérés comme des méduses dont le manubrium aurait disparu, et dont l'ombrelle, en rapprochant ses bords, donnerait naissance au premier estomac, l'entonnoir correspondant alors à l'estomac d'une méduse, dont deux diverticules iraient s'ouvrir à l'extérieur.

On divise cette classe en quatre ordres, suivant la forme du corps et la présence des tentacules. Comme nous ne pouvons insister sur ces différentes familles, nous nous bornons à donner un tableau synoptique :

CTÉNOPHORES.

Jamais de tentacules.. *Eurystomes..* Corps muni d'une large bouche et dépourvu de tentacules. Ex.: *Beroe.*

Des tentacules...
Sacciformes.. Corps en forme d'outre. Ex. : *Cydippe.*
Tœniatés ... Corps aplati et allongé. Ex. : *Cestus.*
Lobés ...... Corps muni d'expansions latérales. Ex. : *Eucharis.*

SCYPHOMÉDUSES.

Les Scyphoméduses, qui forment le deuxième groupe des Hydrozoaires, sont caractérisés, du moins les individus libres ou méduses, par leur développement aux dépens des segments transversaux d'un individu primitif ou Scyphistome, et par leur forme, car ils sont dépourvus de manubrium et de voile; d'où le nom de *Méduses Acraspèdes* qu'on leur donne encore, par opposition à celui de *Méduses Craspédotes* accordé aux Méduses des Hydroïdes et aux Géryonides.

On divise les Scyphoméduses en trois classes : les *Calicozoaires* ou Lucernaires, les *Charybdées*, et les *Acalèphes*; ces derniers se subdivisent en *Monostomes* et *Rhizostomes*.

Les Lucernaires sont des animaux fixés; les Charybdées sont des méduses à quatre lobes et quatre tentacules marginaux. Nous laisserons de côté ces deux premières

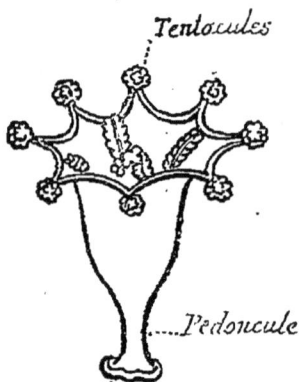

FIG. 69. — Lucernaire.

classes, simples persistances dans la nature actuelle de formes ancestrales des Acalèphes, pour ne nous occuper que de ces derniers.

Les Acalèphes, que l'on nomme encore Discophores, à cause de la forme discoïde de l'ombrelle, sont des Méduses, et peuvent être considérés comme représentant la culmination organique des Scyphoméduses.

L'ombrelle d'un Acalèphe, vue de dessus ou par la face dorsale, apparaît comme découpée sur les bords en huit lobes appelés lobes marginaux, et portant les tentacules marginaux; entre les lobes sont placés de petits organes des sens, ocelles et otocystes, nommés corps marginaux; enfin, au centre de l'ombrelle, on voit par transparence les organes sexuels disposés en croix autour de l'estomac.

Si maintenant on examine une Méduse par la face ventrale, on trouve, au centre de la sous-ombrelle ou face inférieure de l'ombrelle, une bouche quadrangulaire entourée par un pédoncule buccal très court, divisé en quatre volumineux tentacules, gros et épais autour de la bouche, minces à leurs extrémités libres. Le manubrium n'existe pas. Ces tentacules, que l'on peut appeler *bras* ou *tentacules buccaux*, offrent chacun une concavité, de manière à former quatre gouttières convergeant vers les quatre angles de la bouche.

La cavité gastrique fait suite à la bouche; examinée sur une coupe transversale, elle offre huit angles limités par huit cloisons ou saillies

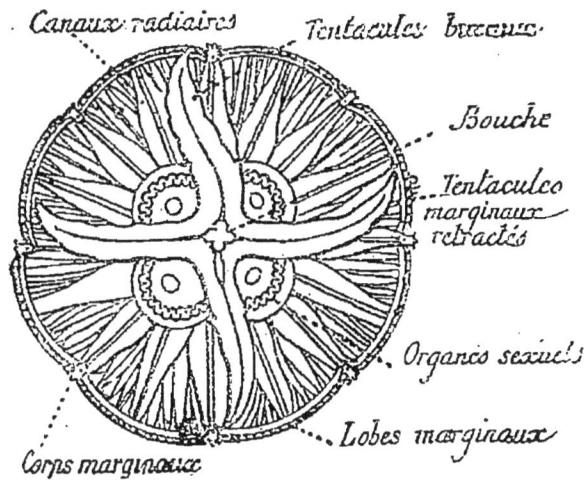

FIG. 70. — Acalèphe du genre *Aurelia* vu en dessous.

s'avançant dans la cavité. Sur ces huit saillies, il en existe quatre grandes et quatre petites. Les premières, que l'on peut appeler cloisons de premier ordre, correspondent aux quatre angles de la bouche, et les quatre autres, ou cloisons de second ordre, correspondent aux intervalles compris entre les angles de la bouche. De la cavité stomacale partent des canaux gastro-vasculaires se ramifiant dichotomiquement pour aboutir à un canal circulaire périphérique.

Le mésoderme de la cloche est formé par une substance fondamentale conjonctive, renfermant quelques cellules conjonctives. C'est principalement au voisinage de la sous-ombrelle et du bord de l'ombrelle que s'accumulent les éléments nerveux et les éléments musculaires. Parmi ces derniers, les uns sont circulaires et les autres radiaux. Les éléments nerveux sont réunis en un réseau diffus sur tout le bord de l'ombrelle. Les *corps marginaux* sont des organes des sens complexes et constitués chacun par l'union d'un ocelle et d'un otocyste.

Les organes sexuels proviennent de l'endoderme, forment quatre masses dans la paroi stomacale, et donnent naissance aux corps sexuels qui arrivent dans la cavité digestive, pour être de là expulsés au dehors. La plupart des Acalèphes sont unisexués.

L'œuf fécondé donne naissance à une blastula. Lorsque l'embryon est parvenu au stade gastrula, il se fixe par la région directement

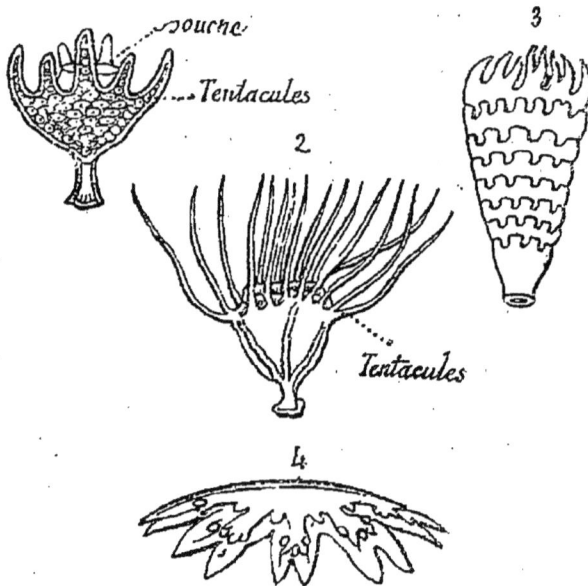

Fig. 71. — Développement d'un Acalèphe : 1. jeune Scyphistome ; 2. Scyphistome ; 3. Scyphistome segmenté transversalement ou Strobile ; 4. segment libre de Scyphistome, ou Ephyra, se transformant en Méduse.

opposée à la bouche. Tout autour de cette dernière se forment deux tentacules. Entre ces deux premiers en apparaissent bientôt deux autres, ce qui fait quatre ; il en vient ensuite huit, puis seize ; la larve, sous cet aspect, a reçu le nom de *Scyphistome*. Elle persiste pendant quelque temps à cet état, puis se divise bientôt par des étranglements transversaux. Ces étranglements deviennent de plus en plus profonds ; à mesure, des petits tentacules apparaissent sur les bords des bourrelets qui séparent les étranglements; et finalement, la larve se divise en petits disques superposés munis de tentacules latéraux. Ces disques se séparent les uns des autres, et prennent l'aspect de petites méduses nommées *Ephyra*, qui se transforment chacune en un Acalèphe.

Si l'on résume en quelques mots les traits principaux de l'embryologie de ces groupes, on voit que les individus fixés primitifs d'Hydroméduses montrent seulement un bourgeonnement latéral, à l'opposé des Acalèphes dont l'individu fixé primitif se scinde transversalement. Les Hydroméduses partent d'un point commun, l'Hydre; les Acalèphes débutent par le Scyphistome.

Les Acalèphes se divisent en *Monostomes* et *Rhizostomes*. Les premiers possèdent toujours des tentacules sur les bords des lobes marginaux; leurs bras buccaux sont séparés et libres. Les Rhizostomes sont dépourvus de tentacules marginaux; les quatre bras buccaux sont soudés par les bords, mais incomplètement et de place en place; d'où une infinité d'ouvertures disposées sur quatre lignes, portant des petits prolongements semblables à des radicelles, disposition qui leur a valu le nom de Rhizostomes.

Avant de passer au groupe suivant, nous devons dire que les Méduses, ayant dans leur ectoderme de nombreuses cellules à nématocystes, jouissent par suite de la propriété d'être urticantes, et les personnes qui se baignent souvent dans la mer le savent bien. Dès qu'un de ces animaux touche au corps de l'homme, on ressent aussitôt une douleur cuisante, très vive, accompagnée d'un peu d'œdème et d'inflammation, qui persiste assez longtemps. On a mis parfois à profit ces propriétés révulsives contre certaines affections rhumatismales.

ANTHOZOAIRES.

Les Anthozoaires, encore nommés *Actinozoaires* du nom du genre *Actinia*, forment le deuxième sous-embranchement des Cnidaires et se caractérisent, comme nous l'avons déjà vu, par l'existence d'un tube œsophagien et de cloisons longitudinales divisant la cavité gastrique en loges. Comme les cloisons s'amincissent peu à peu en bas, ces loges, closes dans leur partie supérieure, communiquent entre elles par leur extrémité inférieure. A chaque loge correspond un tentacule péri-buccal produit, comme chez les Hydrozoaires, par une évagination de la paroi du corps.

Malgré ces caractères différentiels, il ne faudrait pas croire qu'il existe entre les deux sous-embranchements des Cœlentérés des parti-cularités tellement tranchées qu'on ne puisse les rapprocher. Si les Hydroméduses diffèrent beaucoup des Anthozoaires, les Scyphomé-duses offrent avec ces derniers des points communs. Nous avons vu, en effet, que les Scyphoméduses présentent une cavité digestive divi-sée en loges par quatre ou huit cloisons ; de même, les tentacules des Anthozoaires et les premiers tentacules des Scyphistomes naissent de la même manière et dans le même ordre. La différence primordiale porte sur la présence d'un tube œsophagien chez les Anthozoaires.

La plupart des Anthozoaires possèdent dans leurs tissus, et surtout dans les tissus de la paroi du corps et des tentacules, un nombre plus ou moins considérable de concrétions calcaires, nommées sclérites, ayant d'ordinaire l'aspect de bâtonnets noueux ou branchus.

On divise les Anthozoaires en deux classes d'après le nombre de tentacules placés autour de la bouche, et des cloisons de la cavité gas-trique : les *Octactiniaires* et les *Polyactiniaires*. Les Octactiniaires pos-sèdent huit tentacules, tandis que les Polyactiniaires en ont d'habitude douze ou un multiple de douze. Le nombre des tentacules est égal à celui des loges et des cloisons de la cavité gastrique, puisqu'à chaque loge correspond un tentacule. Une coupe transversale du corps d'un

Polyactiniaire montre donc un nombre de cloisons bien plus grand que chez un Octactiniaire, celui-ci n'ayant jamais que huit cloisons.

Les Octactiniaires forment le plus souvent des colonies dont les Zooïdes offrent entre eux beaucoup de ressemblance, et dont les divers genres ne diffèrent guère que par l'aspect même de la colonie ; aussi suffira-t-il de faire l'étude d'un Zooïde pour connaître la structure des individus de ce groupe. — Les Octactiniaires se subdivisent en trois classes, suivant que la colonie possède un axe rigide central ou bien qu'elle n'en possède pas ; lorsque les colonies en ont un, elles sont ou libres ou fixées. La première classe, celle des *Alcyonidés*, se caractérise par l'absence d'axe central. Les *Gorgonidés* ont un axe rigide ; mais les colonies sont fixées au fond de la mer. La troisième classe est celle des *Pennatulidés,* possédant aussi un axe central, mais dont les colonies sont libres.

Les Polyactiniaires, encore nommés *Hexactiniaires* parce que le nombre de leurs tentacules est d'habitude un multiple de six, ou *Zoanthaires* du nom du genre *Zoanthus*, comprennent trois classes, se distinguant les unes des autres par la structure de la paroi de leur corps. Ce sont les *Malacodermés,* dont les tissus sont dépourvus de spicules ou sclérites calcaires ; les *Sclérobasiques*, dont la base du corps produit un axe rigide soutenant la colonie ; enfin, les *Sclérodermés,* dont les sclérites sont devenus tellement abondants qu'ils constituent aux individus un squelette calcaire nommé *polypier.*

Sauf un seul genre (*Monoxenia*), tous les Octactiniaires bourgeonnent, comme les Hydroïdes, et donnent ainsi naissance à des colonies ; parmi les Polyactiniaires, les Sclérobasiques et les Sclérodermés bourgeonnent seuls d'habitude et deviennent coloniaux.

Tous les Anthozoaires sont des animaux marins.

ANTHOZOAIRES ou ACTINOZOAIRES.	*Octactiniaires.*	Alcyonidés. — Pas d'axe rigide.
		Gorgonidés. — Un axe rigide ; colonies fixées.
		Pennatulidés. — Un axe rigide ; colonies libres.
	Polyactiniaires ou *Hexactiniaires* ou *Zoanthaires...*	Malacodermés. — Tissus mous.
		Sclérodermés. — Un polypier calcaire.
		Sclérobasiques. — Un axe rigide soutenant la colonie.

OCTACTINIAIRES.

Un individu isolé d'Octactiniaire se présente avec un corps allongé, terminé supérieurement par un plateau portant huit tentacules, et percé en son centre d'une ouverture donnant accès dans le tube œsophagien ; celui-ci débouche à son tour, par une deuxième ouverture, dans la cavité gastrique. Sur une coupe transversale de l'animal, cette

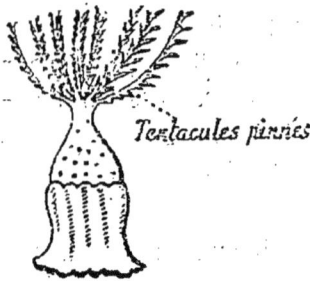

FIG. 72. — Individu entier d'Octactiniaire.

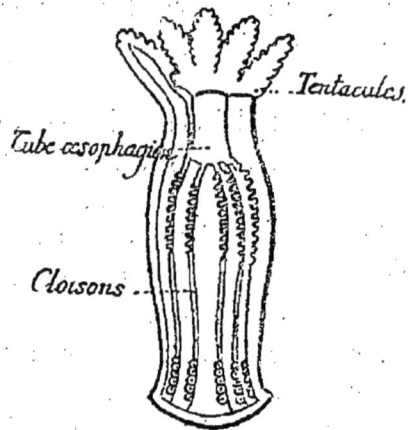

FIG. 73. — Coupe longitudinale d'un Octactiniaire.

cavité est partagée en huit loges par huit cloisons, chaque loge correspondant à un tentacule.

Les tentacules sont toujours pinnés, c'est-à-dire que leur paroi externe porte de petits tentacules secondaires, tandis que chez les Polyactiniaires les tentacules sont fréquemment lisses. Ces tentacules sont creux, puisqu'ils représentent des évaginations de la paroi du corps, et leur cavité communique avec celle de la loge correspondante.

Le tube œsophagien, n'étant qu'une inflexion de la paroi du corps dans la cavité gastrique, offre la même structure que la paroi du corps, avec cette différence que l'ectoderme est en dedans au lieu d'être en dehors. Ces deux parois présentent donc à étudier un ectoderme, un mésoderme et un endoderme limitant la cavité gastrique.

L'ectoderme est formé par une seule couche de cellules de formes différentes ; on y trouve des cellules épithéliales ordinaires, des cellules à cnidocils, des cellules à nématocystes, et de grandes cellules à mucus. L'ectoderme sécrète en outre une cuticule assez mince, pouvant cependant être parfois assez épaisse, comme chez les Tubipores et les Hélioporidés, et s'encroûtant même de calcaire.

La paroi endodermique renferme des cellules épithéliales chargées de digérer les aliments.

Le mésoderme est constitué par du tissu conjonctif et des fibres musculaires ; il contient en outre de petits bâtonnets calcaires ou sclérites. Ces sclérites sont parfois isolés au milieu du mésoderme ; d'autres fois, ils se rassemblent à la base des individus pour se fusionner avec ceux des individus voisins et former l'axe rigide qui soutient la colonie.

Quant aux cloisons, elles sont constituées par une lame centrale mésodermique, unissant le mésoderme de la paroi du corps au mésoderme du tube œsophagien, et revêtue sur ses deux faces par l'épithélium endodermique. C'est aux dépens de l'endoderme des cloisons que naissent les organes sexuels. La plupart des individus d'Octactiniaires sont unisexués.

A côté de la reproduction sexuée, ces animaux présentent une reproduction asexuée par bourgeonnement, donnant naissance, suivant les types, à deux formes de colonies. Dans une première forme, l'individu qui provient de l'œuf émet des stolons basilaires sur lesquels naissent les individus-filles ; ceux-ci, à leur tour, produisent d'autres stolons, et la colonie s'étale en surface sur le fond de la mer. Le deuxième mode, plus fréquent que le premier, consiste en un bourgeonnement latéral des individus, de manière à produire une colonie branchue, développée en hauteur ; mais, dans ce cas, les individus d'une même colonie sont souvent confondus les uns avec les autres par leur paroi du corps jusqu'à une certaine hauteur. Dans toutes les régions fusionnées, le mésoderme prend un développement considérable, et constitue la majeure partie de la masse coloniale ; on a réservé le nom de *Cœnenchyme* ou de *Sarcosome* à ce mésoderme colonial. Le mot de Sarcosome est plus souvent employé chez les Octactiniaires, et celui de Cœnenchyme chez les Polyactiniaires.

Les Octactiniaires ont été divisés en trois classes : les *Alcyonidés,* les *Gorgonidés* et les *Pennatulidés.*

Les **Alcyonidés** sont des Octactiniaires ne possédant jamais d'axe rigide central. On les subdivise en deux ordres, les *Alcyoniens* et les *Hélioporiens*. Les Alcyoniens n'ont jamais qu'une cuticule fort mince, à peine appréciable, tandis que cette cuticule est épaisse chez les Hélioporiens, et s'encroûte parfois de calcaire en formant un polypier. Les Hélioporidés se subdivisent en trois familles : les *Clavularides*, les *Tubiporides*, et les *Hélioporides*. Les Clavularides sont pourvues d'une cuticule encore assez mince. Les Tubiporides, appelées Orgues de mer, possèdent une cuticule épaisse, calcaire, formant des loges cylindriques distinctes les unes des autres. Quant à la famille des

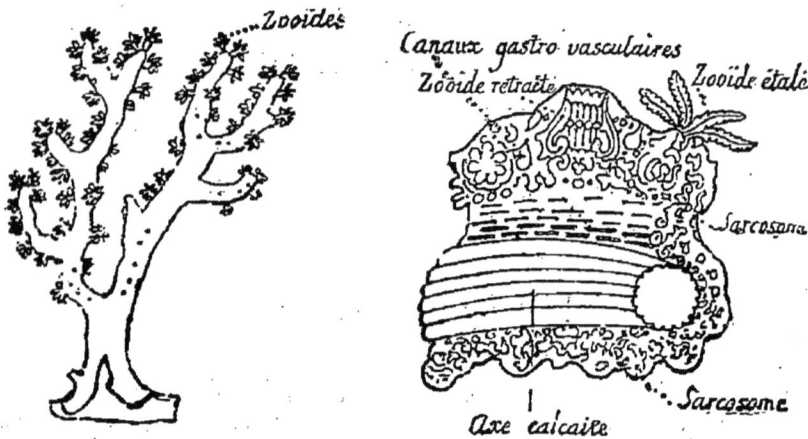

Fig. 74. — *Corallium rubrum*. A gauche, colonie entière ; à droite, coupe longitudinale d'une partie de la colonie.

Hélioporides, elle comprend des types dont la cuticule est très épaisse, calcaire, et se soude à la cuticule des individus voisins, de manière à former une masse compacte semblable à un polypier de Polyactiniaire sclérodermé.

La classe des **Gorgonidés** est caractérisée par la présence d'un axe dans l'intérieur du cœnenchyme colonial, et par la fixation de la colonie au fond de la mer. Elle comprend trois familles principales : les *Gorgonidés*, les *Corallinées* et les *Isidinées*. Les Gorgonidés ont un axe central corné, peu encroûté de calcaire, tandis que les Corallinées ont un axe central rigide et très calcaire. C'est dans cette famille que se trouve le *Corallium rubrum*, ou Corail rouge, dont l'axe colonial, d'une belle couleur rouge, était autrefois employé en médecine ; le seul usage qu'on en fait aujourd'hui est de l'utiliser à la fabrication de poudre dentifrice ou d'objets d'ornement. Cet axe est une tige cylindrique, sillonnée par une série de cannelures qui sont l'empreinte des canaux gastro-vasculaires allant, dans le cœnenchyme, d'un individu à l'autre. L'axe des Isidinées est formé d'articles cornés et calcaires alternant les uns avec les autres.

La troisième classe est celle des **Pennatulidés**, dont les colonies ont un axe central, mais ne sont pas fixées au sol, et se bornent à s'implanter par leur base dans la boue du fond des mers.

		Alcyoniens. — Pas de cuticule épaisse.	
	Alcyonidés...	Helioporiens une cuticule épaisse.	Clavularides. Tubiporides. Hélioporides.
OCTACTINIAIRES.	*Gorgonidés*...	Gorgonidés. — Axe corné. Corallinées. — Axe calcaire. Isidinées. — Axe formé d'articles calcaires et cornés.	
	Pennatulidés.		

POLYACTINIAIRES.

Les Polyactiniaires, caractérisés par le nombre de leurs tentacules, égal d'habitude à douze ou à un multiple de douze et de six, se divisent en trois classes : les *Malacodermés*, les *Sclérobasiques* et les *Sclérodermés*.

Les Malacodermés ont le corps mou, ne renfermant pas de sclérites, et d'ordinaire vivent isolés. Les Sclérodermés vivent le plus souvent en colonies ; la paroi du corps est encroûtée de sclérites se fusionnant pour former des polypiers calcaires compacts. Les Sclérobasiques sont aussi coloniaux, mais sont pourvus d'un axe rigide soutenant la colonie.

MALACODERMÉS.

Les Malacodermés, que l'on appelle souvent *Actinies*, ou *Orties de mer*, ou *Anémones de mer*, ont un corps cylindrique, nommé *colonne,* surmonté d'un plateau au milieu duquel s'ouvre la bouche. Sur le plateau sont portés des tentacules péribuccaux disposés sur plusieurs

cercles concentriques, chaque tentacule correspondant à une loge de
la cavité gastrique.

L'histologie de ces animaux étant assez complexe, nous allons examiner rapidement la constitution de l'ectoderme, du mésoderme et de
l'endoderme. Sauf par le nombre des tentacules et des cloisons, une
coupe transversale d'un Polyacti-
niaire correspond à celle d'un Octactiniaire.

L'ectoderme est constitué par
des cellules épithéliales ordinaires,
parfois munies de cils vibratiles;
des cellules à mucus, grosses et
globuleuses; des cellules à nématocystes; et des éléments à cnidocils.
Le mésoderme est aussi très différencié. Au-dessous de l'ectoderme,
on trouve d'abord une couche gra-

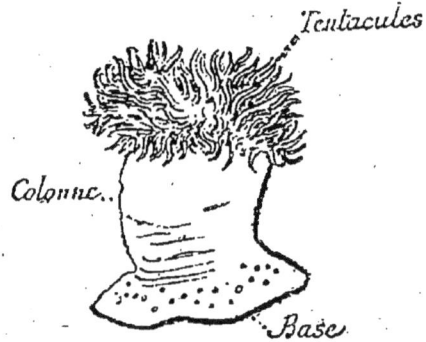

Fig. 75. — Actinie.

nuleuse formée par les bases des cellules à cnidocils. Les bases de
ces cellules ont, en effet, la valeur d'éléments nerveux, car les cellules à cnidocils sont, nous l'avons vu, des éléments épithélio-nerveux;

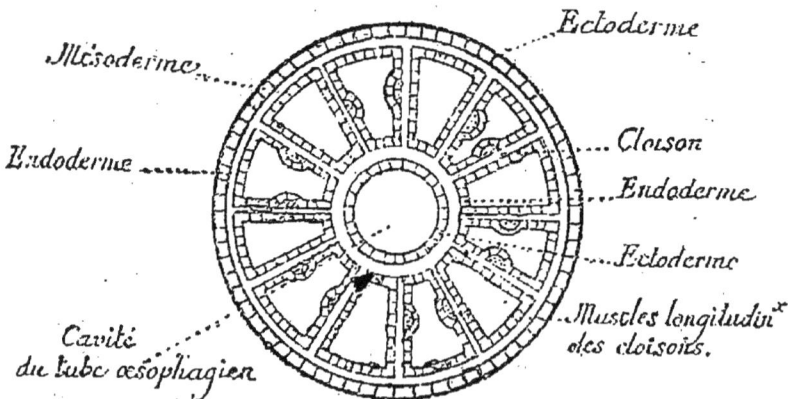

Fig. 76. — Coupe transversale d'un Polyactiniaire à douze cloisons.

et ces bases, en se fusionnant et s'anastomosant, donnent naissance à
la couche granuleuse. Dans cette couche granuleuse sont aussi répandues des cellules nerveuses, formant un système nerveux périphérique. Sous la couche granuleuse est disposé du tissu conjonctif ordi-

naire portant, surtout dans les tentacules, des fibres musculaires longitudinales placées immédiatement sous la couche granuleuse, et des fibres musculaires circulaires situées contre l'endoderme.

L'endoderme possède à peu près les mêmes cellules que l'ectoderme, mais les éléments chargés de la digestion des aliments sont les plus nombreux.

Les cloisons sont, comme chez les Octactiniaires, des lames de mésoderme recouvertes par l'endoderme. Dans le mésoderme existent des faisceaux de fibres musculaires longitudinales faisant saillie à la surface des cloisons, et au nombre d'un faisceau par cloison. Sur les cloisons sont portés en outre des *filaments mésentériques*, corps de forme cylindrique, enroulés sur eux-mêmes, munis de nombreuses cellules à nématocystes, et pouvant se dérouler pour sortir au dehors, soit par le tube œsophagien, soit par des petits pores percés dans la paroi de la colonne. On retrouve donc ici un caractère qui démontre que l'existence de pores dans la paroi du corps n'est pas suffisante pour séparer les Spongiaires des Cnidaires.

Les organes sexuels ont été appelés *organes godronnés* à cause de leur aspect plissé; ils ressemblent beaucoup comme forme aux filaments mésentériques. La plupart des Malacodermés sont unisexués; les produits sexuels sont rejetés au dehors par le tube œsophagien.

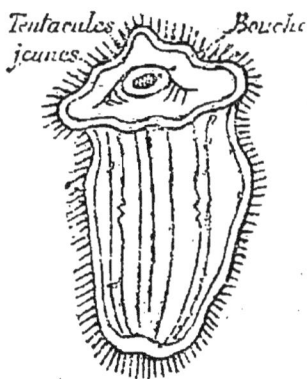

Fig. 77. — Larve d'Actinie.

L'œuf fécondé est tantôt peu riche en vitellus nutritif, tantôt en possède beaucoup. Dans le premier cas, il y a formation de blastula et de gastrula par invagination. Les cellules ectodermiques se munissent de cils vibratiles, la larve nage pendant quelque temps, puis elle se fixe. Le blastopore primitif disparaît, une invagination se produit en un point opposé à la région de fixation, et donne naissance au tube œsophagien. Les cellules du fond de l'invagination se résorbent, et le tube œsophagien communique avec l'archentéron qui devient la cavité gastrique de l'adulte.

Dans le second cas, lorsque le vitellus nutritif est très abondant, l'œuf donne naissance à une planula formée d'un ectoblaste cilié et d'un endoblaste ; la larve nage, se fixe, et la partie supérieure du corps s'invagine pour former le tube œsophagien se perçant d'une ouverture inférieure par résorption des cellules. Dès que la larve est fixée, la bouche devient ovalaire et les cloisons se forment. Deux apparaissent d'abord en des points non diamétralement opposés, puis quatre autres ; il s'en forme deux ensuite, et, à ce moment, il existe huit cloisons. La larve persiste assez longtemps à ce stade, qui correspond au corps définitif d'un Octactiniaire, en continuant à grandir et à égaliser les distances qui séparent les cloisons. Quatre cloisons apparaissent de nouveau ; le nombre de ces cloisons est donc porté à douze, chiffre fondamental chez les Polyactiniaires. Ces douze cloisons sont les plus grandes de toutes, on les nomme cloisons de premier ordre chez l'animal adulte ; de même, les douze tentacules, qui correspondent aux loges de premier ordre séparant ces cloisons, sont les plus externes, les plus larges, et constituent le premier cycle de tentacules. Le deuxième ordre de cloisons et le deuxième cycle de tentacules apparaissent, au nombre de douze, dans *six* seulement des douze loges du premier ordre, deux par loge. Les autres cloisons, s'il y en a, naissent aussi deux par deux dans certaines des loges existant déjà.

Concurremment à l'apparition des cloisons se développent les tentacules par des évaginations de la paroi du corps au sommet de chaque loge.

On divise les Malacodermés en deux ordres : les *Cérianthidés* et les *Actiniadés*.

Les **Cérianthidés** ont une colonne allongée, terminée par un plateau portant une couronne externe de grands tentacules, et une couronne interne de petits tentacules disposés autour de la bouche. Deux cloisons seulement sont bien développées chez l'adulte.

Les **Actiniadés** ont un corps portant plusieurs cycles de tentacules et un grand nombre de cloisons ; on les subdivise en coloniaux et isolés. Les coloniaux bourgeonnent par des stolons basilaires, tel est le genre *Zoanthus*. Les isolés sont, ou fixés au fond des mers, comme les *Actinia* (Orties de mer, Anémones de mer), ou libres et errants, comme le genre *Mynias*.

SCLÉROBASIQUES.

Les Sclérobasiques ou Antipathaires sont des Anthozoaires coloniaux offrant la même structure que les Malacodermés, mais se distinguant en ce que chaque individu possède à sa base une substance
compacte, se soudant à celle des individus voisins pour constituer définitivement un axe rigide sur lequel est portée la colonie. Il en résulte,

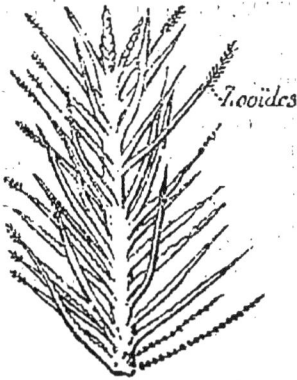

Fig. 78. — Colonie d'un Polyactiniaire sclérobasique.

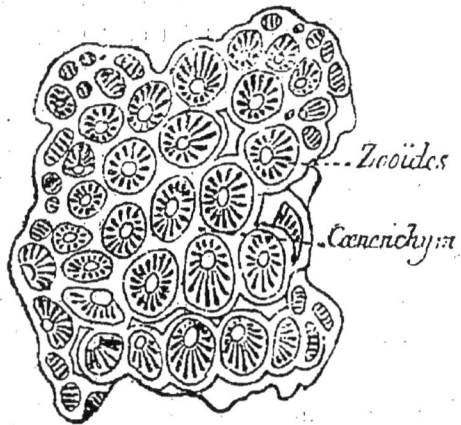

Fig. 79. — Polypier d'une colonie de Polyactiniaires
sclérodermés.

chez les *Antipathes* par exemple, le principal genre de cette classe,
un axe de couleur noire, connu sous le nom de corail noir, et auquel
on attribuait autrefois des propriétés curatives remarquables.

SCLÉRODERMÉS.

Les Sclérodermés, ou Madréporaires, du genre *Madrepora*, sont
des Polyactiniaires dont le mésoderme de la colonne et de la plupart
des cloisons mésentériques est encroûté de sclérites calcaires fusionnés.
La plupart des Sclérodermés étant coloniaux, les sclérites de tous les
individus se réunissent en une seule masse nommée Polypier. Mais on

donne aussi le nom de Polypier au squelette calcaire des individus isolés. Le mot *Polypier* est donc un terme général, désignant simplement le squelette calcaire, sans préjuger la question de savoir si ce squelette appartient à un ou à plusieurs individus.

Sur une coupe transversale, faite à la partie supérieure d'un Zooïde, on obtient le même aspect que celle fournie par un Malacodermé. Dans le bas du corps, la coupe ne présente plus de tube œsophagien, mais un mésoderme complètement rempli de sclérites calcaires ; quant aux cloisons, les unes sont molles, et les autres, alternant avec les premières, sont encroûtées de sclérites calcaires.

La partie molle des individus est en général très petite, réduite

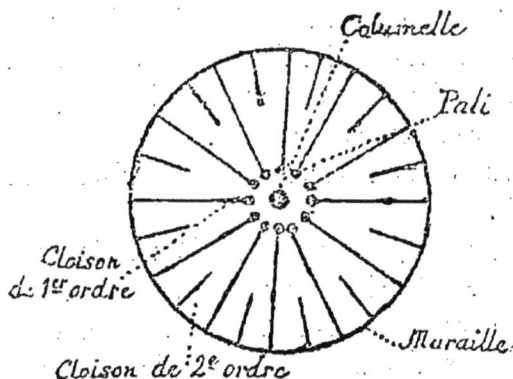

FIG. 80. — Coupe transversale d'un Polypier de Polyactiniaire sclérodermé.

au plateau et aux tentacules, et présente la même structure que chez les Malacodermés. Il ne reste donc à étudier que le Polypier.

Ce squelette calcaire présente à examiner chez tous les individus une partie principale et une partie accessoire.

La partie principale correspond au mésoderme de la colonne encroûté ; c'est ce que l'on appelle la *muraille ;* si la muraille a une forme conique, on la nomme *calice.* En dedans, on trouve les cloisons calcaires ou *septa ;* les espaces compris entre elles correspondent aux *loges.* Au centre du polypier existe une tige calcaire s'élevant de la base du Polypier jusqu'au sommet, c'est la *columelle.* Tout autour d'elle sont des baguettes calcaires placées devant les cloisons : on les a appelées des *pali.*

A ces parties principales s'ajoutent des parties accessoires externes et internes. Les parties externes sont des cloisons calcaires paraissant être le prolongement des cloisons internes, c'est ce que l'on nomme des côtes longitudinales ou *côtes*. Si ces côtes se ramifient en envoyant des prolongements latéraux, elles constituent les *traverses exothécales*. Les parties accessoires internes sont parfois des petits prolongements latéraux placés sur les cloisons ou *synapticules;* si ces prolongements s'allongent en s'avançant dans les loges, on a les *Dissépiments*. Si ces dissépiments à leur tour s'anastomosent entre eux, ils forment des *traverses endothécales*.

Toutes ces pièces ne sont jamais réunies ensemble sur le même individu.

Les colonies de Sclérodermés se forment soit par fissiparité ou division longitudinale d'un individu primitif, soit par gemmiparité ou bourgeonnement. Les individus, dans les colonies, sont soudés les uns aux autres, soit directement, soit par l'intermédiaire d'un mésoderme colonial calcaire ou cœnenchyme.

Les Sclérodermés vivant actuellement se divisent en *Apores*, *Fungides* et *Perforés*.

Les **Apores,** ainsi que leur nom l'indique, ont la muraille dépourvue de pores. Les **Perforés** ont un enchevêtrement de sclérites moins serrés, laissant entre eux, dans la muraille, des espaces ou pores. Les **Fungides** ont aussi une muraille percée de pores, mais ils diffèrent des précédents par le nombre exagéré de leurs cloisons et le peu d'importance du bourgeonnement colonial.

Les Sclérodermés jouent un grand rôle dans la nature actuelle; ce sont eux qui édifient les îles et les récifs de madrépores. Ils ont apparu de très bonne heure à la surface du globe, mais la situation exacte de types anciens dans la classification n'est pas encore bien précise.

Tableau général de la classification des Cnidaires.

```
                                              ( Hydrocoralliens.
                               Hydroides ....{ Tubulariens.
                                              ( Campanulariens.
                               Géryonides.
                                              ( Eurystomes.
                  Hydro-       Cténophores....{ Sacciformes.
                  méduses..                   { Tœniatés.
                                              ( Lobés.
                                              ( Physophoridés.
                                              { Physalidés.
                               Siphonophores..{ Vélellidés.
                                              ( Diphyes.
       Hydro-                  ( Calycozoaires ou Lucernaires.
       zoaires..    Scypho-    { Charybdés.
                    méduses..  ( Acalèphes ....{ Monostomes.
                                               { Rhizostomes.
                                          , Alcyoniens.
                                          (                    ( Clavularides.
                               Alcyonidés....{ Hélioporiens. { Tubipores.
                                          )                    ( Héliopores
                   Octac-      (          ( Gorgonidées.
CNI-               tiniaires.. (          ( Corallidées. — Corallium. —
DAIRES.                         Gorgonidés....{    Corallium rubrum.
                                          ( Isidinées.
                                Pennatulidés.
       Antho-                                  ( Cérianthidés.
       zoaires..               Malacodermés...(                ( Coloniaux.
                                               ( Actiniadés. { Isolés.
                    Polyac-    Sclérobasiques. | G. Antipathes. — Corail noir.
                    tiniaires..                ( Apodes.
                                Sclérodermés...{ Perforés.
                                               ( Fungides.
```

VERS.

L'étude des Vers est une de celles qui mérite le plus d'attirer l'attention du praticien, en raison de l'importance de cet embranchement.

Les Vers constituent un vaste groupe, dans lequel entrent un très grand nombre de classes, qu'on ne peut considérer comme formant un tout bien uniforme ; aussi est-il bon de les diviser en quatre sous-embranchements, qui sont les *Plathelminthes,* les *Némathelminthes,* les *Chœtognathes,* et les *Vers annelés* parmi lesquels sont compris un grand nombre de classes très éloignées au premier abord les unes des autres.

Les **Plathelminthes** ou **Platodes,** ainsi que leur nom l'indique, sont des vers dont le corps est plat. Leur structure est très simple : ils présentent un ectoderme périphérique, au-dessous duquel on trouve un mésoderme pariétal, formé le plus souvent de muscles longitudinaux et transversaux ; en dedans du mésoderme, la cavité générale est parcourue par des travées conjonctives nombreuses, constituant le *Parenchyme* des Plathelminthes. En outre, la cavité générale renferme un lacis de canaux, qui s'ouvrent dans son intérieur par des orifices en entonnoir munis de cils vibratiles, et qui, débouchant ensuite au dehors, la font ainsi communiquer avec l'extérieur ; ces canaux constituent un système excréteur. Au centre est placé le tube digestif, simple ou ramifié suivant les classes, et parfois absent.

Les **Némathelminthes,** qui viennent ensuite, diffèrent des premiers par la forme ronde de leur corps, terminé en pointe aux deux extrémités. A l'une des extrémités est la bouche ; un peu avant l'autre extrémité, sur la face ventrale, s'ouvre l'anus.

La paroi du corps est formée d'un ectoderme périphérique, au-dessous duquel existe un mésoderme pariétal, constitué le plus souvent par des muscles longitudinaux disposés en quatre bandes limitant entre elles des espaces qui ont été appelés *champs latéraux.* En dedans est la cavité générale, parcourue par quelques travées conjonctives, et dépourvue de parenchyme. Au centre, le tube digestif, qui manque parfois. Il existe également un appareil excréteur, plus simple que celui des Plathelminthes..

Les **Chætognathes** sont caractérisés par leur anatomie et leur développement. Leur organisation, assez simple, rappelle dans ses traits généraux celle des Némathelminthes, à tel point qu'il serait permis de les considérer comme représentant un type primitif de Némathelminthe évolué dans un sens spécial et dépourvu d'appareil excréteur. Mais leur développement montre une particularité que les Nématodes n'offrent pas : c'est la division du cœlome en deux segments, l'un antérieur, qui formera la cavité générale de la tête, et l'autre postérieur, qui formera la cavité générale du corps.

Les **Vers annelés** sont caractérisés par la forme et la structure de la larve, qu'on a appelée *Trochosphère* ou *Trochozoon*, nom qui lui a été donné d'une couronne de cils vibratiles disposée autour de la bouche. Sans entrer dans de longs détails sur la structure de cette larve, qui sera étudiée avec les Vers annelés, il importe d'indiquer quelques traits essentiels de son organisation pour expliquer le nom d'Annelés qu'on réserve à ce groupe.

La larve Trochosphère peut être comparée à une gastrula dont la bouche, qui dérive directement du blastopore, est devenue quelque peu ventrale ; dont l'archenteron possède un anus, et munie d'une couronne de cils autour du blastopore ; cette couronne, qui ne manque presque jamais, est parfois accompagnée de plusieurs autres cercles ciliés placés en divers points. La larve est pourvue d'un appareil excréteur particulier, ou rein céphalique, formé de deux tubes paraissant s'ouvrir d'un côté dans la cavité générale, débouchant de l'autre au dehors, semblable ainsi à l'appareil excréteur des Plathelminthes et des Némathelminthes. Mais le fait principal, qui caractérise surtout la larve Trochosphère, consiste dans le développement des feuillets mésoblastiques.

Quand le mésoblaste prend naissance, on le voit dériver de deux cellules endoblastiques voisines du blastopore, ou cellules initiales du mésoblaste, qui proéminent dans la cavité de segmentation ou blastocœle, et forment deux amas cellulaires disposés en files, ou bandelettes mésoblastiques. Parfois ces bandelettes dérivent de deux invaginations de l'archentéron ou enterocœles (Brachiopodes).

Ces amas sont pleins ; ce n'est que plus tard qu'ils se divisent pour

s'appliquer contre l'ectoblaste et l'endoblaste, former ainsi le mésoblaste pariétal et le mésoblaste viscéral, entre lesquels reste la cavité
générale. Parfois, cette opération est assez confuse, comme on le
constate dans une division des Annelés, que l'on a appelés *monomériques;* dans d'autres cas, chaque bandelette se segmente en plusieurs
vésicules creuses, disposées les unes derrière les autres, et qui, croissant autour du tube digestif de manière à l'envelopper, deviendront
les anneaux ou segments de l'adulte. De telle sorte que le corps de
l'adulte présentera des étranglements et des dilatations successives
qui correspondront aux annulations mésoblastiques. Le groupe chez
lequel cette division successive s'opère a reçu le nom d'*Annelés polymériques*, par opposition aux premiers. Chacun de ces anneaux ou
segments possède une paire d'organes excréteurs tubulaires, ou
organes segmentaires, qui dérivent du rein céphalique larvaire.

A côté de ces quatre sous-embranchements, il faudrait en placer
un cinquième, celui des Mésozoaires ou Aneuriens, que certains zoologistes considèrent comme un groupe intermédiaire aux Protozoaires
et aux Métazoaires, et que nous envisagerons comme des Plathelminthes dégradés par le parasitisme et dont l'étude sera faite après celle
de ce groupe.

PLATHELMINTHES.

Les Plathelminthes, ou Vers à corps plat, se divisent en trois classes, qui sont : les *Turbellariés*, les *Trématodes* et les *Cestodes*.

La première renferme des animaux libres, non parasites, possédant en outre un ectoderme muni de cils. Quant aux Trématodes et aux

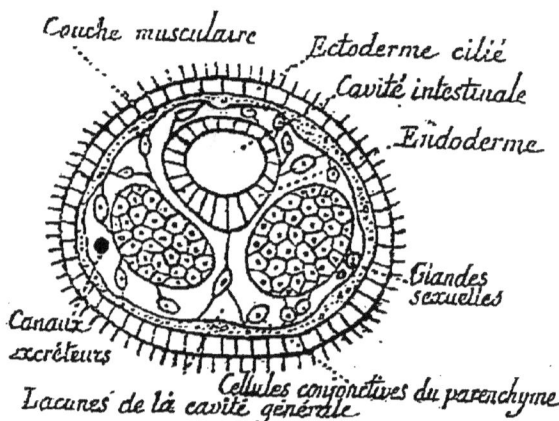

FIG. — 81. — Coupe transversale schématique d'un Plathelminthe.

Cestodes, qui sont parasites, ils présentent des modifications en rapport avec leur mode de vie. Leur structure est moins complexe, comme celle du reste de tous les parasites en général, qui ont une constitution plus simple que celle des formes libres. C'est ainsi que les Trématodes n'offrent plus de cils sur la paroi ectodermique, appendices qui n'auraient aucune utilité physiologique puisqu'ils vivent en parasites à l'état adulte ; ils sont cependant pourvus d'un tube digestif. Quant aux Cestodes, qui renferment des types chez lesquels l'adaptation parasi-

taire est plus complète encore, ils ne présentent plus de cils sur l'ectoderme, ni d'appareil digestif, ni d'organes des sens.

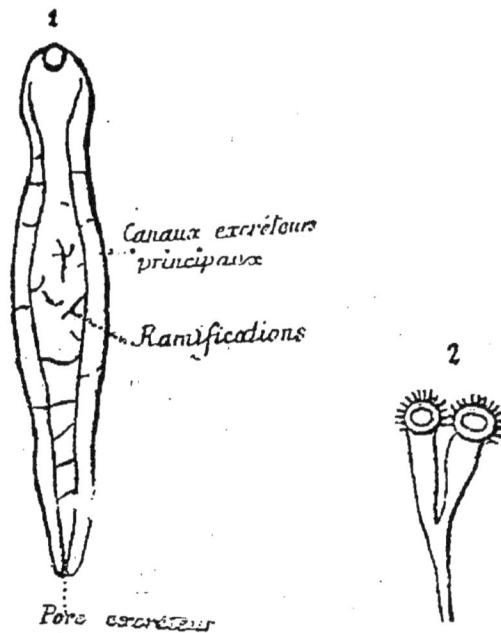

FIG. 82. — Appareil excréteur d'un Plathelminthe : 1. appareil excréteur entier ; 2. pavillons vibratiles des
branches de l'appareil excréteur.

PLATHELMINTHES ..
{
Turbellariés... Libres ; ectoderme couvert de cils vibratiles.

Trématodes ... Parasites ; ectoderme non cilié, un tube
digestif.

Cestodes..... Parasites ; ectoderme non cilié ; pas de
tube digestif.
}

TURBELLARIÉS.

Les Turbellariés sont des Plathelminthes libres à ectoderme cilié, à
système nerveux formé de deux ganglions situés dans la partie antérieure du corps, et munis d'organes des sens qui sont des soies tactiles, des fossettes ciliées, des vésicules auditives, et enfin des taches
oculaires simples ou pourvues d'un cristallin.

Ils comprennent trois ordres, caractérisés par la forme du tube digestif, et la présence ou l'absence d'une trompe dans la partie antérieure du corps de l'animal. Ce sont les *Rhabdocœles*, les *Dendrocœles* et les *Rhyncocœles*. Les deux premiers ordres possèdent un tube digestif, simple chez les Rhabdocœles, ramifié chez les Dendrocœles, et les Rhyncocœles sont pourvus en sus d'une trompe qui manque aux premiers.

TURBELLARIÉS..
- *Rhabdocœles*... Pas de trompe ; tube digestif absent ou droit.
- *Dendrocœles*... Pas de trompe ; tube digestif ramifié.
- *Rhyncocœles*... Une trompe.

Tous les Turbellariés, sauf quelques Dendrocœles qui vivent dans l'eau douce ou la terre humide, sont marins.

RHABDOCŒLES. — Les Rhabdocœles sont des animaux marins à corps plat, transparent, et de taille petite.

L'appareil digestif, qui manque parfois, débute par une bouche

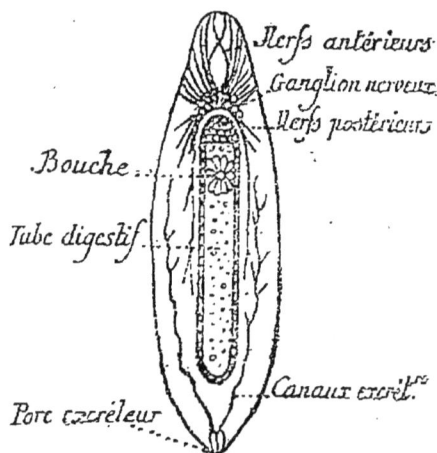

FIG. 83. — Structure d'un Rhabdocœle.

affectant des positions différentes suivant les genres. Elle donne accès dans un pharynx musculeux, suivi du tube digestif cylindrique, terminé en cul-de-sac, et ne possédant jamais d'anus, sauf de rares exceptions.

En dessus du tube digestif se trouvent deux amas nerveux, constitués par des cellules nerveuses, lesquels se ramifient en envoyant des nerfs aux régions antérieure et postérieure du corps. Ces nerfs, à leur tour, émettent des ramifications transversales et longitudinales entourant le tube digestif. Sur la face dorsale et antérieure du corps sont localisés des organes des sens représentés, chez les Rhabdocœles, par des yeux et des otocystes. La structure des yeux est assez simple ; ils dérivent toujours de cellules ectodermiques qui se remplissent de granulations pigmentaires. Les otocystes sont constitués par des cellules épithéliales de forme aplatie, limitant une cavité dans

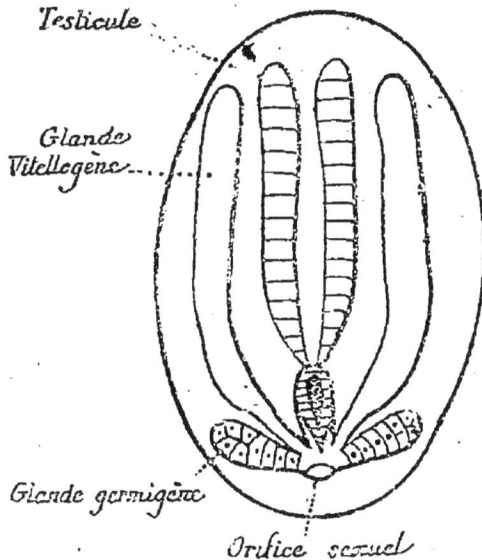

FIG. 84. — Organes sexuels d'un Rhabdocœle (schema).

l'intérieur de laquelle sont contenus de petits cristaux de carbonate de chaux ou otolithes. Ces derniers perçoivent les ondes sonores et transmettent les sensations aux cellules épithéliales munies de cils rigides ; de là, ces sensations sont perçues par les filets nerveux placés à la base des cellules épithéliales.

Sur une coupe transversale, les Rhabdocœles présentent, à l'extérieur, un ectoderme formé de cellules épithéliales ciliées ; au-dessous, vient le mésoderme pariétal représenté par deux couches de fibres musculaires. En dedans du mésoderme pariétal, on trouve la cavité générale du corps entièrement occupée par du tissu conjonctif, dont les mailles sont assez lâches pour laisser entre elles des espaces très

petits, ou lacunes conjonctives, dans lesquelles circule la lymphe. Au
centre est le tube digestif. Il n'existe pas d'appareil circulatoire sanguin dans l'intérieur de la cavité générale.

L'appareil excréteur débouche au dehors, d'ordinaire dans la partie
postérieure du corps, par une ampoule d'où partent deux canaux
serpentant à travers les espaces conjonctifs, et émettant de nombreuses ramifications qui s'ouvrent dans l'intérieur des cavités conjonctives par un entonnoir cilié. Son rôle physiologique est de permettre la communication du liquide lymphatique avec l'extérieur.

Les Rhabdocœles possèdent des organes sexuels, tantôt réunis

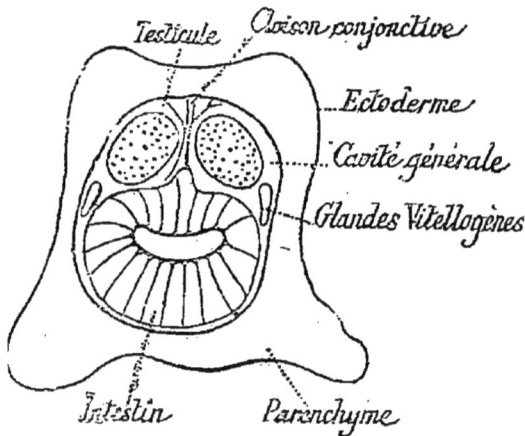

FIG. 85. — Coupe transversale d'un Rhabdocœle du genre
Mesostomum.

sur le même individu, tantôt séparés sur deux individus différents.
Dans les deux cas, la structure de ces organes est bâtie sur le même
plan.

Lorsque les animaux sont hermaphrodites, il existe sur la face
inféro-postérieure du corps deux ouvertures sexuelles situées l'une
en avant de l'autre ; l'antérieure correspond aux organes mâles, la
postérieure aux organes femelles. Les organes mâles se composent
d'une cavité, ou réservoir de la semence, dans laquelle les deux testicules qui lui font suite déversent leurs produits. Ils apparaissent les
premiers et fonctionnent pendant que les organes femelles se développent. Ceux-ci offrent un degré de complexité plus grand dans leur
structure, en raison du mode de développement de l'œuf. Un œuf se

compose de deux parties : une qui est destinée au développement de
l'individu (vitellus évolutif), et l'autre destinée à nourrir l'embryon,
pendant son développement (vitellus nutritif). Or, ces deux parties,
prennent naissance séparément dans deux glandes spéciales, et l'œuf
se développe en deux fois. Le vitellus évolutif et la vésicule germinative se forment dans une glande appelée *glande germigène,* communiquant, à l'aide d'un canal, avec le conduit de la deuxième glande, la
glande vitellogène, destinée à donner le vitellus nutritif qui entoure le
premier. De là, les œufs se rendent dans une poche fonctionnant
comme un utérus. Ce mode de développement de l'œuf se retrouvera
assez fréquemment chez les autres Plathelminthes.

DENDROCŒLES. — Les Dendrocœles, appelés encore *Planaires,*
sont des animaux plats, de forme ovalaire, transparents, vivant dans
la mer et quelquefois dans les eaux douces ou sur la terre, caractérisés par la forme de leur tube digestif, qui possède un très grand
nombre de ramifications.

L'ouverture buccale, située à la partie antérieure et ventrale du
corps, donne accès dans un pharynx musculeux, auquel fait suite un
estomac très réduit, d'où partent un très grand nombre de diverticules
très complexes et très ramifiés, occupant toute la cavité générale ; disposition qui a valu à ces animaux le nom de Dendrocœles.

Ces animaux possèdent un système nerveux, des organes des sens,
et une cavité générale, qui reproduisent la même disposition que chez
les Rhabdocœles ; aussi nous passons sous silence leur description,
pour arriver immédiatement aux organes sexuels, dont les deux ouvertures sont distinctes chez un groupe qu'on a appelé *Digonapores* ou
Polycladées, par opposition aux *Monogonapores* ou *Tricladées* qui n'ont
qu'une seule ouverture. Dans ce dernier cas, les appareils conduc-
teurs, les oviductes et les canaux déférents, viennent déboucher sur
sur les parties latérales d'une ouverture commune ou cloaque, formée
aux dépens d'un enfoncement ectodermique.

Les organes mâles se composent de deux testicules aboutissant à
un réceptacle séminal, vaste ampoule communiquant avec l'ouverture
extérieure par un canal déférent.

Les organes femelles ou ovaires n'offrent pas la complexité d'organisation de ceux des Rhabdocœles. Ce sont de simples tubes s'ouvrant
par un pavillon dans l'intérieur de la cavité générale, pour saisir

l'œuf formé ici aux dépens des cellules conjonctives, et le conduire au dehors, jusqu'à l'orifice cloacal, où il subit l'action fécondante des spermatozoïdes.

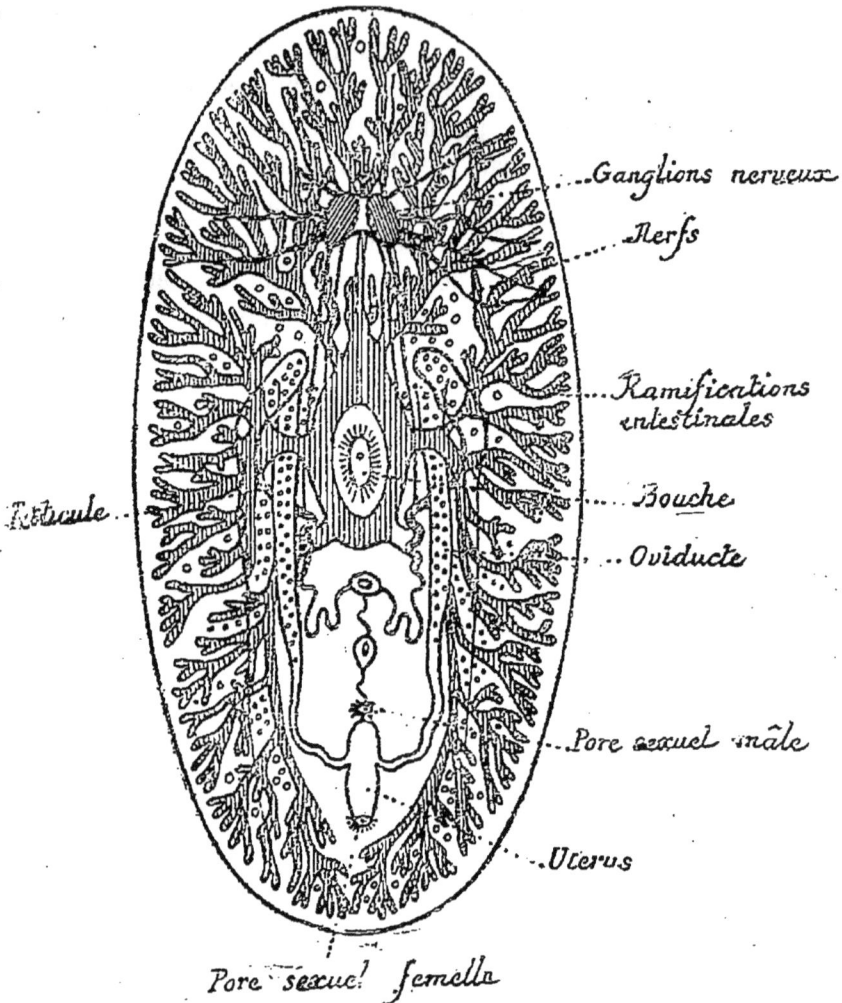

FIG. 86. — Organisation d'un Dendrocœle.

L'œuf fécondé donne naissance à une larve munie souvent d'expansions latérales, recouvertes de cils, qui sont des organes de natation. A l'état larvaire, les Dendrocœles mènent une vie libre, tandis qu'à l'état adulte ils rampent au fond de la mer.

RHYNCOCŒLES. — Le troisième ordre des Turbellariés est

représenté par des animaux dont la structure est supérieure à celle·
des deux ordres précédents, et qui se distinguent en outre par la présence d'une trompe.

Leur corps est allongé, aplati, percé antérieurement de deux
ouvertures superposées; l'ouverture inférieure correspond à la bouche, la supérieure à l'orifice de la
trompe. Celle-ci est un organe tubulaire complexe, composée d'une région protractile munie d'un aiguillon,.
d'un réservoir à venin, d'une portion
glandulaire, et s'étendant de l'extrémité antérieure du corps à l'extrémité postérieure. Quant au tube
digestif, d'une longueur égale à celle·
de l'animal, il débute par une bouche
arrondie, à laquelle fait suite un
pharynx musculeux suivi d'un tube
digestif ondulé, variqueux, se terminant à un anus postérieur. Ces vari-
cosités sont dues à des tractus conjonctifs de la cavité générale qui s'insèrent d'une part sur les parois de
l'appareil digestif, et de l'autre à la
couche sous-ectodermique.

Au-dessus de la trompe, ces animaux offrent un système nerveux
composé de deux ganglions, situés
l'un à droite, l'autre à gauche, et

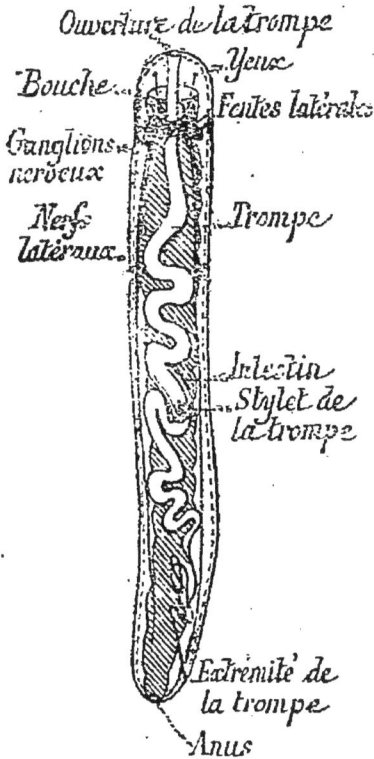

FIG. 87. — Organisation d'un Rhyncocœle.

réunis entre eux par une double commissure qui entoure la trompe.
Des ganglions nerveux portent deux gros nerfs latéraux, un de chaque
côté, qui se dirigent en arrière tout le long du corps. Ces animaux
possèdent de nombreux organes des sens; en avant des ganglions et
au-dessus, il existe des ocelles; sur les parties latérales de ces mêmes
ganglions sont placés des organes produits par une invagination ectodermique, munis de cils, et qu'on nomme *fossettes ciliées*.

La cavité générale est toujours remplie de travées conjonctives; elle
renferme un système sanguin clos, composé de deux vaisseaux latéraux volumineux, s'anastomosant en avant et en arrière; de l'un de

ces vaisseaux part un troisième canal, passant au-dessus de la trompe, et parcourant toute la face dorsale du corps pour venir se réunir à l'anse postérieure. Dans l'intérieur de ces vaisseaux circule un sang

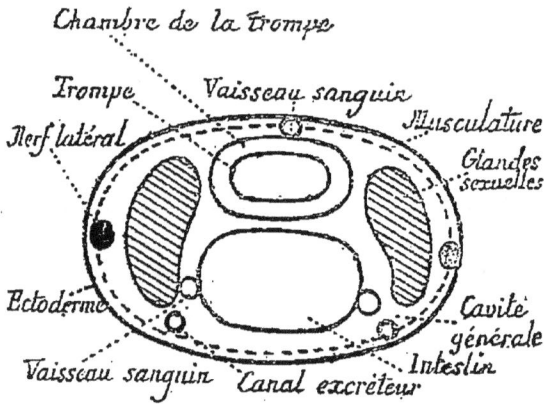

FIG. 83. — Coupe transversale d'un Turbellarié rhyncocœle.

incolore, excepté chez deux types, le *Drepanophorus* et l'*Amphiporus splendens*, dont le sang contient des globules colorés par un corps ressemblant à l'hémoglobine des globules rouges des Vertébrés. Il y a donc là un véritable appareil circulatoire sanguin qui manque aux Rhabdocœles et aux Dendrocœles.

L'appareil excréteur est semblable en tout point à celui des deux groupes précédents : deux canaux ramifiés, à ramifications munies d'entonnoirs s'ouvrant dans la cavité générale, se rendent à une ampoule postérieure qui débouche au dehors.

L'examen anatomique montre donc une perfection plus grande

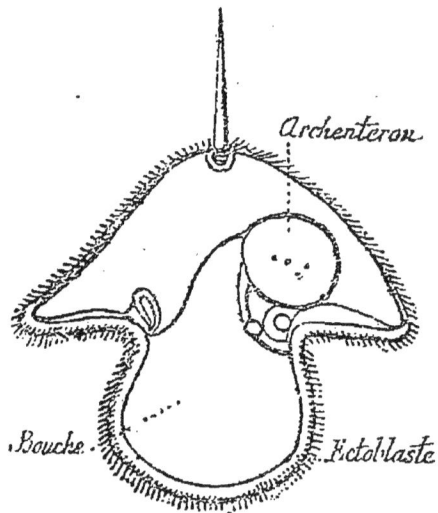

FIG. 89. — Larve *Pilidium*.

des organes que chez les Dendrocœles et les Rhabdocœles. Il n'en est pourtant pas de même pour les organes sexuels. Plus de glandes, plus de conduits ; œufs et spermatozoïdes évoluent aux dépens des cellules de l'endothélium péritonéal. Au moment de la formation des produits sexuels, les Rhyncocœles, que l'on appelle encore Nemertes, se brisent et la paroi du corps se rompt en un point quelconque pour rejeter au dehors les produits reproducteurs.

Le développement est le plus souvent direct. Suivant que l'œuf fécondé contient peu ou beaucoup de vitellus nutritif, l'embryon débute par un stade gastrula ou par un stade planula qui évolue peu à peu en animal adulte, tout en nageant dans l'eau, grâce à la présence de cils vibratiles ectoblastiques. — Mais quelques Rhyncocœles possèdent une larve très importante à étudier. Cette larve, nommée *Pilidium*,

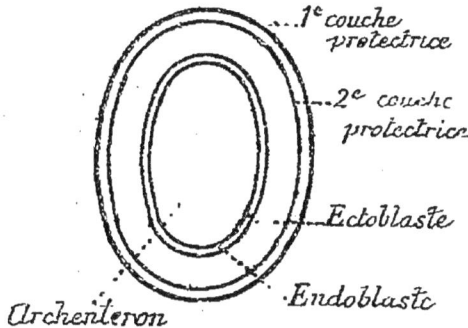

FIG. 90. — Schema de la structure d'une larve *Pilidium*.

est une gastrula dont l'ectoblaste, par un procédé qu'il est inutile de décrire, se divise en trois couches cellulaires, une externe, une moyenne et une interne. Celle-ci s'accole à l'endoblaste et donnera naissance à l'ectoderme ainsi qu'au système nerveux de l'adulte ; les deux premières se soudent l'une à l'autre et forment à la périphérie du corps de la larve une enveloppe protectrice, qui protège la couche ectoblastique interne et l'endoblaste en voie de proliférer pour constituer les tissus et les organes de l'adulte, et sert même à la progression de l'embryon puisqu'elle est recouverte de cils vibratiles. Plus tard, quand l'adulte commence à être bien constitué, cette enveloppe protectrice tombe et l'animal s'en débarrasse. Cette larve Pilidium ne doit pas être considérée comme un type primitif de larve de Rhyncocœle, comme on l'a fait parfois, mais comme un type dérivé, qui permet de bien comprendre le développement des Cestodes, dont les embryons possèdent aussi des enveloppes externes dérivées de l'ectoblaste primitif.

MÉSOZOAIRES OU ANEURIENS.

Ce groupe, qu'il faut probablement considérer comme des Plathelminthes dégradés par le parasitisme, renferme deux classes : les
Dicyémides ou *Rhombozoaires* et les *Orthonectides*.

Les Dicyémides vivent en parasites dans le rein des Mollusques Cé-

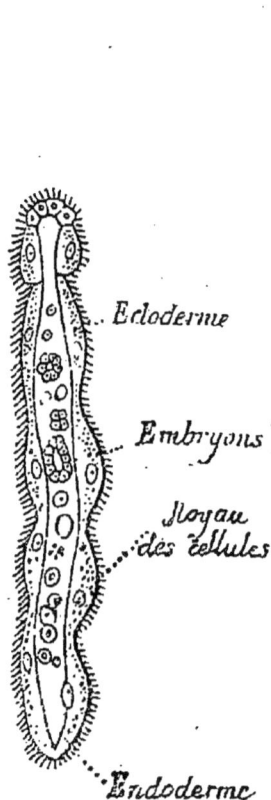

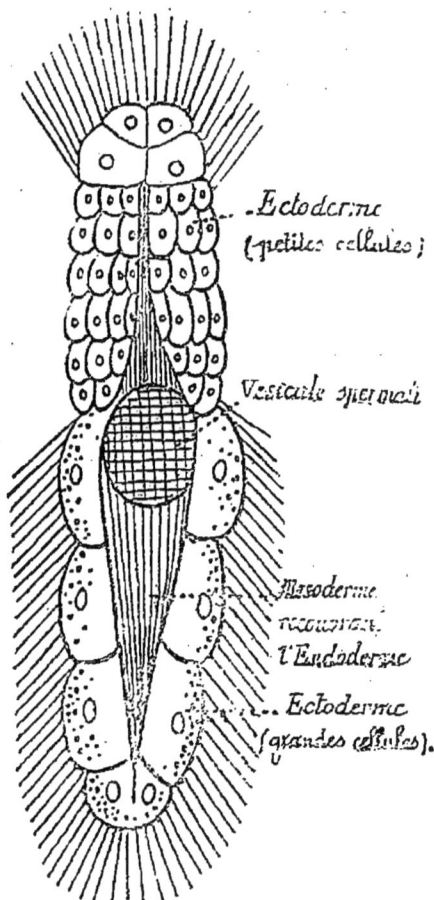

FIG. 91. — Dicyémide.   FIG. 92. — Structure d'une Orthonectide mâle.

phalopodes. Ce sont de petits animaux allongés, cylindriques, à paroi
du corps formée d'une seule couche cellulaire. Seules, les cellules antérieures sont plus grosses que les autres, et, comme elles sont situées

en avant du corps, elles simulent une tête. A l'intérieur de la couche ectodermique, il n'existe pas de traces d'organes de la vie organique ni de la vie de relation, mais simplement une masse protoplasmique, l'endoderme, renfermant des noyaux et des granulations réfringentes. Aux dépens des noyaux se développent spontanément les embryons, qui apparaissent sous deux formes, auxquelles on a donné, suivant l'aspect de leur corps, les noms d'embryons vermiformes et d'embryons infusoriformes.

Les **Orthonectides**, à l'opposé des premiers, sont des animaux vivant en ectoparasites sur les bras de certains Ophiures. Leur corps est aplati, ovalaire, et recouvert d'un ectoderme à cellules plates. En dedans de la paroi externe, on remarque une couche de fibres considérées comme musculaires ; au centre est le protoplasma endodermique, semblable à celui des Dicyémides. L'organisation de ce deuxième groupe est plus complexe, car il existe trois couches tissulaires.

De plus, ils présentent un dimorphisme sexuel qui se manifeste dès l'embryon.

TRÉMATODES.

Les Trématodes sont des Plathelminthes parasites, à ectoderme dépourvu de cils, et rappelant, par leur structure, les Dendrocœles à un point tel qu'on peut les considérer comme des Dendrocœles adaptés à la vie parasitaire. Ils ont un corps de forme ovoïde, semblable à celui d'une Planaire, mais pourvu en plus d'organes de fixation qu'on appelle des *ventouses*.

Les ventouses sont des corps arrondis, entourés d'un bourrelet périphérique, et présentant une dépression centrale. Elles sont formées par un enfoncement de l'ectoderme dont les parois sont mues par des muscles spéciaux. Tantôt on ne trouve sur le corps qu'une ventouse : on donne alors le nom de Monostomes à ces types ; lorsqu'il en existe deux, les Trématodes appartiennent au groupe des Distomes. Enfin, lorsqu'il en existe plusieurs, on a affaire à des Polystomes.

$$\text{Trématodes} \dots \begin{cases} \textit{Monostomes.} \\ \textit{Distomes.} \\ \textit{Polystomes.} \end{cases}$$

Au nombre des ventouses correspond une vie parasitaire différente. Ainsi les Monostomes et Distomes sont des animaux endoparasites, tandis que les Polystomes mènent une vie ectoparasitaire.

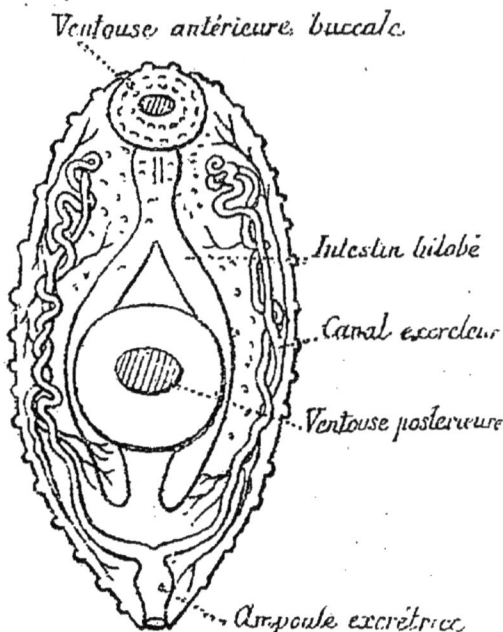

FIG. 93. — Jeune *Distomum Hepaticum*.

· Un Trématode, tel que la *Douve du foie*, possède deux ventouses, dont une est située vers la partie antérieure du corps, et l'autre vers la partie médiane ventrale. Au fond de la ventouse antérieure se trouve l'orifice buccal, suivi d'un pharynx entouré d'une couche musculaire, et jouant le rôle d'appareil de succion. Le pharynx donne accès dans un œsophage se ramifiant en deux parties, ou cœcums, qui correspondent à l'intestin. Chacun de ces cœcums, se ramifiant à son tour, reproduit ainsi l'aspect d'un tube digestif de Dendrocœle.

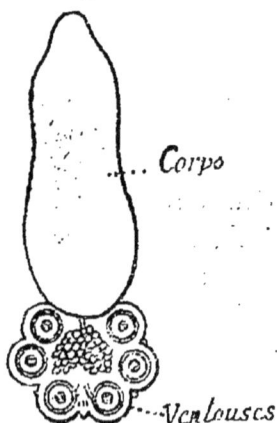

FIG. 94. — Aspect extérieur d'un Trématode polystome.

Un second point de ressemblance avec ce dernier groupe se trouve dans la structure du système nerveux. Ce système est formé par deux ganglions réunis sur la ligne médiane ; de chacun naît un nerf latéral s'étendant sous la paroi du corps jusqu'à la partie postérieure. Les nerfs qui, chez les Planaires, se rendent aux ocelles, manquent complètement chez les Trématodes, dépourvus d'organes des sens.

L'appareil excréteur se compose d'une vésicule pulsatile, d'où

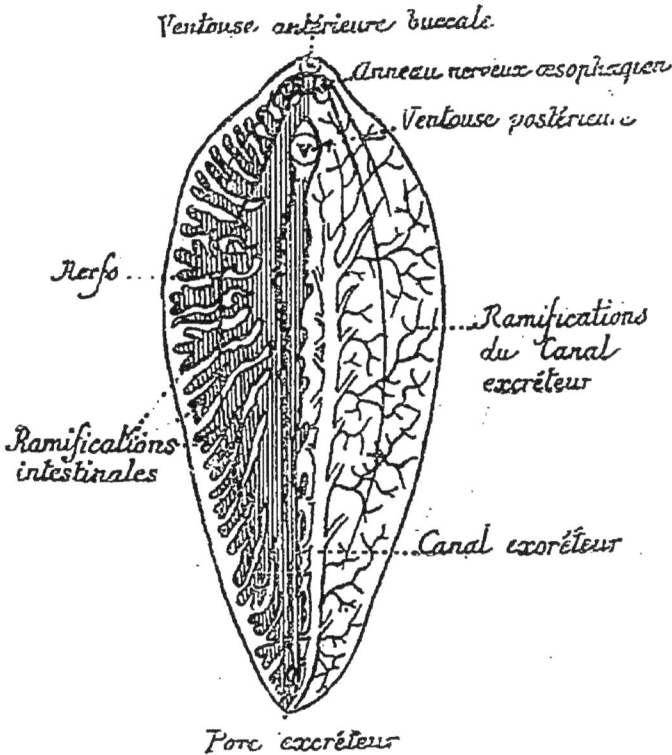

Ventouse antérieure buccale.

Anneau nerveux œsophagien

Ventouse postérieure

Nerfs...

Ramifications du canal excréteur

Ramifications intestinales

Canal excréteur

Pore excréteur

Fig. 95. — Tube digestif (moitié gauche) et appareil excréteur (moitié droite) d'un *Distome*. (Schéma d'après Vogt et Yung.)

partent un ou deux canaux, se ramifiant dans l'intérieur de la cavité générale.

Sur une coupe, le corps présente à l'extérieur un ectoderme formé de cellules épithéliales, recouvertes par une cuticule percée de petits pores ; ces pores servent à laisser passer les liquides nutritifs de l'hôte qui renferme le Trématode comme parasite. En dessous de l'ectoderme est un mésoderme constitué par deux couches de fibres musculaires ; les plus externes sont transversales, les plus internes longitudinales. A l'intérieur est la cavité générale remplie de tissu conjonctif. Au centre de la cavité, on voit le tube digestif recouvert extérieurement par le mésoderme viscéral, et tapissé intérieurement par l'endoderme.

Les différences entre les Trématodes et les Dendrocœles se manifestent principalement dans la structure des organes génitaux, plus complexes chez les Trématodes que chez les Dendrocœles, et rappelant ceux des Rhabdocœles.

Les Trématodes sont des animaux hermaphrodites, dont les ouvertures sexuelles sont placées à la face ventrale du corps, un peu en arrière de la bouche. Du pore mâle part un canal déférent se renflant

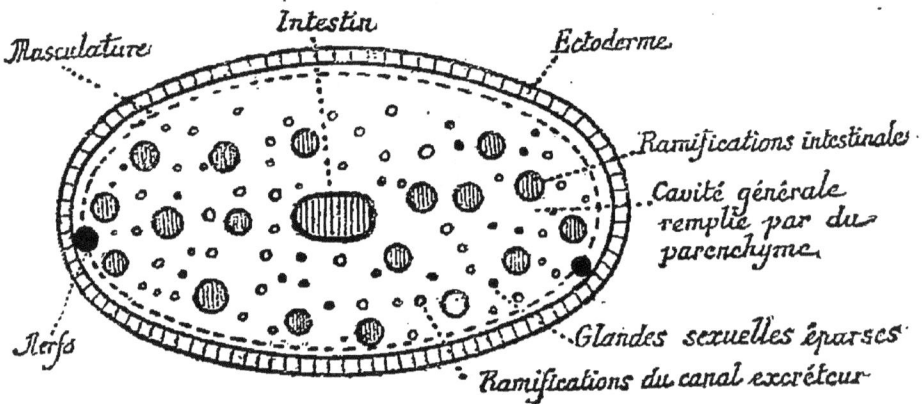

FIG. 96. — Coupe transversale schématique du corps d'un Trématode.

en une vésicule, où se rendent deux conduits auxquels font suite deux testicules.

L'ouverture femelle donne accès dans un canal assez long ou oviducte, aboutissant à une cavité jouant le rôle d'utérus. De cette cavité part un canal qui conduit à deux vitellogènes situés latéralement, et à une seule glande germigène ; de plus, cette cavité utérine communique avec l'extérieur par un petit conduit qui débouche sur le dos de l'animal ; ce dernier conduit, au *canal de Laurer*, semble ne jouer aucun rôle dans la fécondation.

La fécondation, très probablement, se produit chez les Trématodes comme chez les Cestodes, c'est-à-dire que l'individu se féconde lui-même (autofécondation). Pour cela, lorsque les spermatozoïdes arrivent dans le canal déférent, la région du corps où sont situées les ouvertures sexuelles mâle et femelle se déprime, de sorte que ces ouvertures finissent par être situées au fond d'un trou. Les choses ne s'arrêtent pas là ; les bords du trou se resserrent de plus en plus, se réunissent, et le trou est fermé, transformé ainsi en une cavité close dans laquelle s'ouvrent les orifices mâle et femelle. Les spermatozoïdes sortent alors par le pore mâle, remplissent la cavité,

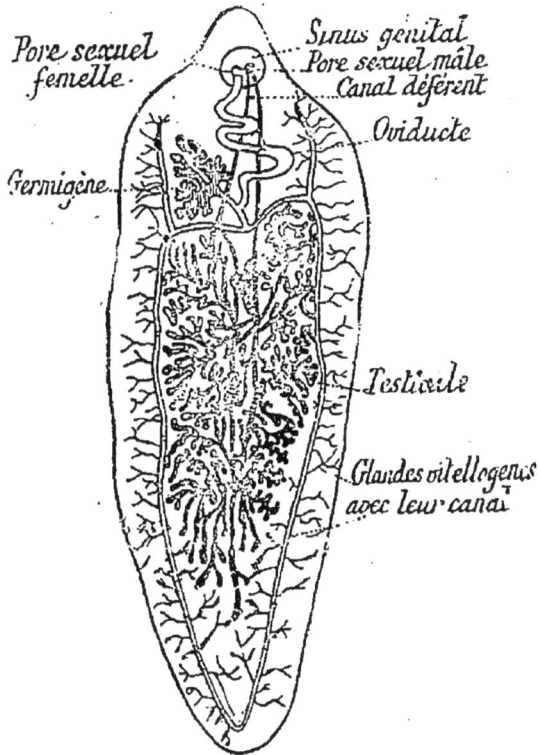

FIG. 97. — Organes sexuels (schema) du *Distomum Hepaticum*.

pénètrent par l'orifice femelle dans l'oviducte, et vont ainsi féconder les ovules amassés dans l'utérus. La cavité qui se ferme peu à peu est nommée *sinus génital*.

L'œuf fécondé donne naissance à une larve allongée, formée d'un ectoblaste périphérique, en dedans duquel existe un grand nombre de cellules embryonnaires rassemblées en plusieurs amas. Ce premier état larvaire a été appelé *Sporocyste ;* parfois, ces larves sont munies d'un tube digestif, on les nomme alors des *Rédies*. Les larves possèdent des cils vibratiles qui leur permettent de nager, pour aller à la rencontre d'un hôte, un mollusque aquatique de préférence, sur lequel, ou bien dans les organes duquel elles vivent, suivant l'espèce de Trématode.

Les cellules embryonnaires s'organisent, dans l'intérieur du Sporo- cyste ou de la Rédie, en de nouvelles larves, possédant un tube digestif, un système nerveux, un appareil excréteur, des organes des sens, et une queue. Celles-ci ont reçu le nom de *Cercaires*; ces larves percent l'ectoblaste du Sporocyste, quittent le premier hôte, et

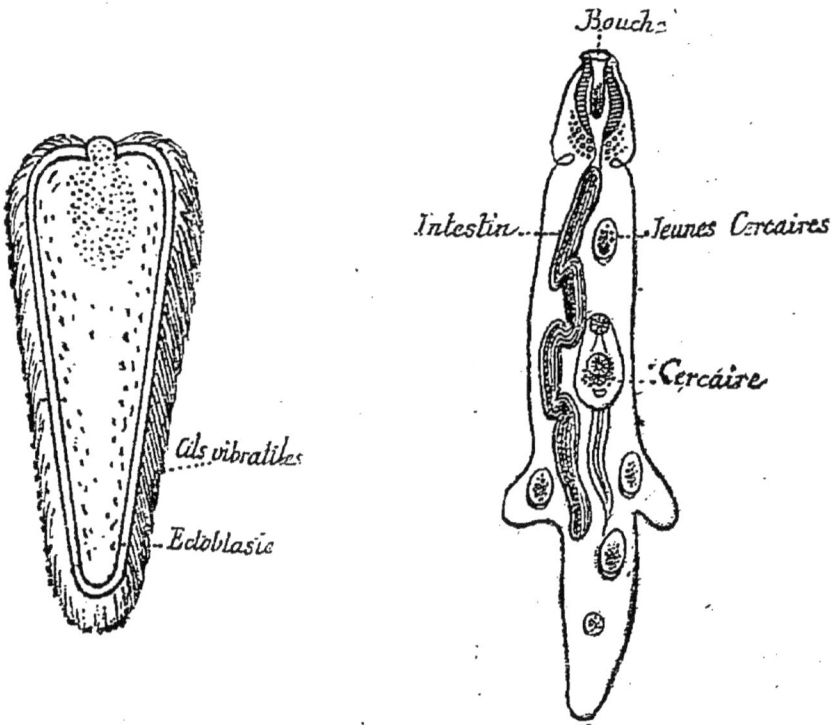

FIG. 98. — Jeune larve de *Distomum.*   FIG. 99. — Larve *Rédie* des Cercaires.

nagent dans l'eau jusqu'au moment où elles parviennent dans le tube digestif d'un nouvel hôte. Elles pénètrent alors dans les régions adja- centes à l'intestin de cet hôte de deuxième ordre, s'enkystent, c'est- à-dire s'entourent d'une cuticule épaisse, et persistent ainsi. Lorsque le deuxième hôte est mangé par un animal quelconque, les Cercaires ne sont pas digérées, si cet animal appartient à l'espèce qui possède normalement comme parasite l'espèce de Trématode dont les Cercaires

proviennent, mais elles perdent leur queue dans l'intérieur de ce troisième hôte, acquièrent des organes génitaux, et revêtent la forme
adulte. Ce développement assez compliqué n'existe que chez les Tré-
miatodes Endoparasites ; les Ectoparasites ne montrent pas dans leur
évolution de phases Sporocystes ou Rédies.

Les Trématodes se divisent d'après le nombre de ventouses en trois
ordres : les *Monostomes*, les *Distomes* et les *Polystomes*.

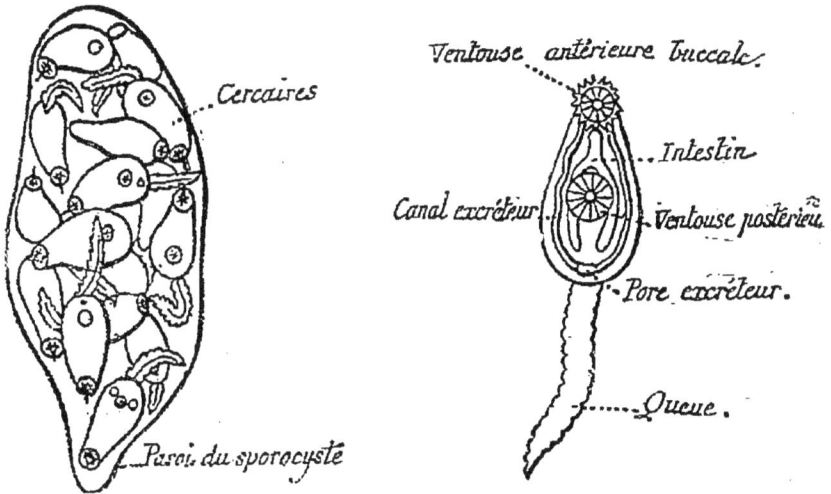

Fig. 100. — Larves de Trématodes endoparasites. A gauche, sporocyste
rempli de Cercaires ; à droite, Cercaire libre.

Les **MONOSTOMES** sont caractérisés par la présence sur leur
corps d'une seule ventouse ; cet ordre renferme des espèces parasites des oiseaux aquatiques.

Les **DISTOMES** possèdent deux ventouses, et comprennent quelques espèces parasites de l'homme, appartenant toutes au genre *Distomum*. Le *Distomum Hepaticum* vit particulièrement en abondance
dans les canaux biliaires du mouton, mais il peut se rencontrer accidentellement chez l'homme. Le corps est large, ovale, et d'environ
30 millimètres de long. Les embryons vivent dans l'eau ; il est probable que les transformations en Sporocystes et Rédies se passent chez
les mollusques du genre Lymnée, et que l'on absorbe les Cercaires en
buvant l'eau des mares ou en mangeant des plantes aquatiques.

Le *Distomum lanceolatum*, qui a un corps lancéolé, allongé, de huit à neuf millimètres de long, vit avec l'espèce précédente dans les conduits biliaires du mouton et d'autres animaux domestiques, mais peut aussi vivre chez l'homme, ainsi qu'on l'a constaté plusieurs fois. Son embryon se développe dans l'eau; il a un aspect pyriforme, est couvert de cils dans la moitié antérieure du corps, et porte sur un mamelon un petit aiguillon en forme de stylet.

Le *Distomum crassum*, long de un à deux centimètres, large de un demi-pouce, vit, en Extrême-Orient, dans le tube digestif de l'homme; son intestin est simple et non ramifié comme celui du Distomum hepaticum.

Le *Distomum ophthalmobium* a été rencontré trois ou quatre fois dans le cristallin des enfants; on considère cette espèce comme douteuse.

Le *Distomum heterophyes* vit dans le tube digestif de l'homme en Égypte; le corps est ovale, acuminé en avant et long de un à cinq millimètres.

Le *Distomum hæmatobium*, ou *Bilharzia hæmatobia*, ou *Gynæcophorus hæmatobius*, est une espèce à sexes séparés, la femelle vivant en parasite dans un sillon particulier que présente le mâle sur son corps. On les trouve réunis par paires dans la veine-porte, les veines

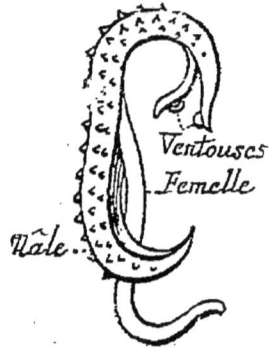

Fig. 101. — *Distomum hæmatobium* mâle et femelle.

de l'intestin, de la vessie, chez l'homme en Abyssinie. Lorsque les œufs sont accumulés en très grand nombre dans ces différents organes, ils déterminent des inflammations très vives suivies d'hématuries. Une assez grande partie de la population adulte de l'Égypte est infestée de ce parasite.

L'ordre des **POLYSTOMES** comprend des Trématodes parasites sur la peau ou les branchies des Poissons.

TRÉMATODES.
- Endoparasites.
  - *Monostomes.* Une seule ventouse.
  - *Distomes* (Deux ventouses).
    - Distomum Hepaticum.
    - — Lanceolatum.
    - — Crassum.
    - — Ophthalmobium.
    - — Heterophyes.
    - — Hœmatobium.
- *Ectoparasites.* — Polystomes. Plus de deux ventouses.

CESTODES.

La dernière classe des Plathelminthes est celle des Cestodes, dont les diverses espèces vivent en parasites dans le tube digestif des Vertébrés. Le type le plus évolué est le *Tænia*, et c'est d'après lui que nous étudierons les caractères des Cestodes, après quoi nous reviendrons sur l'examen des formes plus simples.

Les Tænias sont des vers allongés, à extrémité antérieure assez mince, s'élargissant ensuite pour former le corps; ce dernier, aplati en ruban, est composé d'une série d'anneaux de dimensions égales. La région terminale antérieure porte un petit renflement appelé *tête*. Certains naturalistes ont voulu considérer cette tête comme répondant à l'extrémité postérieure de l'animal, mais cela est peu probable. En arrière de la tête vient un étranglement nommé *cou*, suivi d'une série d'anneaux s'élargissant progressivement à mesure qu'ils s'éloignent de l'extrémité antérieure. Les derniers anneaux, tout

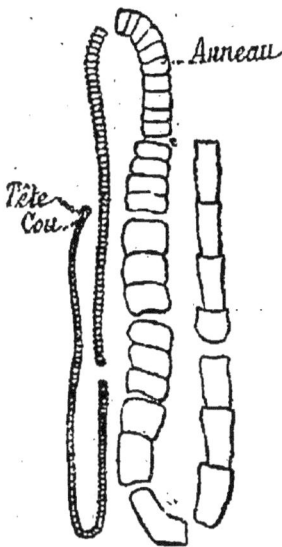

Fig. 102. — Corps d'un *Tænia*.

à fait postérieurs, plus volumineux que les autres, sont remplis de produits sexuels; ils se séparent les uns des autres, se détachent, deviennent libres et sont entraînés au dehors avec les excréments de l'hôte habité par le Tænia. On donne le nom de *Proglottis* à ces anneaux détachés, et celui de *Strobile* à l'ensemble du corps.

La tête du Tænia est à peu près hémisphérique; elle est surmontée d'un renflement conique appelé *Rostre*. A la base de ce dernier sont des organes de fixation de deux sortes : des crochets et des ventouses. Les crochets, placés en avant des ventouses, sont disposés en une double couronne. Ce sont des corps chitineux affectant la forme de poignards recourbés. Ils présentent à étudier trois parties : la poignée, la garde et la lame. La poignée est légèrement courbe, elle sert de base et s'implante directement dans la tête ; la garde n'est qu'une portion élargie de la poignée ; la lame est légèrement recourbée et se termine en pointe. Sur les parties latérales de la poignée et de la garde s'insèrent un très grand nombre de muscles servant à

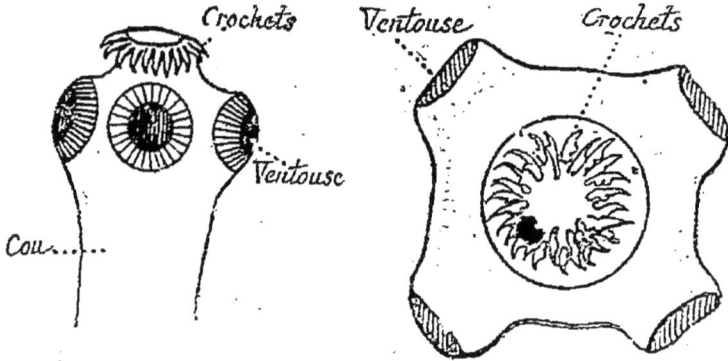

FIG. 103. — Tête de *Tænia solium ;* à gauche, vue de profil ;
à droite, vue par dessus.

produire les mouvements des crochets. — Au-dessous des crochets, on trouve une rangée de ventouses hémisphériques, formées par une dépression ectodermique, au fond de laquelle s'insèrent des muscles. Elles fixent l'animal en faisant le vide, ou bien en agissant par les crochets dont parfois elles sont munies.

Il n'existe ni ouverture buccale, ni tube digestif ; les Cestodes ne possèdent point d'organes de la digestion, car l'adaptation à la vie parasitaire est beaucoup plus avancée que chez les autres classes de Plathelminthes parasites, sauf les Aneuriens. Ces organes sont inutiles, puisque les individus sont imbibés par un liquide nutritif constitué par les aliments qui passent dans le tube digestif de l'hôte habité par le parasite. Ce liquide pénètre à travers la paroi du corps du Cestode, pour se répandre dans l'intérieur de la cavité générale et servir ainsi à la nourriture du parasite. Il existe cependant un genre, le genre *Amphilina*, parasite dans la cavité générale du corps des Esturgeons, qui possède un rudiment de tube digestif. Aussi considère-t-on ce genre comme intermédiaire aux Trématodes, qui ont un tube digestif, et aux Cestodes, qui n'en ont pas.

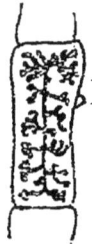

FIG. 104.
Proglottis de
Tænia grossi
deux fois environ.

Les organes des sens font complètement défaut, quoique cependant le système nerveux soit très compliqué, d'après l'étude qui en a été faite récemment par divers zoologistes. Il se composerait d'un ganglion central situé dans la partie antérieure du corps, envoyant deux branches latérales terminées de chaque côté par deux ganglions. De ceux-ci partent deux volumineux cordons latéraux s'étendant jusqu'à l'extrémité postérieure du corps. Le ganglion central émet en outre deux autres commissures latérales réunies par une troisième commissure transversale, d'où émergent des nerfs se dirigeant les uns vers

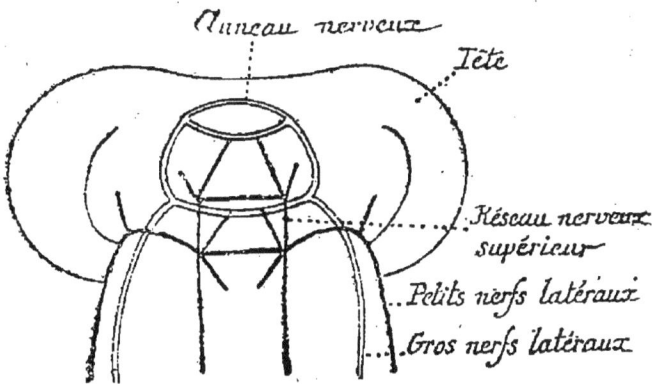

Fig. 105. — Système nerveux central d'un Cestode (schéma).

l'extrémité antérieure et les autres vers l'extrémité postérieure du corps. Cette deuxième série de nerfs se distinguent des premiers par leur finesse. Il est très peu probable que la composition réelle du système nerveux corresponde à cette description ; certains cordons considérés comme nerveux ne sont peut-être que des tractus conjonctifs.

Sur une coupe du corps d'un Tænia, on trouve : à l'extérieur, une cuticule assez épaisse, percée de pores permettant le passage des liquides intestinaux de l'hôte. Au-dessous vient une couche ectodermique, puis le mésoderme pariétal, représenté d'abord par une couche conjonctive qui contient des concrétions blanchâtres de carbonate de chaux et disposées en une couche assez épaisse. En dedans, existe les musculatures longitudinale et transversale, entourant la cavité générale du corps parcourue par des travées conjonctives, et creusée de cavités étroites dans lesquelles débouchent les canaux excréteurs. L'appareil d'excrétion est constitué principalement par deux vaisseaux longitudinaux placés sur les côtés de l'animal, aboutissant à une vésicule située à l'extrémité postérieure du corps sur la ligne médiane. De plus, dans chaque anneau, il existe deux branches anastomotiques transverses, émanant des vaisseaux longitudinaux, et les joignant l'un à l'autre. Ces branches, à leur tour, envoient plusieurs ramifications qui s'anastomosent entre elles. Tout ce réseau de canaux peut être considéré comme des ramifications des deux vaisseaux latéraux. Ces derniers, qui débouchent dans une même vésicule postérieure, sont séparés l'un de l'autre lorsque les anneaux postérieurs ou proglottis

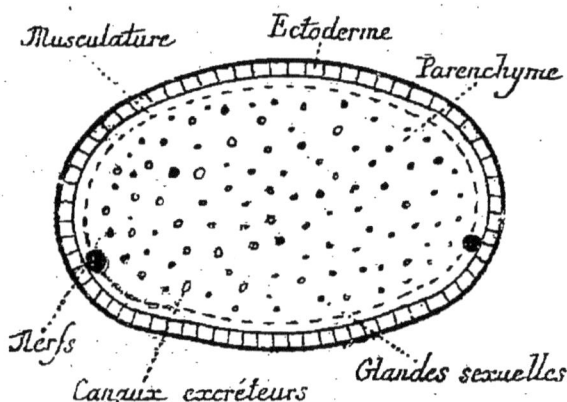

Fig. 106. — Coupe transversale schématique d'un Cestode.

se détachent ; mais les derniers anneaux, parmi ceux qui persistent, reforment une nouvelle vésicule et les canaux vont s'y jeter.

Les derniers organes qu'il reste à connaître sont les organes sexuels. Chaque anneau de l'animal possède à la fois des organes mâles et des organes femelles, s'ouvrant sur les côtés dans une dépression de la paroi du corps qu'on a nommée *sinus génital*. Leur développement n'a pas lieu en même temps ; les organes mâles arrivent les premiers à maturité ; ils s'atrophient, et disparaissent après avoir accompli leur fonction, pour permettre aux organes femelles d'évoluer. On peut donc considérer deux phases dans l'aspect que présente un anneau de Tænia. Dans la première, les organes mâles produisant les spermatozoïdes, pendant que les ovaires se développent ; l'anneau, à ce moment, est rempli par les deux organes. Mais peu à peu le premier apparu disparaît, pour permettre à l'ovaire rempli d'œufs fécondés d'occuper tout l'intérieur de l'anneau ; cet état correspond à la deuxième phase.

La structure des organes mâles est assez simple. De l'ouverture commune part un canal déférent, aboutissant à une vésicule qui joue le rôle de réservoir de la semence. Dans celle-ci s'ouvrent deux

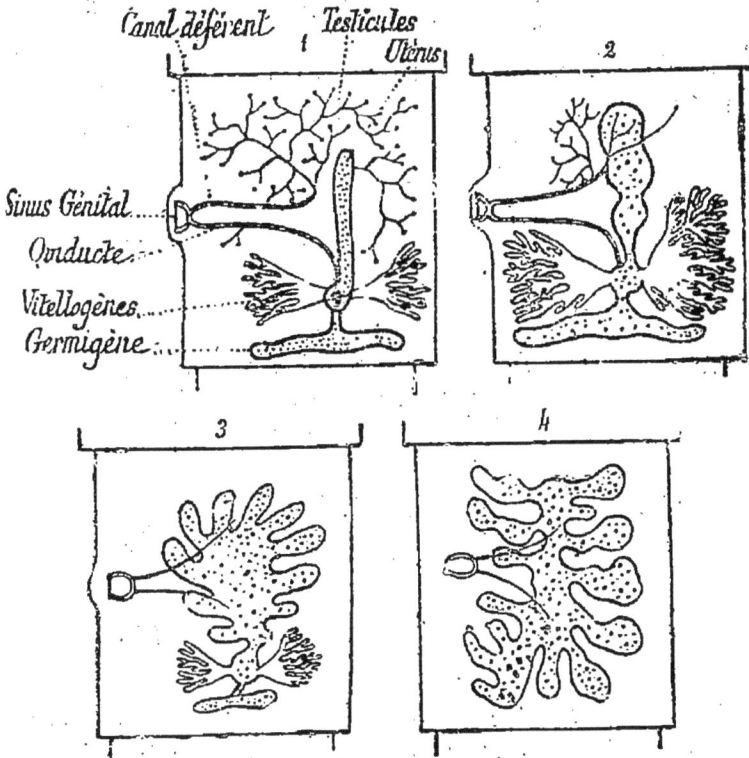

FIG. 107. — Développement des organes sexuels dans un anneau de *Tænia* : 1. testicules développés ; 2. testicules s'atrophiant et ovaires se développant ; 3. ovaires s'atrophiant à leur tour et utérus se développant ; 4. organes sexuels entièrement atrophiés et utérus pleins d'œufs fécondés remplissant tout l'anneau. L'anneau est alors un proglottis.

canaux ramifiés terminés par des amas de cellules ou spermatocytes, chargés de donner naissance à des spermatozoïdes. Lorsque ceux-ci se sont développés, ils tombent dans le réservoir qu'ils remplissent. A ce moment le sinus génital se ferme, et les spermatozoïdes viennent se réunir dans son intérieur pendant que se développent les organes femelles.

Ces derniers se composent d'un oviducte s'élargissant en un utérus ; tout près de l'utérus sont placées des glandes chorionnaires ; plus bas, il existe deux glandes vitellogènes arborescentes, qui débouchent par deux canaux collecteurs dans un canal commun, terminé inférieurement par une seule glande germigène. D'après cette disposition et cette division de l'ovaire en une série de glandes, l'œuf débute par le vitellus évolutif que lui fournit la glande germigène, et plus loin il est entouré par le vitellus nutritif produit par les vitellogènes. L'œuf arrive ainsi à maturité et pénètre dans l'utérus, où il subit l'action fécondante des spermatozoïdes, qui y sont arrivés en partant du sinus génital et s'insinuant dans l'oviducte. Ensuite les glandes chorionnaires entourent l'œuf fécondé d'une coque qui sert à le protéger. A mesure que le développement que nous venons de décrire se produit,

les œufs remplissent les conduits vecteurs femelles qui grossissent considérablement, se ramifient, et finissent par remplir complètement la cavité de l'anneau. Les anneaux les plus postérieurs sont toujours ceux dont les produits sexuels sont les plus avancés ; aussi ces anneaux se séparent du reste du corps et deviennent des proglottis qui sont

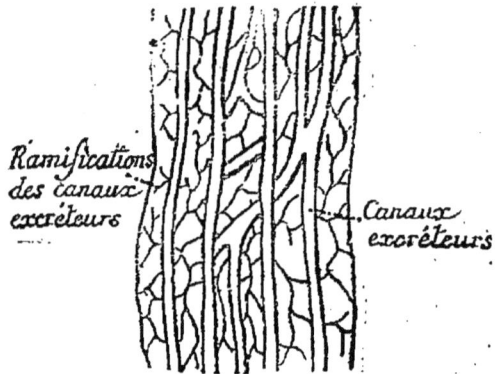

FIG. 108. — Appareil excréteur d'un anneau de *Tænia*.

expulsés. Leurs parois se détruisent, les œufs deviennent libres, et, s'ils sont absorbés par un hôte qui leur convient, ils commencent leur évolution embryonnaire.

Il convient avant tout d'établir deux modes d'évolution embryologique chez les Cestodes. Le premier mode comprend les Cestodes à embryons aquatiques et libres pendant un certain temps, et le second les Cestodes à embryons jamais libres et parasites dès le début.

Dans le premier cas des types possédant des embryons aquatiques et libres, rentrent surtout les familles des *Botriocéphalidés* et des *Ligulidés*. L'œuf fécondé, étant rejeté au dehors du corps de l'hôte, peut arriver, après un concours de circonstances livrées au hasard seul, dans l'eau ; alors il se développe. Le vitellus se segmente par les procédés ordinaires en deux cellules placées l'une au-dessus de l'autre. La cellule supérieure forme, par ses divisions, une enveloppe protectrice à la cellule inférieure qui contribué seule à former l'embryon. En effet, cette cellule inférieure se divise en deux, puis en quatre cellules, etc., et finit par se différencier en une planula munie d'un ectoblaste provisoire périphérique et d'un amas central de cel-

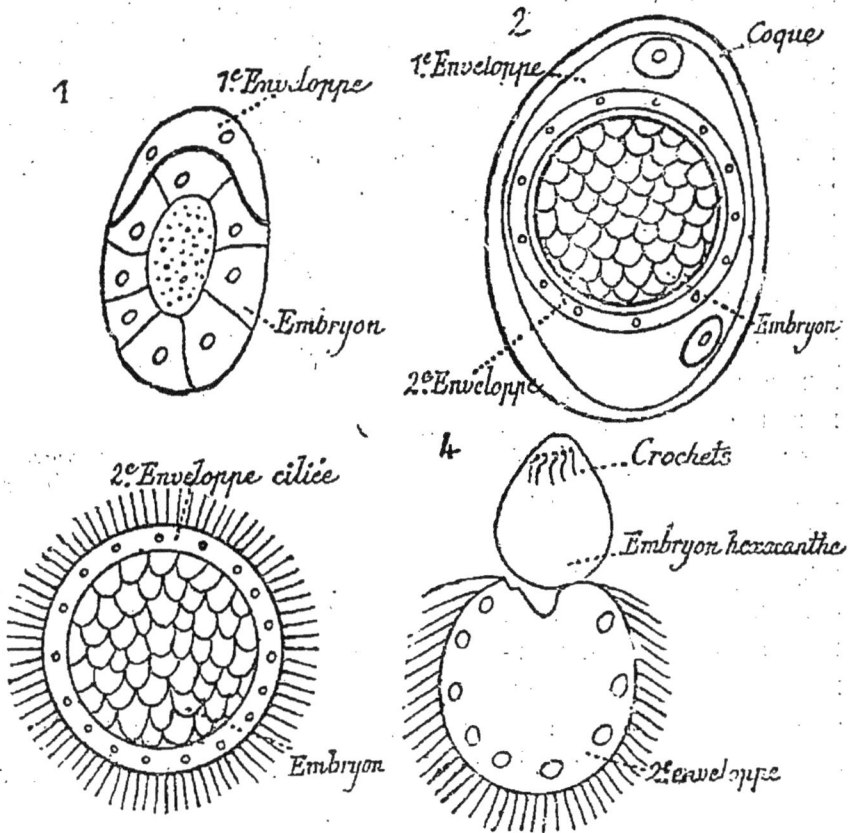

FIG. 109. — Développement d'un Bothriocéphale : 1. embryon jeune ; 2. apparition des deux enveloppes provisoires ; 3. larve dépouillée de sa première enveloppe ; 4. embryon hexacanthe se dépouillant de la seconde enveloppe.

lules. L'enveloppe protectrice extérieure, au moment où l'embryon est à peine ébauché, ne persiste pas ; elle se rompt et disparaît. L'embryon est alors libre, mais, comme il doit nager, l'ectoblaste provisoire pousse des cils vibratiles qui deviennent très longs dans la partie inférieure du corps. A peine ébauché, l'embryon vit ainsi dans l'eau, puisant sa nourriture par osmose. Pendant ce temps, les cellules internes ne restent pas indifférentes ; elles s'organisent en quatre feuillets blastodermiques ; cinq feuillets constituent donc à ce stade le corps de l'embryon. Le plus externe de ces feuillets, qui correspond à l'ectoblaste provisoire cilié, disparaît à son tour. L'embryon est alors formé seulement par les quatre feuillets apparus aux dépens des cellules intérieures, ectoblaste, somatopleure, splanchnopleure et endoblaste. Ces cellules sont donc chargées de produire tous les tissus et les organes de l'adulte, puisque deux couches cellulaires, la membrane protectrice et l'ectoblaste provisoire, ont disparu. Ce mode embryologique rappelle ainsi le développement des Turbellariés rhyncocœles par la larve Pilidium.

Les *Tœniadés* montrent un bon type de l'évolution des Cestodes à larves non aquatiques. Les différentes phases embryologiques, au lieu d'être libres, se passent toujours chez des hôtes divers, qui se succèdent l'un l'autre, la larve perfectionnant son organisation à mesure qu'elle passe d'un hôte dans l'autre. Les Tænias n'acquièrent ainsi la forme adulte qu'après une série de migrations qui sont très importantes à connaître pour le praticien. Ces migrations sont toujours fixées à l'avance, car une espèce de Tæniadés ne peut se développer et vivre en parasite que chez des espèces déterminées d'animaux ; ainsi le *Tænia solium* ne vit d'ordinaire que dans l'intestin de l'homme, et ses embryons ne peuvent se développer que dans la chair du Porc. Il en est de même pour la plupart des Tæniadés.

L'œuf des Tænias est entouré par une coque chorionnaire sécrétée par les glandes chorionnaires de chaque anneau. Elle est constituée de petits bâtonnets soudés, réunis par une substance amorphe, et le tout joue très bien le rôle d'organe de protection. Lorsque l'œuf, rejeté au dehors, est absorbé, par un fait de pur hasard, par un animal dans l'intestin duquel il peut se développer, et cet animal appartient d'ordinaire à une espèce déterminée, il commence à se segmenter. — Ces œufs, fort nombreux dans chaque proglottis, sont rejetés avec les excréments de l'hôte qui renferme le Tænia adulte dans son tube digestif, et tombent ainsi sur le sol, s'accrochant aux plantes, aux mottes de terre, et peuvent rester un temps fort long sans mourir, protégés comme ils le sont par leur enveloppe chorionnaire. Lorsque, par un concours, fort rare sans doute, de circonstances favorables, l'œuf arrive dans le tube digestif d'un hôte où il puisse se développer, il commence à évoluer. Le hasard joue donc un grand rôle ici, et les espèces de Tænias ne se perpétuent que grâce au nombre incommen-

surable de leurs œufs ; des millions de ces derniers meurent sans
avoir jamais pu se développer ; mais il suffit d'un seul arrivé au but
pour propager l'espèce.

Lorsque toutes les circonstances favorables ont été rassemblées,
l'œuf se segmente, et le premier effet de cette segmentation est de

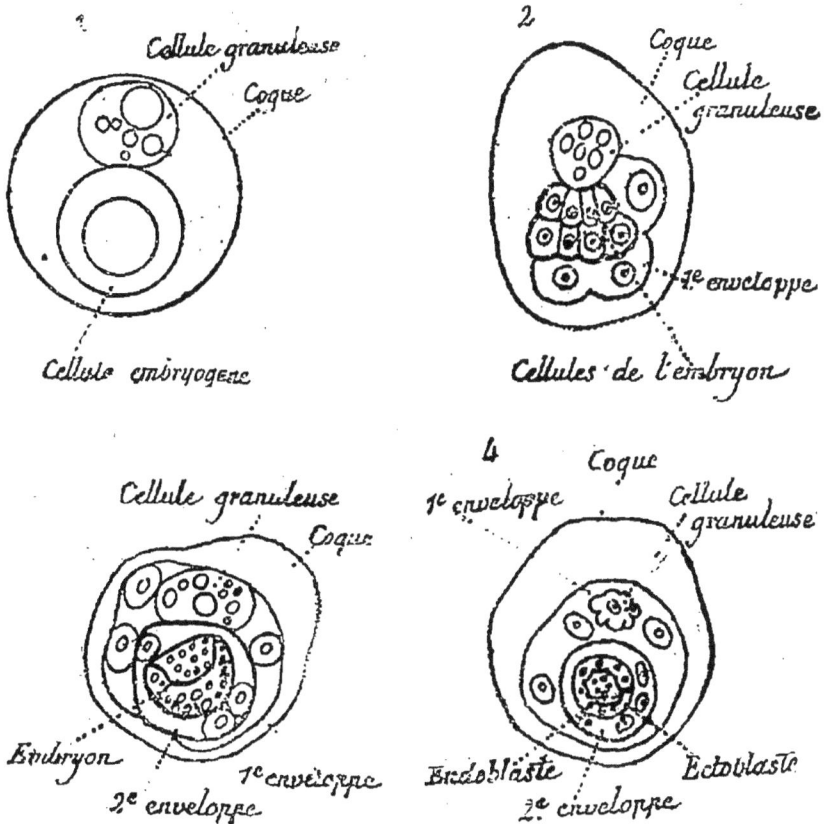

Fig. 116. — Début du développement d'un *Tænia* : 1. première segmentation de l'œuf ;
2. formation de la première enveloppe provisoire ; 3. formation de la seconde enveloppe
provisoire ; 4. embryon hexacanthe entouré par les deux enveloppes provisoires.

diviser l'œuf en deux blastomères, l'un petit, ou cellule granuleuse,
qui ne servira à rien, et l'autre qui donnera naissance à l'embryon.
Mais, dans la planula qui provient de ce second blastomère, on voit,
comme chez les Botriocéphales et par le même procédé, les deux
couches cellulaires les plus externes former à l'embryon une enveloppe
protectrice provisoire, dont l'embryon ne tarde pas à se débarrasser.

Il existe donc encore ici les mêmes faits que chez la larve Pilidium des Turbellariés rhynchocœles.

Lorsque l'embryon se débarrasse de cette enveloppe protectrice, il apparaît sous une forme globuleuse, et présente à sa partie antérieure trois paires de crochets. C'est à la présence de ces six crochets chitineux que l'embryon doit le nom d'*hexacanthe*, et cet embryon se retrouve chez tous les Cestodes.

Jusqu'à présent, l'embryon se développait dans le tube digestif de l'hôte qui l'a avalé ou hôte de premier ordre. Muni de ces crochets, il perfore les parois intestinales de l'hôte, et chemine à travers les tissus jusqu'à ce qu'il arrive dans son lieu d'élection, qui est généralement le tissu conjonctif intermusculaire. Parfois aussi, chez certaines

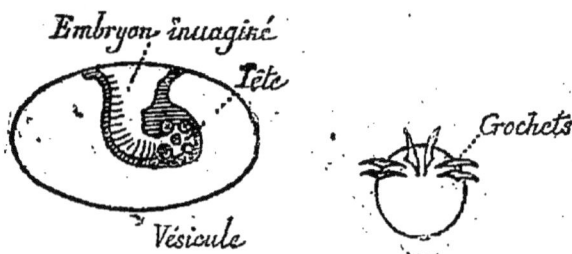

Fig. 111. — Embryons de *Tænia* ; à droite, embryon hexacanthe ; à gauche, cysticerque.

espèces de Tæniadés, il pénètre dans le cerveau de l'hôte où sa présence à l'état de kyste détermine une maladie, bien connue chez les animaux de la race ovine sous le nom de Tournis. Lorsque l'embryon est donc arrivé dans un milieu favorable, des modifications se produisent dans son intérieur. Le premier changement que l'on observe est une invagination de la partie supérieure du corps dans la partie inférieure, analogue, mais par l'aspect seulement, à une invagination gastrulaire. Les crochets chitineux ne servant plus à aucune fonction se désagrègent et disparaissent. Cette deuxième phase du développement a été appelée autrefois *Cysticercus cellulosæ,* car on considérait cet embryon comme un animal parfait; d'où le nom de *Cysticerque* ou de *Scolex* que l'on réserve à ce stade. Au fond de l'invagination on voit apparaître un bourgeon cellulaire qui est l'origine de la tête du futur Tænia. Cette tête grossit dans le fond de la cavité invaginée, en prenant la forme d'un cône à sommet arrondi; les crochets apparaissent alors autour d'elle, avec les ventouses situées plus bas. Au-dessous de ces derniers organes, il se forme un pédi-

.cule qui devient le cou, et sur lequel se creusent des sillons transversaux lui donnant un aspect annelé.

La tête est désormais formée, mais elle se trouve encore située

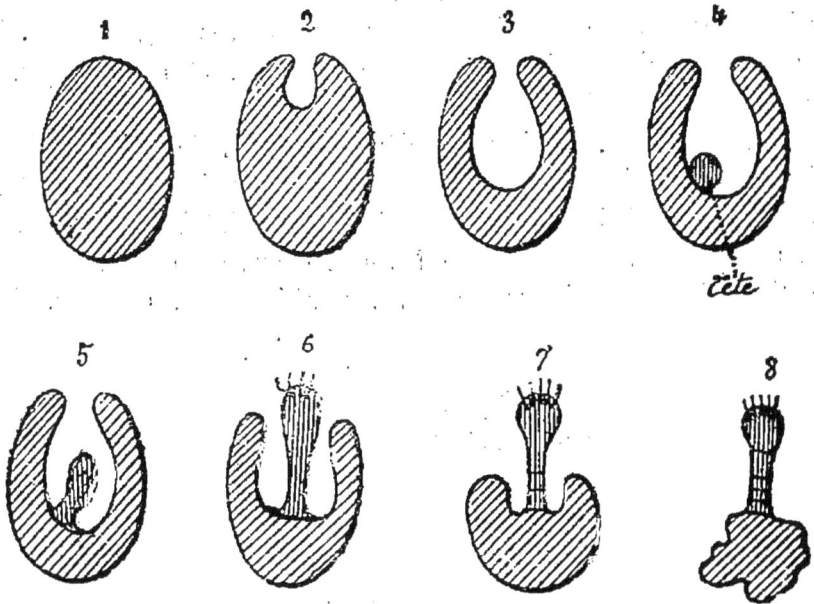

FIG. 112. — Schemas de l'évolution d'un Cysticerque : 1, embryon hexacanthe s'enkystant et ayant perdu ses crochets ; 2, 3, invagination. 4, 5, formation de la tête du Tænia dans l'invagination ; 6, 7, phases de l'évagination de la tête, qui se munit de nouveaux crochets et de ventouses ; 8, scolex.

dans l'invagination, et l'évolution est arrêtée à ce stade jusqu'à ce que de nouvelles circonstances favorables permettent à l'embryon d'arriver dans le tube digestif d'un hôte de deuxième ordre, appartenant à une espèce déterminée, où il achèvera son développement. Ces embryons se trouvent, à cet état dans le tissu musculaire du premier hôte, entourés par des kystes formés aux dépens des tissus voisins ; et, pour que ces circonstances favorables se réalisent, il faut que la chair de l'hôte de premier ordre ainsi infestée de Cysticerques soit mangée et introduite dans l'intestin de l'hôte de deuxième ordre. Alors, dans l'intestin de ce dernier, la tête sort de

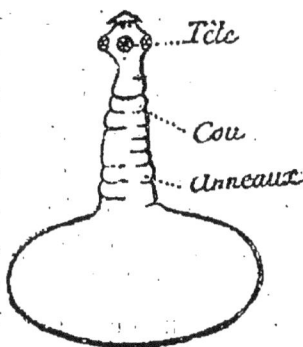

FIG. 113. — Scolex de *Tænia*.

la cavité, se dévagine, et se fixe avec ses ventouses et ses crochets aux parois de la muqueuse intestinale ; la vésicule d'invagination se flétrit et disparaît. Les anneaux se développent les uns après les autres en arrière de la tête ; les derniers, les plus éloignés de cette tête, étant les plus âgés, acquièrent leurs organes génitaux. Lorsque ces anneaux postérieurs sont murs, ils se détachent sous forme de proglottis, sont expulsés ; les œufs contenus dans les proglottis se trouvent libres, et un nouveau cycle recommence.

Nous avons examiné jusqu'ici le cas où l'embryon Hexacanthe pénétrait dans un milieu favorable à son développement. Il arrive parfois que l'œuf est absorbé par un animal qui n'est pas l'hôte de premier ordre ; si cet animal est bien différent de l'hôte de premier ordre, l'œuf ne se développe pas ; si cet animal appartient au même groupe que l'hôte de premier ordre, l'Hexacanthe se forme, et arrive dans les tissus musculaires, mais le Cysticerque subit un développement morbide. Les parois se distendent, acquièrent une diminution énorme, et se remplissent de liquide. On donne le nom d'*Hydatide* à cette anomalie du Cys-

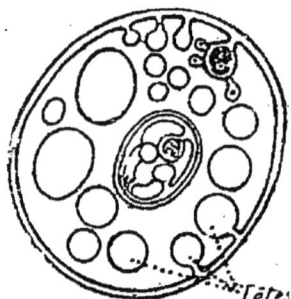

Fig. 114. — Cysticerque à plusieurs têtes du *Tænia echinococcus*.

ticerque, et ces hydatides ne peuvent plus devenir des Tænias adultes.

Chez plusieurs espèces de Tænias, le *Tænia Echinococcus* par exemple, lors de la phase Cysticerque, l'invagination donne naissance à plusieurs têtes, au lieu d'une seule ; ces têtes se séparent les unes des autres chez l'hôte de deuxième ordre, et deviendront chacune un individu complet.

Les familles principales de Cestodes sont : les *Amphilinidés*, les *Caryophyllidés*, les *Ligulidés*, les *Tétrarhynchidés*, les *Bothriocéphalidés* et les *Tæniadés*.

$$
\text{CESTODES} \ldots \ldots
\begin{cases}
\textit{Amphilinidés.} \\
\textit{Caryophyllidés.} \\
\textit{Ligulidés.} \\
\textit{Tétrarhynchidés.} \\
\textit{Bothriocéphalidés.} \\
\textit{Tæniadés.}
\end{cases}
$$

Amphilinidés. — La première de ces familles est intéressante par le G. *Amphilina* que l'on considère comme intermédiaire aux Trématodes et aux Cestodes. Le corps est ovalaire, aplati, déprimé à la partie antérieure ; cette dépression est considérée, soit comme un tube digestif rudimentaire, soit comme une ventouse d'aspect fort simple. Sur les parois latérales de ce rudiment de cavité digestive existent des muscles s'insérant aussi sur la paroi du corps ; à l'extrémité postérieure du corps, une ouverture donne accès dans la poche pulsatile de l'appareil excréteur. Ces animaux vivent en parasites dans la cavité générale du corps des Esturgeons.

Caryophyllidés. — Les Caryophyllidés renferment, entre autres genres, le G. *Caryophylleus*, parasite des poissons d'eau douce. Leur corps est aplati, rubanné, allongé, mais non segmenté ; à la partie antérieure, il offre quatre prolongements donnant au corps l'aspect d'un clou de girofle, d'où leur nom. Il existe aussi une vésicule pulsatile postérieure et des organes génitaux semblables à ceux des Bothriocéphales. Les œufs tombent dans l'eau, et l'embryon se recouvre de cils vibratiles. Dans la région antérieure apparaissent les six crochets de l'embryon hexacanthe. Absorbé par un ver annelé du G. *Naïs*, l'embryon pénètre dans le tube digestif, et de là dans la cavité générale de l'hôte, où il s'enkyste, attendant un nouvel hôte pour se développer ; la Naïs étant mangée par un poisson, le kyste est détruit, et l'embryon se développe.

Ligulidés. — La famille des Ligulidés renferme des genres vivant dans l'intestin des Oiseaux aquatiques. Le corps est très allongé, aplati, terminé par une tête antérieure dépourvue de crochets. Le corps ne montre pas la moindre trace de segmentation ; cependant, vers la partie postérieure de l'animal, on aperçoit des bosselements qui sont de fausses segmentations, et auxquels correspondent des groupes d'organes génitaux. Lorsque les œufs arrivent à maturité, ils sont expulsés et se mélangent aux excréments des Oiseaux. S'ils tombent dans l'eau, l'évolution commence pour donner naissance à un embryon Hexacanthe nageant librement. Absorbé par des poissons divers, l'embryon pénètre dans le tube digestif sans être digéré par les sucs de l'estomac. Il perfore la muqueuse intestinale, arrive dans la cavité générale, où il s'allonge en perdant ses crochets, et acquiert tout l'aspect de l'individu adulte. A cet état les organes génitaux n'ont pas apparu ; il faut que la chair du poisson soit mangée par un oiseau ; c'est alors dans le tube digestif de ce nouvel hôte que les Ligules développent leurs organes sexuels.

Tétrarhynchidés. La quatrième famille, représentée par les Tétrarhynchidés, montre un degré d'organisation plus élevé que le groupe précédent. La tête est munie de quatre ventouses et de crochets semblables à ceux des Tænias.

Bothriocéphalidés. Les deux dernières familles, Bothriocéphalidés et Tæniadés, offrent comme caractères communs l'aspect de leur corps très large et segmenté, c'est-à-dire divisé en anneaux répondant chacun à un amas de glandes sexuelles. Ils diffèrent par certains caractères que nous allons examiner. Chez les Bothriocéphalidés, la tête n'offre point de rostre ; elle est renflée, toujours dépourvue de crochets, mais possède sur les parties latérales de la tête deux larges ventouses en forme de fentes allongées, nommés *Bothridies*. On considère les bothridies comme des organes de fixation analogues aux ventouses vraies des Tæniadés. En arrière de la tête qui est aplatie, vient une partie étranglée appelée cou, suivie d'une série d'anneaux, d'autant plus longs et larges qu'ils sont plus éloignés de la tête. Un autre caractère porte sur la présence d'une ouverture supplémentaire des organes génitaux, par laquelle l'utérus des organes femelles communique avec l'extérieur, et par où les œufs mûrs sont rejetés. De plus, les ouvertures mâle et femelle sont placées séparément sur la ligne médiane ventrale de chaque anneau ; il existe donc trois ouvertures sexuelles par segments.

Une espèce de Bothriocéphalide est parasite dans l'intestin de l'homme : c'est le *Bothriocephalus latus* ; on le trouve surtout en Suisse, dans la Pologne, le Dauphiné, la Savoie, etc., en un mot dans les pays de montagnes et de lacs. L'embryon vit d'abord dans l'eau lorsque, par hasard, les œufs rejetés avec les excréments de l'homme sont entraînés par les eaux de pluie ; si l'embryon hexacanthe est

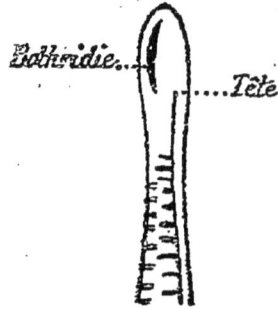

FIG. 115.—Tête du *Bothriocephalus latus.*

absorbé par un Brochet, il continue son développement, et va s'enkyster dans les muscles de ce poisson. Lorsqu'un brochet ainsi infesté
est absorbé par l'homme, sans que le degré de cuisson de la chair ait
été suffisant pour tuer l'embryon, ces derniers deviennent alors sexués
dans l'intestin de ce deuxième hôte, qui est l'hôte définitif.

Le Bothriocephalus latus possède des dimensions considérables ;
sa largeur atteint souvent et dépasse même six et huit mètres ; chaque
anneau du corps mesure environ un centimètre de largeur sur quatre
ou cinq millimètres de longueur. Les proglottis ne sont pas rejetés
séparément, mais plusieurs sont encore accolés lorsqu'ils arrivent au
dehors.

Une autre espèce du genre Bothriocephalus, le *B. Cordatus*, vit
dans l'intestin du chien au Groënland ; mais on le trouve assez souvent aussi dans l'intestin de l'homme habitant ces régions. La longueur des individus de cette espèce est de un mètre en moyenne.

Tæniadés. La dernière famille est représentée par les Tæniadés
comprenant comme genre principal le G. *Tænia*, dont deux espèces
sont parasites de l'homme, le *Tænia solium* et le *Tænia médiocanellata*. A l'état parfait, les Tæniadés possèdent une tête hémisphérique
terminée par un rostre, à la base duquel existent le plus souvent une
ou deux couronnes de crochets, et plus bas quatre ventouses hémisphériques ; une partie rétrécie, appelée cou, fait suite à la tête. Après
le cou, le corps de l'animal s'élargit graduellement en même temps
que les anneaux s'allongent ; les derniers anneaux sont les plus grands.
Sur leurs bords, et alternativement d'un anneau à l'autre, sur l'un à
droite et sur l'autre à gauche, sont les orifices des sinus génitaux.

L'hôte de premier ordre, chez le *Tænia solium,* est le Porc ; de
l'œuf sort un embryon hexacante qui perfore les tissus pour aller se
loger dans le tissu musculaire. Là il s'enkyste et passe à l'état de Cysticerque. Lorsque cette viande de porc infestée est mangée crue ou
insuffisamment cuite par l'homme, les Cysticerques arrivent dans le
tube digestif de l'homme, où les sucs digestifs attaquent et détruisent
l'enveloppe du kyste ; la tête se dévagine, la vésicule tombe, et
l'animal revêt la forme adulte en acquérant des organes génitaux.

Un individu adulte de Tænia solium mesure environ deux ou trois
mètres de longueur ; les proglottis ont en moyenne un centimètre de
longueur sur six millimètres de largeur ; les crochets, au nombre de

vingt-six, sont disposés sur la tête en une double couronne. Les individus porteurs d'un Tænia, nommé vulgairement *ver solitaire*, s'en
aperçoivent surtout, outre les symptômes généraux, et très variables
d'un individu à l'autre, occasionnés par la présence du parasite dans
l'intestin, à ce que leurs fèces renferment des proglottis, ou *cucur-*
bitains, bien reconnaissables à leur couleur blanchâtre et à leur forme
presque rectangulaire. Parfois, mais fort rarement, la maladie causée
par le parasite se complique en ce que les œufs de quelques proglottis
se développent dans l'intestin même de l'homme, et produisent des
Cysticerques qui vont se loger dans les muscles du sujet infesté.

L'hôte habituel des cysticerques du Tænia solium est le porc, et il
est facile de reconstituer les circonstances qui permettent à des porcs
d'absorber des proglottis de Tænia épars dans les fèces humaines.
La présence de Cysticerques dans la chair du porc donne à cet animal
la maladie de la ladrerie; il faut donc s'abstenir soigneusement de
manger de la chair d'un cochon ladre, et il est nécessaire de s'abstenir aussi de chair de porc crue ou mi-cuite, car les cysticerques
résistent assez longtemps à des températures de 60° à 70°.

A côté de cette espèce il en existe une autre, aussi commune, appelée *Tænia medio-canellata,* ou *Tænia saginata*, ou encore *Tænia*
inerme. Cette espèce se distingue de la pre-
mière par l'absence de crochets. L'hôte de premier ordre est ici le Bœuf. Elle est très fréquente dans les pays chauds, en Algérie, en
Egypte, dans le midi de la France, et aussi en
Angleterre. Un Tænia médiocanellata adulte
mesure environ quatre mètres de longueur;
les proglottis ont un centimètre et demi de longueur sur huit ou neuf millimètres de largeur;
les dimensions sont donc plus grandes que chez
le Tænia solium. Depuis l'importation de bestiaux d'Algérie, le Tænia médio-canellata est
plus fréquent chez nous que le Tænia solium.

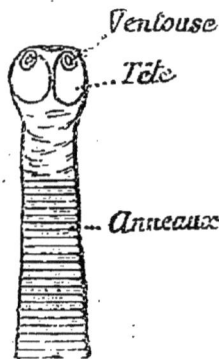

FIG. 116. — Tête de *Tænia*
mediocanellata.

Les Cysticerques vivent dans la chair du bœuf; ils y parviennent
d'une manière fort simple. Les bœufs absorbent les proglottis dans
les pâturages, car les gardiens de bestiaux, dans les pays chauds,
se nourrissent habituellement des animaux qu'ils possèdent, et sont

presque tous pourvus d'un Tænia adulte dans leur tube digestif ; ces gardiens rejettent les proglottis avec leurs fèces dans l'herbe où les bœufs vont paître, et c'est ainsi que le cycle est constamment fermé.

Le *Tænia echinococus* vit en parasite chez le chien ; son Cysticerque est caractérisé par la présence d'un grand nombre de têtes qui apparaissent dans l'invagination première de l'embryon, au lieu d'une seule comme chez les autres Cestodes. La tête, munie de crochets et de ventouses, est suivie d'anneaux dont le nombre ne va pas au delà de quatre. L'hôte de passage ou de premier ordre est habituellement le mouton, mais il peut arriver parfois que l'homme soit cet hôte de premier ordre et que le développement se fasse entre lui et le chien. Ces cas s'observent principalement dans les pays où l'homme vit en grande communauté avec le chien, comme en Islande, mais on rencontre aussi ce parasite en Europe avec assez de fréquence. Les Cysticerques se logent alors dans tous les tissus, mais surtout dans le foie et le péritoine, où ils deviennent énormes, gonflés de liquides, prennent la forme d'hydatides, et déterminent ainsi la production de kystes (Kystes hydatiques ou Hydatides).

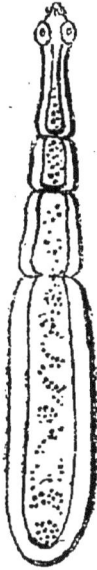

FIG. 117.
Tænia echino-coccus.

Mentionnons encore le *Tænia cœnurus*, vivant à l'état adulte chez le chien et à l'état de cysticerque chez le mouton, où il détermine, par sa présence dans les enveloppes du cerveau, la maladie du Tournis.

A côté de toutes ces espèces, nous pourrions encore en ajouter d'autres d'une bien moindre importance et imparfaitement étudiés, mais il suffit de connaître celles que nous venons d'énumérer.

CESTODES..
- *Amphilinidés*... G. Amphilina.
- *Caryophyllidés*.. G. Caryophylleus.
- *Ligulidés*...... G. Ligula.
- *Tétrarhynchidés* . G. Tétrarhynchus.
- *Bothriocéphalidés*. G. Bothriocephalus. — Bothriocephalus latus, B. Cordatus.
- *Tæniadés*...... G. Tænia.....
  - Tænia solium.
  - Tænia médiocanellata.
  - Tænia echinococcus.
  - Tænia cœnurus.

NÉMATHELMINTHES

Les Némathelminthes forment le deuxième embranchement du groupe des Vers. Ils se distinguent des Plathelminthes et des Vers annelés par la forme cylindrique de leur corps, terminé en pointe aux deux extrémités et ne présentant aucune division en anneaux. A la partie antérieure de l'animal existe une ouverture correspondant à la bouche ; l'anus est postérieur et ventral.

Parmi les Némathelminthes existent, comme dans le groupe précédent, des formes libres et des formes parasites différant d'organisation, mais ces différences sont moins grandes que chez les Plathelminthes. On divise les Némathelminthes en trois classes : 1° les *Nématodes vrais;* 2° les *Gordiacés;* 3° les *Acanthocéphales.*

La première de ces classes se distingue des autres par la forme du corps en fuseau, et par l'existence d'un tube digestif muni de deux ouvertures, une bouche et un anus.

Les Gordiacés ne possèdent pas de bouche, excepté la larve seule, qui en est munie, et dont l'existence est parasitaire, tandis que l'adulte est libre.

Chez les Acanthocéphales, le tube digestif a complètement disparu aux différents états de développement ; de plus, l'embryon et l'adulte sont toujours parasites.

A côté de ces types, on doit en signaler d'autres, vivant dans la mer, qui, par la simplicité de leur organisation, doivent être considérés comme des formes primitives de Némathelminthes ; leur structure, encore assez mal connue, est dans son ensemble la même que chez les Nématodes, mais avec une infériorité manifeste. Ces types sont les *Desmocolecides*, les *Echinodères* et les *Gastérotriches;* on pourrait les ranger en commun dans un groupe de **Prénéma-**

thelminthes ou Némathelminthes primitifs, par opposition aux autres, ou Eunémathelminthes.

		Desmocolecides.
	Prénémathelminthes....	Echinodères.
		Gastérotriches.
NÉMATHELMINTHES ...		Nématodes vrais.
	Eunémathelminthes	Gordiacés.
		Acanthocéphales.

NÉMATODES.

Les Nématodes vrais comprennent de nombreux genres dont quelques espèces vivent en parasites chez l'homme. Ce sont des vers allongés, cylindriques, terminés en pointe aux deux extrémités ; à

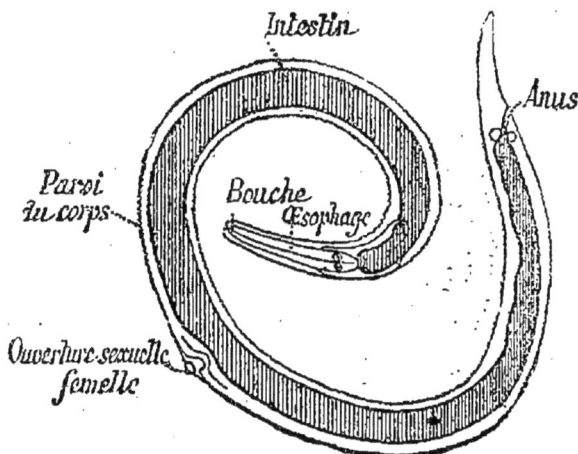

Fig. 118. — Intestin d'un Nématode.

l'extrémité antérieure existe une ouverture buccale ; sur la face ventrale, un peu avant l'extrémité postérieure de l'animal, s'ouvre l'anus ; la partie comprise entre l'anus et la pointe postérieure du corps est appelée parfois queue.

Tel est l'aspect général d'un Nématode vrai. La bouche donne accès dans un œsophage assez long, offrant l'aspect, sur une coupe transversale, d'un corps triangulaire à parois très musculeuses. En dedans, la paroi œsophagienne est recouverte d'une cuticule munie de spicules, dont la réunion constitue une véritable armature buccale. D'après cette description, l'œsophage est un organe de préhension et de mastication ; il offre, en outre, des glandes annexes que l'on peut considérer comme des glandes salivaires, ou bien comme des glandes à venin. L'œsophage se rétrécit légèrement pour se continuer ensuite avec le tube digestif proprement dit. L'aspect de cette dernière partie de l'appareil n'offre aucune particularité ; elle est cylindrique, et va se terminer par l'anus sur la face ventrale.

Le système nerveux, qui paraît être bien développé chez tous les Nématodes, se compose d'un collier nerveux placé autour de l'œsophage, et considéré comme un cerveau. De ce cerveau, constitué par des cellules et des fibres, partent des nerfs antérieurs et postérieurs formés seulement de fibres nerveuses. Les nerfs postérieurs, les moins nombreux, sont au nombre de

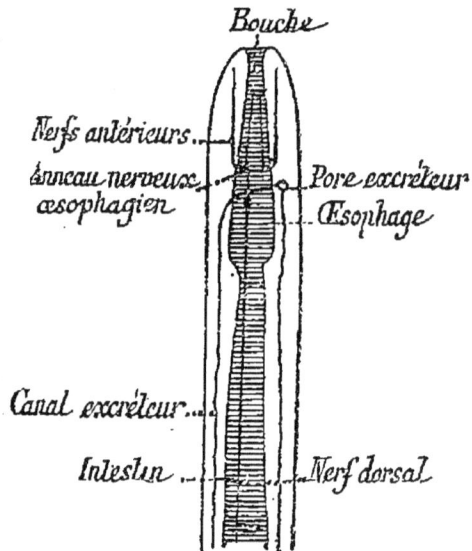

Fig. 119. — Région antérieure du corps (schema) d'un Nématode.

deux ; l'un est placé sur la face ventrale, et le deuxième sur la face dorsale du corps ; tous les deux vont jusqu'à l'extrémité postérieure de l'animal. Les nerfs antérieurs sont au nombre de six ; deux d'entre eux occupent par rapport au corps de l'animal une situation analogue à celle des deux nerfs postérieurs, l'un est dorsal, et l'autre ventral ; les quatre autres se placent deux à droite, et deux à gauche.

Les organes des sens sont assez bien répartis dans ce groupe. La sensibilité tactile est exercée par des éminences chitineuses placées autour de la bouche ; les appareils de la vue et de l'audition sont représentés par des ocelles et des otocystes. La structure des ocelles est assez simple ; ils sont formés par une réunion de cellules ectodermiques, renfermant des granulations pigmentaires noires, et revêtues d'une sorte de cornée formée par la cuticule. Cette première enveloppe joue le rôle de substance réfringente ; tandis que la partie pigmentée joue le rôle de rétine en percevant les sensations lumineuses qu'elle transmet aux filets nerveux épanouis à la base des cellules. Les oto-cystes sont de petites vésicules renfermant une ou plusieurs granula-lations calcaires, les otolithes, suspendues dans un liquide.

La fonction de respiration n'est pas localisée dans des organes spé-ciaux ; elle s'effectue à travers la paroi du corps de l'animal. On ne connaît pas d'appareil circulatoire clos ; mais il existe un appareil excréteur composé de deux vaisseaux situés l'un à droite, l'autre à gauche du tube digestif, partant de la région postérieure pour se

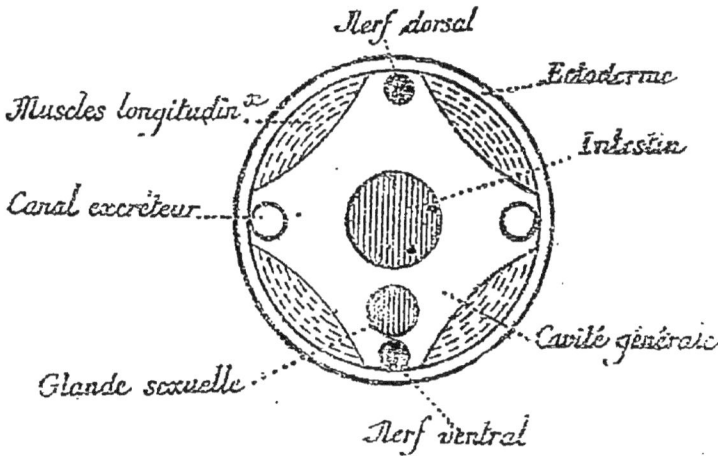

Fig. 120. — Coupe transversale schématique du corps d'un Nématode.

diriger vers l'extrémité antérieure du corps, où ils convergent vers la face ventrale pour se réunir et déboucher au dehors par un pore ventral.

La paroi du corps, assez épaisse, limite une cavité générale dans laquelle sont contenus le tube digestif et les organes sexuels. Ceux-ci flottent librement, ou bien sont reliés aux parois du corps par de minces travées conjonctives peu abondantes. Nous n'avons donc pas de cavité générale parcourue par de très nombreux tractus, entre lesquels circule un liquide, et dont l'ensemble constitue le paren-chyme. Ce caractère négatif est une différence avec le groupe des Plathelminthes. L'épaisseur de la paroi du corps est due à ce que l'ectoderme est revêtu d'une série de couches cuticulaires concentri ques. Au-dessous de la paroi ectodermique s'applique le mésoblaste pariétal formé d'une première couche de fibres circulaires et d'une seconde couche de muscles longitudinaux. La direction de cette dernière couche n'est pas uniforme, et elle ne constitue pas toujours une enveloppe unique; elle se divise d'ordinaire en quatre bandes, laissant entre elles des espaces qui ont été appelés *aires* ou *champs,* et au nombre de quatre : un dorsal, un ventral et deux latéraux. Dans chaque champ sont logés les organes nerveux et excréteurs déjà décrits. C'est ainsi que l'on trouve deux nerfs, l'un compris dans le champ dorsal et l'autre dans le champ ventral; et dans les champs latéraux sont placés les deux canaux excréteurs. Les muscles

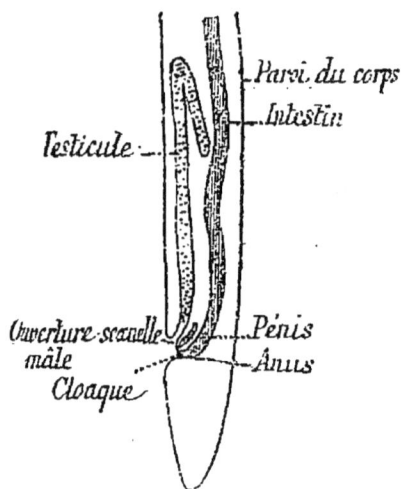

Fig. 121. — Organes sexuels mâles (schema) d'un Nématode.

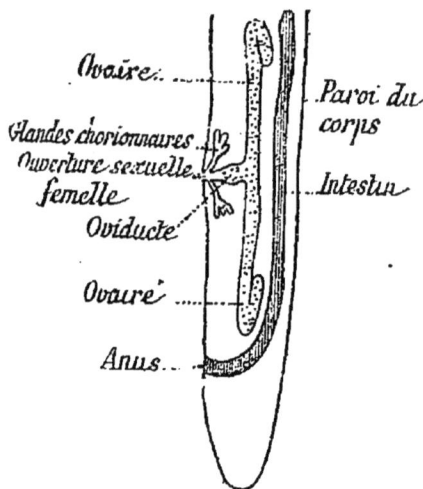

Fig. 122. — Organes sexuels femelles (schema) d'un Nématode.

longitudinaux sont formés par des éléments épithélio-musculaires; la partie épithéliale des éléments limite la cavité générale et forme l'endotélium péritonéal, et l'autre partie des éléments forme la musculature.

Les Nématodes sont unisexués, très rarement hermaphrodites. L'organe mâle s'ouvre à l'extérieur sur la ligne médiane du corps, en avant de l'anus; mais d'habitude, il existe une dépression dans laquelle débouchent ces deux ouvertures; on donne à cette dépression le nom de cloaque. A l'ouverture sexuelle fait suite un canal déférent terminé par un seul testicule long et replié sur lui-même; à son extrémité, terminée en cul-de-sac, se développent les spermatozoïdes.

On trouve encore assez souvent, entre l'anus et l'orifice sexuel mâle, une poche contenant des spicules chitineux dont l'ensemble constitue un véritable pénis ; cet organe sert, en effet, au moment de la copulation, à ouvrir l'ouverture sexuelle femelle.

L'ouverture sexuelle externe de la femelle est placée aussi à la face ventrale du corps, mais dans une région assez éloignée de l'anus et en avant de ce dernier ; à cette ouverture font suite deux ovaires dirigés, l'un en avant, l'autre en arrière, et se recourbant en crochets. Les ovules prennent naissance dans la partie recourbée et s'accolent les uns aux autres comme des grains de chapelet. Ils se rendent ensuite dans une poche placée en arrière de l'ouverture, jouant le rôle d'utérus, où ils attendent l'arrivée des spermatozoïdes.

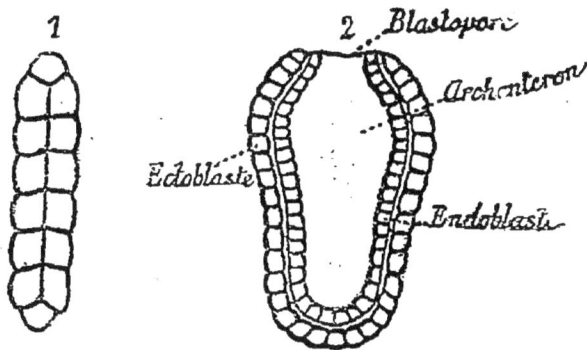

Fig. 123. — Embryogénie des Nématodes. : 1, morula ; 2, gastrula.

L'ovule se segmente par les procédés bien connus, qu'il est inutile de rappeler. Cette segmentation aboutit à la formation d'une morula allongée, constituée par deux couches cellulaires, et terminée antérieurement par deux cellules volumineuses ou initiales mésoblastiques. La morula donne naissance à une gastrula en se déprimant en son centre, et incurvant ses bords pour prendre l'aspect d'une coupe dont l'ouverture ou blastopore se rétrécit de plus en plus. Les deux cellules antérieures s'insinuent entre les deux feuillets pour former le mésoblaste ; le feuillet interne donne naissance à l'endoblaste et le feuillet externe à l'ectoblaste. Le développement ultérieur des Nématodes, en tant qu'organogénie, est encore peu connu ; mais en revanche on a très bien suivi les migrations larvaires des parasites. A ce sujet, il faut distinguer trois cas.

Dans le premier cas, il n'existe pas d'hôtes intermédiaires; dans les deux autres cas entrent, au contraire, les types de Nématodes dont les jeunes passent par des hôtes différents avant d'arriver à l'état adulte chez l'hôte définitif. L'*Oxyurus vermicularis* peut servir d'exemple pour le premier cas. Il appartient à la famille des Ascarides; c'est un animal unisexué, vivant en parasite dans l'intestin de l'homme. Après la fécondation, si les œufs sont rejetés et parviennent dans l'eau, ils éclosent, et la segmentation commence, ne tardant pas à s'arrêter bientôt. Pour qu'elle puisse se continuer, il faut que l'œuf soit absorbé de nouveau par l'homme, qu'il arrive dans l'intestin, où il terminera son développement. Les œufs qui ne sont pas rejetés éclosent directement dans l'intestin et y parviennent à l'état adulte.

Dans le deuxième cas, chez la *Filaria sanguinis hominis* par exemple, on constate un passage chez un être intermédiaire. Cette Filaria est un Nématode unisexué vivant à l'état adulte dans le tissu conjonctif de l'homme. Lorsque la femelle a été fécondée, elle est remplie d'œufs et d'embryons, et forme sous la peau du corps des abcès se traduisant à l'extérieur par de petites élévations cutanées. Si l'individu porteur de ces parasites vient à être piqué par un Moustique, l'insecte pompe le sang, et fait passer ainsi des embryons dans son tube digestif. Pour que toutes les phases du développement puissent se poursuivre, il faut que les moustiques rejettent ces embryons dans l'eau, et cela est facile, car ces insectes vont pondre dans les mares; les embryons continuent alors à se développer, et, lorsqu'une personne boit cette eau contenant de jeunes Nématodes, ces derniers arrivent dans son tube digestif; de là, ils passent dans le sang où ils se développent; ils émigrent ensuite dans le tissu conjonctif sous-cutané et recommencent le cycle. Ici, le moustique est l'hôte intermédiaire.

Dans le troisième cas, il faut ranger les Nématodes dont les jeunes, non seulement vivent chez un hôte intermédiaire, ou bien habitent des milieux différents de ceux où on les trouve à l'état adulte, mais encore se reproduisent chez cet hôte intermédiaire ou dans ces milieux différents. Il existe donc, chez ces Nématodes, deux formes différentes capables de se reproduire, et l'on a affaire, ici, à une alternance de générations. Tels sont, par exemple, les *Rhabdonema nigrovenosum* qui vivent à l'état adulte dans les poumons de la grenouille. Les œufs éclosent déjà dans les poumons de l'hôte, et donnent naissance à des embryons qui remontent le long des bronches et tombent dans le tube digestif, d'où ils sont rejetés avec les excréments sur la terre humide. Le développement continue sur le sol, et, comme ces jeunes Nématodes sont munis d'organes sexuels, ils se fécondent ; c'est là une première forme de Rhabdonema, nommée *Rhabditis*. De cette fécondation naissent de nouveaux Nématodes dépourvus d'organes sexuels, et, à part cela, semblables aux Rhabditis dont ils proviennent. Cette deuxième génération attend que, d'une manière ou d'une autre, elle soit absorbée par une grenouille ; alors, dans l'intérieur du tube digestif du Batracien, les individus prennent la forme de Rhabdonema, mais n'acquièrent des organes sexuels que lorsqu'ils sont arrivés dans l'intérieur du poumon, leur organe d'élection.

Les Nématodes peuvent se diviser d'une façon peu naturelle en deux groupes, les *Nématodes errants* et les *Nématodes parasites*. Dans le premier groupe sont compris un certain nombre de formes de petite taille vivant dans la mer. Comme elles n'offrent aucun intérêt médical, nous laisserons de côté la description de toutes ces formes pour passer à celle plus intéressante des Nématodes parasites. Ces derniers comprennent plusieurs familles, dont les principales sont au nombre de cinq.

$$
\text{NÉMATODES PARASITES..} \begin{cases} \text{Ascaridés.} \\ \text{Strongylidés.} \\ \text{Trichocéphalidés.} \\ \text{Filaridés.} \\ \text{Anguillulidés.} \end{cases}
$$

Ascaridés. Les Ascaridés, dont l'œsophage présente d'ordinaire une dilatation sur son trajet, renferment deux genres de parasites de l'homme : le *G. Ascaris* et le *G. Oxyurus*. L'espèce d'Ascaris parasite de l'homme est l'*Ascaris Lumbricoïdes*, ainsi nommée de sa ressemblance avec le Lombric ou ver de terre. Sa forme est celle de tous les Nématodes, cylindrique vers le milieu du corps et terminée en pointe aux deux extrémités ; l'extrémité antérieure porte trois éminences chitineuses considérées comme des organes du tact. Sa taille est relativement considérable, puisqu'elle atteint, en moyenne, vingt à trente centimètre de longueur, sur six millimètres de diamètre. Elle vit en parasite dans le gros intestin de l'homme, principalement chez les enfants. Les œufs sont rejetés au dehors avec les excréments ; ceux qui arrivent par hasard dans l'eau sont les seuls qui ne meurent pas ; mais les embryons ne se développent entièrement que lorsqu'ils parviennent dans l'intestin de l'homme. On ignore s'il existe un hôte intermédiaire, mais il est fort probable que les œufs sont absorbés directement par l'homme avec l'eau.

A côté de ce premier genre se place le G. *Oxyurus*, très voisin du premier, dont l'espèce *Oxyurus vermicularis* vit en très grande abondance dans le gros intestin de l'homme. Les enfants sont particulièrement ses hôtes de prédilection, mais il est tellement commun que pas un de nous n'a été ou n'est à l'abri de cet incommodant parasite. Ce Nématode se rencontre aussi chez l'adulte, mais avec moins de profusion ; quant aux vieillards, ils en sont rarement pourvus. L'Oxyure vermiculaire, de taille petite, un centimètre de longueur en moyenne sur un ou deux millimètres de largeur, présente un dimorphisme sexuel. Le mâle, plus petit que la femelle, possède à l'extrémité postérieure du corps, près de l'anus, deux papilles pré-anales. La

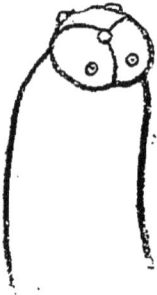

FIG. 124.
Région antérieure d'un
Ascaris lumbricoides.

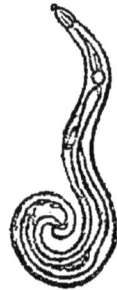

FIG. 125.
Oxyurus vermicularis.

femelle, au contraire, à l'extrémité du corps terminée en pointe, caractère qui permet de la distinguer du mâle. Les Oxyures sont doués d'une mobilité très grande ; aussi descendent-ils parfois le long de l'intestin grêle pour arriver jusqu'à l'anus, où leur présence détermine des démangeaisons assez vives. Chez la femme même ils progressent de l'anus jusqu'aux voies génitales, où ils occasionnent un prurit violent, pouvant engendrer des habitudes d'onanisme chez les jeunes filles. Les œufs fécondés sont rejetés à l'extérieur avec les fèces, et leur éclosion commence dans l'eau. Les embryons, à peine développés, sont absorbés directement avec l'eau sans passer par un hôte intermédiaire. Cette famille renferme encore de très nombreuses espèces vivant en parasites chez les animaux domestiques ; nous les passerons sous silence, leur description n'entrant pas dans l'ordre de notre programme.

Strongylidés. — La famille des Strongylidés, caractérisée surtout par ce fait que l'ouverture sexuelle mâle est placée dans la région postérieure du corps au fond d'une dépression, renferme deux genres importants à étudier : le G. *Eustrongylus* et le G. *Dochmius*.

L'*Eustrongylus gigas* est une espèce que l'on trouve quelquefois, mais très rarement, dans le rein de l'homme, d'où il peut être expulsé par les voies urinaires. Il se présente avec une coloration rougeâtre, passant au blanc jaunâtre lorsqu'il a séjourné un certain temps à l'air ou dans des liquides. Le plus souvent, cette espèce est parasite des Mammifères carnivores, chez lesquels elle n'arrive qu'après avoir passé par un hôte intermédiaire. Les œufs éclos dans l'eau sont absorbés par un poisson, et les embryons pénètrent dans les muscles de ce dernier; là, un temps d'arrêt se produit dans le développement jusqu'au moment où la chair du poisson est mangée par l'hôte définitif. Chez ce dernier, l'embryon poursuit son évolution, les crochets apparaissent, et grâce à ces appareils, il peut arriver jusqu'au rein où il prend la forme adulte en acquérant les organes sexuels.

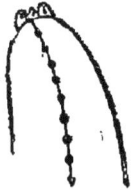

FIG. 126.
Région antérieure
d'un *Strongylus*.

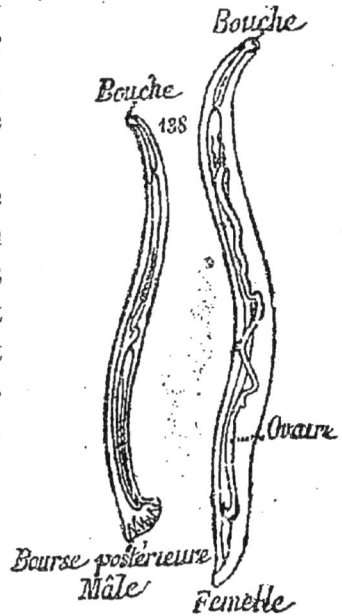

FIG. 127.
Dochmius duodenalis.

Le *Dochmius*, ou *Ancylostomum*, *duodénalis* vit, ainsi que son nom l'indique, dans le duodénum de l'homme. Il a la même forme que le type précédent, mais possède en outre une armature œsophagienne composée de dents et de crochets lui permettant de se suspendre aux parois intestinales. A l'aide de son armature buccale, il pique ces parois et détermine des hémorrhagies considérables, souvent graves; en Égypte, où sa présence est très fréquente chez l'homme, il engendre une maladie bien connue sous le nom de chlorose égyptienne. On le trouve encore en Italie, en France, chez les mineurs, les briquetiers. Les individus mesurent un à deux centimètres de longueur.

Une autre espèce de ce groupe, le *Strongylus longevaginatus*, a été trouvée une seule fois chez l'homme.

Trichocéphalidés. — La famille des Trichocéphalidés, caractérisée surtout par la forme allongée et amincie de la région antérieure de son corps, comprend, entre autres genres, les Trichocéphales et les Trichines, dont quelques espèces sont parasites de l'homme.

Le *Trichocephalus dispar*, qui est une espèce parasite de l'homme, a l'extrémité antérieure de son corps très mince et très étroite, presque filiforme, d'où son nom, tandis que l'extrémité postérieure est renflée et recourbée chez le mâle. Les individus vivent dans le gros intestin de l'homme, et c'est à l'aide de leur extrémité antérieure qu'ils s'implantent dans la muqueuse intestinale pour se nourrir aux dépens des aliments ingérés par l'hôte dont ils sont parasites. Les individus ont en moyenne quatre à cinq centimètres de longueur.

Parmi les espèces du genre Trichina, la *Trichina spiralis* est un des parasites les plus redoutables pour l'homme, en raison des accidents graves qu'entraîne toujours sa présence dans l'économie. Connue depuis trente ou quarante ans, on lui a donné le nom de *Spiralis* d'après la forme qu'elle prend dans le kyste dont elle s'entoure quand elle arrive dans le tissu musculaire

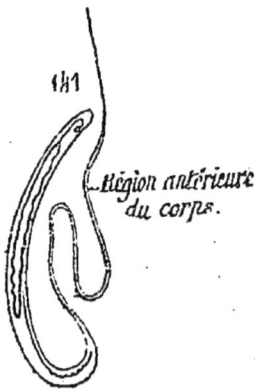

FIG. 128.
Trichocephalus dispar.

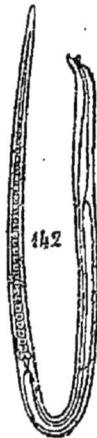

FIG. 129.
Trichina spiralis.

de son hôte, qui est son séjour préféré. Cette espèce existe chez presque tous les mammifères carnivores, mais plus particulièrement chez le Rat, qui est son hôte de prédilection. A l'état adulte, elle habite l'intestin de l'hôte; la femelle fécondée pond ses œufs, donnant naissance immédiatement à des embryons, au nombre d'un millier par femelle. Ceux-ci commencent à évoluer dans le corps de leur mère, puis deviennent libres, et, quand ils sont suffisamment développés, ils perforent la paroi intestinale de l'hôte pour aller dans son tissu musculaire ou son tissu conjonctif. Le plus souvent, c'est dans le premier de ces tissus qu'ils s'arrêtent, et ils s'y entourent d'un kyste dans lequel ils séjournent. En cet état, les jeunes trichines n'ont pas acquis leur complet développement, les organes génitaux n'ayant pas apparu. Pour que ce phénomène se produise, il est nécessaire qu'elles passent dans le corps d'un hôte nouveau, et cela par l'ingestion de cette chair infestée de kystes à trichines. Le kyste attaqué par le suc gastrique est détruit, les Trichines deviennent ainsi libres dans le tube digestif du deuxième hôte, acquièrent très rapidement leurs organes sexuels et s'accouplent aussitôt. Les embryons issus de cet accouplement émigrent à leur tour dans les tissus du nouvel hôte et vont s'enkyster. C'est l'émigration en grand nombre de ces embryons, nés dans le tube digestif, et qui vont s'enkyster dans les muscles, qui détermine la maladie connue sous le nom de Trichinose. Pour arriver jusqu'à nous, la Trichine passe du rat au cochon, et du cochon à l'homme.

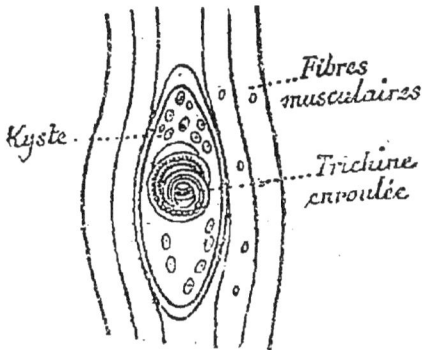

FIG. 130. — Trichine enkystée.

Filaridés. — Les Filaridés sont caractérisés par leur corps filiforme et par la présence de quatre papilles cuticulaires autour de l'anus. Deux genres nous intéressent dans cette famille : le G. *Filaria* et le G. *Dracunculus*.

Dans le G. Filaria, nous distinguerons deux espèces : la *Filaria sanguinis hominis,* très répandue chez les habitants des pays intertropicaux, et la *Filaria lentis* ou *oculi hominis*, plus rare. — La première espèce vit à l'état adulte dans le tissu conjonctif de l'homme, chez lequel sa présence détermine des abcès sous-cutanés. C'est dans l'intérieur de ces abcès que la femelle pond des œufs, donnant naissance à des embryons. Ceux-ci, devenus libres, pénètrent dans les voies sanguines pour arriver jusqu'aux capillaires superficiels de la peau. Là, leur développement s'arrête, attendant pour continuer qu'un moustique pique l'homme porteur de ces parasites. L'insecte absorbe ainsi, par cette piqûre, le sang riche en embryons et le fait passer dans son tube digestif. Comme les moustiques fréquentent les mares pour y pondre leurs œufs, ils rejettent en même temps dans l'eau leurs matières fécales et les embryons de Filaires. Ceux-ci nagent alors dans l'eau sans avoir acquis la forme adulte ni leurs organes sexuels, mais si cette eau est bue par l'homme, les embryons pénètrent dans l'intestin de ce dernier et le perforent pour arriver dans les vaisseaux sanguins.

Pendant ces migrations, les embryons ont poursuivi leur évolution, et, lorsqu'ils pénètrent dans le torrent circulatoire, ils possèdent toute l'organisation de l'adulte. Les organes sexuels apparaissent, l'accouplement se fait, et les femelles vont se loger dans le tissu conjonctif sous-cutané. Leur présence détermine, comme celle de tout corps étranger, une inflammation des tissus voisins, se terminant par un abcès dans l'intérieur duquel se loge la femelle fécondée ; des embryons naissent, et le cycle recommence.

La *Filaria lentis* ou *oculi hominis* vit, ainsi que son nom l'indique, dans le cristallin de l'homme ; elle est fort rare. On la trouve surtout chez les animaux domestiques, où sa rareté est encore assez grande ; nous avons eu cependant l'occasion de l'observer chez un animal de l'espèce bovine.

Le *Dracunculus Medinensis*, ou Ver de Médine, est commun sur la côte occidentale d'Afrique ; on le trouve aussi dans l'archipel Indien et la région tropicale américaine. Il vit en parasite dans le tissu sous-cutané du pied, de la jambe, et parfois de l'épaule, chez les peuplades court-vêtues de ces régions. On l'extirpe en l'enroulant avec patience, sans le briser, sur un petit barillet ; sa longueur est d'environ soixante centimètres sur un milli-

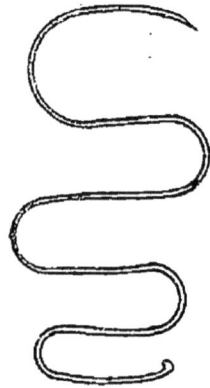

FIG. 131.
Dracunculus.

mètre de diamètre. On suppose qu'il pénètre directement dans le tissu sous-cutané par un procédé inconnu ; d'autres naturalistes croient, et cela est plus probable, que les jeunes passent par un hôte intermédiaire, les Cyclops, petits crustacés vivant dans l'eau douce ; les Cyclops seraient absorbés par l'homme avec l'eau, les Dracunculus se développeraient alors dans le tube digestif de l'homme, et émigreraient, comme la Filaria sanguinis hominis, dans le tissu conjonctif sous-cutané.

Anguillulidés. — La famille des Anguillulidés renferme des Nématodes de petite taille ne vivant pas d'ordinaire comme endoparasites, mais habitant plutôt différentes matières en fermentation ou bien des végétaux ; elle se caractérise en ce que l'œsophage présente très souvent deux renflements œsophagiens. Cette famille contient beaucoup de genres ; quatre d'entre eux nous intéressent : ce sont les

G. *Anguillula, Heterodera, Tylenchus* et *Leptodera*. Parmi les Anguil-
lules, une espèce, l'*Anguillula aceti*, vît dans la farine et le vinaigre
de vin. — Sur les racines de betterave se développe l'*Heterodera
Schachtii ;* cette espèce pond ses œufs dans la terre humide, les embryons se développent, et pénètrent dans les racines de betterave
qu'ils rongent et détruisent. — Aussi, ces Nématodes sont-ils fort
redoutés des agriculteurs, ainsi du reste que l'espèce suivante, le
Tylenchus tritici, qui s'attaque aux épis de blé. — Enfin, parmi les
diverses espèces du genre Leptodera, il faut citer le *Leptodera Ster-
coralis*, qui habite l'intestin grêle et le gros intestin de l'homme, en
Cochinchine, où sa présence détermine de fréquentes dyssenteries.

GORDIACÉS.

La classe des Gordiacés ne renferme qu'un seul genre, le G. *Gordius*, dont l'importance médicale est nulle. Les Gordius sont des vers
arrondis, amincis à leur extrémité antérieure, terminés postérieure-
ment chez le mâle par deux lobes. A l'état adulte, ils vivent en liberté dans l'eau. Les larves sont munies d'un tube digestif, s'atrophiant en partie chez l'individu adulte. — Sur une coupe transversale, le corps montre une cuticule externe recouvrant l'ectoderme, et en dessous une musculature continue. Au centre du corps est le rudiment du tube digestif, surmontant une bande ner-

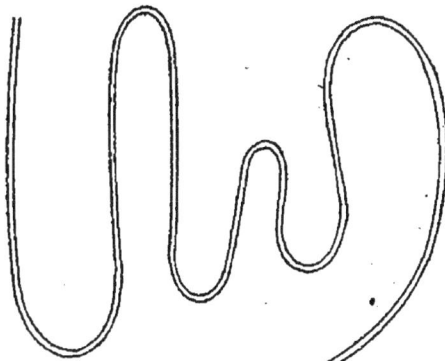

l. Queue fourchue

Fig. 132. — *Gordius.*

veuse ventrale qui parcourt le corps jusqu'à l'extrémité postérieure, où
elle se bifurque en deux filets chez le mâle pour se rendre dans les
deux lobes terminaux.

Les ouvertures des organes sexuels sont postérieures et donnent accès dans un conduit auquel fait suite une vésicule où aboutissent deux glandes latérales, ovaires ou testicules suivant le sexe des individus. Les œufs fécondés sont pondus dans l'eau et donnent naissance à des embryons allant à la recherche des larves d'insectes, et munis d'une bouche et d'un anus. Quand ils ont trouvé leur hôte de prédilection, qui est d'habitude une larve de Chironomus, ils la perforent grâce à leur armature buccale, et s'enkystent dans ses tissus. Si ces larves d'insectes sont mangées par des poissons, les jeunes Gordius, dépouillés de leur kyste, continuent à se développer, et acquièrent leurs organes sexuels. Parvenus ainsi presque à l'état adulte, ils sortent du corps du poisson, pour arriver au dehors. Devenus libres, la bouche se ferme, et souvent aussi l'anus, le tube digestif s'atrophie quelque peu, et l'animal revêt la forme de l'adulte.

ACANTHOCÉPHALES.

Les Acanthocéphales constituent la dernière classe des Nemathelminthes ; telle est du moins la place habituellement donnée à ces animaux. Cependant leur organisation s'écarte par beaucoup de points de celle des Nématodes vrais, et des études récentes, dues à Kœhler, tendent à montrer que les Acanthocéphales devraient être placés parmi les Plathelminthes, à côté des Cestodes. Mais des recherches plus complètes doivent être faites sur ce groupe afin de bien préciser sa position zoologique.

Cette classe comprend, entre autres genres, ies *Echinorhynchus*, dont les nombreuses espèces sont parasites dans l'intestin des Vertébrés, et vivent parfois, mais très rarement, dans l'intestin de l'homme. L'Echinorhynque est un ver allongé, à corps en forme de massue ; son extrémité antérieure est terminée par un mamelon rétractile couvert de crochets, que l'on appelle la trompe, et qui sert d'organe de fixation en perforant les parois intestinales de l'hôte. L'organisation de cet animal est assez simple, comme celle du reste de tous les endoparasites. Sur une coupe, on trouve seulement la paroi du corps entourant la cavité générale remplie d'un liquide dans lequel sont baignés les organes sexuels ; l'intestin est entièrement atrophié, et l'on n'en trouve nulle trace. Dans l'intérieur de la paroi du corps, à droite et à gauche, est placé tout un réseau complexe de canaux excréteurs. Antérieurement, de chaque côté de la gaine de la trompe, on voit deux grandes poches, appelées *Lemnisques*, possédant aussi des vaisseaux, et dont le rôle physiologique est peu connu.

Le système nerveux est représenté par un ganglion unique situé à

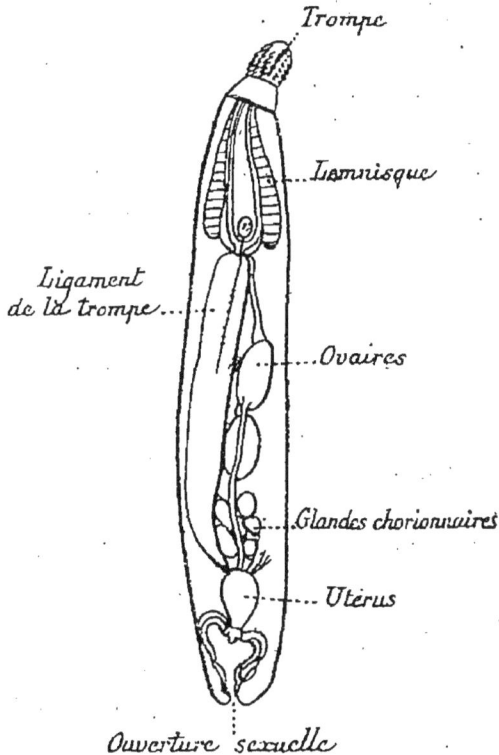

Trompe

Lemnisque

Ligament de la trompe

Ovaires

Glandes chorionnaires

Utérus

Ouverture sexuelle

Fig. 133. — Organisation d'un *Echinorhynchus*.

la base de la trompe, émettant des filets, en avant pour innerver la trompe, et en arrière pour innerver les organes sexuels.

Les Acanthocéphales sont unisexués. Les organes mâles se composent de deux testicules, d'où part un canal déférent se rendant à une vésicule au fond de laquelle se loge un pénis ; le tout est soutenu par un ligament qui le rattache à la trompe. Quant aux organes femelles, ils sont formés d'un ovaire développé dans l'intérieur du ligament suspenseur, suivi d'un utérus s'ouvrant librement dans l'intérieur de la cavité générale. Les œufs sont pris par un oviducte qui les conduit jusqu'à l'extrémité postérieure du corps, où ils sont rejetés au dehors. Les pores sexuels sont situés dans la région postérieure du corps.

Nous ne dirons rien du développement embryogénique de ce groupe, car il n'est connu que dans les migrations subies par les larves ; ces larves nagent d'abord librement dans l'eau, puis passent chez un hôte intermédiaire qui est un Crustacé, et arrivent à leur entier développement lorsque le Crustacé est mangé par un Vertébré.

Tableau synoptique des Némathelmintes.

Prénémathelminthes..	Desmocolecides. Echinodères. Gasterotriches.	
Nématodes errants.		
Ascaridés......	G. Ascaris.....	Ascaris Lumbricoïdes.
	G. Oxyurus....	Oxyurus Vermicularis.
Strongylidés....	G. Eustrongylus.	Eustrongylus Gigas.
	G. Dochmius...	Dochmius intestinalis.
Trichocéphalidés.	G. Trichocephalus	Trichocephalus dispar.
	G. Trichina....	Trichina Spiralis.
Filaridés......	G. Filaria......	Filaria sanguinis hominis. Filaria-lentis oculi.
	G. Dracunculus..	Dracunculus médinensis.
Anguillulidés....	G. Anguillula...	Anguillula aceti.
	G. Héterodera..	Héterodera Schacthii.
	G. Tylenchus...	Tylenchus Tritici.
	G. Leptodera...	Leptodera Stercoralis.
Gordiacés,...........	G. Gordius.	
Acanthocéphales........	G. Echinorynchus.	

Left brace labels: NÉMATHELMINTHES / Eunémathelminthes / Nématodes vrais / Nématodes parasites.

CHŒTOGNATES

Ce groupe renferme seulement deux genres : les genres *Sagitta* et *Spadella.* Ce sont des animaux marins, petits, vivant à la surface de

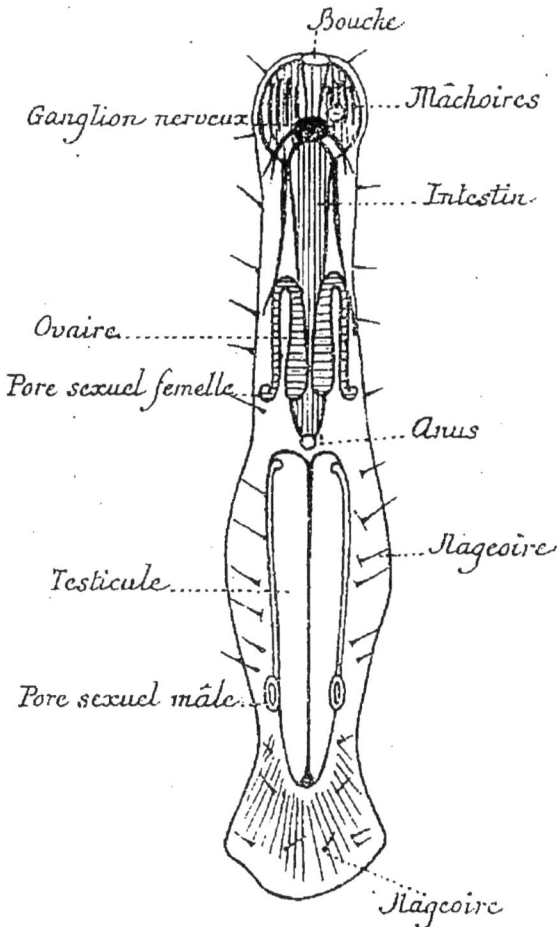

FIG. 134. — Schema de l'organisation d'un Chœtognathe.

la mer ; leur corps est allongé, transparent, cylindrique, terminé antérieurement par une tête, et postérieurement par trois nageoires, dont deux latérales et une terminale. La tête porte deux lèvres volumineuses sur lesquelles s'insèrent deux rangs de crochets recourbés ;

entre les lèvres s'ouvre l'orifice buccal, suivi d'un tube digestif droit, se continuant jusqu'à la base de la nageoire impaire postérieure pour déboucher dans un anus dorsal.

Le système nerveux est assez complexe ; sans entrer dans de longs

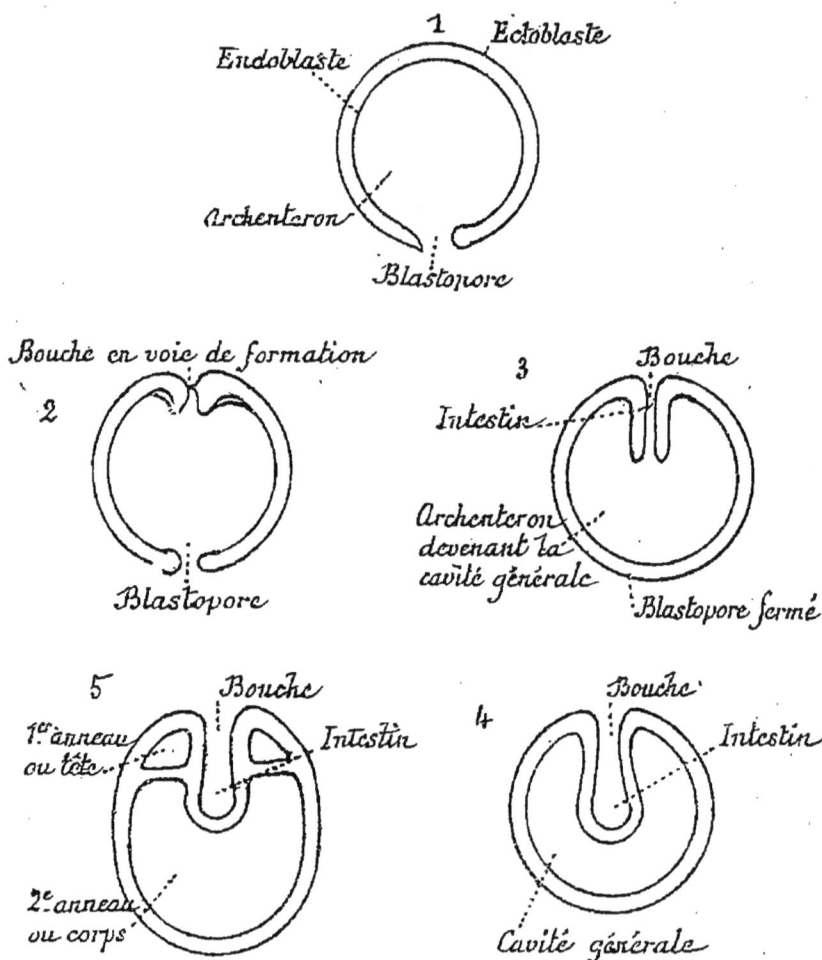

FIG. 135. — Schema du développement des Chœtognathes : 1, gastrula ; 2, 3, fermeture du blastopore et formation du nouvel intestin ; 4, suite de cette évolution ; 5, segmentation de la cavité générale en deux parties.

détails, disons seulement qu'il se compose d'un ganglion médian supérieur, placé au-dessus du tube digestif, et d'un second ganglion inférieur, émettant des filets nerveux. Ces deux ganglions sont réunis l'un à l'autre par une commissure très longue entourant le tube digestif, et formant un véritable collier nerveux.

Sur une coupe transversale, on trouve à l'extérieur l'ectoderme formé d'une simple couche épithéliale. En dedans de cette première couche, et appliquée contre elle, vient le mésoderme pariétal formé d'une musculature longitudinale non continue, mais divisée en deux parties, l'une droite, et l'autre gauche; c'est-à-dire que, supérieurement et inférieurement, ces deux bandes laissent entre elles un espace occupé par deux tractus conjonctifs. En dedans du mésoderme pariétal, vient la cavité générale du corps; plus en dedans encore est le tube digestif recouvert par une couche d'endothelium péritonéal. Situé au centre de la cavité générale, ce tube est relié aux parois dorsale et ventrale du corps par les deux tractus conjonctifs placés dans les espaces qui séparent les deux bandes musculaires.

Les Chœtognathes sont hermaphrodites. Les ovaires, au nombre de deux, sont placés de chaque côté de l'extrémité postérieure du tube digestif; ils sont cylindriques, et s'ouvrent à l'extérieur vers la base de la nageoire postérieure. Les testicules, également au nombre de deux, sont adossés sur la ligne médiane; un canal déférent fait suite à chacun d'eux; ce canal se dilate en une vésicule séminale qui débouche directement à l'extérieur sur les côtés de l'extrémité postérieure du corps.

Le développement embryogénique de ce groupe est bien connu, du moins dans le début. Après la fécondation, l'œuf passe par les stades morula, blastula, et gastrula; chez cette dernière l'ectoblaste est appliqué contre l'endoblaste. Dans la région opposée au blastopore, l'endoblaste se plisse de manière à former trois culs de sac, un médian et deux latéraux. Le cul de sac médian se perce d'une ouverture opposée au blastopore primitif, qui se ferme; cette ouverture deviendra la bouche de l'adulte, le cul de sac constituant lui-même le tube digestif. Quant aux deux culs de sac latéraux, ils se séparent peu à peu du tube digestif et forment la cavité générale; les parois de ces deux culs de sac, constituées par un épithélium, donnent naissance à la musculature, qui reste toujours formée par des éléments épithélio-musculaires. De plus, la cavité de ce cul de sac se segmente en deux parties, une partie antérieure qui devient la cavité générale de la tête, et une postérieure qui deviendra la cavité générale du corps. Cette embryogénie donne au groupe des Chœtognathes une autonomie véritable parmi tous les Cœlomates.

VERS ANNELÉS

L'embranchement des Vers annelés comprend un très grand nombre de classes très éloignées, au premier abord, les unes des autres;

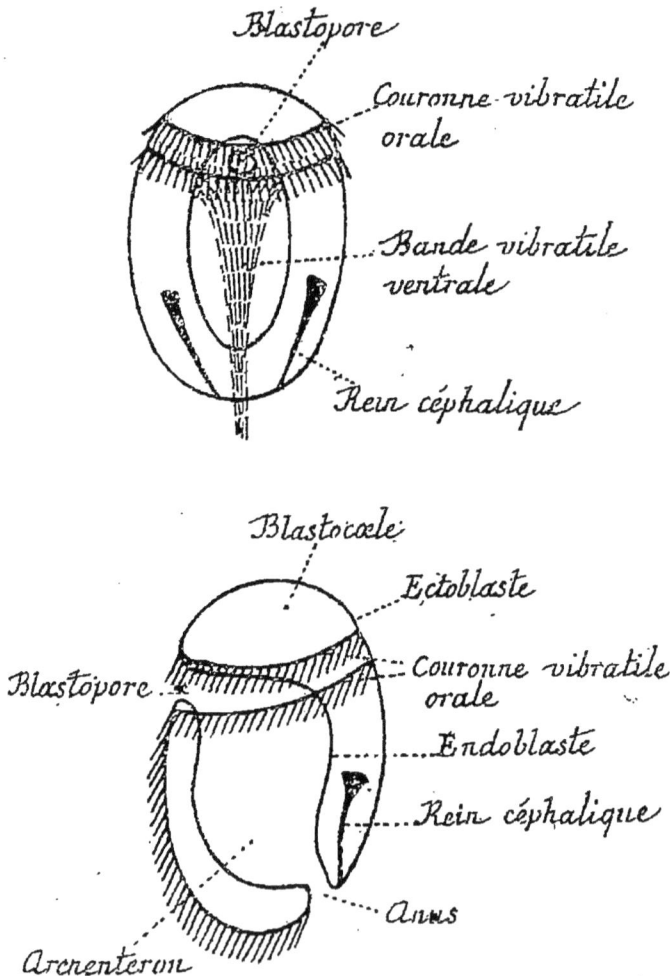

FIG. 136. — Larves Trochosphères : en haut, vue de face; en bas, vue de profil.

mais, lorsqu'on envisage leur embryogénie, on est frappé de certains traits de ressemblance qui permettent de les rapprocher. Pour bien comprendre ces rapports, nous allons d'abord donner les caractères généraux tirés du développement embryogénique, caractères qui permettront d'établir une classification aussi naturelle que possible. Nous passerons ensuite à l'étude particulière de chaque classe.

Les Annelés sont caractérisés par la forme et la structure de leur larve, que l'on a appelée *Trochosphère* ou *Trochozoon*, nom qui lui a été donné d'une couronne de cils vibratiles disposée autour de la bouche. La larve Trochosphère est munie, dans sa région antérieure et ventrale, d'un orifice buccal qui dérive du blastopore, suivi d'un tube digestif débouchant dans un anus postérieur dorsal ou terminal. Autour de la bouche, ou du blastopore, existe une couronne de cils vibratiles qui ne fait presque jamais défaut; mais à côté de celle-ci il peut en exister d'autres placées au-dessus ou au-dessous. Dans la partie inférieure du corps, on trouve deux petits conduits formant un appareil d'excrétion appelé *rein céphalique*. Ces conduits, terminés dans la cavité du blastocœle par un pavillon que soutient parfois un appareil chitineux, débouchent à l'extérieur par un simple pore. Si on fait une coupe transversale de ce canal excréteur, on voit qu'il est creusé dans le protoplasma même des cellules qui composent le conduit; c'est donc un canal intracellulaire. Tel est, à cette phase, l'aspect général de la larve Trochosphère.

Le mésoblaste prend naissance par deux procédés différents suivant les types. Parmi ces animaux, en effet, les uns ont un aspect extérieur annelé; les autres, comme les Gephyriens inermes par exemple, ont un corps lisse extérieurement. Chez les types à corps non annelé, le mésoblaste dérive, soit de vésicules enterocœliennes provenant de l'archentéron (Brachiopodes), soit de cellules endoblastiques voisines du blastopore, se séparant peu à peu de l'endoblaste pour s'en détacher complètement et devenir autonomes en s'insinuant dans le blastocœle entre l'ectoblaste et l'endoblaste ; ces cellules sont les initiales mésoblastiques. La prolifération de ces initiales donne naissance à deux amas cellulaires disposés de chaque côté de l'endoblaste, et que l'on appelle bandelettes mésoblastiques. Ces amas sont pleins ; ce n'est qu'à un stade plus avancé qu'ils se creusent de cavités pour former le cœlome ou cavité générale du corps.

A ce moment, chez la larve, on voit à l'extérieur l'ectoblaste, à l'intérieur l'endoblaste, et dans le bastlocœle les deux bandelettes mésoblastiques. Celles-ci vont grandir dans l'intérieur de la cavité de segmentation, en s'appliquant contre l'ectoblaste et l'endoblaste. Lorsqu'elles ont rempli le blastocœle, les cellules de ces amas s'écar-

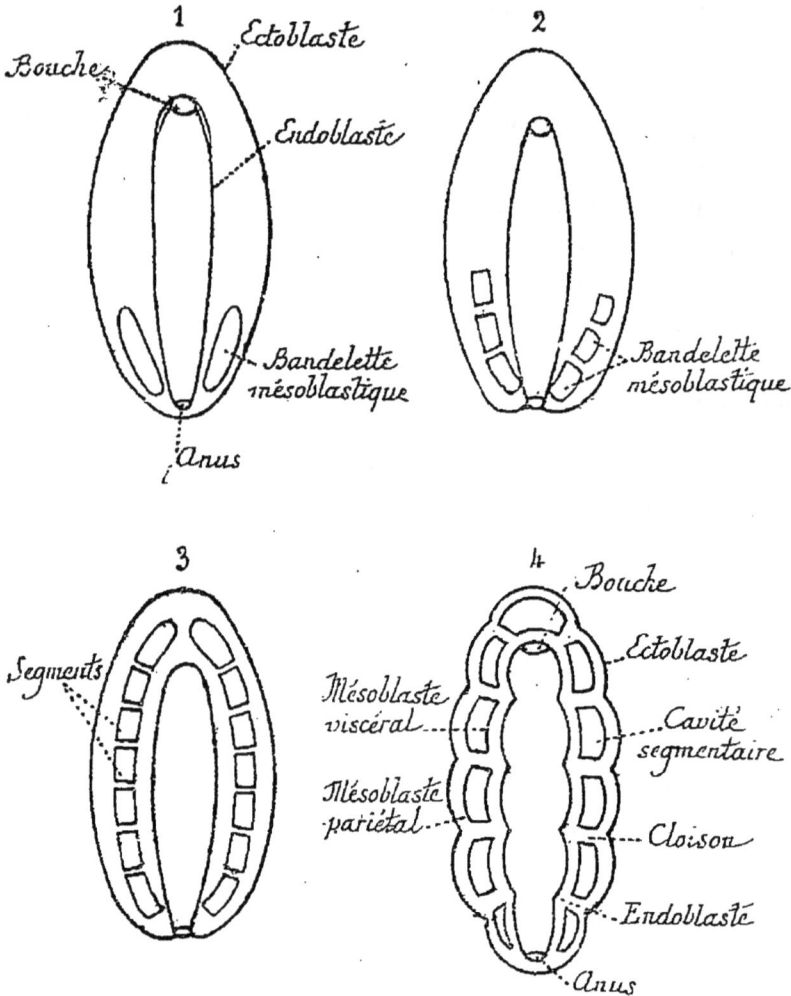

Fig. 137. — Schema du développement des bandelettes mésoblastiques chez les Annelés polymériques : 1, apparition des bandelettes ; 2, début de leur segmentation ; 3, achèvement de leur segmentation ; 4, croissance des segments donnant à tout le corps un aspect annelé.

tent pour laisser une cavité centrale plus ou moins subdivisée d'une manière irrégulière par des tractus conjonctifs, et limitée par une paroi externe et une paroi interne. La paroi externe constitue le Mésoblaste pariétal ; la paroi interne le Mésoblaste viscéral, et l'espace compris entre les deux feuillets sera la cavité générale. Ces

Annelés à cavité générale unique et non segmentée régulièrement sont nommés, par cela même, Annelés monomériques.

Chez les Annelés à corps nettement annelé, les deux bandelettes

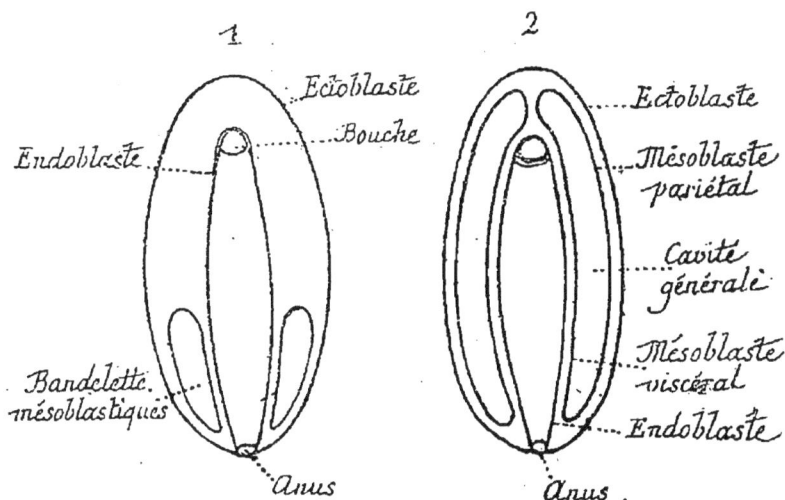

FIG. 138. — Schema du développement des bandelettes mésoblastiques chez les Annelés monomériques : 1, début du développement ; 2, bandelettes entièrement développées.

mésoblastiques se segmentent en plusieurs vésicules creuses placées les unes à la suite des autres, en file, et ne communiquant pas entre elles. A chaque vésicule creuse correspond ainsi une sorte de cavité

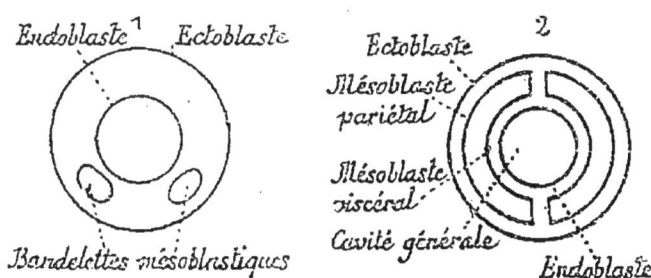

FIG. 139. — Coupes transversales schématiques de larves d'Annelés : 1, bandelettes mésoblastiques encore petites ; 2, bandelettes ayant entouré le tube digestif.

générale particulière. Lorsque ces cavités sont formées, chacune grandit en entourant le tube digestif comme un demi-anneau ; il existe donc, autour du tube digestif, deux séries de demi-anneaux, placés deux par deux, l'un à droite, l'autre à gauche. Chaque paire, composée de deux demi-anneaux en regard, finit par ne plus constituer qu'un anneau creux complet entourant l'intestin, car ou bien les parois, adossées en haut et en bas, des deux demi-anneaux deviennent fort minces. ou bien elles disparaissent soit en totalité, soit en partie. L'intestin est donc enveloppé par une série d'anneaux mésoblastiques placés les uns derrière les autres, et au travers desquels il passe comme un lien au travers des grains d'un chapelet; chaque anneau est nommé segment, ou zoonite, ou anneau, et les cloisons qui séparent les cavités les unes des autres sont nommées dissépiments,

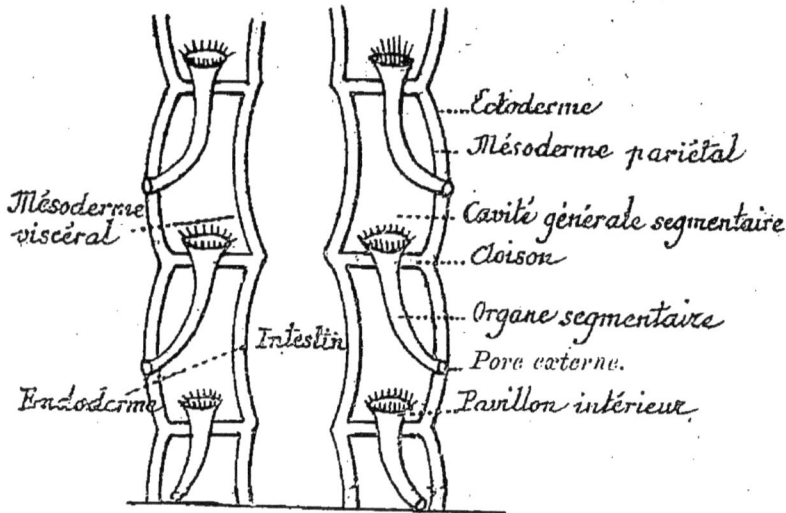

Fig. 140. — Schema de l'organisation d'un Annelé polymérique à segments persistants.

ou simplement cloisons. L'ectoblaste s'enfonce entre les segments, et la paroi du corps paraît alors formée par une série d'anneaux placés à la file.

Les Annelés diffèrent donc beaucoup, et surtout les Annelés à bandelettes mésoblastiques segmentées, des trois autres sous-embranchements des Vers; ils en diffèrent et par l'aspect de la larve et par l'évolution du mésoblaste. Cependant, il est permis de considérer le rein céphalique de la larve Trochosphére comme correspondant aux vaisseaux excréteurs des Plathelminthes et des Némathelminthes.

Le rein céphalique, organe excréteur de la larve, donne sans doute naissance aux organes excréteurs de tous les Annelés adultes; ces organes excréteurs de l'adulte, nommés *organes segmentaires*, font communiquer la cavité générale avec l'extérieur. Lorsque la cavité générale est divisée en segments, il existe une paire de ces organes par segment; lorsqu'elle n'est pas divisée, il en existe une seule paire pour le corps entier. Les organes segmentaires servent non seulement à rejeter au dehors les produits de désassimilation dissous dans le liquide de la cavité générale, mais aussi, et souvent, à conduire au dehors les éléments sexuels, qui naissent dans la cavité générale même, aux dépens de l'endothélium péritonéal.

D'après le mode de formation de la cavité générale, on établit donc chez les Annelés deux grands groupes : les *Annelés monomériques,* ne possédant qu'une seule cavité générale ou un seul segment, et les *Annelés polymériques* ou Annelés proprement dits, dont les vésicules mésoblastiques se divisent en plusieurs segments.

Parmi les Annelés polymériques, il faut établir deux divisions principales. Chez tous les Annelés polymériques, les bandelettes mésoblastiques de la larve se divisent en segments toujours très nombreux ; seulement, chez les uns (*Polymériques intacts*), ces segments persistent chez l'adulte, tandis que chez les autres (*Polymériques détruits*), les cloisons qui séparent les segments s'atrophient et les cavités segmentaires communiquent les unes avec les autres. De telle sorte que l'adulte ne possède plus qu'une seule cavité générale du corps, semblable à celle des Annelés monomériques, mais avec cette différence que la cavité générale provient de la fusion de toutes les cavités segmentaires de la larve.

Les Polymériques intacts se divisent eux-mêmes en *Archiannélides* et *Annélides.* Les Archiannélides ne renferment qu'une seule classe, caractérisée par la simplicité de son organisation générale, l'absence totale de soies, et notamment par ce fait que les axes nerveux conservent avec l'ectoderme leurs connexions primitives. Les Annélides contiennent par contre plusieurs classes rangées en deux groupes, suivant que le corps possède des soies (*Chétopodes*) ou bien en est dépourvu (*Achètes*).

Les Achètes sont représentés par la seule classe des Hirudinées, caractérisée par l'absence complète de soies. — Les Chétopodes se divisent en deux classes : les *Archichétopodes* et les *Euchétopodes.* Les Archichétopodes ont une structure fort simple, se rapprochant de celle des Archiannélides, dont ils diffèrent pourtant en ce qu'ils possèdent des soies. Les Euchétopodes ou Chétopodes vrais renferment deux sous-classes : les *Polychœtes*, à corps muni de nombreuses soies insérées sur des mamelons spéciaux nommés parapodes; et les *Oligochœtes*, à corps muni de soies assez rares insérées directement sur la peau.

Les Polymériques détruits ne comprennent que deux classes : celle des *Sternaspidiens*, dont les téguments et les muscles montrent encore, chez l'adulte, des traces de la segmentation primitive ; et celle des *Géphyriens armés*, dont les téguments, ainsi que la musculature, sont parfaitement lisses et nullement segmentés. Dans ces deux classes, la cavité générale de l'adulte est unique, non divisée en cavités segmentaires, et, comme corollaire, cette cavité générale ne renferme, suivant les types, qu'une, deux, ou trois paires d'organes segmentaires, tandis qu'un Polymérique intact possède un plus grand nombre de ces organes, chaque cavité segmentaire en présentant une paire.

Les Annelés monomériques contiennent plusieurs classes, qu'il est possible de grouper en plusieurs séries.

D'abord, la classe des *Rotifères* ou *Rotateurs*, à structure très peu complexe, de fort petite taille, munis autour de la bouche d'une couronne de cils vibratiles divisée en deux lobes, comme celle des larves de la plupart des Mollusques.

Ensuite, les deux classes des *Bryozoaires* et des *Brachiopodes*. Le plan fondamental de l'organisation est le même dans ces deux classes ; toutes les deux possèdent une cuticule calcaire ; seulement, chez les Bryozoaires, cette cuticule forme une loge unique entourant tout l'animal, tandis que chez les Brachiopodes cette cuticule est divisée en deux moitiés ou deux valves. De plus, chez les Bryozoaires, le mésoblaste prend naissance par le procédé mésenchymateux, et, chez les Brachiopodes, par le procédé épithélial.

La classe des *Géphyriens inermes* renferme des types à structure complexe, dont le tube digestif, enroulé en spirale, vient s'ouvrir à l'extérieur par deux ouvertures, la bouche et l'anus, placées non loin l'une de l'autre ; mais la bouche est entourée par une couronne de tentacules, tandis que l'anus est en dehors de cette couronne ; jamais de cuticule calcaire. — La classe des *Géphyriens tubicoles* rappelle assez celle des Bryozoaires par sa structure assez simple, la présence d'une cuticule formant une loge unique, et la position de l'anus dans l'intérieur de la couronne de tentacules qui entoure aussi la bouche. Ces deux classes présentent des particularités de développement sur lesquelles il est inutile d'insister ici.

Enfin, la classe des *Amphineuriens* est surtout intéressante en ce qu'elle montre une sorte d'ébauche du plan organique des Mollusques ; les relations sont surtout frappantes en ce qui touche certaines dépendances de la paroi du corps, telles que le pied, le manteau, et les branchies. Seulement, la coquille des Amphineuriens, lorsqu'elle existe, se développe toujours dans l'intérieur du mésoderme comme le test des Échinodermes, tandis que la coquille des Mollusques est une cuticule calcaire placée en dehors de l'ectoderme qui l'a sécrétée. Les larves diffèrent aussi d'aspect chez les Amphineuriens et les Mollusques. Le nom d'Amphineuriens vient de la présence de deux nerfs longitudinaux sur chaque côté du corps.

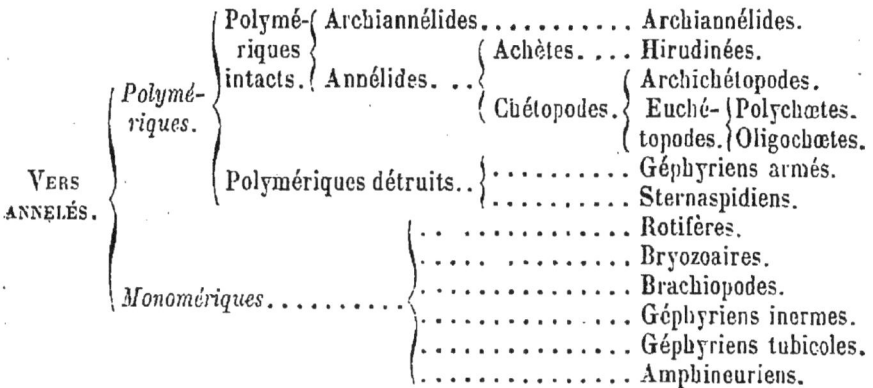

		Polymé-riques intacts.	Archiannélides...........		Archiannélides.
	Polymé-riques.		Annélides...	Achètes....	Hirudinées.
				Chétopodes.	Archichétopodes. Euché-topodes. {Polychœtes. Oligochœtes.
VERS ANNELÉS.			Polymériques détruits..		Géphyriens armés. Sternaspidiens.
	Monomériques..........				Rotifères. Bryozoaires. Brachiopodes. Géphyriens inermes. Géphyriens tubicoles. Amphineuriens.

Sauf quelques rares exceptions, les Vers annelés sont tous des animaux aquatiques.

ARCHIANNÉLIDES.

Les Archiannélides sont représentés dans la nature actuelle par quelques genres vivant dans la mer, dont le principal est le genre *Polygordius.*

Le Polygordius est un ver de forme allongée, muni de deux antennes insérées sur la tête ; la bouche est située dans la région antérieure du corps, un peu sur la face ventrale. Le tube digestif lui fait suite, sans différenciation aucune, et va se terminer par une ouverture postérieure qui est l'anus. Autour de l'appareil digestif existe la cavité générale divisée en segments par des cloisons transverses ; ces segments correspondent aux anneaux mésoblastiques. — Le système nerveux est très simple : il est

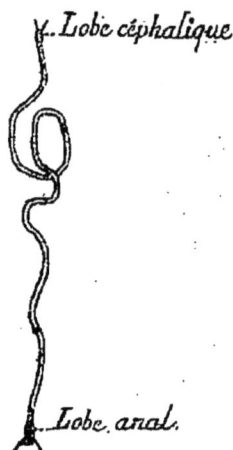

FIG. 141. — Aspect extérieur d'un *Polygordius*.

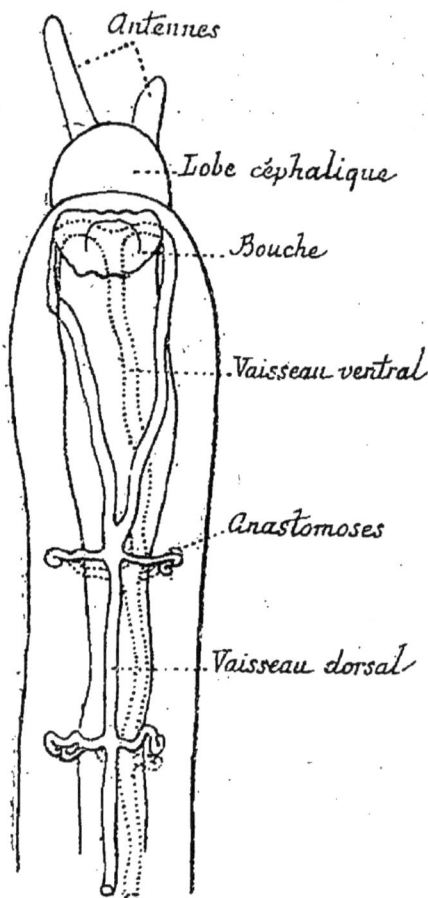

FIG. 142. — Région antérieure du corps d'un *Polygordius*.

représenté par un ganglion céphalique, placé au-dessus de l'œsophage, envoyant de chaque côté deux filets nerveux qui embrassent l'œsophage et constituent un collier nerveux œsophagien ; ils se réunissent ensuite à la face ventrale, sur la ligne médiane, pour se prolonger jusqu'à l'extrémité postérieure du corps, en un cordon directement attaché à l'ectoderme dont il provient. La paroi du corps est formée par un ectoderme, simple couche épithéliale ; au-dessous, on trouve une rangée de muscles longitudinaux représentant le mésoblaste pariétal. Plus en dedans, on voit la cavité générale, au centre de laquelle est placé le tube digestif, tapissé extérieurement par un endothélium dérivant du mésoblaste viscéral.

Sur les lignes médianes, dorsale et ventrale, on trouve des cloisons conjonctives longitudinales, qui sont dues à l'accolement des deux demi-anneaux mésoblastiques. En regard, sur la ligne médiane ventrale et accolé à l'ectoderme, on trouve le cordon nerveux ventral. Il existe deux vaisseaux sanguins, l'un dorsal et l'autre ventral, accolés au tube digestif; dans chaque segment, ces vaisseaux émettent des anses transverses qui les font communiquer l'un avec l'autre. Les

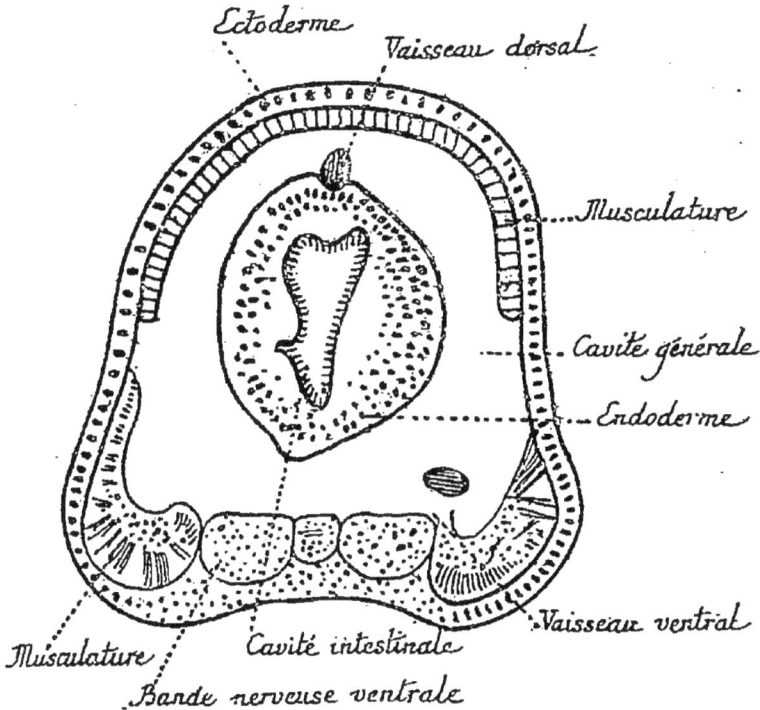

Fig. 143. — Coupe transversale du corps d'un *Polygordius*.

organes segmentaires proviennent des reins céphaliques de la Trochosphère. Ce sont des tubes faisant communiquer la cavité générale avec l'extérieur; il en existe une paire par segments.

Les Polygordius sont unisexués ou hermaphrodites, suivant l'espèce. Les œufs fécondés donnent naissance à une gastrula semblable à la trochosphère déjà décrite, c'est-à-dire possédant un blastopore antérieur, un anus inférieur et terminal, et une couronne de cils.

Un fait intéressant est la production, pendant l'évolution larvaire, d'un système nerveux formé par un cordon entourant le corps de la

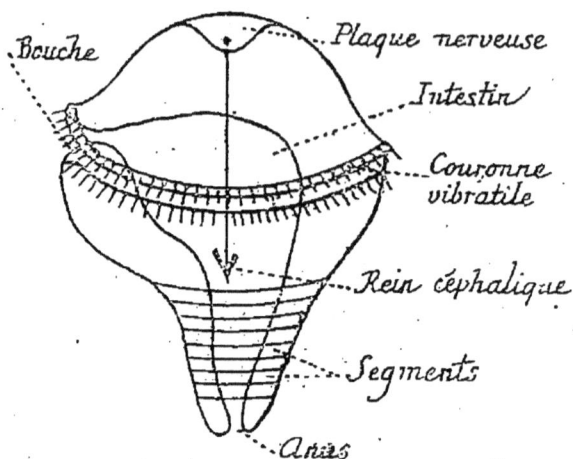

FIG. 144. — Larve Trochosphère d'un *Polygordius*.

larve et ne persistant pas entièrement chez l'adulte, et de quelques cellules musculaires servant aux mouvements de la larve.

HIRUDINÉES OU DISCOPHORES.

La classe des Hirudinées, caractérisée par l'absence totale de soies et la présence de ventouses servant à la fixation ou à la préhension des aliments, comprend de nombreux genres, dont l'un est très important au point de vue des services qu'il rend au praticien. C'est le G. Hirudo, dont l'espèce *Hirudo médicinalis* est souvent employée par les médecins comme moyen dérivatif dans les congestions.

Les Hirudinées sont des Vers annelés dépourvus de soies, qui vivent pour la plupart dans la mer ou l'eau douce, quelques-uns dans la terre humide. Le corps est composé d'une série d'anneaux, très nombreux et très rapprochés les uns des autres ; chaque anneau ne correspond pas en général à une paire de vésicules mésoblastiques ; mais une paire de ces vésicules comprend trois ou quatre de ces anneaux extérieurs, qui sont simplement produits par des plis de l'ectoderme.

Les deux extrémités du corps sont terminées chacune par une ventouse, dont l'existence toujours constante est un caractère essentiel des Hirudinées.

La bouche s'ouvre au fond de là ventouse antérieure ; elle est suivie d'un tube digestif allant se terminer par un anus placé sur la face dorsale du corps, un peu en avant de la ventouse postérieure. L'ouverture buccale, placée au fond de la ventouse antérieure, est différente suivant qu'on l'examine chez les *Rhynchobdelles* ou les *Gnathobdelles,* deux des principales familles d'Hirudinées. Chez les unes, la bouche porte une trompe érectile, d'où le nom de Rhynchobdelles ; tandis que les Gnathobdelles sont munies de mâchoires, ainsi que leur nom l'indique. — La Sangsue ordinaire ou médicinale appartient à cette dernière famille ; sa bouche est entourée d'une lèvre semicirculaire et renferme trois mâchoires, une supérieure et deux latérales, disposées comme les rayons d'une étoile, et munies de petites dents. Chacune de ces mâchoires présente une forme demi-circulaire et est terminée inférieurement par un manche. Ce dernier, enfoncé dans la paroi buccale, sert de base à la mâchoire ; des fibres musculaires servent à le faire mouvoir. Lorsqu'une Sangsue est appliquée sur une partie quelconque du corps humain, la ventouse appuyée sur la peau fait le vide, et la pression atmosphérique détermine la peau à proé-

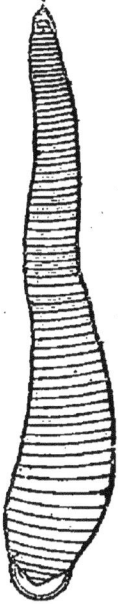

Ventouse buccale

FIG. 145.
Aspect extérieur d'une Sangsue.

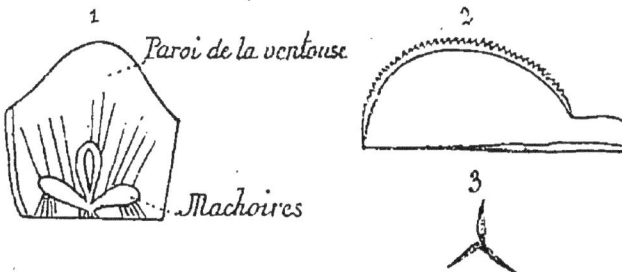

Paroi de la ventouse

Mâchoires

1

2

3

FIG. 146. — 1, ventouse d'*Hirudo officinalis* ouverte pour montrer les mâchoires ; 2, mâchoire isolée ; 3, plaie produite par la morsure d'une sangsue.

miner dans l'intérieur de la ventouse en un petit bourrelet ; il se produit ainsi un afflux de sang, et le petit bourrelet de peau est plus ʃacilement attaquable. Les mâchoires commencent leur rôle ; à l'aide

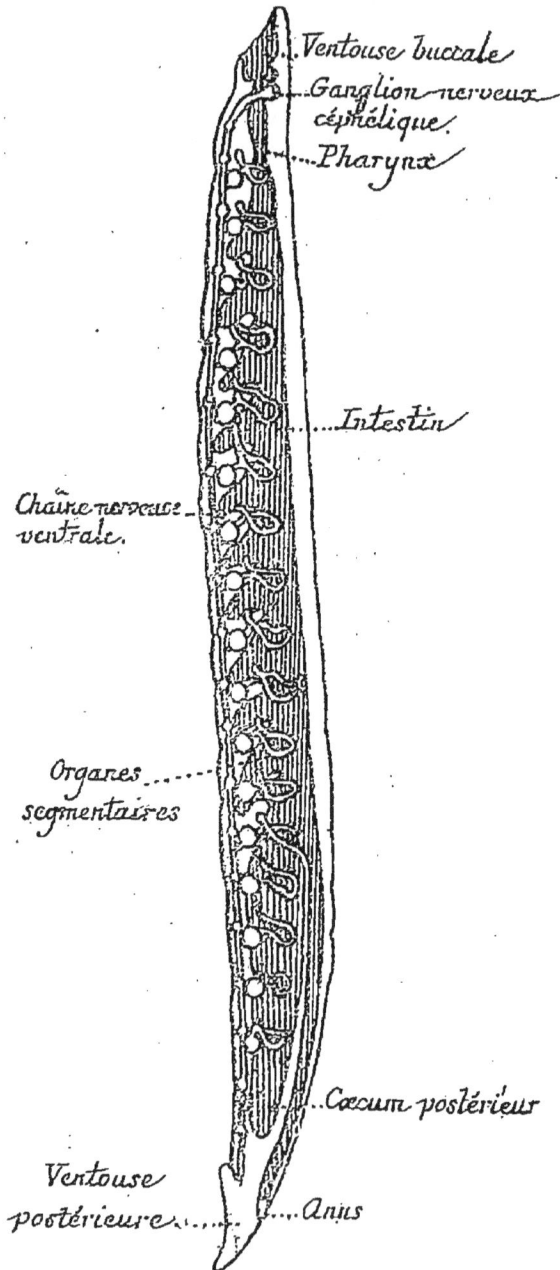

Ventouse buccale

Ganglion nerveux céphalique

Pharynx

Intestin

Chaîne nerveuse ventrale.

Organes segmentaires

Cæcum postérieur

Ventouse postérieure

Anus

FIG. 147. — Coupe longitudinale verticale du corps d'une Sangsue.

de muscles insérés sur leur base, elles se meuvent chacune d'avant en arrière et usent pour ainsi dire la peau à la manière de petites

scies. Ce mouvement amène alors l'incision de la peau ; et comme il
existe trois mâchoires, l'incision a la forme d'une étoile à trois branches ; cette trace n'est pas toujours uniforme, elle peut varier avec la
longueur et la profondeur de l'incision.

Lorsque la Sangsue a mordu, la région antérieure de son tube
digestif opère des mouvements de succion pour aspirer le sang et
l'avaler. Le poids du sang extrait par une Sangsue est très variable ;
on ne peut établir à ce sujet de règle bien fixe ; mais, en moyenne,
une sangsue ordinaire absorbe environ dix grammes de sang. Quand la
Sangsue est gorgée de tout le sang qu'elle a pu avaler, elle se détache et
tombe ; elle n'est plus apte alors à accomplir un nouveau travail, car
il faut, pour qu'elle puisse recommencer, qu'elle fasse la digestion du
sang absorbé. Mais comme cette digestion est fort longue, il est possible d'abréger sa durée à l'aide de moyens artificiels, tels que l'emploi
de différentes matières, comme l'eau vinaigrée, les cendres, etc.,
qui, amenant des contractions répétées du corps, déterminent un phénomène de dégorgement. Nous n'insisterons pas sur ces divers procédés pratiques bien connus, qui ne sont pas du reste du ressort de
ce cours. — A la bouche fait suite un pharynx dilaté vers sa partie
moyenne et entouré d'une puissante couche musculaire ; c'est lui qui
sert d'organe de succion pour pomper le sang lorsque les mâchoires
ont pratiqué l'incision. Au pharynx succède le tube digestif proprement
dit, qui s'étend directement jusqu'à la partie postérieure du corps. Il
présente une série de poches latérales appelées cœcums, situées par
paires à droite et à gauche. Les cœcums sont au nombre de douze
paires environ chez la sangsue médicinale ; les cœcums de la dernière
paire sont de beaucoup les plus volumineux et s'étendent presque
jusqu'à l'extrémité postérieure du corps. Ces poches communiquent
toutes avec la cavité de l'intestin, et, grâce à cette disposition, il est
facile de comprendre comment la Sangsue peut se gorger d'une quantité de sang quatre fois plus considérable que le poids de son corps.

La ventouse postérieure arrondie sert à l'animal d'organe de fixation, tandis que la première joue un rôle de succion et de préhension.
De préhension, en permettant à l'animal de se fixer par sa partie antérieure, de ramener vers cette même partie la ventouse postérieure et
de se mouvoir ainsi. Signalons encore des glandes à mucus répandues
sur toute la paroi du corps de ces animaux, et dont les produits se
déversent sur la peau en l'enduisant d'une matière visqueuse.

Le système nerveux est bien développé. Il est constitué par un cerveau formé de deux volumineux ganglions, placés au-dessus de l'œsophage et réunis sur la ligne médiane. Du cerveau partent deux gros nerfs latéraux, entourant l'œsophage, et formant ainsi un collier œsophagien, pour se réunir en dessous à des ganglions sous-œsophagiens se continuant avec une bande nerveuse ventrale. Celle-ci est formée d'une série de ganglions disposés par paire, chaque paire correspondant à un véritable anneau qu'elle innerve. Les ganglions d'un même côté sont réunis l'un à l'autre par un filet nerveux ; l'ensemble constitue ce que l'on connaît sous le nom de chaîne nerveuse ventrale. Du ganglion sus-œsophagien naissent des nerfs se rendant aux organes des sens, qui sont représentés par des ocelles, des otocystes, et des petites fossettes dont le rôle n'est pas bien connu.

Les yeux, situés sur la partie dorsale et antérieure du corps, sont formés par un amas de cellules pigmentaires. Les petites fossettes, servant sans doute à l'olfaction, sont constituées par une dépression ectodermique, dont les cellules portent des poils très fins auxquels se rendent les nerfs. Outre ce système nerveux de la vie de relation, il existe un système de

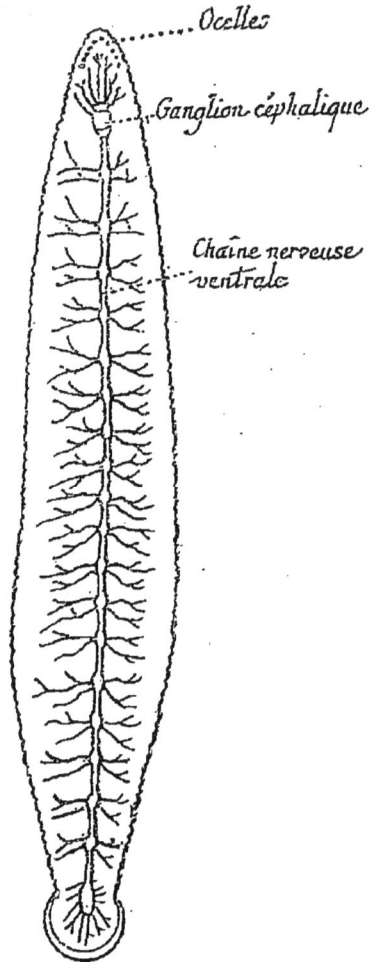

Fig. 148. — Système nerveux d'une Sangsue.

la vie organique, partant du cerveau et se ramifiant sur tous les cœcums intestinaux. C'est le correspondant du système nerveux grand sympathique des Vertébrés supérieurs.

Toutes les Hirudinées possèdent un système circulatoire ; mais chez les Annelés, en général, il faut distinguer entre la cavité générale et le système circulatoire proprement dit. Ainsi, chez certains types, la cavité générale est libre, n'est point parcourue par des tractus conjonctifs, et contient simplement un liquide ; chez d'autres, cette même cavité est parcourue par des tractus de tissu conjonctif, qui la divisent en petites cavités secondaires communiquant entre elles, et formant par leur réunion un réseau lacunaire, dans l'intérieur duquel circule un liquide chassé par un organe d'impulsion jouant le rôle de cœur. Le liquide circulant ainsi n'est pas du sang, mais une véritable lymphe. A côté de ce système circulatoire lymphatique, il existe, chez un certain nombre d'Annelés, un appareil circulatoire sanguin, formé d'habitude par deux vaisseaux accolés au tube digestif, communiquant l'un avec l'autre, mais ne communiquant pas avec la cavité générale, et envoyant parfois des ramifications dans divers organes. D'habitude, le système circulatoire sanguin existe seulement lorsque la cavité générale est libre, et il disparaît lorsque cette même cavité générale, obstruée par du tissu conjonctif, s'organise en un système circulatoire lymphatique.

Ces deux systèmes s'excluent donc l'un l'autre, et il est fort curieux de suivre, chez les Hirudinées, la disparition du système

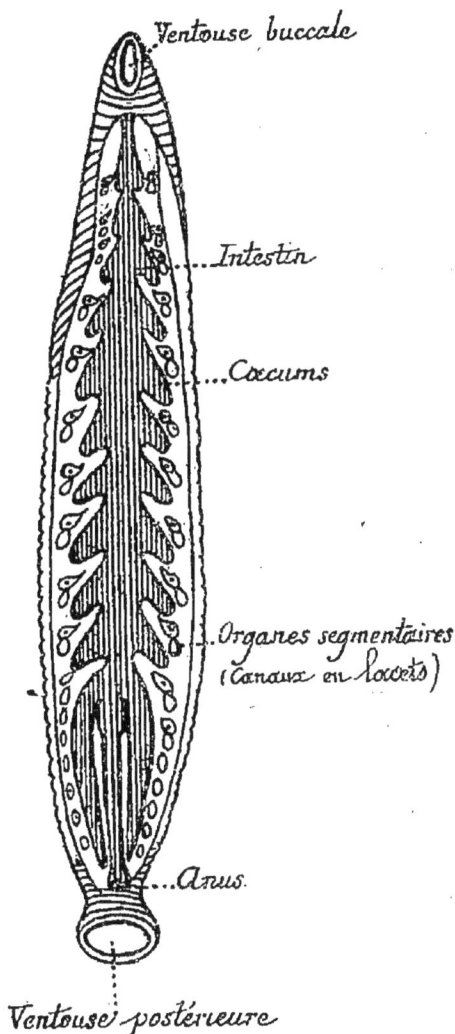

FIG. 149. — Tube digestif d'une Sangsue.

sanguin à mesure que la cavité générale devient un système lymphatique. Ainsi chez les Branchiobdelles, qui représentent un type primitif et inférieur d'Hirudinées, et offrent même quelques relations avec les Chétopodes Oligochœtes, la cavité générale est libre, et il existe un système sanguin composé de deux vaisseaux, l'un dorsal et l'autre

ventral, placés sur la paroi du tube digestif. Chez les autres Hirudinées, la cavité générale est divisée par des travées conjonctives en
grandes lacunes ou sinus, au nombre de trois d'ordinaire, et, au fur
et à mesure que ces travées se développent, les vaisseaux sanguins
ont une tendance à disparaître. Le vaisseau ventral manque chez la
plupart des Discophores, et même, chez les Nephelis, les deux vaisseaux sanguins disparaissent complétement.

La respiration s'effectue ordinairement par la peau. Certains types
cependant possèdent des appendices foliacés dans lesquels circule le
liquide de la cavité générale et servant, sans aucun doute, à la respiration.

Les organes segmentaires, encore nommés à cause de leur aspect
canaux en lacets, sont des tubes pelotonnés sur eux-mêmes, s'ouvrant
d'un côté dans la cavité générale
par un entonnoir, et de l'autre à
l'extérieur par un pore latéral.
Leur rôle unique est de servir à
l'excrétion des produits de désassimilation de l'organisme, et ils ne
conduisent pas à l'extérieur les
produits sexuels. Primitivement
pourtant, chez les Annelés, les
organes segmentaires servent et
à l'excrétion et à l'émission des
produits sexuels; chez les Hirudinées, comme chez la plupart
des Chétopodes Oligochœtes, il y
a eu spécialisation de fonctions ;
la plupart des organes segmentaires servent à l'excrétion, et
quelques-uns seulement, très modifiés dans leur aspect général,

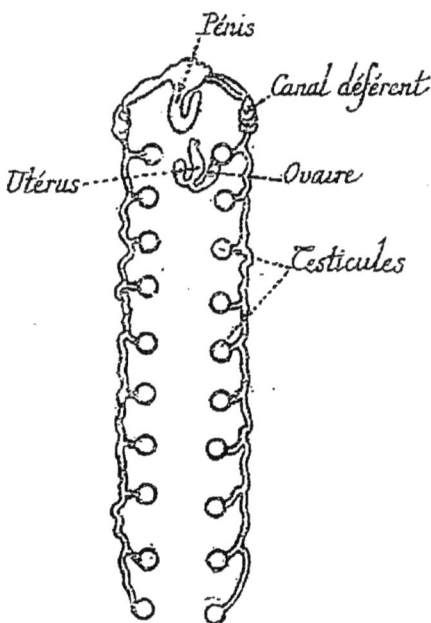

Fig. 150. — Organes sexuels d'une Sangsue.

ont pour rôle de conduire au dehors les ovules et les spermatozoïdes.

Les Hirudinées sont des animaux hermaphrodites, débutant d'abord
par être mâles, puis devenant femelles. Les organes mâles, chez la
Sangsue médicinale, sont constitués par douze paires de testicules, de
couleur blanche et de forme ovoïde, placés de chaque côté du tube

digestif. Tous les testicules du même côté communiquent par un petit
canal avec un long conduit déférent, qui arrive jusqu'au quart supérieur de l'animal pour s'enrouler sur lui-même et se pelotonner;
ensuite, le canal déférent d'un côté se réunit sur la ligne médiane à
celui du côté opposé; la région de jonction, assez dilatée, est nommée
prostate, et porte un corps cylindrique assez large, placé au niveau du
vingt-cinquième anneau, et dont le rôle est de servir à la copulation.

L'organe femelle, beaucoup plus simple que le précédent, s'ouvre
par une fente transversale en arrière de l'orifice mâle. A l'ouverture
sexuelle font suite deux oviductes, se rendant à deux corps blanchâ-

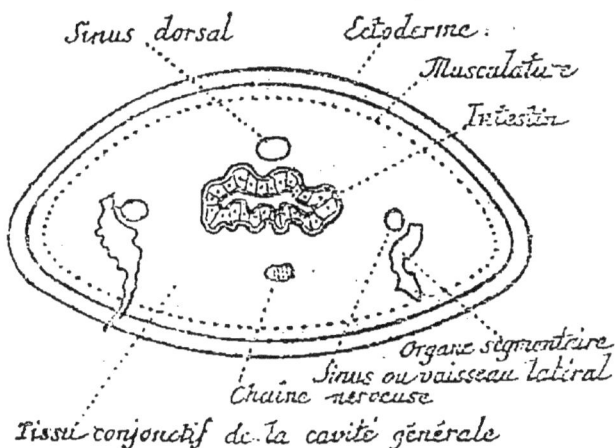

Fig. 151. — Coupe transversale schématique d'une sangsue.

tres qui sont les ovaires. Sur les parties latérales de chaque oviducte
débouchent des glandes destinées à sécréter une coque de protection
pour les ovules. Au moment de la ponte, à l'entrée des ouvertures
sexuelles, s'accumule une grande quantité de mucus sécrété par les
glandes cutanées. Au contact de l'air, ce mucus durcit et se dessèche
en une membrane épaisse qu'on a appelée les cocons des Sangsues.
C'est dans l'intérieur de ces cocons que s'enfonce la Sangsue pour
pondre les œufs. Quand la ponte est terminée, elle se débarrasse de
cette enveloppe, abandonne les œufs qui restent dans le cocon, et le
développement commence.

Les processus embryologiques se passent dans l'intérieur de l'œuf
et n'offrent pas de stade larvaire extérieur, mais les faits principaux

du développement des Annelés polymériques sont représentés. L'œuf contient une grande quantité de vitellus nutritif et très peu de vitellus évolutif. La segmentation aboutit à une planula, dont les cellules périphériques donnent naissance à l'ectoblaste ; les centrales, au contraire, produisent le mésoblaste et l'endoblaste par une série de divisions cellulaires. Un vide qui apparaît au milieu des cellules endoblastiques devient la cavité digestive ; en dehors d'elles, les cellules mésoblastiques se disposent en bandelettes qui se creusent de cavités entourant le tube digestif, et forment ainsi les segments de l'individu adulte. Le système nerveux apparaît aux dépens de l'ectoblaste, et

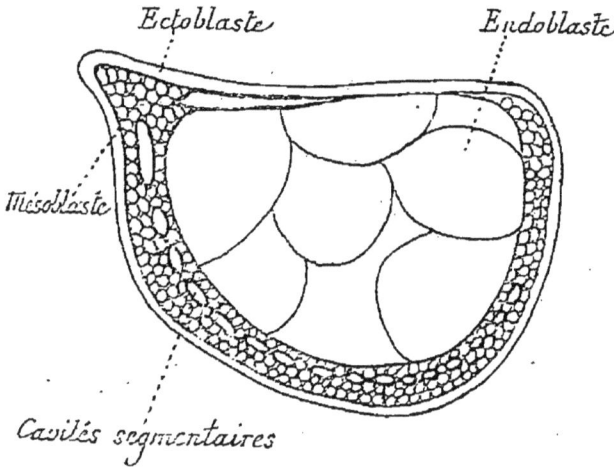

Fig. 152. — Coupe schématique d'un embryon d'Hirudinée.

peu à peu, dans l'intérieur de l'œuf, les organes s'ébauchent, de sorte que les jeunes Hirudinées, lorsqu'elles sortent du cocon, possèdent tous les caractères de l'individu adulte.

La classe des Hirudinées peut se diviser en deux grandes sous-classes : les *Hirudinées primitives* et les *Hirudinées proprement dites*.

HIRUDINÉES....
- *Hirudinées primitives*...... { G. Histriobdella ou Histriodrilus.
- *Hirudinées proprement dites*. {
  - Branchiobdellidés.
  - Rhynchobdellidés.
  - Gnathobdellidés { Hirudo medicinalis.
    - G. Hirudo. { Hirudo officinalis.
    - Hirudo troctina.

Les Hirudinées primitives renferment le seul genre *Histriobdella* ou *Histriodrilus*, vivant en parasite sur les œufs de Homard, à structure fort simple, à tel point qu'on le place parfois parmi les Archiannélides. Le corps est dilaté dans sa partie antérieure et bifurqué vers son extrémité postérieure.

Les Hirudinées proprement dites comprennent trois principales familles : les *Branchiobdellidés*, les *Rhyncobdellidés* et les *Gnathobdellidés*.

Les BRANCHIOBDELLIDÉS, placés parfois parmi les Chétopodes Oligochœtes, sont des animaux n'offrant aucune utilité médicale. Leur structure est relativement moins complexe que celle des autres types appartenant à la même sous-classe ; ils vivent en parasites sur la queue ou sur les branchies des Écrevisses.

La famille des RHYNCHOBDELLIDÉS se caractérise en ce que leur bouche contient une trompe protractile. Elle renferme un grand nombre de genres parasites sur la peau des Poissons et des Mollusques.

La famille des GNATHOBDELLIDÉS est de beaucoup la famille la plus importante ; elle se caractérise par la présence de mâchoires, au nombre de trois, dans l'intérieur de la cavité buccale.

C'est dans cette famille que l'on doit ranger la Sangsue médicinale, appartenant au G. *Hirudo*. L'espèce la plus importante et la plus commune est l'*Hirudo medicinalis*, dont les mâchoires possèdent sur leur bord libre environ quatre-vingt à quatre-vingt-dix dents. Cette espèce offre un grand nombre de variétés caractérisées surtout par la teinte des bandes colorées qui parcourent le corps suivant sa longueur. Une variété assez répandue est la sangsue verte ou *Hirudo officinalis*, dont la face dorsale présente six bandes rousses, tandis que la face ventrale est brun-verdâtre. Une autre espèce employée dans la pratique est l'*Hirudo troctina* ou sangsue truite, presque entièrement verte, et souvent piquetée de taches brun-foncé.

CHÉTOPODES EN GÉNÉRAL.

Les Chétopodes constituent le deuxième groupe des Annélides. Ils se caractérisent par la présence sur le corps d'appendices chitineux appelés *soies*. Les soies des Chétopodes, productions de même nature que la cuticule, sont des bâtonnets rigides implantés dans la peau, et prenant naissance dans une dépression ectodermique. Les cellules de la dépression sécrètent la substance de la soie, et, comme cette dépression est cylindrique, la soie se moule dans ce cylindre et prend la même forme. Lorsque la production cuticulaire a comblé l'invagination ectodermique, les cellules continuent à sécréter, les portions de soie formées en dernier lieu soulèvent les premières portions, et la soie proémine à l'extérieur.

Quelques types ont des soies isolées, mais le plus souvent les soies sont réunies en faisceaux placés sur les parties latérales du corps. Les

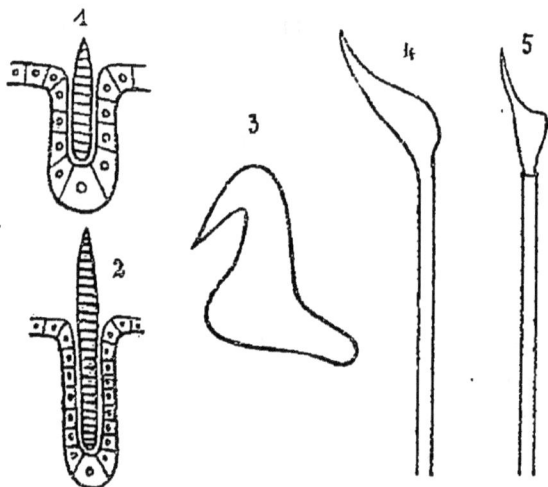

FIG. 153. — Soies de Chétopodes : 1, 2, genèse des soies ; 3, soie en crochet ou *uncinus* ; 4, soie simple ; 5, soie composée.

soies peuvent affecter les formes les plus diverses : tantôt elles sont rectilignes, ou en crochets (*uncini*), ou recourbées en faucille, etc.; tantôt elles sont constituées par une partie basilaire séparée par une fente d'une partie terminale en forme de hachette. Dans le premier cas, les soies sont dites *simples*, par opposition aux dernières qui sont des soies *composées*. A l'aide de ces nombreux appendices, ces animaux peuvent progresser, soit nager dans l'eau, soit ramper sur des corps solides. Quant aux individus munis de soies en forme de crochets appelées encore *uncini*, ces soies leur facilitent la progression dans l'intérieur des tubes qu'ils sécrètent autour de leur corps.

La présence de ces soies distingue les Chétopodes des Hirudinées ; celles-ci sont, en effet, dépourvues de ces appendices.

ARCHICHÉTOPODES.

Les Archichétopodes renferment plusieurs genres dont le principal est le genre *Saccocirrus*. C'est un ver allongé, blanchâtre, terminé en avant par un lobe céphalique muni de deux longues antennes, et en arrière par un lobe anal. Entre ces deux extrémités sont situés

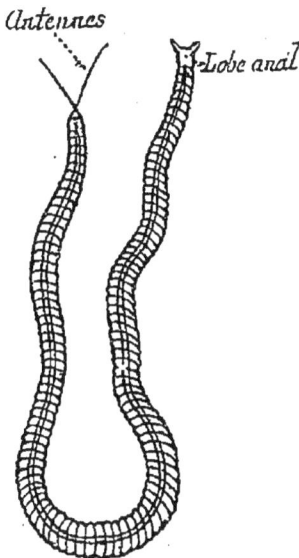

FIG. 154.
Aspect extérieur d'un *Saccocirrus*.

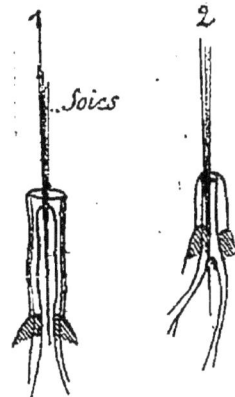

FIG. 155.
Parapodes de *Saccocirrus* : 1, étalé ;
2, à demi contracté.

les nombreux segments du corps, munis chacun d'une paire de faisceaux de soies placés sur les faces latérales des segments, et insérés sur des petits mamelons cylindriques ou *parapodes*. Les soies présentent une extrémité libre fourchue et une base s'implantant sur les parapodes ; ces derniers, chez les Saccocirrus, sont mus par des muscles et s'invaginent ou se dévaginent au gré de l'animal.

Le système nerveux est construit sur un type assez simple. Placé entre la musculature externe et l'ectoderme, il se compose d'un ganglion céphalique d'où partent deux nerfs qui entourent l'œsophage en formant un collier œsophagien, se placent ensuite au-dessous du tube digestif dans l'épaisseur des téguments, et se prolongent ainsi jusqu'à l'extrémité postérieure du corps. Chez tous les animaux, le système nerveux dérive de l'ectoblaste; cependant, chez l'adulte, il est d'ordinaire séparé de l'ectoderme. Dans le type que nous décrivons, ainsi que chez les Archiannélides, le système nerveux conserve sa position première en étant toujours au contact de l'ectoderme. Par conséquent,

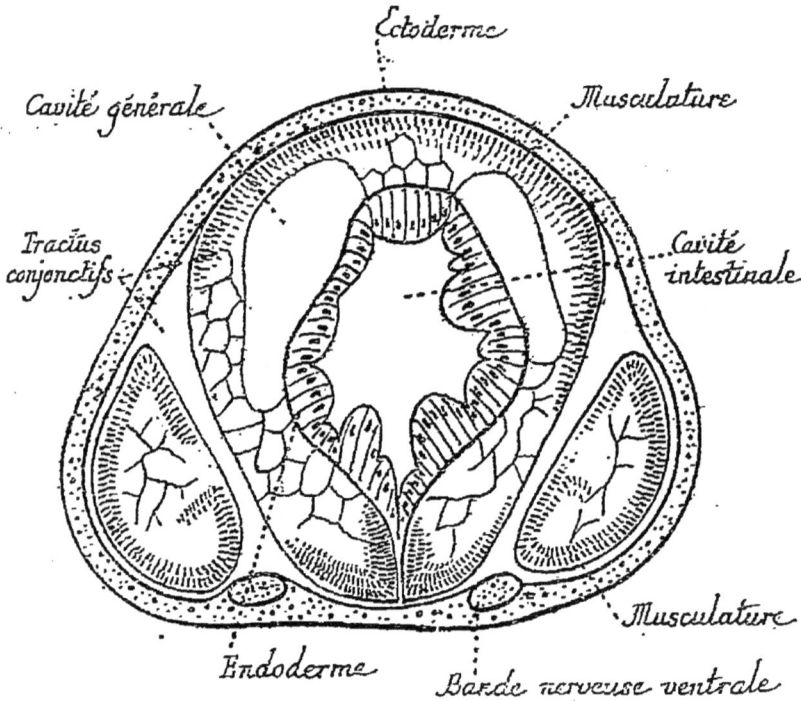

Fig. 156. — Coupe transversale du corps d'un *Saccocirrus*.

cette disposition est une persistance de caractères primitifs, et les *Polygordius* avec les *Saccocirrus* sont l'un un Annélide primitif et le second un Chétopode primitif.

Les organes segmentaires existent au nombre d'une paire dans tous les anneaux et servent à l'expulsion des produits sexuels. Ils sont construits sur le même plan que ceux des Archiannélides; ils s'ouvrent, à travers le dissépiment, dans la cavité d'un segment par un entonnoir vibratile, puis traversent la cavité du segment suivant pour déboucher à l'extérieur, sur les côtés de ce dernier segment, par un petit pore.

Chez les individus mâles, à l'ouverture externe, est annexé un véritable pénis servant à la copulation. Chez les individus femelles, on trouve à côté du pore une profonde dépression des téguments servant de réceptacle à la semence.

POLYCHŒTES.

La deuxième classe des Chétopodes est celle des Euchétopodes, qui se subdivisent en deux sous-classes : les *Polychœtes* et les *Oligochœtes*. Ces deux groupes se distinguent, ainsi que leur nom l'indique,

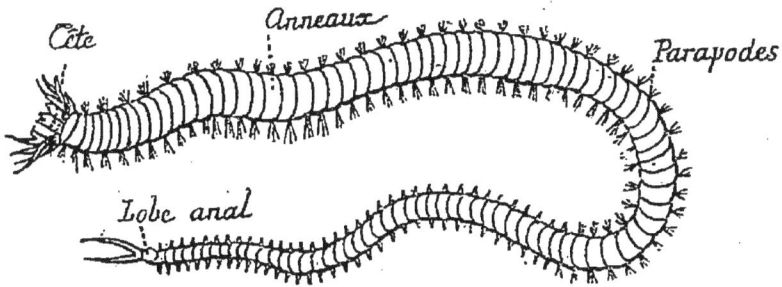

FIG. 157. — Aspect extérieur d'un Polychœte.

par la quantité et l'aspect des soies répandues sur le corps. Chez les Polychœtes, les soies sont d'ordinaire portées sur des saillies de la paroi du corps nommées *parapodes;* chez les Oligochœtes, les parapodes manquent et les soies sont implantées directement dans la peau. De plus, chez les Polychœtes, la plupart des organes segmentaires servent d'habitude à l'expulsion des produits sexuels ; chez les Oligochœtes, par contre, ces produits naissent dans un petit nombre de segments déterminés, et quelques organes segmentaires seuls se modifient en canaux vecteurs pour l'émission des ovules et des spermatozoïdes.

Les Polychœtes sont des animaux marins dont le corps est composé le plus souvent d'un très grand nombre d'anneaux tous semblables les uns aux autres, sauf les deux premiers, dont l'antérieur est nommé *lobe céphalique* et le second *lobe buccal*. A la face dorsale du lobe céphalique ou tête sont portés en nombre variable des prolongements flexibles, d'aspect différent suivant les types, désignés sous le nom d'antennes. A la face ventrale, la tête est dépourvue d'appendices ; la bouche est percée, sur cette même face, dans la partie antérieure du lobe buccal, au point d'union de ce lobe avec le lobe céphalique.

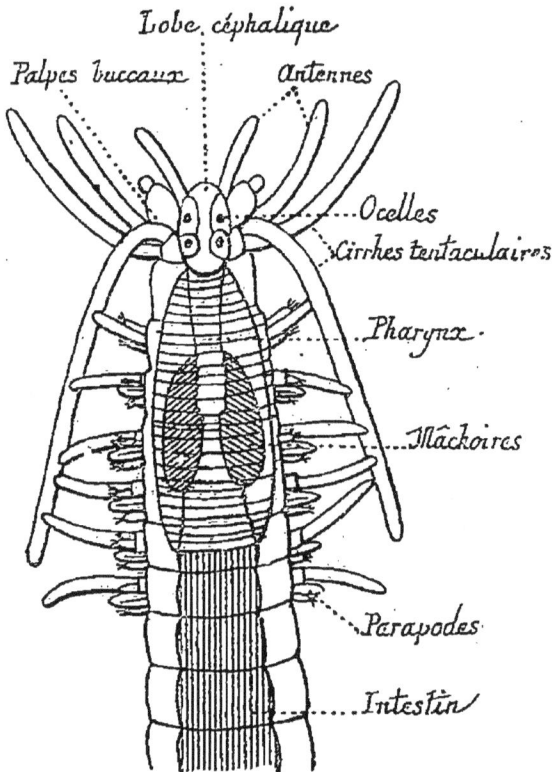

FIG. 158. — Région antérieure du corps d'un *Polychæte*.

Le lobe buccal est muni d'appendices dorsaux, que l'on appelle *cirrhes tentaculaires*, et d'appendices ventraux, encadrant la bouche, ou *palpes buccaux*. Le dernier segment du corps ou *lobe anal* est percé d'un orifice dorsal qui est l'anus ; de plus, il porte d'habitude deux tentacules appelés *cirrhes anaux*.

Les segments du corps se ressemblent tous dans les grands traits de leur organisation ; aussi suffit-il d'examiner la structure de l'un d'eux pour les connaître. De chaque côté, un anneau porte un mamelon, plus ou moins développé suivant les genres; ce mamelon est un parapode. Chaque anneau possède donc deux parapodes persistants, et non rétractiles comme ceux des Archichétopodes; les soies sont implantées sur ces parapodes. Les parapodes sont parfois simples; ailleurs, ils sont bifurqués et divisés en deux parties dont chacune porte un bouquet de soies ou *rame*; ces bouquets sont soutenus par une soie plus volumineuse que les autres, placée dans l'intérieur du parapode : c'est l'acicule.

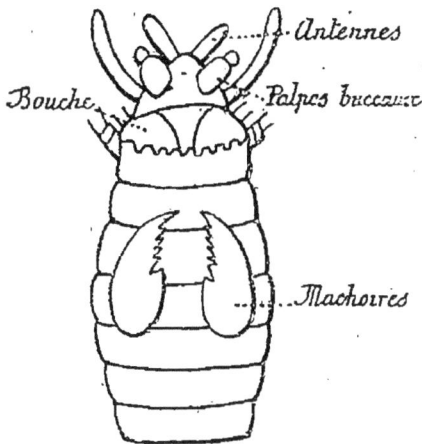

Fig. 159. — Région antérieure d'un Polychœte du genre *Nereis* vue par la face ventrale.

Les parapodes sont souvent munis de deux petits appendices nommés cirrhes et placés, l'un sur la face supérieure du parapode (cirrhe dorsal), et l'autre sur la

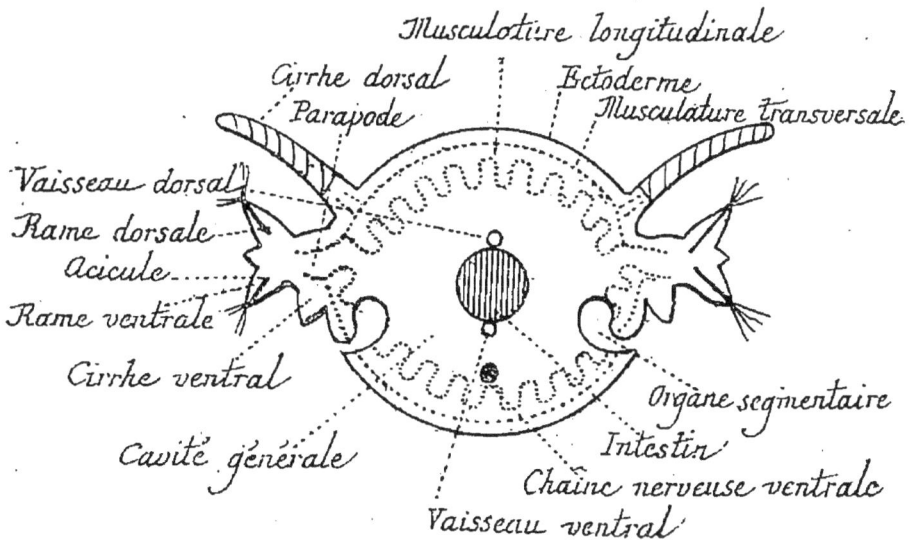

Fig. 160. — Coupe transversale schématique du corps d'un Polychœte.

face inférieure (cirrhe ventral). Les cirrhes et les parapodes sont doués de mouvements assez amples, de manière à permettre à l'animal de progresser avec facilité.

L'organisation interne de ces animaux est assez complexe. Le tube digestif débute par une bouche placée sur le segment buccal, à la suite de laquelle vient un pharynx parfois protractile à paroi très musculeuse ; dans son intérieur existe assez souvent une armature composée de petites dents. En arrière du pharynx on trouve une dilatation ou gésier, et ensuite le vrai tube digestif, se rétrécissant en traversant les cloisons segmentaires et se dilatant dans l'intérieur des anneaux, de manière à offrir une succession régulière de dilatations et d'étranglements.

Le système nerveux est représenté par un ganglion céphalique, auquel font suite deux bandelettes entourant l'œsophage et se réunissant à deux ganglions sous-œsophagiens ; ces derniers se continuent avec une chaîne nerveuse ventrale qui se prolonge jusque dans le lobe anal. Mais il est deux cas à considérer dans la disposition de la chaîne ventrale, suivant qu'on l'observe chez les Polychœtes errants ou chez les Polychœtes sédentaires. En effet, les Polychœtes sédentaires ont une chaîne ventrale double, c'est-à-dire que, sur la ligne médiane ventrale, il existe une double série de ganglions réunis les uns aux autres par des commissures nerveuses ; chaque anneau possède donc deux ganglions placés côte à côte sur la face ventrale, réunis l'un à l'autre par un petit cordon, mais non accolés. Les Polychœtes errants, par contre, présentant une seule chaîne ventrale médiane provenant de la fusion des deux ganglions de chaque anneau.

Au système nerveux correspondent des organes des sens, qui sont d'habitude des yeux ou des otocystes situés sur le lobe céphalique. Les yeux, de structure assez simple, sont composés seulement de cellules ectodermiques renfermant des granulations pigmentaires et innervés par des rameaux nerveux. Les otocystes sont des vésicules closes, tapissées par une couche cellulaire couverte de cils rigides, et dans l'intérieur desquelles existent des granulations calcaires (Otolithes) transmettant aux cils les impressions auditives.

L'appareil circulatoire est représenté par deux systèmes, le système sanguin et le système lymphatique. Le premier est formé, lorsqu'il existe, par un vaisseau dorsal et un vaisseau ventral, réunis l'un à l'autre par des anses transverses. Quant au système lymphatique, il est représenté, ainsi que nous l'avons déjà vu, par la cavité générale, non obstruée par des tractus conjonctifs, et dans laquelle circule un liquide lymphatique.

La respiration s'effectue de deux manières différentes : les uns, sans organes particuliers, respirent directement par toute la surface du corps ; d'autres types, comme les Tubicoles, respirent à l'aide d'appendices portés par les premiers segments ; ce sont de longs tentacules branchiaux réunis en panache sur l'extrémité antérieure du corps,

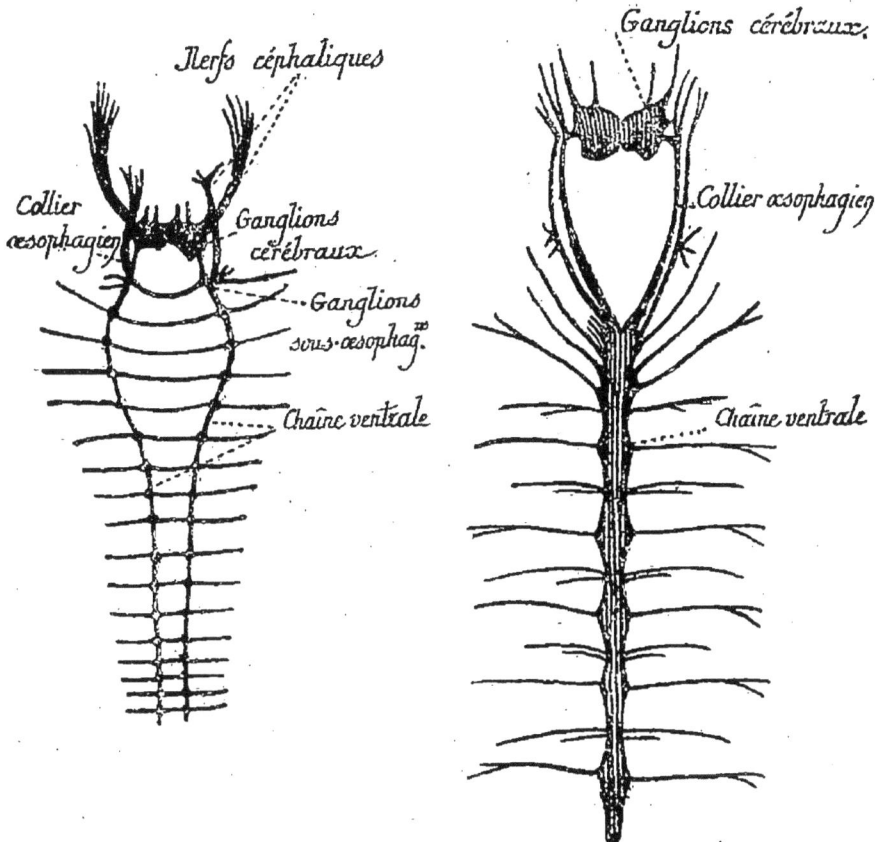

FIG. 161. — Systèmes nerveux de Polychœtes ; à gauche, de Polychœte sédentaire ; à droite, de Polychœte errant.

et renfermant une cavité dans laquelle circule le liquide de la cavité générale. Parfois, les branchies sont répandues sur tout le corps et sont produites par les cirrhes (des parapodes) qui s'allongent et augmentent de volume. Les Térébelliens, qui sont des Annélides fixées, ont deux appareils respiratoires : l'un, dans l'intérieur duquel vient respirer le liquide lymphatique, et un autre où se rendent les vaisseaux sanguins. C'est là une division du travail très curieuse.

Ces animaux, le plus souvent unisexués, donnent naissance à leurs produits sexuels dans la cavité générale. Ceux-ci passent dans les organes segmentaires et se répandent dans l'eau extérieure où se fait la fécondation. De cette fécondation résulte une larve rappelant en tous points la larve Trochosphère déjà décrite.

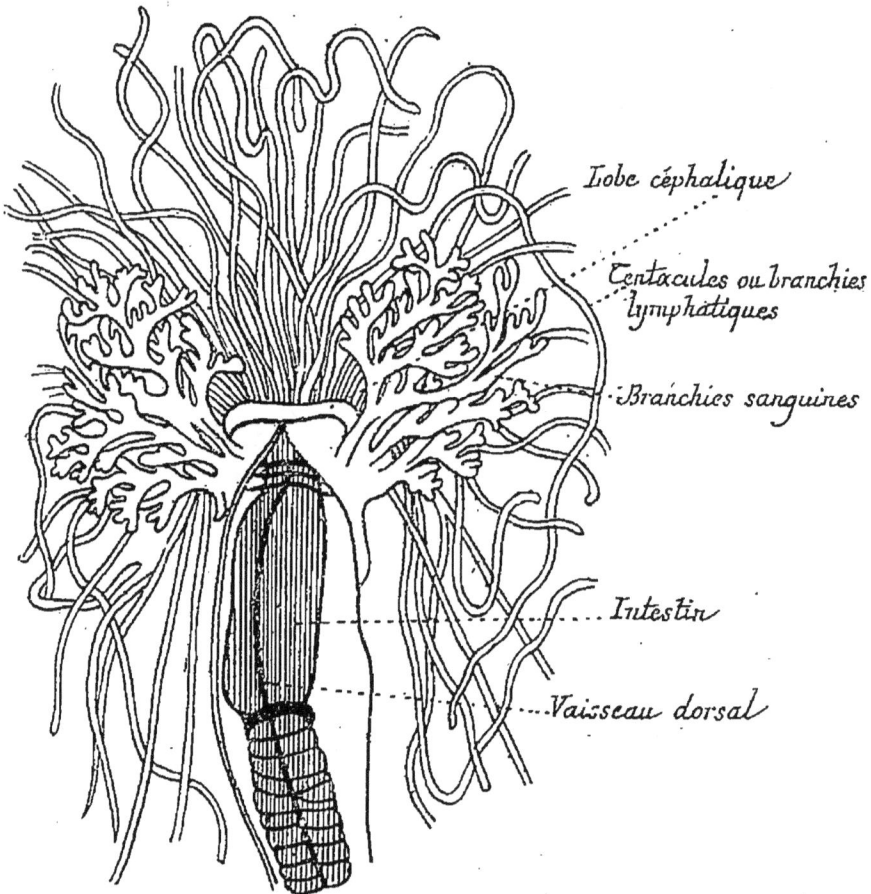

Fig. 162. — Région antérieure du corps et branchies d'un Polychœte tubicole de la famille des Térébellides.

Indépendamment de cette reproduction sexuée, certains Polychœtes peuvent se reproduire asexuellement, par une segmentation de leur corps en plusieurs tronçons qui deviennent chacun un animal complet; pour cela, les anneaux antérieurs et postérieur de chaque tronçon s'organisent [régulièrement en lobes céphalique, buccal et anal; en même temps les organes digestifs et nerveux subissent des modifications correspondantes.

Les Polychœtes vivent tous dans la mer ; on les divise en *Polychœtes errants*, et *Polychœtes fixes* ou *tubicoles* ou *sédentaires*.

Les Polychœtes errants comprennent un certain nombre de familles dont les représentants ne possèdent presque jamais des tubes et vivent librement.

Les Polychœtes fixes ou tubicoles comprennent plusieurs familles dont les représentants se sécrètent un tube qu'ils habitent. Ces deux groupes ne contiennent aucun type intéressant au point de vue médical. Un type, dont la situation zoologique est encore discutée, est celui des **Myzostomes**, vivant en ectoparasites sur le corps des Echinodermes de la classe des Crinoïdes.

OLIGOCHŒTES.

Les Oligochœtes sont caractérisés par l'absence de parapodes et par la localisation des organes sexuels en une région déterminée du corps, quelque peu épaissie, nommée *Clitellum ;* de plus, ils sont généralement hermaphrodites. Le type le plus connu est le Ver de terre ou Lombric.

Les Oligochœtes sont des vers allongés, acuminés aux deux extrémités, ressemblant à des Polychœtes dépourvus de parapodes et de toute sorte d'appendices ; les segments céphalique, buccal, et anal, manquent d'antennes et de cirrhes. A la bouche, placée au commencement du deuxième anneau qui correspond au lobe buccal des Polychœtes, fait suite un œsophage ; après l'œsophage vient une partie rétrécie se dilatant en une grande cavité ou gésier dans laquelle s'accumulent les aliments ; après le gésier vient une région glandulaire, munie de masses latérales qui sont, suivant les types, ou les glandes de Morren, ou les glandes septales ; leur rôle n'est pas bien connu, et même les glandes septales ne paraissent pas s'ouvrir dans la cavité digestive. Ensuite, on trouve le tube digestif proprement dit, allant déboucher dans un anus dorsal et tout à fait postérieur. Sur sa face dorsale, l'intestin présente parfois une dépression longitudinale profonde, dans laquelle est logé un vaisseau sanguin dorsal ; on a donné le nom de *Typhlosolis* à cette dépression.

Le système nerveux est bâti sur le plan de celui des Polychœtes errants, mais les organes des sens font souvent défaut. Chez les Oligochœtes, l'appareil lymphatique est représenté par la cavité générale parcourue par des tractus conjonctifs. L'appareil sanguin se compose

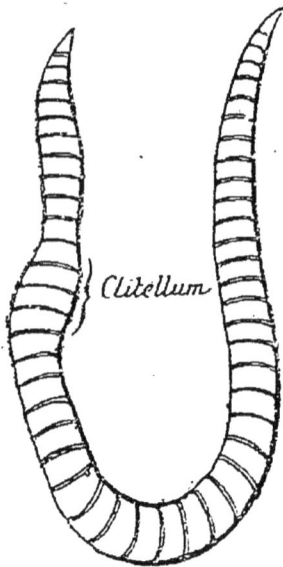

FIG. 163.
Aspect extérieur d'un Lombric

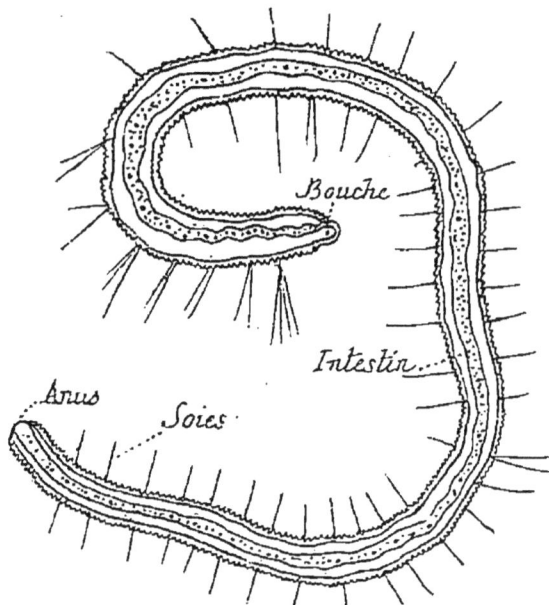

FIG. 164. — Aspect extérieur d'une *Nais*.

de deux vaisseaux, un dorsal parfois double et logé dans une dépression du tube digestif ou Typhlosolis, et un vaisseau ventral, réunis entre eux par des anses transverses. Les organes segmentaires sont d'ordinaire des tubes fort longs, pelotonnés sur eux-mêmes et semblables à ceux des Hirudinées ; c'est là une convergence d'organisation fort curieuse, explicable par l'adaptation biologique, ces deux types vivant d'habitude dans l'eau douce ou sur la terre humide. Le rôle physiologique de ces organes est simple : ils servent seulement à l'excrétion des produits de désassimilation et ne contribuent pas à l'expulsion des produits sexuels. Ceux-ci sont rejetés par des conduits spéciaux, qui primitivement ont la même origine que les organes segmentaires, mais qui se sont modifiés par suite de leurs rapports avec les glandes sexuelles.

Les organes sexuels évoluent en des portions déterminées du corps, comme chez les Hirudinées ; de plus, les Oligochœtes sont hermaphrodites. Les testicules, au nombre de deux ou trois paires, situés dans

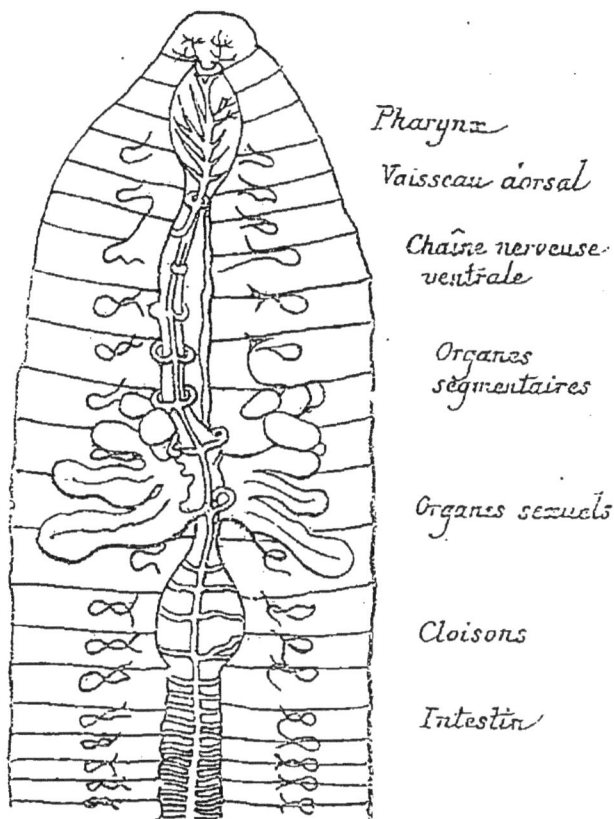

Fig. 165. — Région antérieure du corps d'un Lombric, ouverte pour montrer les principaux organes.

la cavité générale, envoient leurs spermatozoïdes à des canaux déférents, qui les reçoivent dans une sorte d'entonnoir, et vont déboucher à l'extérieur après un court trajet. Il y a en outre, chez certains types, dans la région antérieure du corps, un réservoir servant au moment de la copulation à recueillir le sperme. L'appareil femelle se compose de deux ovaires, suivis chacun d'un oviducte s'ouvrant, comme les canaux déférents, à l'intérieur par un entonnoir et à l'extérieur par un pore.

L'évolution embryonnaire est à peu près la même que chez les Hirudinées ; les cellules ectodermiques du clitellum sécrètent de même un cocon entourant les œufs.

Les Oligochœtes se divisent en *Oligochœtes limicoles* et *Oligochœtes terricoles*. Les premiers sont des types inférieurs, de petite taille, vivant dans l'eau douce et parfois dans la mer ; leurs conduits sexuels offrent nettement le caractère d'organes segmentaires modifiés. Chez les terricoles, qui habitent la terre humide, comme le Lombric ou Ver de terre par exemple, les conduits sexuels ne montrent leur homologie avec les organes segmentaires que dès le début de leur développement, et les anneaux génitaux renferment des organes segmentaires ordinaires.

GÉPHYRIENS ARMÉS.

Les Géphyriens armés doivent leur nom à la présence de crochets chitineux placés autour du pore extérieur des organes segmentaires. C'est une particularité d'organisation qui permet de les distinguer des Géphyriens inermes ou non armés, qui font partie des Annelés monomériques. Cette classe comprend deux familles : les *Échiurides* et les *Bonellides*. Nous laisserons la première de côté pour nous occuper de la seconde, et en particulier du G. Bonellia, qui montre diverses particularités très intéressantes, et dont l'organisation a été élucidée par M. H. de Lacaze-Duthiers.

Les Bonellides présentent un dimorphisme sexuel très prononcé. La femelle seule arrive à l'état adulte ; le mâle s'arrête dans son évolution ; ses testicules seuls parviennent à l'état parfait, et i vit en parasite dans l'organe segmentaire de la femelle.

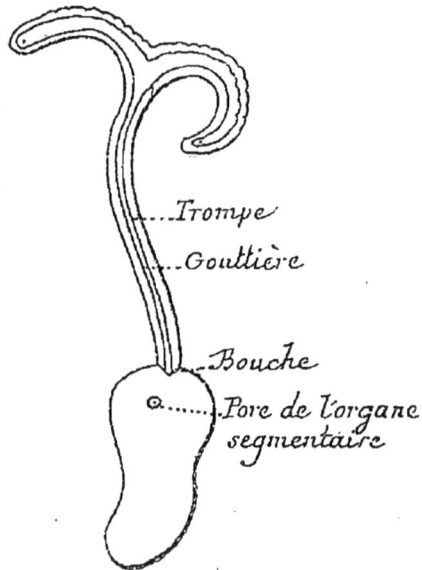

...Trompe

...Gouttière

...Bouche

...Pore de l'organe segmentaire

FIG. 166. — Aspect extérieur du corps d'une *Bonellia* femelle.

La Bonellie femelle a un corps de forme ovoïde, terminé antérieurement par une trompe contractile dans tous les sens et excessivement longue. Dans sa région antérieure, la trompe se bifurque à droite et à gauche en un lobe volumineux figurant un T : elle est creusée d'un sillon qui, arrivé sur l'extrémité antérieure, se bifurque aussi en deux branches suivant les deux branches terminales de la trompe.

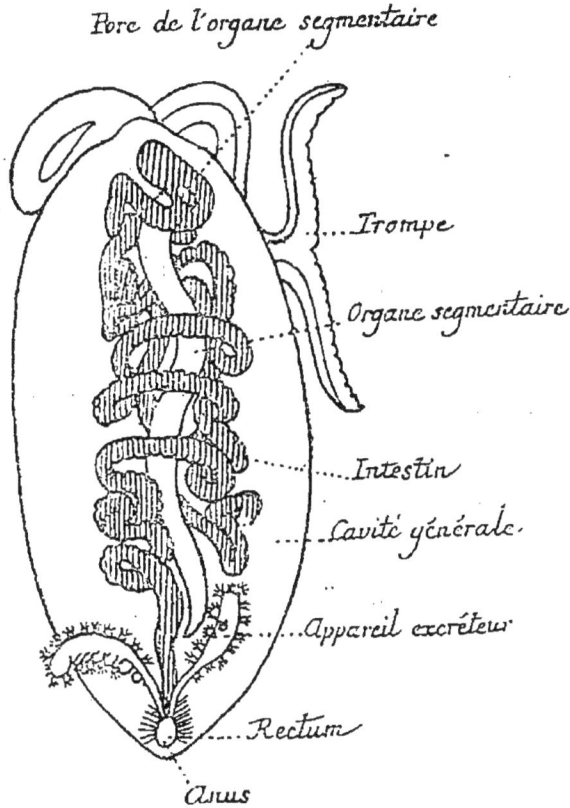

Pore de l'organe segmentaire

Trompe

Organe segmentaire

Intestin

Cavité générale

Appareil excréteur

Rectum

Anus

Fig. 167. — Tube digestif et organe segmentaire d'une *Bonellia* femelle.

La bouche est située à la base de la trompe et à la face ventrale du corps. Elle donne accès dans un œsophage suivi d'un tube digestif enroulé autour de l'unique organe segmentaire que l'on rencontre chez la Bonellie, et qui se continue jusqu'à un rectum élargi, muni de deux cœcums latéraux s'ouvrant dans la cavité générale par des petits orifices. L'anus est percé dans la région postérieure et terminale du corps.

L'appareil circulatoire se compose de deux vaisseaux, l'un dorsal et l'autre ventral. Le vaisseau dorsal se continue directement dans la trompe jusqu'au milieu de la bifurcation, tandis que le vaisseau ventral se divise en deux autres vaisseaux longeant les côtés de la trompe et de ses deux branches antérieures pour revenir vers la partie médiane, où il s'anastomose avec le vaisseau dorsal.

Le système nerveux est représenté par une bande ventrale d'où émanent deux nerfs latéraux parcourant la trompe entière. Les organes segmentaires étaient primitivement, comme l'embryogénie le démontre,

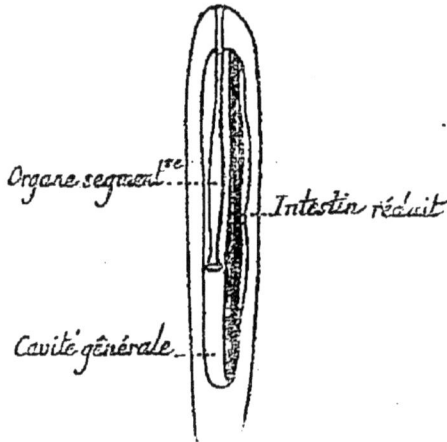

Fig. 168.
Organisation d'une *Bonellia* mâle.

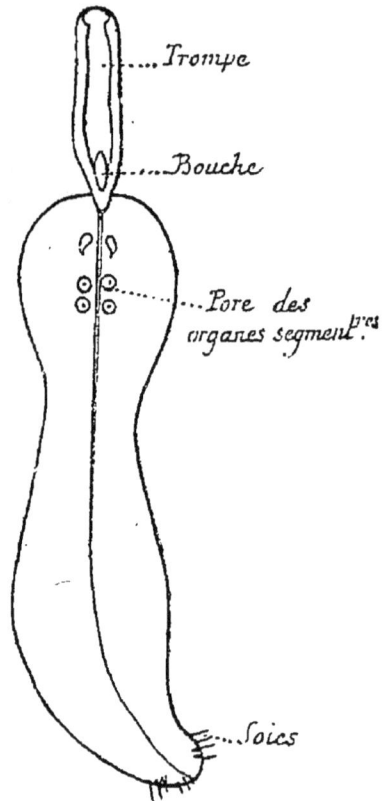

Fig. 169.
Aspect extérieur d'un Echiure.

au nombre de quatre ; trois disparaissent et un seul subsiste, qui sert à l'expulsion des produits sexuels ; aussi est-il souvent désigné sous le nom d'oviducte. Cet organe débouche à l'extrémité antérieure du corps, non loin de la bouche, par un pavillon entouré parfois de deux petits crochets.

Le mâle, parasite de la femelle, vit dans l'organe segmentaire de cette dernière ; il est petit, allongé, et entièrement couvert de cils vibratiles. La paroi du corps est simplement réduite à un ectoderme, entourant la cavité générale qui contient un tube digestif sans anus et un organe segmentaire très volumineux. Les spermatozoïdes évoluent dans la cavité générale, tombent dans le pavillon de l'organe segmentaire, et de là passent dans l'intérieur de l'organe segmentaire femelle pour aller féconder les ovules.

Sans étudier le développement dans son entier, qu'il suffise de savoir qu'il apparaît deux paires d'organes segmentaires, ce qui démontre une division minimum en deux anneaux; sur ces quatre organes, un seul persiste. Mais le caractère tiré des segments détruits est encore plus net chez les larves d'Échiures; on voit nettement, chez ces larves, les bandelettes mésoblastiques se diviser en un grand

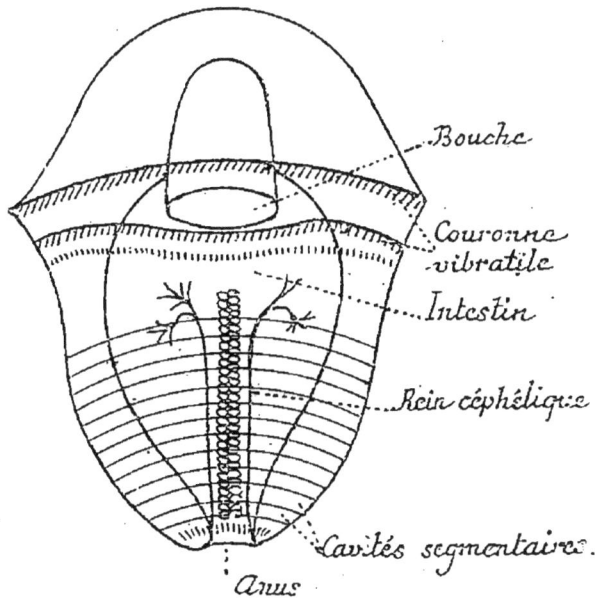

FIG. 170. — Larve d'Echiure.

nombre de segments distincts, comme chez les larves de Polychœtes ; puis, à mesure que l'évolution continue, ces segments se détruisent. L'adulte conserve pourtant un souvenir de cette organisation embryonnaire, puisque, tout en ayant une cavité générale libre et nullement divisée par des cloisons segmentaires, il possède deux paires d'organes segmentaires, absolument comme si cette cavité générale correspondait à deux segments fusionnés.

STERNASPIDIENS.

La deuxième classe de Polymériques à segments détruits est représentée par un seul genre, le *G. Sternaspis*, que l'on peut considérer comme intermédiaire entre les Chétopodes et les Géphyriens armés. La forme du corps est trapue, ramassée, terminée antérieurement

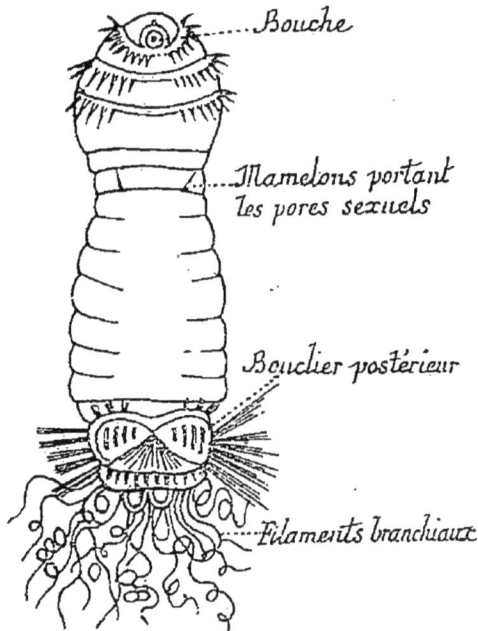

Fig. 171. — Aspect extérieur d'un *Sternaspis*.

par un cou et une tête, et à l'autre extrémité par deux plaques chitineuses portant de longs filaments. Le corps proprement dit est composé de trente et un anneaux souvent confondus. La plupart des anneaux présentent latéralement de petites éminences garnies de soies rigides et homologues des parapodes des Polychœtes.

A l'état adulte, il n'y a plus de trace de segmentation dans le corps, sauf dans la division des téguments en anneaux munis de parapodes. Le tube digestif est enroulé sur lui-même comme chez les Géphyriens armés ; de même, le corps ne possède qu'une seule paire d'organes segmentaires.

ROTATEURS.

Les Rotateurs ou Rotifères sont de très petits animaux aquatiques qu'on a longtemps confondus avec les Protozoaires ; ils en sont cependant bien différents puisque leur corps est pluricellulaire. Par leur structure générale, ils rappellent complètement une larve Trochos-

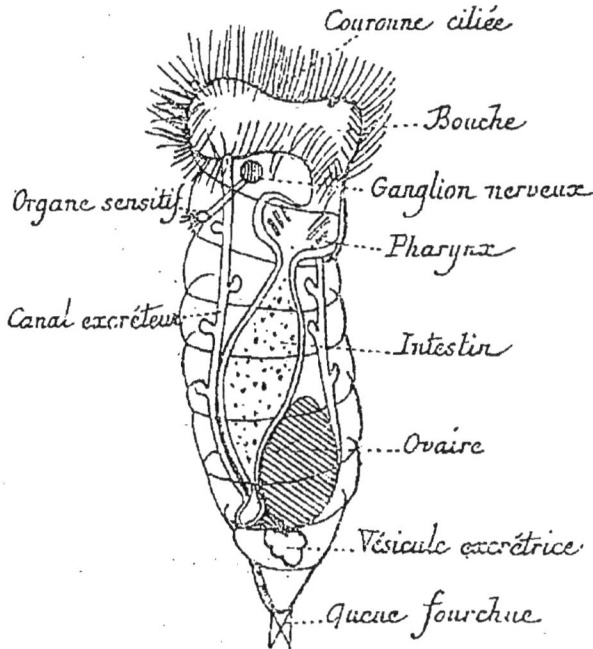

Fig. 172. — Organisation d'un Rotifère femelle.

phère dont la couronne ciliée entourant la bouche se serait élargie et divisée en deux grands lobes.

Le corps est allongé en forme d'urne, terminé à l'extrémité inférieure par une région fourchue servant à la fixation, et supérieurement par deux grands lobes ciliés. La bouche, très large, donne accès dans un pharynx musculeux, en forme de tonneau, armé de pièces chitineuses. Au pharynx succède le tube digestif proprement dit, allant se terminer dans un anus dorsal, placé à la base de la région de fixation. Les organes d'excrétion débouchent dans la région terminale du tube digestif et sont représentés par deux conduits s'ouvrant d'une part dans la cavité générale par un certain nombre de pores, et d'autre part dans l'intestin terminal.

Entre l'ectoderme représenté par la paroi du corps et l'endoderme représenté par le tube digestif existe un espace dans lequel sont placés quelques éléments mésodermiques. Cet espace correspond à la cavité générale du corps de l'adulte.

Vers l'extrémité supérieure de l'animal, sur la partie dorsale, on trouve le système nerveux représenté par un seul ganglion.

Les Rotifères sont unisexués et présentent un dimorphisme sexuel très prononcé. Le mâle est petit et d'organisation très simple. Le tube digestif est réduit à un tube fermé aux deux extrémités ; la partie supérieure de l'animal porte une toute petite couronne de cils, et l'autre extrémité se termine par un appendice fourchu. Dans la cavité générale on trouve un testicule volumineux. — La femelle, dont la description correspond à celle que nous avons donnée au début de ce chapitre, possède des organes sexuels composés d'une masse ovarienne débouchant au dehors par un court oviducte. Les ovaires donnent naissance à deux sortes d'œufs : les œufs d'été et les œufs d'hiver. Les

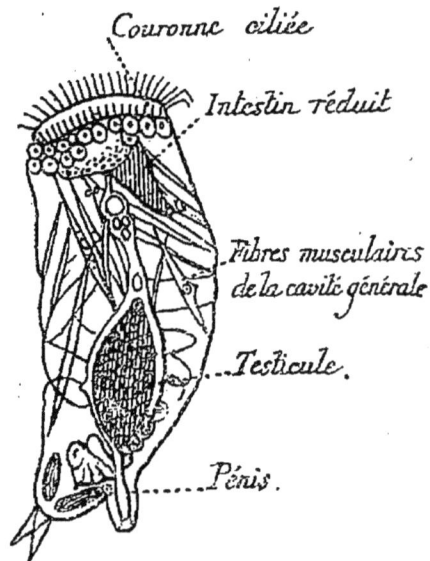

Fig. 173. — Rotateur mâle.

œufs d'été ont été encore désignés sous le nom d'œufs parthénogénétiques, parce qu'ils produisent des individus femelles sans avoir été fécondés par le mâle. Cette production continue jusqu'à la fin de la belle saison, où la dernière ponte donne des mâles et des femelles. Les mâles fécondent les femelles, et de cette fécondation naissent des œufs qui sont les œufs d'hiver. Ceux-ci, entourés par une enveloppe protectrice, pourront passer la mauvaise saison sans être détruits.

Au printemps, leur évolution commence, et de ces œufs naîtront des femelles qui recommencent le cycle.

D'après l'ensemble de leur organisation, les Rotifères rappellent, comme on le verra plus loin, les larves des Mollusques; les Trochosphères des Mollusques ont, comme les Rotifères adultes, une grande couronne ciliée divisée en deux lobes. Ces rapports s'accentuent encore quand on compare l'enfoncement ectodermique, appelé glande coquillière chez les Mollusques, à la bifurcation pédieuse des Rotifères munie de glandes à mucus. Pour résumer les caractères généraux de cette classe, on peut dire que les Rotifères sont une persistance zoologique des larves de Mollusques.

BRYOZOAIRES.

Les Bryozoaires dérivent d'une larve Trochosphère spéciale, dont la région antérieure se développe plus que tout le reste du corps. Les Bryozoaires se reproduisent pour la plupart par bourgonnement, et les nouveaux individus bourgeonnés restent accolés les uns aux autres pour produire des colonies ayant des formes déterminées, rappelant celles des mousses, d'où leur nom de Bryozoaires. De plus, ces animaux se sécrètent une cuticule très épaisse incrustée de calcaire, et constituant une carapace ou *loge* dans laquelle est enfermé l'individu tout entier.

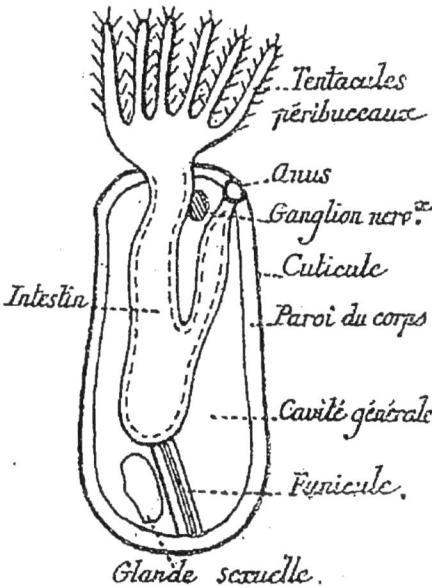

FIG. 174. — Schema d'un Bryozoaire sur une coupe longitudinale.

Le corps est surmonté par une couronne de tentacules remplissant le rôle d'organes préhenseurs. Dans l'intérieur de ce cercle de tentacules s'ouvre une grande bouche donnant accès dans un œsophage, suivi d'un tube digestif recourbé en anse, qui débouche dans un anus situé près de la bouche, soit dans l'intérieur de la couronne tentaculaire, soit en dehors.

Sur une coupe transversale, un Bryozoaire montre d'abord son enveloppe cuticulaire, que l'on nomme *ectocyste ;* ensuite, l'ectoderme tapissé en dedans par une mince couche mésodermique, différenciée par places en petits faisceaux musculaires; l'ensemble de l'ectoderme et du mésoderme pariétal est souvent désigné sous le nom d'*endo-cyste*. En dedans est la cavité générale du corps renfermant le tube digestif; un faisceau musculaire, le *funicule*, inséré d'un côté sur l'anse digestive, de l'autre sur la paroi du corps, traverse la base de la cavité générale et sert à la rétraction du tube digestif et des tenta-

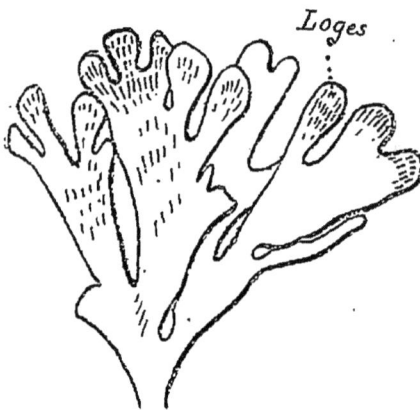

FIG. 175.
Colonie d'un Bryozoaire; grandeur naturelle.

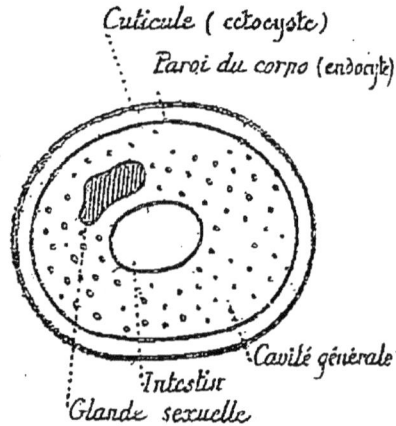

FIG. 176.
Coupe transversale schématique d'un Bryozoaire. (Comparer à la figure 181.)

cules. Le système nerveux, de structure très simple, est représenté par un ganglion dorsal, placé entre la bouche et l'anus. Dans la même région est placée aussi une paire d'organes segmentaires, dont l'existence n'a pas été démontrée pourtant chez tous les Bryozoaires.

La reproduction, parmi les animaux de cette classe, s'effectue par deux procédés : asexuellement et sexuellement.

La reproduction asexuée se fait, soit par *gemmiparité*, soit par des *statoblastes*. — La paroi du corps, en un point quelconque, émet par gemmation un bourgeon cellulaire qui s'organise peu à peu en un nouvel individu. Cet individu peut se séparer de celui qui l'a produit, mais d'ordinaire il reste adhérent à l'individu-mère par sa cuticule, et, si plusieurs individus s'accolent ainsi les uns aux autres, ils forment par leur réunion une colonie.

Les Statoblastes se produisent à la fin de l'été, dans l'intérieur de la cavité générale ; ce sont des amas de cellules qui sont rejetés et s'entourent d'une cuticule qui les protège contre les intempéries de l'hiver. Les Statoblastes attendent le printemps pour évoluer et donner naissance à un nouvel individu.

Les produits sexuels naissent aux dépens de l'endothélium péritonéal qui recouvre le funicule, les spermatozoïdes aux dépens des cellules supérieures, et les ovaires dans la région inférieure du funicule d'un même individu, car l'hermaphroditisme est presque la règle. Les produits sexuels tombent dans la cavité générale où la fécondation s'opère probablement.

Le développement est fort curieux, car il se produit une inversion d'organes. Après la fécondation, l'évolution commence en passant par tous les stades jusqu'à la formation de la gastrula, composée simplement de deux feuillets primitifs accolés, l'ectoblaste et l'endoblaste. A ce moment, deux cellules endoblastiques voisines du blastopore s'insinuent entre l'ectoblaste et l'endoblaste. Ces deux grosses cellules sont les initiales mésoblastiques ; elles se segmentent pour produire un mésoblaste mésenchymateux. La larve poursuit son évolution et prend peu à peu une forme discoïde ; sa région supérieure, fort large, est entourée par une couronne de cils, et il s'y perce la bouche et l'anus ;

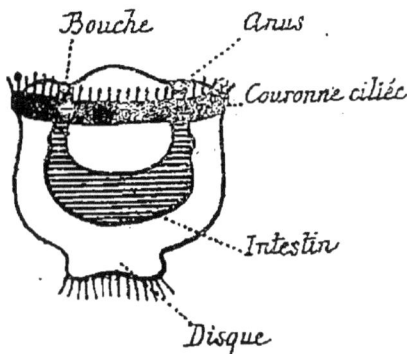

FIG. 177. — Larve de Bryozoaire.

la région inférieure ou *disque*, plus étroite, porte à son extrémité une touffe de cils rigides. Après avoir nagé pendant un certain temps, la larve se fixe par une partie de son corps voisine de la bouche, et, après cette fixation, toute la région péribuccale s'enfonce dans l'intérieur de la larve, de manière à modifier l'orientation de tous les organes déjà formés et à permettre que les orifices buccal et anal, d'abord placés à côté de la région de fixation, lui soient finalement diamétralement opposés.

Les Bryozoaires sont des animaux aquatiques, vivant le plus souvent dans la mer ou bien dans l'eau douce.

Les *Endoproctes* et les *Ectoproctes* sont les deux ordres de cette classe. Les premiers doivent leur nom à la position de l'anus placé dans le cercle des tentacules, tandis que les Ectoproctes ont l'anus en dehors de ce même cercle. Tous les Ectoproctes forment des colonies à nombreux individus, et ces colonies montrent une division du travail fort curieuse. Certaines fonctions sont, en effet, accomplies par des individus déterminés, dont l'aspect est modifié en conséquence; ainsi, il existe des individus préhenseurs, les *Aviculaires*, et des individus chargés de faire tourbillonner et renouveler l'eau autour de la colonie; ce sont les *Vibraculaires*. Les premiers tirent leur nom de leur forme en bec d'oiseau, et les seconds de ce qu'ils portent sur un plateau un long cil s'agitant dans tous les sens. — Au point de vue médical, les Bryozoaires sont sans importance aucune.

BRACHIOPODES.

Jusqu'ici, nous n'avons vu, dans le sous-embranchement des Monomériques, que des animaux petits et microscopiques; il n'en est pas de même pour la classe que nous allons étudier.

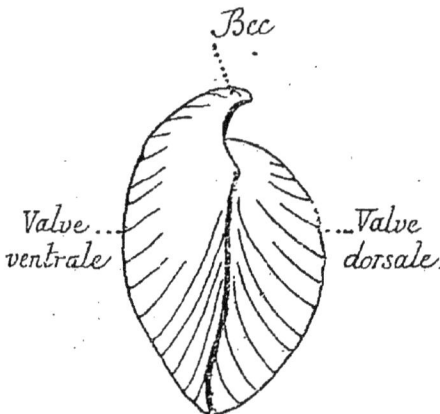

Fig. 178. — Coquille d'un Brachiopode.

Les Brachiopodes sont des animaux assez grands, dont certains atteignent jusqu'à six ou huit centimètres de longueur, et dont le corps est recouvert par une cuticule calcaire divisée en deux parties, ou valves, souvent égales, et s'ouvrant l'une sur l'autre comme le couvercle d'une boîte sur la boîte elle-même.

Cette particularité d'avoir le corps enfermé entre deux valves calcaires les avait fait rapprocher des Mollusques lamellibranches. Mais, en étudiant leur anatomie, on voit que, par rapport aux organes

17

internes, les valves sont l'une supérieure et l'autre inférieure, tandis que, chez les Lamellibranches, les organes internes étant disposés de même, les valves sont latérales, l'une à droite et l'autre à gauche. En outre, la coquille, chez les Brachiopodes, ne se ferme et ne s'ouvre qu'à l'aide de muscles allant d'une valve à l'autre, tandis que la coquille des Mollusques lamellibranches possède un appareil élastique, placé au point de réunion des deux valves, et qui, par son élasticité, ouvre la coquille, les muscles servant seulement à rapprocher les

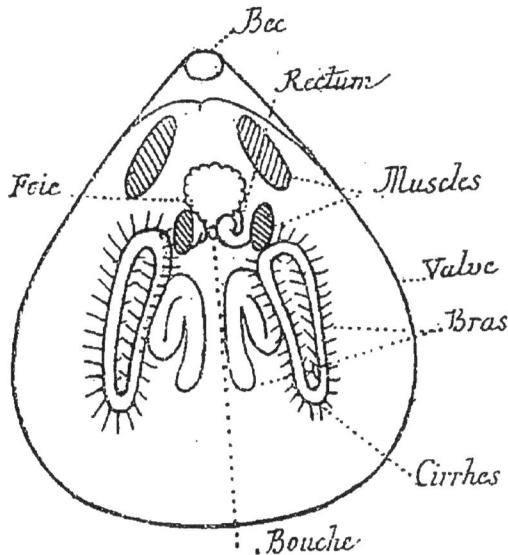

Fig. 179. — Anatomie d'un Brachiopode.

valves l'une de l'autre. La valve dorsale ou petite valve des Brachiopodes est munie de deux dents s'engrenant dans des rainures correspondantes de la valve ventrale; cette dernière ou grande valve dépasse souvent en arrière la valve dorsale, et se prolonge en une sorte de mamelon ou bec percé d'une ouverture dans laquelle pénètre une expansion de la paroi du corps, expansion servant à la fixation de l'animal.

Si l'on ouvre la coquille, on voit que l'espace occupé par le corps proprement dit est fort petit, et que toute la face interne des valves est tapissée par un repli de la paroi du corps; ce repli, ayant l'aspect d'une fine membrane, est nommé manteau. La face externe du corps et du manteau est recouverte par l'ectoderme, et c'est l'ectoderme lui-même qui sécrète la coquille calcaire, absolument comme l'ectoderme des Bryozoaires sécrète l'ectocyste. Vers les bords des valves, le manteau présente des sinuosités revêtues par des cel-

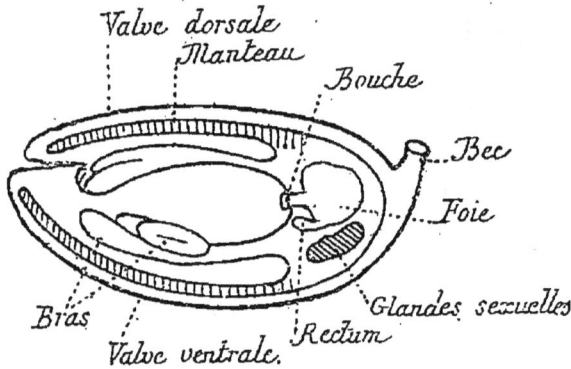

FIG. 180. — Coupe longitudinale schématique d'un Brachiopode.

lules ectodermiques; dans ces sinuosités apparaissent des baguettes chitineuses homologues des soies des Chétopodes.

Le corps proprement dit porte vers sa partie antérieure deux grandes expansions, ou *bras*, l'une à droite, l'autre à gauche, enroulées sur elles-mêmes, tapissées de petits tentacules ou cirrhes, que l'on peut comparer aux tentacules des Bryozoaires. Ces cirrhes, sur une coupe transversale, présentent à l'extérieur un ectoderme, et au-dessous, du tissu conjonctif limitant une grande cavité qui communique avec la cavité générale par l'intermédiaire de deux petits canaux. Sur une coupe longitudinale, ils ont l'aspect d'un tube cylindrique à parois musculaires; ce sont donc des organes très contractiles. Entre les bras s'ouvre la bouche,

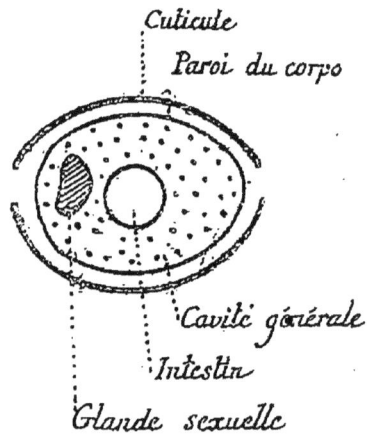

FIG. 181.
Coupe transversale schématique d'un Brachiopode. (Comparer à la figure 176.)

suivie d'un œsophage ne présentant aucune particularité. L'estomac, qui vient ensuite, est une dilatation globuleuse dans laquelle se déversent des glandes ramifiées, considérées comme jouant le rôle d'un foie. De l'estomac part le tube intestinal se recourbant pour s'ouvrir par l'anus qui, lorsqu'il existe, est placé à côté de la bouche, tout comme chez les Bryozoaires.

Le système circulatoire est formé par la cavité générale divisée en petites lacunes par des tractus conjonctifs; cette cavité communique avec l'extérieur par une paire ou deux paires d'organes segmentaires.

— Le système nerveux est représenté par un ou plusieurs ganglions voisins de l'œsophage et par un collier œsophagien. — Dans les lames conjonctives du manteau évoluent les ovules et les spermatozoïdes. Quand les produits sexuels sont mûrs, ils cheminent dans l'intérieur du manteau, arrivent dans la cavité générale du corps, où, pris par les organes segmentaires, ils sont rejetés au dehors.

En somme, l'organisation d'un Brachiopode ne s'écarte pas trop de

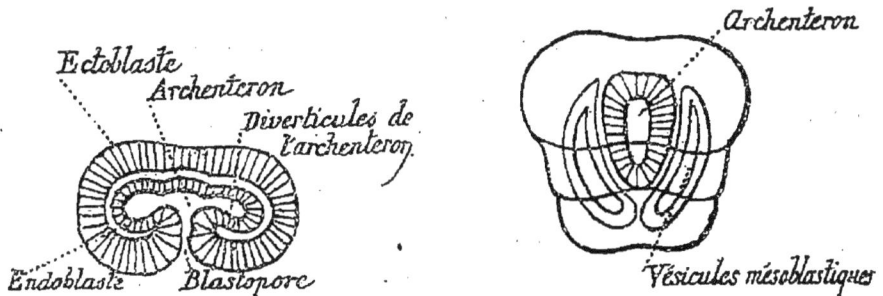

Fig. 182. — Larves de Brachiopode; à gauche, formation des enterocœles; à droite, vésicules enterocœliennes formées, et division du corps en trois lobes.

celle d'un Bryozoaire, et même, dans la nature actuelle, un genre de Bryozoaires, le genre *Rhabdopleura,* établit une transition entre ces deux classes, en ce sens qu'il possède des bras semblables à ceux des Brachiopodes. Le plan organique est le même, avec plus de complexité cependant chez les Brachiopodes; les différences principales portent sur l'existence chez ces derniers d'un manteau, et d'une coquille à deux valves comparable à une cuticule calcaire, à un ectocyste de Bryozoaires divisé en deux parties plus ou moins mobiles l'une sur l'autre.

La segmentation donne naissance à une Blastula, puis à une Gastrula composée d'un ectoblaste et d'un endoblaste entourant l'archentéron qui s'ouvre à l'extérieur par un large blastopore. Entre l'ectoblaste et l'endoblaste se trouve la cavité blastocœlienne. Aux dépens de l'endoblaste apparaissent deux dépressions qui pénètrent dans, le blastocœle et finissent par former deux vésicules closes placées dans le blastocœle, entre l'ectoblaste et l'endoblaste; ces vésicules sont les entérocœles ou les ébauches du mésoblaste. A ce moment, le blastopore disparaît, et la larve se trouve formée d'un ectoblaste, d'un endoblaste entourant la cavité digestive close, et entre ces deux feuillets sont les vésicules mésoblastiques. Après que le blastopore s'est fermé, la larve s'allonge et se divise en trois segments, un antérieur, un moyen et un postérieur. Cette division est absolument ectoblastique et ne correspond pas à celle des Annelés polymériques, car dans l'intérieur on retrouve les deux vésicules non segmentées. La larve, qui nageait jusqu'à ce moment, ne tarde pas à se fixer par le segment postérieur qui deviendra le pédoncule de l'adulte. Le segment antérieur donne le plateau sur lequel s'inséreront les bras, et le segment moyen grandit en développant l'antérieur; ce segment moyen, ainsi prolongé, constitue le manteau et son ectoderme sécrète la coquille. Les deux vésicules mésoblastiques s'étendent dans le blastocœle, leurs parois forment le mésoblaste, et leur cavité devient la cavité générale du corps. Le tube digestif se perce d'une bouche et d'un anus, et, peu à peu, l'organisation de l'adulte apparaît.

On divise les Brachiopodes en *articulés* et *inarticulés*, d'après l'existence ou l'absence d'une charnière aux valves de la coquille. Les Articulés possèdent une charnière et comprennent les familles des *Terebratullidés* et des *Rhynchonellidés;* chez eux, le tube digestif est dépourvu d'anus. — Les Inarticulés sont dépourvus de charnière et possèdent un anus; ils renferment les familles des *Lingulidés*, des *Discinidés* et des *Craniadés*.

BRACHIOPODES.
- *Articulés.*
  - Terebratullidés.
  - Rhynchonellidés.
- *Inarticulés*
  - Lingulidés.
  - Discinidés.
  - Craniadés.

Les Brachiopodes sont tous des animaux marins, vivant à de grandes profondeurs; ils ont joué un rôle important dans les anciennes périodes géologiques.

GÉPHYRIENS INERMES.

Les Géphyriens inermes sont caractérisés par leur cavité générale jamais segmentée, ni chez la larve, ni chez l'adulte, et par l'absence de crochets autour de l'orifice extérieur des organes segmentaires. A part ces deux faits, leur organisation se rapproche assez de celle des Géphyriens armés.

Le corps est cylindrique, recouvert par une mince cuticule, et terminé antérieurement par une région protractile portant la bouche à son extrémité ; cette région protractile est souvent nommée trompe.

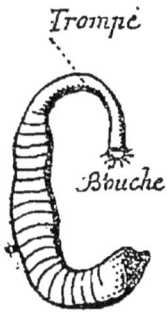

FIG. 183.
Aspect extérieur d'un Géphyrien inerme du genre *Phascolosoma*.

Autour de la bouche s'implante une couronne de tentacules ; non loin d'elle, et un peu en arrière de la base de la trompe, existe une deuxième ouverture, l'anus. Par conséquent, le tube digestif, qui fait suite à la bouche, se relève, après s'être enroulé sur lui-même

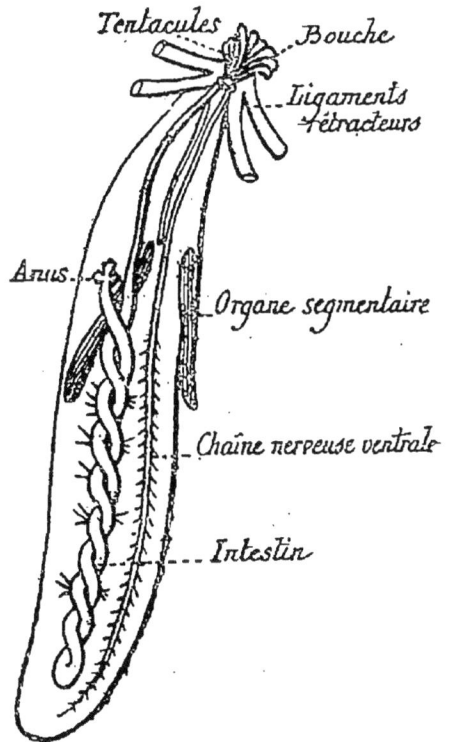

FIG. 184.
Anatomie d'un Géphyrien inerme du genre *Sipunculus*.

jusqu'à l'extrémité postérieure du corps, pour aller s'ouvrir à l'anus. De chaque côté de l'anus sont les orifices externes des deux organes segmentaires ; ces derniers sont des tubes allongés, suspendus dans la cavité générale. Leur extrémité postérieure libre est terminée en cœcum, tandis que leur extrémité antérieure présente d'abord un premier orifice correspondant à l'orifice extérieur, et un deuxième orifice interne débouchant dans la cavité générale. Entre le tube digestif et la paroi du corps se trouve la cavité générale, très vaste, complètement libre, parcourue par quelques minces tractus conjonctifs; il existe en sus un appareil sanguin formé de deux vaisseaux, l'un dorsal et l'autre ventral.

Le système nerveux est représenté par un ganglion sus-œsophagien, placé non loin de la bouche, d'où émanent deux nerfs embrassant l'œsophage à la manière d'un collier, et se réunissant au-dessous pour se joindre à une bande nerveuse ventrale parcourant, sur la ligne médiane, le corps dans sa longueur. Sur la peau située au-dessus du

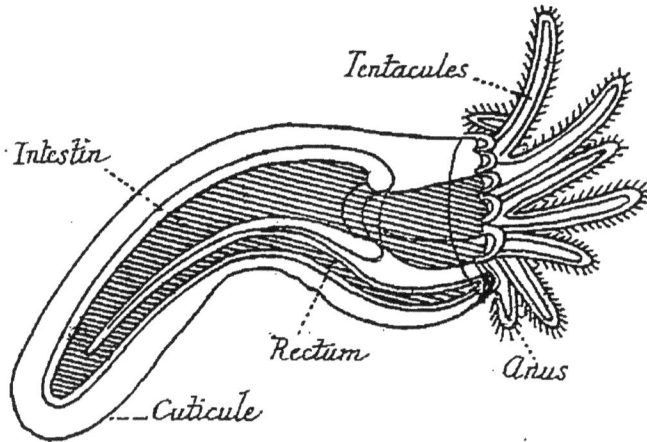

Fig. 185. — Schema d'un *Phoronis*.

ganglion sus-œsophagien sont placés des organes des sens, des ocelles ou des otocystes.

Les organes sexuels sont produits dans la cavité générale et parviennent dans les organes segmentaires qui les rejettent à l'extérieur. Les œufs, dans la cavité générale, ont un aspect amœboïde; ils se nourrissent aux dépens du liquide de la cavité générale, et quand ils sont suffisamment développés, ils passent dans les organes segmentaires, en s'entourant d'une membrane vitelline qui s'épaissit après la fécondation.

L'Embryogénie nous intéresse peu; nous savons déjà qu'il n'apparaît point de segments mésoblastiques, contrairement à ce qu'il en est chez les Géphyriens armés. Une partie de l'ectoblaste forme à la larve, chez les Siponcles, une enveloppe protectrice comparable à un amnios.

GÉPHYRIENS TUBICOLES.

Les Géphyriens tubicoles nous arrêteront à peine ; ils comprennent un seul genre, le *G. Phoronis*, ayant les tentacules disposés en fer-à-cheval, et circonscrivant un espace qui renferme la bouche et l'anus. Leur anatomie et leurs rapports exacts sont encore peu connus.

AMPHINEURIENS.

Les Amphineuriens constituent un groupe très intéressant à cause de ses relations avec les Mollusques. Le nom d'Amphineuriens leur a été donné d'après la disposition de leur système nerveux. Chez tous les types, on trouve un collier œsophagien, partant des ganglions céré-braux sus-œsophagiens plus ou moins développés pour aboutir à deux ganglions sous-œsophagiens ; chacun de ces ganglions émet un nerf qui s'étend de l'extrémité antérieure jusqu'à l'extrémité postérieure du corps. Des deux ganglions sus-œsophagiens partent donc deux nerfs ; des deux ganglions sous-œsophagiens partent aussi deux nerfs ; ce qui fait en tout quatre nerfs longitudinaux, deux de chaque côté de la ligne médiane. Parmi les deux nerfs de chaque côté, le plus externe est nommé nerf latéral et le plus interne nerf ventral ; souvent les deux nerfs latéral et ventral du même côté s'envoient des commis-sures d'anastomose, et, de même, les deux nerfs ventraux s'anasto-mosent aussi par des cordons transversaux.

Ce système nerveux commence à ressembler à celui des Mollusques. Si l'on suppose, en effet, que sur le trajet des nerfs latéraux il appa-raisse un ganglion, les organes nerveux centraux seront représentés alors par trois paires de ganglions, comme chez les Mollusques, et disposés de la même manière que chez les Mollusques.

Certains Amphineuriens, tels que les Chitons, avaient été placés autrefois parmi les Mollusques. Ils s'en écartent cependant par leur organisation et leur développement ; leur coquille même ne correspond pas à celle des Mollusques. Chez ces derniers, en effet, la coquille est une sécrétion calcaire de l'ectoderme, tandis que, chez les Chitons, ce

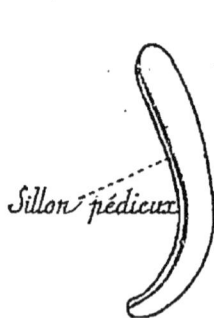

Fig. 186.
Aspect extérieur d'un
Neomenia.

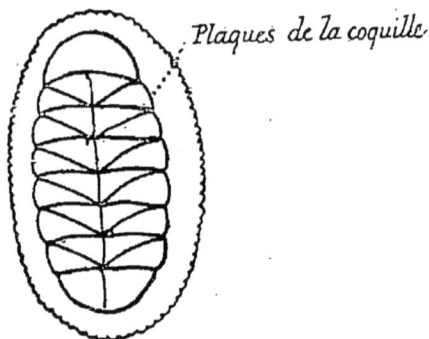

Fig. 187.
Aspect extérieur d'un Chiton.

que l'on nomme la coquille est un test produit par l'agrégation de nombreux spicules calcaires, développés dans l'intérieur du mésoderme pariétal.

Les Amphineuriens sont représentés dans la nature actuelle par trois genres principaux : le genre Chœtoderma, le genre Neomenia, et enfin le genre Chiton, sur la description desquels nous serons très brefs, en raison même de leur peu d'importance médicale. On ne peut cependant les passer sous silence, à cause de leur valeur zoologique, au point de vue de l'enchaînement des êtres.

Les Chœtoderma sont peu connus.

Les Neomenia sont des petits vers cylindriques, à corps blanchâtre et résistant, par suite de la présence,

Fig. 188. — Anatomie d'un Chiton.

dans les téguments, d'un certain nombre de spicules calcaires dont l'ensemble constitue une sorte de feutrage. La face ventrale est creusée d'un sillon longitudinal, présentant parfois, dans l'angle même du sillon, un petit bourrelet ou pied, plus développé chez les

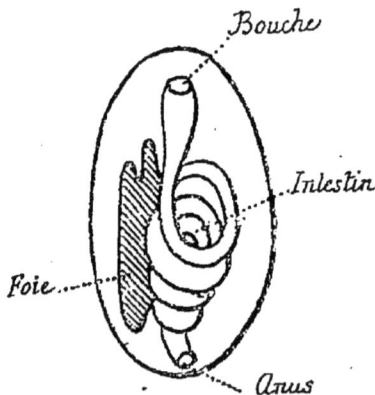

Chitons. A l'extrémité antérieure et ventrale du corps s'ouvre la bouche, donnant accès dans un pharynx élargi, muni d'une armature buccale; ensuite vient le tube digestif, pourvu de diverticules ou de cœcums latéraux, terminé par un rectum et un anus placé sur la face postérieure et ventrale du corps. De chaque côté du rectum débouchent deux canaux semblables à ceux situés à la même place chez les Roti-

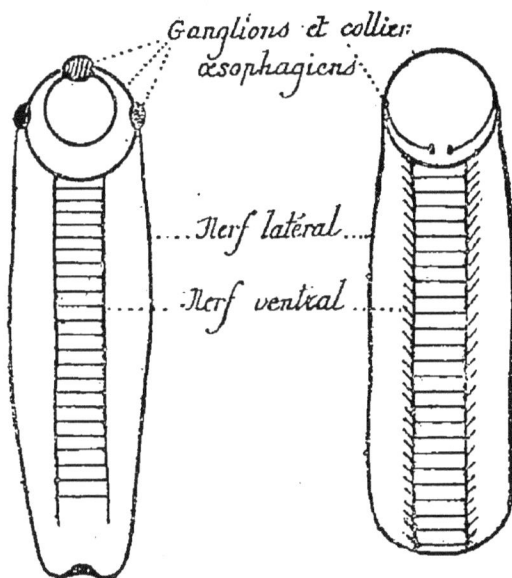

FIG. 189. — Systèmes nerveux d'Amphineuriens : à gauche, de *Neomenia*; à droite, de *Chiton*.

fères et les Bonellies. Ces deux conduits s'ouvrent dans le sinus dorsal et de là conduisent au dehors les produits sexuels.

Sur une coupe transversale, ces animaux offrent à l'extérieur un ectoderme; au-dessous, un mésoderme pariétal portant les spicules calcaires à sa périphérie; en dedans, autour du tube digestif, le mésoderme viscéral. Entre les deux feuillets mésodermiques se trouve la cavité générale, découpée en sinus ou lacunes par des tractus conjonctifs. Les deux sinus principaux sont deux cavités placées l'une au-dessus (sinus dorsal) et l'autre au-dessous (sinus ventral) du tube digestif. Le sinus dorsal contient un tube musculaire qui représente un organe d'impulsion ou cœur.

Les Chitons montrent, dans leur aspect extérieur, beaucoup de ressemblance avec les Mollusques Gastéropodes. Aussi les avait-on souvent placés parmi les Mollusques en créant pour eux le groupe des *Polyplacophores*.

Les individus sont recouverts par un test calcaire à huit plaques, une antérieure, une postérieure, et six intermédiaires. Ces plaques, nous le répétons, ne correspondent pas à la coquille des Mollusques,

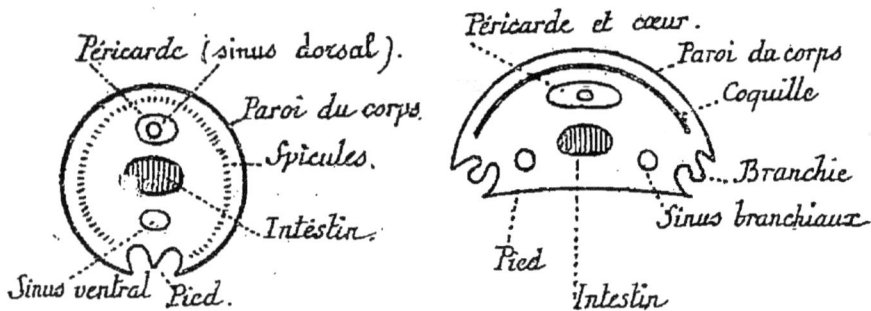

FIG. 190. — Coupes transversales schématiques d'Amphineuriens : à gauche, de *Neomenia;* à droite, de *Chiton.*

qui est une production de l'ectoderme, mais sont formées par l'enchevêtrement des spicules calcaires du mésoderme.

Le corps de cet animal est aplati, percé antérieurement d'une ouverture buccale suivie d'un pharynx garni d'une armature compliquée,

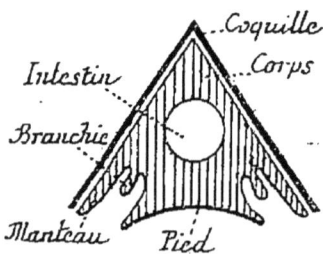

FIG. 191. — Coupe transversale schématique d'un Mollusque, pour comparer à la figure précédente (*fig.* 190), montrant des coupes semblables d'Amphineuriens.

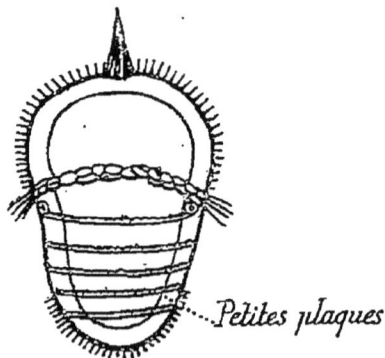

FIG. 192. — Larve de *Chiton.*

appelée *radula*, et semblable à celle des Mollusques. Le tube digestif qui lui fait suite est enroulé sur lui-même et vient déboucher dans un anus postérieur. Au-dessus du tube digestif sont placés les organes sexuels.

Une coupe transversale du corps ressemble, dans les traits principaux, presque entièrement à une coupe d'un Mollusque gastéropode du type des Patelles ; au-dessus, la coquille, et au-dessous le corps terminé inférieurement par un large disque aplati par lequel l'animal se fixe : c'est le *pied*. Le corps forme tout autour du pied un petit rebord peu accentué, qui correspond au *manteau* des Mollusques ; entre le manteau et le pied se trouve une dépression dans laquelle sont placées de petites saillies tapissées par l'ectoderme et jouant le rôle de branchies. Le schéma est presque le même, avec cette différence que la coquille des Chitons est une coquille mésodermique, et que le système nerveux n'est pas tout à fait semblable à celui des Patelles, ainsi que les autres organes.

L'embryogénie ne montre pas non plus un type de larve semblable à celui qui caractérise les Mollusques, c'est-à-dire une Trochosphère munie d'une large couronne ciliée à deux lobes ; mais on voit chez les Amphineuriens, et surtout chez les Chitons, une sorte d'essai du type Mollusque, et l'on peut considérer les Amphineuriens comme intermédiaires entre les Annelés Monomériques et les Mollusques vrais.

MOLLUSQUES.

Les Mollusques, on l'a déjà vu, se rapprochent beaucoup des Amphineuriens et des Annelés Monomériques ; ils forment cependant un groupe bien net, offrant un ensemble de caractères aisément reconnaissables, qui contribuent à en faire un des types les plus naturels du règne animal. Aussi, avant d'entreprendre l'étude de chacune des classes de Mollusques, il est utile d'exposer les caractères généraux

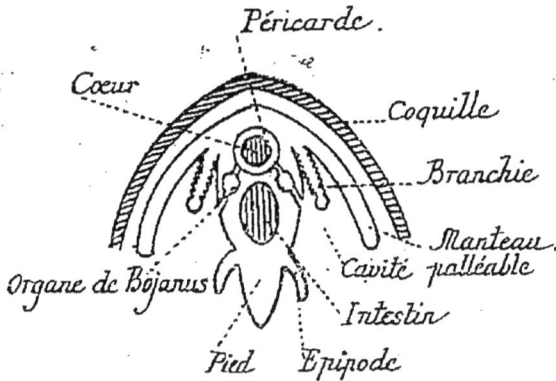

FIG. 193. — Coupe transversale schématique d'un Mollusque.

de cet embranchement entier. Cet exposé préliminaire permettra de comprendre plus facilement la disposition organique de chaque classe en particulier.

Le corps présente d'ordinaire deux expansions latérales, l'une droite et l'autre gauche, qui l'enveloppent ; l'ensemble de ces deux expansions constitue le *manteau*. Il offre de plus, sur sa face inférieure, un prolongement musculeux, servant d'ordinaire à la progression ou à la fixation de l'animal : c'est le *pied* ; ce pied apparaît chez les Neomenia, parmi les Amphineuriens, et se perfectionne chez les Chitons. Parfois, le pied des Mollusques porte deux petits replis membraneux latéraux, nommés *épipodes*.

Entre le corps et le manteau se trouve un espace libre dans lequel

sont logées des expansions foliacées produites par l'ectoderme, nommées *branchies*, et servant à la respiration ; cet espace compris entre
le corps et le manteau a reçu le nom de *cavité palléale*. Tous les
Mollusques ne possèdent pas des branchies, mais, lorsqu'elles exis-

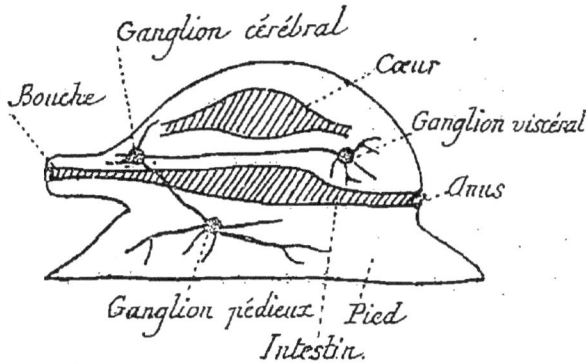

FIG. 194. — Coupe longitudinale schématique d'un Mollusque.

tent, elles sont toujours placées dans la cavité palléale. En dehors du
manteau, presque tous les Mollusques possèdent une *coquille* produite

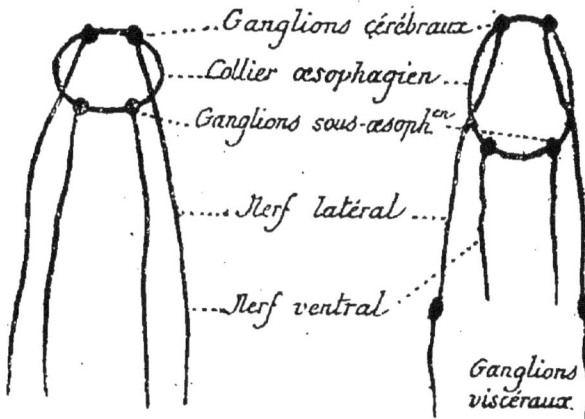

FIG. 195. — Schémas destinés à montrer les rapports entre un système
nerveux d'Amphineurien (à gauche) et un système nerveux de Mollusque (à droite).

par une sécrétion de l'ectoderme externe du manteau ; la coquille est
donc une simple cuticule incrustée de calcaire ; elle est bien différente,
par conséquent, du test mésodermique des Amphineuriens.

Le système nerveux se compose de trois paires de ganglions : une paire supérieure placée au-dessus de l'œsophage, ce sont les ganglions cérébraux ou sus-œsophagiens ; une deuxième paire inférieure située au-dessous de l'œsophage, près du pied, appelés, en raison de leur situation, ganglions pédieux ou ganglions sous-œsophagiens ; ces ganglions sont réunis aux ganglions cérébraux par deux commissures formant un collier œsophagien. Enfin, une troisième paire de ganglions placée en arrière constitue les ganglions viscéraux. La disposition de ce système se rapproche de celle décrite chez les Amphineuriens. Si l'on suppose que les nerfs ventraux des Amphineuriens s'atrophient en partie, et que, sur le trajet des nerfs latéraux se placent les deux ganglions viscéraux des Mollusques, on aura le schéma du système nerveux du groupe que nous étudions, et, en même temps,

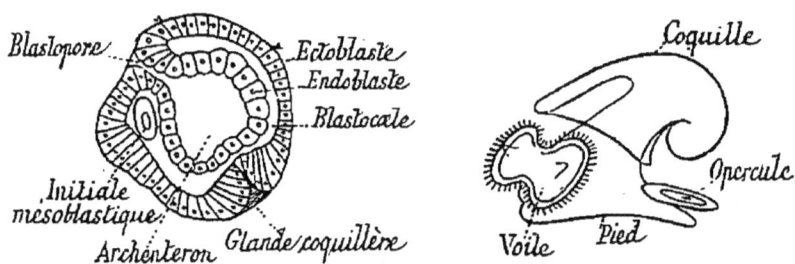

FIG. 196. — A gauche, jeune larve de Mollusque ; à droite, larve plus âgée.

on pourra dire que le système nerveux des Mollusques est un système nerveux d'Amphineuriens plus complexe.

Indépendamment de leurs particularités anatomiques, les Mollusques se caractérisent encore par la forme de leur larve. Autour du blastopore, la couronne vibratile se renfle d'ordinaire en deux grands lobes, dont l'ensemble est désigné sous le nom de *velum* ou *voile* des larves de Mollusques. Dans la région opposée au blastopore se produit une invagination ectodermique, la glande coquillière ; dans cette glande, les cellules deviennent cylindriques, volumineuses, et sécrètent une cuticule qui est le commencement de la coquille, coquille toujours univalve chez l'embryon. Le blastocœle contient un rein céphalique composé d'une paire de conduits. La larve des Mollusques est donc une Trochosphère, à couronne vibratile orale divisée en deux lobes. — Cette larve ressemble étonnamment à un Rotifère. D'une part, en effet, le velum peut être comparé à la couronne lobée située autour de la bouche des

Rotifères; d'autre part, la glande coquillière peut être regardée morphologiquement comme homologue de la glande des Rotifères située entre les deux fourches du pied.

Quant à l'évolution des feuillets blastodermiques, on voit deux cellules dérivées de l'endoblaste, ou initiales mésoblastiques, donner naissance aux deux bandelettes mésoblastiques. Les cellules de ces bandelettes se dissocient, se séparent, deviennent éparses dans la cavité de segmentation où elles se transforment en tissus conjonctif et musculaire ; les vides laissés entre les travées conjonctives donnent naissance au système circulatoire, qui est ainsi un système lymphatique, puisqu'il est produit par la cavité générale. Dans cette dernière se développe une paire d'organes segmentaires ; mais comme la structure des Mollusques est assez élevée, ces organes servent dans la plupart des cas, sauf chez les Solénoconques et quelques Lamellibranches, à l'expulsion des produits de désassimilation et non à celle des produits sexuels. Ces organes segmentaires, qui mettent en communication les sinus de la cavité générale avec l'extérieur, ont reçu chez les Mollusques le nom d'*organes de Bojanus*.

Nous diviserons les Mollusques en *Prémollusques* et *Eumollusques*. Les Prémollusques comprennent une seule classe, celle des *Solénoconques ;* les Eumollusques se subdivisent en deux groupes : les *Acéphales* et les *Céphalophores*. Les Acéphales ne contiennent qu'une seule classe, tandis que les Céphalophores en renferment quatre : les *Gastéropodes*, les *Hétéropodes,* les *Ptéropodes*, et les *Céphalopodes*.

MOLLUSQUES	*Prémollusques*....	Solénoconques.	
	Eumollusques.	Acéphales.....	Acéphales.
		Céphalophores..	Gastéropodes.
			Hétéropodes.
			Ptéropodes.
			Céphalopodes.

Les Prémollusques ne renferment, dans la nature actuelle, que quelques genres, dont la simplicité d'organisation est telle qu'il est permis de les considérer comme le point de départ des autres Mollusques, Mollusques vrais ou Eumollusques. Parmi ces derniers, les Acéphales n'ont point de région céphalique distincte, et ils possèdent.

tous une coquille bivalve. Les Céphalophores, par contre, ont une région céphalique distincte, une véritable tête, et leur coquille, lorsqu'elle existe, est toujours univalve ; de plus, leur pharynx renferme constamment une plaque chitineuse hérissée de dents, servant à la mastication, et nommée la *rape* ou la *radula*.

Il faut distinguer deux séries parmi les Céphalophores : la première, contenant les Gastéropodes et les Hétéropodes, est caractérisée par la présence d'un pied volumineux, placé en arrière et en dessous de la tête, jamais divisé, et servant à la locomotion. Les Hétéropodes doivent être considérés comme des Gastéropodes adaptés à la vie pélagique, et subissant par suite une simplification de leur organisme. La dernière série renferme les Ptéropodes et les Céphalopodes ; chez eux, le pied entoure la tête et il est toujours divisé. Le pied des Ptéropodes est divisé en deux lobes membraneux, servant à l'animal pour nager ; le pied des Céphalopodes est divisé en un certain nombre de tentacules cylindriques souvent munis de ventouses, et servant, soit à la reptation, soit à la préhension des aliments.

Les Mollusques sont, pour la plupart, des êtres aquatiques marins. Quelques-uns pourtant vivent dans l'eau douce, et plusieurs même (Hélix, Arion), sont tout à fait terrestres. Ils ont commencé à apparaître dans les terrains primaires, et ont constamment pris de l'extension jusqu'à la période actuelle, où ils jouent un rôle considérable dans la nature.

SOLÉNOCONQUES.

Les Prémollusques renferment une seule classe, celle des Solénoconques, qui ne contient à son tour que quelques genres, dont le principal est le genre *Dentalium*. Longtemps méconnu, on l'avait placé parmi les Annélides sous le nom de Ditrupa. Ce fut M. de Lacaze-Duthiers qui, dans une étude restée célèbre et publiée en 1857, le classa parmi les Mollusques à sa place véritable, et créa le groupe des Solénoconques.

Le Dentale possède une coquille conique, allongée, en forme de défense d'éléphant., ouverte aux deux extrémités. L'animal est placé dans son intérieur, fixé à la paroi, et n'occupe qu'une assez minime partie de la cavité. En dedans de la coquille est le manteau, entourant le corps tout entier. Le corps montre en avant la tête, portant à sa base deux touffes de longs fila-ments, et, au-dessous de la tête, un mamelon trilobé représentant le pied.

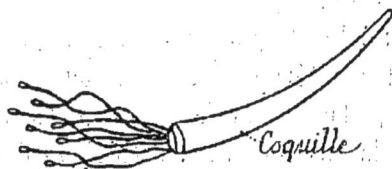

Sur une coupe transversale, on trouve : à l'extérieur, la coquille; en dedans, le manteau, et, dans l'intérieur, le corps soudé à la

FIG. 197. — Dentale dans sa coquille et ne laissant sortir que ses tentacules.

partie dorsale du manteau. Le manteau offre la même forme que la coquille qu'il a produit, et se présente sous l'aspect d'un tronc de cône ouvert à ses deux extrémités, laissant entre lui et le corps une vaste cavité palléale dans laquelle il n'existe point de branchies.

Tel est l'aspect général de cet animal. La bouche s'ouvre à la face

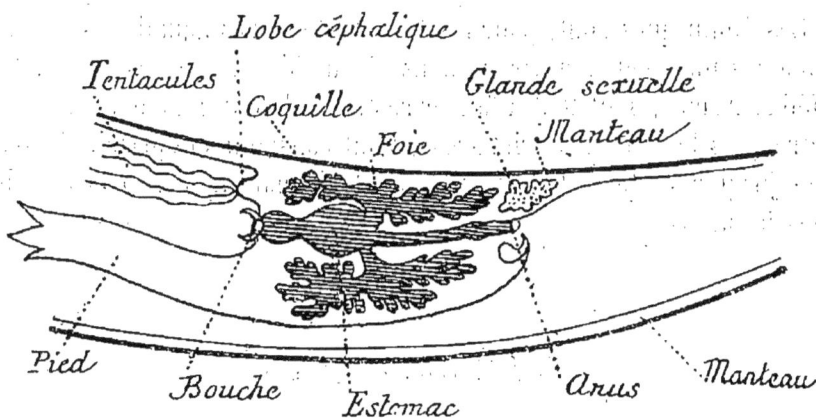

FIG. 198. — Coupe longitudinale schématique d'un *Dentalium*.

antérieure de la tête; elle est entourée de petits appendices foliacés, qu'on a appelés palpes buccaux. Un pharynx très épais et très volumi-neux, contenant dans son intérieur une radula, lui succède. Cette radula est une lame chitineuse munie de dents et servant à la masti-cation. Vue de face, elle a une forme triangulaire et porte une rangée médiane de dents très élevées, accompagnée de plusieurs rangées de petites dents latérales. Au pharynx fait suite un long œsophage, débouchant dans un estomac volumineux. Au fond de l'estomac se déverse la sécrétion de deux grosses glandes ramifiées jouant le rôle d'un foie. Ensuite vient l'intestin, de forme cylindrique, replié sur lui-même, se continuant par un rectum que termine un anus situé dans la région postérieure du corps.

Comme le Dentale est un type primitif, la cavité générale est presque libre, et à peine divisée par quelques tractus conjonctifs en grands sinus communiquant avec l'exté-rieur à la fois par les organes segmentaires, ou organes de Bojanus, et par deux orifices par-

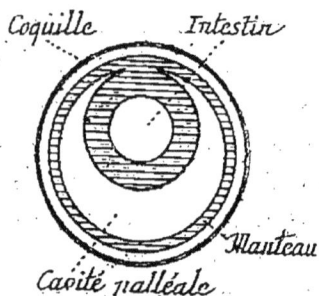

Fig. 199. — Coupe transversale schématique d'un *Dentalium*.

ticuliers voisins du pied. La cavité générale ne s'est donc pas organisée en un système circulatoire et il n'existe pas de cœur.

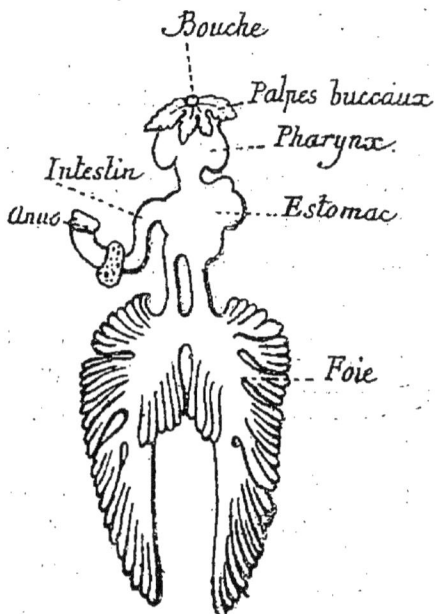

Fig. 200. — Tube digestif d'un *Dentalium*.

Nous ne dirons rien du système nerveux; il est constitué à peu de chose près sur le plan général que nous avons donné.

Les organes segmentaires qui, chez les Mollusques, ont reçu le nom d'*organes de Bojanus*, débouchent au dehors vers l'extrémité postérieure du corps. Ce sont des tubes très élargis, à parois très plissées et à cavité réduite. De plus, les parois de ces tubes ont un aspect particulier; leurs cellules se remplissent de concrétions jaunes donnant la réaction de la muréxide, qui n'est fournie que par l'acide urique et les urates. Ces organes constituent donc un véritable appareil d'excrétion.

Les Dentales sont unisexués; chaque individu ne possède qu'une seule glande sexuelle, accolée à l'un des organes de Bojanus, et le conduit de cet organe sert de canal vecteur pour l'émission des produits sexuels. Les organes de Bojanus conservent donc encore, chez les Dentales, leur caractère primitif de conduits sexuels; cette fonction persiste encore chez quelques Acéphales, mais disparaît ensuite chez tous les vrais Mollusques, qui possèdent des conduits sexuels spéciaux.

Les larves de Dentale n'ont pas de velum, et, par conséquent, se rapprochent des larves d'Amphineuriens et de celles des Annelés monomériques; c'est là encore, pour les Prémollusques, un nouveau caractère d'infériorité ou d'ancestralité par rapport aux Eumollusques. L'œuf contient du vitellus nutritif et du vitellus évolutif en quantités égales; par conséquent, la segmentation donne naissance à une blastula, de laquelle provient, par le procédé habituel, une gastrula possédant une cavité de segmentation très étroite. Celle-ci est bientôt remplie par deux masses volumineuses de cellules, provenant des deux cellules initiales du mésoblaste; ces amas cellulaires donnent naissance au mésoblaste. A mesure que le mésoblaste naît, la larve s'élargit vers son extrémité antérieure qui porte une touffe de cils vibratiles; le corps lui-même est entouré par trois couronnes de cils, et cette disposition rappelle celle d'une larve trochosphère à trois couronnes ciliées. Vers l'extrémité postérieure de la larve, deux replis s'élèvent, un de chaque côté, et s'avancent vers la partie ventrale du corps, où ils se rencontrent pour se souder l'un à l'autre et constituer ainsi le manteau.

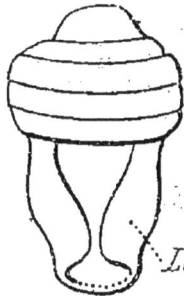

FIG. 201. — Larve de *Dentalium*.

Lobes du manteau.

L'ectoderme qui recouvre le manteau commence à sécréter la coquille calcaire. Les ganglions nerveux sus-œsophagiens se développent, dans la partie antérieure du corps, aux dépens de l'ectoblaste, par deux invaginations en forme de tubes. Les ganglions pédieux se développent de la même manière par deux épaississements ectoblastiques situés dans la région postérieure du corps. Pendant que ces modifications se produisent, les cils se détachent, la larve tombe au fond de la mer, dans le sable, et prend peu à peu l'aspect et le mode de vie de l'adulte.

La classe des Solénoconques renferme plusieurs genres vivant tous dans la mer ; autrefois, tous ces genres n'en formaient qu'un seul : le genre Dentalium.

ACÉPHALES ou LAMELLIBRANCHES.

Les Acéphales, dépourvus de tête, toujours munis d'une coquille bivalve, sont encore nommés Lamellibranches, à cause de la forme lamelleuse, membraneuse, de leurs branchies. Les Lamellibranches ont le corps protégé par une coquille à deux valves, l'une droite et l'autre gauche, réunies par un ligament dans leur partie supérieure, et libres en avant, en arrière, et en bas ; ces valves sont concaves et limitent, en s'appuyant l'un contre l'autre, un vaste espace renfermant le corps. Le manteau est formé lui aussi de deux parties appliquées chacune sur la face interne de la valve correspondante ; on sait que le manteau est cons-

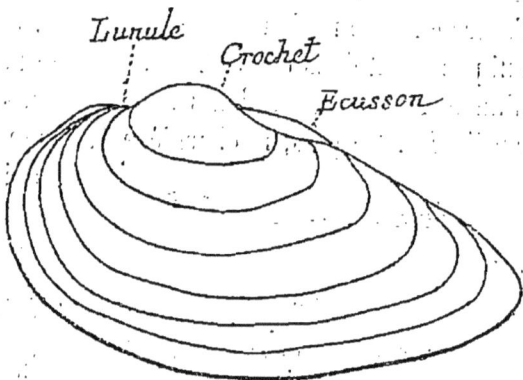

Fig. 202. — Aspect extérieur d'une valve de la coquille d'un Lamellibranche.

titué par deux replis de la paroi du corps, partant de la région supérieure de l'animal et descendant en bas. Entre le manteau et le corps existe donc une cavité, qui est la cavité palléale ; et, dans la région de jonction de chacun des deux replis du manteau avec le corps, sont placées les branchies, qui flottent ainsi dans la cavité palléale. On se rend très bien compte de cette disposition sur une coupe transversale.

La coquille offre des particularités de forme intéressantes à connaître et jouant un grand rôle dans la classification des Lamellibranches.

Au point de vue chimique, la coquille se compose d'une substance inorganique calcaire et d'une matière organique, la conchyoline. Sur une coupe, on voit à l'extérieur une mince cuticule, ou épiderme corné ; au-dessous une première substance calcaire en forme de tubes ou de prismes ; et en dedans une substance calcaire nacrée. Ces deux substances sont fournies par l'ectoderme du manteau, mais d'une manière toute différente. D'une part, en effet, le manteau sécrète sur ses bords libres, au fur et à mesure qu'il grandit, des bandes nouvelles de substances calcaires qui s'ajoutent au pourtour de celles qui existent déjà et se traduisent à l'extérieur par des lignes courbes séparées les unes des autres ; d'autre part, toute la partie externe du manteau sécrète des couches successives, unies, de nacre, qui se déposent sur toute la face interne de la coquille.

Chacune des valves présente, dans sa partie supérieure, une éminence nommée *crochet* ou *Umbo*. Au-dessous des crochets, on trouve la *charnière* ou région de jonction des deux valves, mobiles l'une sur l'autre en cette région même ; pour cela, chaque valve porte des dents qui pénètrent dans des anfractuosités de l'autre valve comme les *dents* d'un engrenage ; ces dents sont les dents de la charnière, ou dents *cardinales*. De plus, la charnière présente un ligament très élastique, qui tend constamment à écarter les deux valves l'une de l'autre et à maintenir la coquille ouverte. Un ou plusieurs muscles, insérés d'une part sur la face interne de la valve droite, de

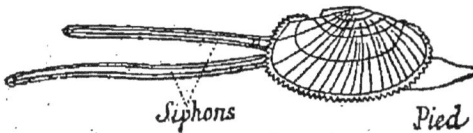

Siphons   Pied

FIG. 203. — Lamellibranche siphoné.

l'autre sur la face interne de la valve gauche, sont les antagonistes de ce ligament, et tendent à fermer la coquille en rapprochant les deux valves. Pour que le Lamellibranche ferme sa coquille, il faut donc qu'il soit bien vivant et que ses muscles aient toute leur force ; après la mort de l'individu, les muscles se relâchent, et le ligament de la charnière, qui a conservé son élasticité, écarte les valves ; c'est pour cela qu'un Lamellibranche mort a d'ordinaire la coquille ouverte.

Chez certains Lamellibranches, les valves sont égales et semblables, la coquille est alors dite *équivalve ;* chez d'autres, les deux valves diffèrent d'aspect et de taille, la coquille est alors dite *inéquivalve.* Sur la face interne des valves, on trouve des empreintes plus ou moins marquées laissées par le bord du manteau et par l'insertion des muscles antagonistes du ligament ; ces empreintes servent aussi à distinguer plusieurs groupes de Lamellibranches. Lorsque l'empreinte du manteau, qui suit tout le bord de la coquille, forme une bande continue, la coquille est dite *intégropalléale;* lorsque la bande est échancrée dans sa région postérieure, la coquille est dite *sinupalléale;* on verra plus loin que les coquilles sinupalléales appartiennent aux Acéphalés dont le manteau porte des expansions tubulaires nommées *Siphons.* Quant aux impressions musculaires, elles sont, suivant les types, au nombre de deux ou d'une seule sur chaque valve, suivant qu'il existe deux ou un seul muscle rétracteur. Cette dernière particularité a permis de diviser les Lamellibranchés en deux grands groupes : les *Dimyaires,* qui possèdent deux muscles, et les *Monomyaires* qui n'en ont qu'un.

Le manteau, dont il nous reste à parler pour avoir terminé la des-

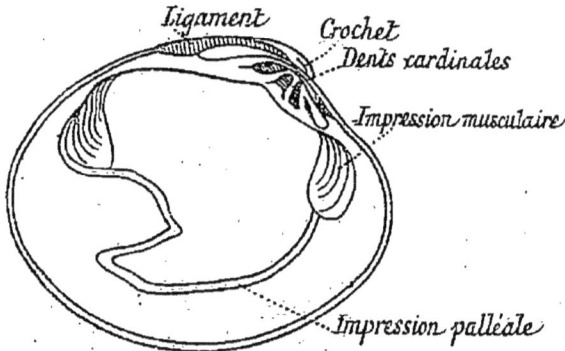

FIG. 204. — Intérieur d'une valve de la coquille des Lamellibranches.

cription des enveloppes extérieures, est un repli de la paroi du corps tapissant l'intérieur des valves. Sur une coupe transversale, il est limité sur ses deux faces, externe et interne, par une couche épithéliale ectodermique. Entre ces deux couches d'épithélium, on trouve des lacunes sanguines séparées par des travées de tissu conjonctif; mais le bord inférieur du manteau est la partie la plus importante. Il est constitué par des cellules ectodermiques de forme allongée, munies d'un bâtonnet rigide, et communiquant avec un filet nerveux : ce sont des cellules sensitives; dans certains cas, le bord du manteau porte des yeux souvent bien développés. — Chez certains Lamellibranches dits Asiphonés, le bord libre du manteau est continu et longe le bord libre des valves sans aucune interruption; chez d'autres Lamellibranches, nommés à cause de cette disposition Siphonés, le bord libre du manteau, dans la région postérieure du corps, envoie deux expansions cylindriques tubulaires, les *Siphons,* que l'animal peut faire saillir hors de la coquille et qui lui permettent de faire circuler l'eau entre la cavité palléale et l'extérieur sans entr'ouvrir beaucoup les valves. Les deux siphons, toujours accolés et parfois soudés, servent l'un à l'entrée et l'autre à la sortie de l'eau.

Certains Acéphales possèdent de plus un organe particulier dont nous n'avons pas encore parlé, situé à la base du pied, constitué par de longs filaments s'implantant dans la masse du pied ; l'ensemble de ces filaments a reçu le nom de *Byssus.* Il sert à fixer les Mollusques aux parois rocheuses. Tous les Lamellibranches ne possèdent pas de

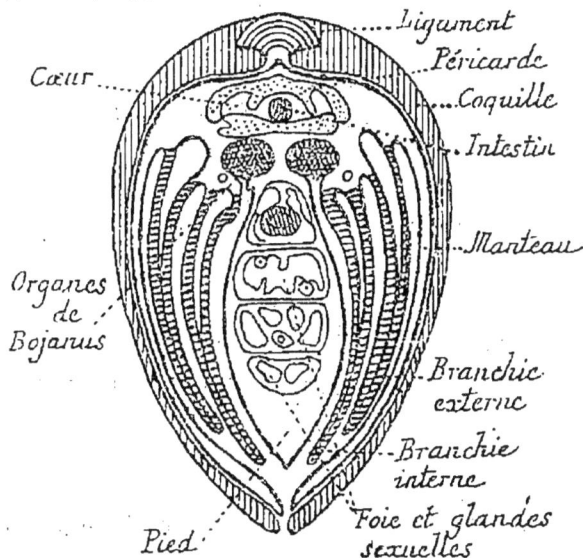

Fig. 205. — Coupe transversale schématique d'un Lamellibranche.

Byssus ; ceux qui en sont dépourvus ont pour la plupart des siphons et un pied érectiles.

A l'extrémité antérieure du corps, au-dessus du pied, s'ouvre la bouche, large fente entourée de quatre lamelles foliacées ou palpes buccaux. La face inférieure de ces palpes est lisse, la face supérieure est parcourue par un sillon longitudinal vers lequel convergent des sillons transversaux au fond desquels battent de nombreux cils vibratiles. En arrière de la bouche vient l'œsophage, débouchant dans un estomac entouré par un foie très volumineux. A l'estomac est annexé

un cœcum renfermant une baguette transparente appelée tige cris-
talline, produite très probablement par un mucus que sécrète le
cœcum. En arrière de l'estomac commence l'intestin, replié en anse,
et se dirigeant ensuite en arrière pour déboucher dans un anus postérieur.

Le système nerveux présente, comme chez tous les Mollusques,
trois paires de ganglions, une paire de ganglions cérébraux, moins
développés chez les Lamellibranches que chez les Céphalophores, une
paire de ganglions pédieux réunis aux cérébraux par une commissure
entourant l'œsophage, et, dans la région postérieure, les ganglions

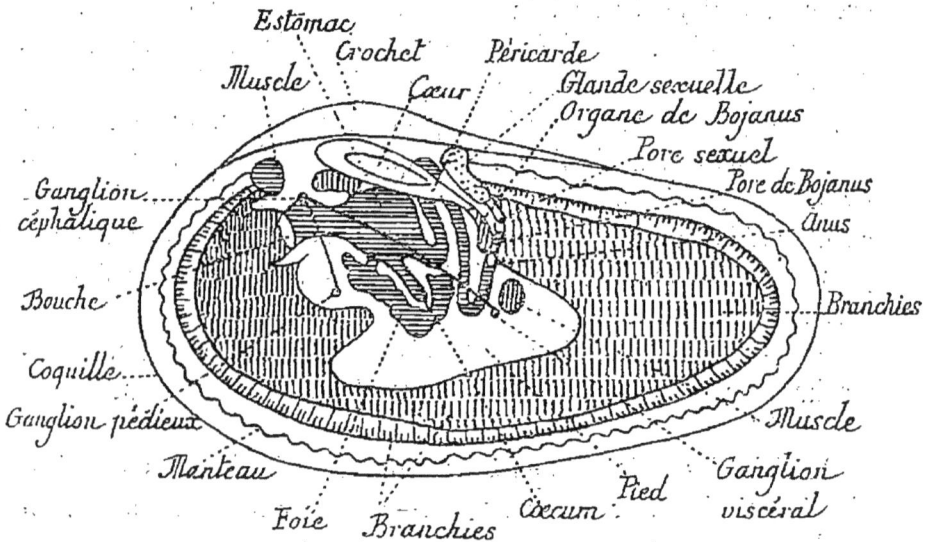

FIG 206. — Schema de l'organisation d'un Lamellibranche.

viscéraux réunis aux cérébraux par une très longue commissure.

L'appareil de la circulation est représenté par un cœur artériel en
forme de tube, placé dans une cavité péricardique ; le système circulatoire est constitué par un réseau ramifié de lacunes développées aux
dépens de la cavité générale ; le cœur lui-même est un sinus à parois
contractiles, traversé le plus souvent, fait très curieux, par la région
postérieure de l'intestin. Dans le péricarde débouchent les organes
de Bojanus qui communiquent avec l'extérieur et possèdent des fonctions excrétrices, car leurs cellules renferment des granulations constituées par de l'acide urique et des urates.

La respiration s'effectue à l'aide de branchies, au nombre de deux paires, une paire de chaque côté du corps, et situées dans la cavité palléale, au point de jonction du corps et du manteau. Chaque branchie à la forme d'une lamelle constituée par la juxtaposition de nombreux petits cylindres creux disposés sur deux rangs ; la cavité des cylindres communique avec le système circulatoire, et dans leur intérieur circule le sang ; la paroi des cylindres est constituée par un épithélium vibratile au travers duquel se produit l'osmose respiratoire. — Le sang artériel sort du cœur, passe par un réseau lacunaire, et arrive dans toutes les régions du corps. Il parcourt les lacunes conjonctives du corps entier et de là se dirige, après avoir servi à la nutrition des organes, vers les branchies ; il perd alors son acide carbonique, se charge d'oxygène, et revient au cœur, après avoir traversé les organes de Bojanus où il se débarrasse des produits de désassimilation.

Les organes sexuels se développent dans les lacunes de la cavité générale aux dépens de l'épithélium qui tapisse les travées conjonctives. Les produits sont rejetés par des conduits spéciaux qui débouchent parfois dans les organes de Bojanus, et qui, dans d'autres cas, possèdent des ouvertures spéciales situées non loin de celles des organes d'excrétion.

Tous les Lamellibranches sont unisexués, sauf quelques-uns hermaphrodites, parmi lesquels il faut citer l'Huître et le Pecten.

On divise les Acéphalés en deux groupes, suivant qu'ils sont *Asiphonés* ou *Siphonés;* ces deux sous-classes renferment un certain nombre de genres qui intéressent quelque peu le praticien.

Parmi les Asiphonés, il faut mentionner les *G. Ostrea, Mytilus, Pinna, Meleagrina;* parmi les Siphonés, les *G. Cardium, Venus, Pholas* et *Teredo.* Le *G. Ostrea* ou Huître se caractérise par une coquille irrégulière, inéquivalve, feuilletée, possédant une charnière habituellement peu développée et un seul muscle adducteur. Une des valves, la valve gauche, est bombée, toujours adhérente au rocher, tandis que la valve droite, plus petite, la recouvre. L'espèce la plus commune est l'*Ostrea edulis*, ou Huître comestible. Les individus que l'on rencontre varient beaucoup de forme et de taille, suivant les lieux où on les trouve ; certaines huîtres possèdent une coloration verte due à la présence de Diatomées vivant sur les branchies. Ce sont des animaux marins, vivant en groupes, constituant des bancs parfois assez étendus que l'on nomme bancs d'huîtres.

En France, les espèces les plus renommées proviennent des côtes de Normandie et de Bretagne, où on les élève dans des parcs. Ces parcs d'huîtres sont des réservoirs particuliers, garnis de galets et de sable, en communication avec la mer. L'ostréiculture était déjà connue des Romains, mais de nos jours les procédés ont été très perfectionnés. L'huître constitue un aliment sain et de digestion facile ; l'eau qu'elle renferme est très riche en sel marin et est douée de propriétés apéritives et stimulantes.

Le genre *Mytilus* ou Moule renferme des animaux à coquille équivalve, munis d'un pied en forme de langue, et possédant un byssus assez développé, au moyen duquel ils se fixent. La *Mytilus edulis* est l'espèce comestible la plus recherchée et celle dont on fait le plus grand commerce. La Moule crue est un aliment d'une digestion difficile, et les accidents que détermine parfois son ingestion sont souvent sérieux. On a cherché à connaître la cause qui occasionnait ces troubles gastriques ; quelques auteurs l'attribuent à l'intolérance de certains estomacs, tandis que d'autres admettent que les moules employées dans l'alimentation étant élevées d'habitude dans des eaux saumâtres, sont imprégnées d'organismes inférieurs qui, introduits dans le tube digestif, détermineraient les troubles nerveux et gastriques que l'on observe. Des recherches plus récentes permettent d'attribuer ces accidents à la présence dans le corps des Moules d'une leucomaïne, la *Mytilotoxine*.

Le genre *Pinna*, appelé encore Pinne ou Jambonneau, contient des Acéphales pourvus de grandes coquilles triangulaires, nacrées, donnant la nacre. De plus, leur byssus est formé de filaments excessivement fins, que l'on a employés parfois pour faire des tissus.

Le G. *Meleagrina* renferme la *Meleagrina margaritifera* ou huître perlière, ainsi nommée parce qu'elle produit des perles. Les perles sont des corps de même nature que la nacre, c'est-à-dire des concrétions de carbonate de chaux sécrétées par l'ectoderme du manteau. Les huîtres perlières habitent principalement la mer des Indes, le golfe du Mexique et le golfe Persique. — D'autres Acéphales produisent des perles, tels sont parfois les Anodontes et les Unios qui vivent dans nos eaux douces.

Parmi les Siphonés comestibles que l'on rencontre le plus fréquemment sur nos marchés, nous citerons les Cardium et les Vénus.

Le G. *Cardium* ou Buccarde renferme le *Cardium édule*, vivant dans l'Océan et la Méditerranée ; sa coquille est ventrue, en forme de cœur, et parcourue par des côtes. Les *Vénus* possèdent une coquille ovale, dont les bords sont finement crénelés, et munie de trois fortes dents cardinales.

Les *Pholas* sont intéressants à signaler, à cause de la singulière propriété qu'ils ont de perforer des corps très durs, tels que des pierres. Leur coquille est baillante des deux côtés, mais le manteau ne laisse qu'une petite ouverture pour le passage du pied qui est très court. En arrière, l'animal possède des tubes siphonaux très allongés et réunis entre eux. Ils vivent dans les bois, les pierres dures, qu'ils perforent grâce à de fins spicules de silice dont leur pied est muni ; aussi peuvent-ils causer de grands dommages aux digues, aux vaisseaux et aux pilotis. Les *Teredo* ou Tarets sont des animaux à corps allongé, d'aspect vermiforme, terminé par deux siphons postérieurs soudés ensemble. Comme les Pholades, les Tarets peuvent occasionner de très grands dégâts en creusant les bois immergés dans l'eau de mer.

Les Lamellibranches sont pour la plupart des animaux marins ; quelques-uns d'entre eux cependant vivent dans les eaux douces, tels sont les *Unios* et les *Anodontes* ; ces derniers sont tous asiphonés.

Classification des Mollusques Lamellibranches.

LAMELLIBRANCHES...

Asiphonés.
- G. Ostrea, Ostrea edulis.
- G. Mytilus, Mytilus edulis.
- G. Pinna.
- G. Meleagrina, Meleagrina Margaritifera.
- G. Unio.
- G. Anodonte.

Siphonés..
- G. Cardium.
- G. Vénus.
- G. Pholas.
- G. Teredo.

CÉPHALOPHORES EN GÉNÉRAL.

Les quatre classes qu'il reste à examiner constituent le sous-embranchement des Céphalophores, que l'on peut très bien diviser en deux groupes : d'une part les Gastéropodes et Hétéropodes, et de l'autre les Ptéropodes et Céphalopodes.

Dans le premier groupe, le corps est terminé par une tête placée à l'extrémité antérieure du corps; inférieurement se trouve le pied servant à la locomotion. En arrière de la tête, et au-dessus du pied, est placé le corps. Le manteau, absent parfois, entoure, lorsqu'il existe, la base du corps, ou bien forme un repli surplombant l'organe de la respiration dans la région supérieure de l'animal. Tous les Gastéropodes et Hétéropodes peuvent se rapporter à ce schéma. Parfois, cependant, le manteau et la coquille peuvent manquer.

Dans le deuxième groupe, la tête est entourée par le pied et surmontée par le reste du corps. Le manteau forme un repli unique environnant l'animal entier comme un capuchon, et par conséquent limite une cavité palléale considérable. Le pied est divisé tantôt en deux lames (Ptéropodes), tantôt en longues lanières appelées tentacules (Céphalopodes). Les Épipodes forment, chez les Céphalopodes, en s'enveloppant l'un l'autre, un cornet percé de deux ouvertures, l'une communiquant avec la cavité palléale et l'autre avec l'extérieur.

Dans le premier groupe, les Hétéropodes ont une organisation très simple par rapport à celle des Gastéropodes; on les considère comme des Gastéropodes adaptés à une vie pélagique. Ils sont dépourvus de coquille, ou bien, si elle existe, elle est très petite et très légère. Leur corps est transparent, bleuâtre, de manière à se confondre avec les flots pour échapper à leurs ennemis. Cette transparence n'existe que pour la tête et le corps; le tube digestif reste coloré; mais il se ramasse en un petit corps globuleux nommé *nucléus*. C'est donc un exemple de réduction des organes de la vie de nutrition, par suite de l'adaptation à une vie pélagique.

Dans le deuxième groupe, les Ptéropodes ont aussi, par rapport aux

Céphalopodes, une organisation très simple, à tel point qu'on les considère comme des types ancestraux de Céphalopodes ; les tentacules de ces derniers ne sont probablement que des laciniures des deux lobes membraneux des Ptéropodes.

Les Gastéropodes se divisent en trois ordres d'après la forme de la branchie ou sa position par rapport aux organes circulatoires. Ce sont les *Cyclobranches*, les *Prosobranches*, et les *Opistobranches*.

Les Cyclobranches sont caractérisés par la branchie disposée en un cercle continu autour du corps ; les Prosobranches ont la branchie placée en avant du cœur, tandis que les Opistobranches ont, au contraire, la branchie placée en arrière du cœur.

Les Ptéropodes, suivant la présence ou l'absence d'une coquille, se divisent en *Thécosomes* et *Gymnosomes*. Les Céphalopodes renferment deux ordres caractérisés par le nombre des branchies, ce sont : les *Tétrabranchiaux* et les *Dibranchiaux*. Les Tétrabranchiaux possèdent quatre branchies, et les Dibranchiaux deux. Nous reviendrons sur ces classifications à propos de la description de chaque classe.

Tableau synoptique des Mollusques Céphalophores.

CÉPHALOPHORES.	Gastéropodes.	Cyclobranches.
		Prosobranches.
		Opistobranches.
	Hétéropodes.	
	Ptéropodes.	Thécosomes.
		Gymnosomes.
	Céphalopodes.	Tétrabranchiaux.
		Dibranchiaux.

GASTÉROPODES.

Les Gastéropodes tirent leur nom de la position du pied, qui s'étale au-dessous des viscères abdominaux en une masse volumineuse. Au-dessus du pied se trouve le corps, terminé en avant par une tête portant souvent une ou deux paires de tentacules ; le corps entier est d'ordinaire protégé par une coquille univalve. Un peu en arrière de la tête, le manteau, chez la plupart des Gastéropodes, forme un petit repli qui surplombe la région antérieure du corps et limite entre ce dernier et lui une cavité palléale renfermant l'organe de la respiration. Les Gastéropodes aquatiques respirent par des branchies ou par la surface de la peau; chez les types terrestres, la branchie diminue d'importance, et les parois de la cavité palléale se modifient en un organe capable d'absorber directement l'air atmosphérique; en raison de ce rôle, cet organe a été nommé poumon.

La coquille manque dans certains groupes que l'on a nommés Nudibranches; elle contient, chez ceux qui en possèdent, tous les viscères, et souvent même la tête peut se rétracter dans sa cavité. La coquille est toujours sécrétée par l'épithélium ectodermique du manteau et de la paroi du corps, et affecte les formes les plus diverses. L'aspect primitif est représenté par la *Patella*, dont la coquille conique rappelle celle du Dentale, mais en diffère en ce que le sommet est fermé : il n'existe donc qu'une ouverture; les *Fissurella*, par contre, ont deux ouvertures. D'autres types, comme les *Aplysia*, ont une coquille enfermée sous les plis du manteau.

Les autres Gastéropodes ont des coquilles externes très dures, enroulées en spirales sur elles-mêmes. Dans ce cas, on distingue deux extrémités : d'abord, la région supérieure de la coquille appelée *sommet* ou *apex*; ensuite, l'extrémité opposée où se trouve une grande ouverture par laquelle sortent la tête et le pied de l'animal: c'est la *bouche* ou ouverture de la coquille; le pourtour de la bouche est nommé *péristome*. L'ensemble de la coquille est enroulé en une spire autour d'un axe central ou *columelle*; les lignes d'accolement des divers tours de spire sont les *sutures*. Quand la columelle est creuse, son orifice inférieur, placé près de la bouche, est un petit trou auquel on a donné le nom d'*ombilic*.

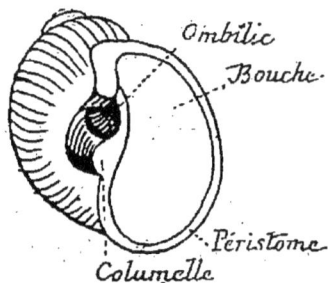

Fig. 207. — Coquille de Gastéropode.

Le manteau varie aussi de forme lorsqu'il existe, car il manque chez certains types tels que les Éolidiens. Chez la Patelle, qui est un type primitif, on trouve un manteau circulaire entourant entièrement la base du corps. En suivant la série ascendante, les Aplysies possèdent un manteau relevé au-dessus du corps, constituant des replis palléaux très grands qui recouvrent une mince coquille. Chez les Gastéropodes prosobranches, c'est-à-dire chez la majorité des Gastéropodes, le manteau est réduit à un petit repli dorsal sous lequel se logent la branchie ou le poumon.

Les téguments sont revêtus d'un épithélium ectodermique, possédant des glandes à mucus en grande quantité, principalement dans le pied et dans la cavité palléale. Le mucus qui est sécrété par cette dernière partie du corps est incolore au moment de la sécrétion ; mais

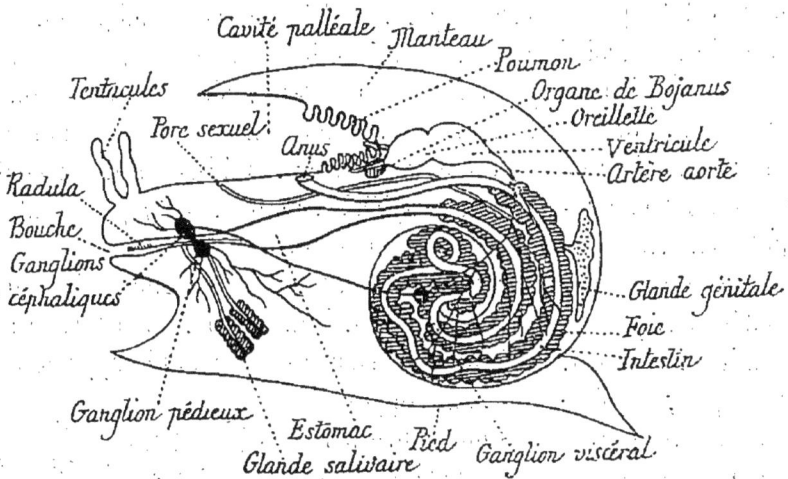

FIG. 208. — Schema de l'organisation d'un Gastéropode du genre *Hélix* (Escargot).

à la lumière, il prend une couleur violette ou pourpre très vive ; le mucus palléal des Murex servait aux Romains pour teindre les tissus en rouge violacé sombre : c'était la pourpre romaine.

La bouche s'ouvre à la partie antérieure du corps, au-dessous des tentacules, et donne accès dans un pharynx musculeux, renfermant une plaque chitineuse munie de dents très nombreuses ; c'est la *Radula*. On a vu que la radula, qui existe au début chez les Prémollusques et les Amphineuriens, manque chez les Acéphales. Cette radula est placée dans un cœcum inférieur du pharynx. Elle a une forme triangulaire et porte de grandes et de petites dents ; les grandes dents sont dites médianes ; les dents placées sur le bord, ou marginales, sont plus petites ; entre les deux existent des dents intermédiaires. Ces trois sortes de dents peuvent varier suivant les genres et servent aujourd'hui à la classification. — Le pharynx est protractile ; lorsque l'animal le projette, la radula devient externe, et l'animal peut attaquer avec elle les téguments de certains animaux dont il fait sa nourriture. Elle a donc une très grande importance au point de vue de la préhension des aliments. — En arrière du pharynx vient l'œsophage donnant accès, suivant les types, dans une ou plusieurs dilatations stomacales. Autour de la région antérieure du tube digestif sont placées des glandes salivaires munies de conduits excréteurs débouchant en arrière du pharynx. L'estomac se continue par un intestin enroulé sur lui-même et parcourant tous les tours de spire de la coquille jusqu'à l'extrémité supérieure ; de là il se dirige en bas, en croisant sa première direction, pour aller déboucher dans l'intérieur de la cavité palléale, un peu en arrière de la tête, sur la région dorsale du cou.

Un foie volumineux occupant tout l'espace laissé libre par les autres viscères est annexé au tube digestif. Il joue un rôle fort complexe, car le liquide qu'il sécrète possède les propriétés des sucs gastrique, pancréatique, et de la bile des Vertébrés.

La respiration est cutanée, ou branchiale, ou pulmonaire. Chez les Gastéropodes dits Opistobranches, il existe deux cas : ou bien les organes de la respiration manquent (Eolidiens), et l'animal respire par toute la surface de son corps (respiration cutanée); ou bien la région dorsale du corps porte en certains points des expansions arborescentes, véritables branchies extérieures dans lesquelles le sang vient respirer (Doridiens par exemple.)

Chez les Gastéropodes munis d'un manteau, deux cas peuvent aussi se présenter. Le manteau étant très développé entoure tout le corps, de telle sorte que la branchie développée dans cette vaste cavité palléale entoure aussi le corps comme un anneau; les Cyclobranches (Patelles, dont nous avons déjà parlé) montrent cette disposition. Dans le deuxième cas, chez les Prosobranches, le manteau dorsal est très réduit, ainsi que la cavité palléale ; celle-ci renferme, suivant l'habitat de l'animal, soit une branchie, soit un poumon.

La branchie est un organe pectiné, suspendu dans la cavité palléale; la majeure partie des Gastéropodes possède une branchie. Chez quelques Gastéropodes adaptés à une vie terrestre, comme l'Escargot, la Limace, la branchie est remplacée par un organe de respiration

aérienne, le poumon, formé par des replis des parois de la cavité palléale ; le sang circule dans un réseau capillaire fort développé que
renferment ces replis et s'artérialise au contact de l'air. La transition
des Prosobranches branchiaux aux Prosobranches pulmonés est effectuée par le G. *Ampullaria*, dont la cavité palléale renferme à la fois
une branchie et un poumon. Chez les Lymnées, le poumon sert aussi
à puiser l'oxygène dissous dans l'eau et remplit ainsi un rôle de branchie. — Le système circulatoire est représenté par un organe central
ou cœur, qu'entoure un péricarde, et par un système de canaux ramifiés, développés aux dépens des lacunes de la cavité générale. Le cœur,
placé sur la face dorsale du corps, non loin de l'organe de la respira-

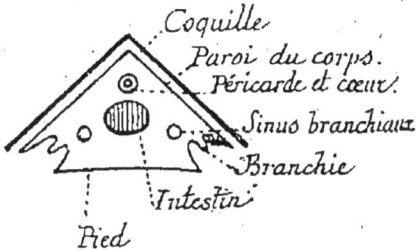

FIG. 209. — Coupe transversale d'une *Patella*.   FIG. 210. — Eolidien.

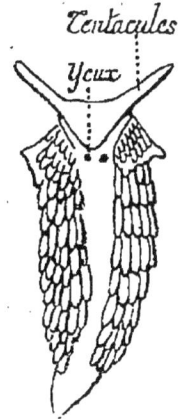

tion, est divisé en deux cavités, une oreillette et un ventricule. L'oreillette est toujours tournée vers l'organe respiratoire qui lui envoie le
sang oxygéné ; il résulte de cette disposition générale que, chez les
Gastéropodes dits Prosobranches à cause de cela, la branchie étant
placée en avant du cœur, l'oreillette est située en avant du ventricule ;
par contre, chez les Gastéropodes opistobranches, les branchies sont
placées en arrière ou sur les côtés du cœur et l'oreillette est située
en arrière du ventricule. Ces caractères différentiels sont d'une grande
importance pour la classification des Gastéropodes.

Le sang sort du cœur par le ventricule, parcourt le corps entier où
il vivifie les tissus et se charge d'acide carbonique, puis revient vers
l'organe de la respiration où il absorbe de l'oxygène et retourne au
cœur par l'oreillette. Le circuit est donc le même que chez les Lamelli-

branches. Lorsqu'il retourne au cœur, le sang traverse les parois de l'organe de Bojanus ; il n'en existe plus deux, comme chez les Prémollusques et les Acéphales, mais un seul : il y a donc eu réduction de nombre. La cavité de l'organe fait communiquer le péricarde avec l'extérieur ; le pore externe est situé d'habitude dans la cavité palléale. Le caractère d'organe segmentaire est donc conservé, puisque le péricarde est une lacune de la cavité générale, et que, en somme, l'organe de Bojanus met en communication la cavité générale avec l'extérieur. Seulement, à cause de la complexité d'organisation des Gastéropodes, il y a eu division du travail physiologique ; l'unique organe de Bojanus ne sert plus à conduire au dehors les produits sexuels qui possèdent pour cela des canaux spéciaux, mais il joue

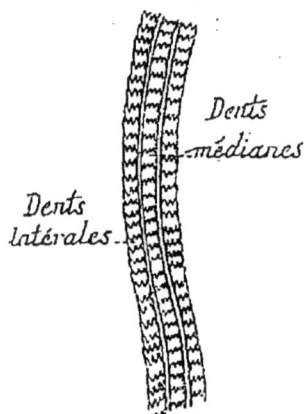

Dents médianes

Dents latérales

Ganglions céphaliques

Ganglion pédieux

Ganglions pleuraux

Ganglions intestinaux

Ganglion abdominal

FIG. 211. — Fragment de radula.   FIG. 212. — Centres nerveux d'un Gastéropode.

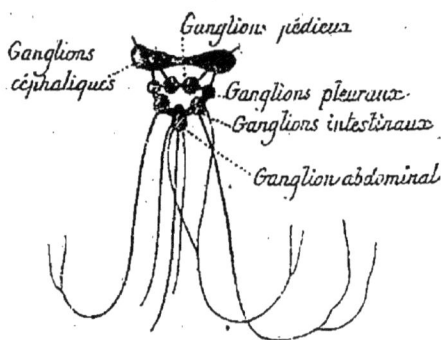

simplement un rôle d'excrétion. Ses parois sont fort épaisses, plissées, le sang y circule et s'y débarrasse de tous les produits de désassimilation qu'il contient.

Le système nerveux est toujours composé schématiquement des trois paires de ganglions : cérébraux, pédieux et viscéraux, les deux derniers étant réunis aux premiers par des commissures. Ces ganglions ne sont pourtant pas toujours simples ; ils se subdivisent souvent et se dédoublent suivant l'importance des parties qu'ils ont à innerver. C'est ainsi que les cérébraux se divisent en ganglions buccaux et ganglions pharyngiens ; les viscéraux, à leur tour, en hépatiques, génitaux et pleuraux. Tous ces nombreux ganglions ne sont que des divisions des ganglions primitifs. Les ganglions pleuraux sont importants à étudier, car ils envoient des commissures aux trois autres systèmes de ganglions : cérébraux, pédieux, et viscéraux proprement dits. Cette dernière commissure, ou commissure viscérale, est tantôt parfaitement linéaire de chaque côté du corps, et les types qui la possèdent sont dits *Orthoneures;* tantôt elle s'entrecroise tout autour de l'intestin en un huit de chiffre avec celle du côté opposé, et les types qui montrent cette disposition sont dits *Chiastoneures.* Ces deux caractères sont employés dans la classification.

En rapport avec le système nerveux se développent des organes du tact, de la vision et de l'olfaction. Le tact est exercé par des cellules épithéliales terminées par une pointe rigide et mises en communication avec des filets nerveux; il s'exerce par toute la surface du corps, mais surtout par les tentacules, les bords du pied et du manteau. Les yeux sont portés au sommet des tentacules ou à leur base; ils se composent d'une rétine, d'une couche pigmentée, d'un cristallin, et sont recouverts en avant par une cornée réfringente. Les otocystes, ou organes de l'audition, sont placés d'ordinaire à la base de la tête et reposent sur les ganglions pédieux qui ne les innervent pas, car les ganglions cérébraux sont seuls chargés de cette fonction. Ils sont formés par une capsule dans l'intérieur de laquelle se trouve un otolithe. L'épithélium de la capsule est tapissé par des cellules pourvues de cils. Les organes de l'olfaction sont aussi placés à la base des tentacules ; ils ont la forme d'une cupule, tapissée par des cellules épithéliales terminées par un bâtonnet rigide et communiquant avec des filets nerveux.

Les Gastéropodes sont les uns hermaphrodites, les autres unisexués; la plupart des Prosobranches marins sont unisexués; la plupart des Opistobranches et des Prosobranches terrestres ou pulmonés sont hermaphrodites. Dans ce dernier cas, l'hermaphroditisme n'est jamais complet, c'est-à-dire que l'individu ne se féconde pas lui-même; pour que la fécondation s'accomplisse, il faut deux individus, l'un jouant le rôle de mâle et l'autre celui de femelle; les produits sexuels mâles se développent les premiers, de sorte que l'individu est d'abord mâle, puis femelle lorsqu'apparaissent les ovules. — Les conduits sexuels ne sont jamais représentés par les organes de Bojanus, comme chez les Prémollusques et un certain nombre de Lamellibranches; ces conduits sont particuliers aux glandes sexuelles, et présentent sur leur trajet de nombreuses glandes annexes destinées à sécréter plusieurs mucus plus ou moins concrets servant à la protection des ovules. D'ordinaire, chez les types hermaphrodites, le conduit vecteur qui sort de la glande sexuelle se divise en deux conduits; l'un mâle et l'autre femelle, qui se rejoignent ensuite pour déboucher ensemble à l'extérieur par l'orifice génital situé sur les côtés du cou, en arrière de la tête. Au conduit femelle est annexé une glande albumineuse sécrétant du mucus; le conduit mâle se complique d'un appareil de copulation,

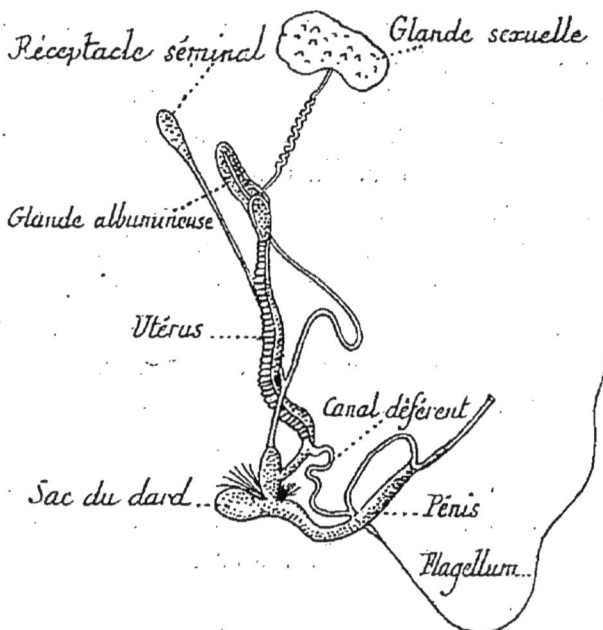

FIG. 213. — Organes sexuels d'un Gastéropode hermaphrodite du genre *Hélix* (Escargot).

ou pénis, très long, et d'un appareil de titillation, appelé dard, enfermé dans une poche spéciale.

On a divisé les Gastéropodes, d'après la disposition des organes de la respiration, en trois ordres : les *Cyclobranches*, les *Opistobranches* et les *Prosobranches*.

Les **CYCLOBRANCHES,** ainsi que leur nom l'indique, sont caractérisés par la forme circulaire de leur branchie, qui entoure la base entière du corps. Ce sont des animaux marins représentés par un très petit nombre de genres. Parmi les principaux, il faut citer les Patelles, employées dans l'alimentation, vivant sur les rochers où elles sont fixées par un pied volumineux fonctionnant comme une ventouse.

Le second ordre, celui des **PROSOBRANCHES,** caractérisé par la disposition de la branchie située en avant du cœur, renferme des animaux marins d'eau douce et terrestres; les deux premiers possèdent des branchies, tandis que les seconds ont des poumons. Cet ordre se divise en trois sous-ordres : les *Aspidobranches*, les *Cténobranches* et les *Pulmonés*. Les **Aspidobranches** contiennent des animaux marins possédant deux branchies. Un des types principaux est la Fissurelle, presque semblable aux Patelles par sa coquille. Les **Cténobranches** n'ont qu'une seule branchie dorsale ; la plupart des espèces de cette classe sont des animaux marins, quelques-uns cependant vivent dans l'eau douce. Un des principaux genres est le genre *Murex* ou Rocher, dont certaines espèces possèdent un mucus branchial qui, au contact de l'air, prend une coloration rouge intense que les Romains employaient pour fabriquer la pourpre. La plupart des espèces de Murex sont employées dans l'alimentation. Les **Pulmonés** ne possèdent plus de branchies, mais bien des poumons; la plupart sont des animaux terrestres ; certains cependant (Lymnées) vivent dans l'eau. C'est dans ce sous-ordre que se range le genre *Helix* ou Escargot, employé comme aliment; en médecine, il sert à la fabrication d'un sirop et d'une pâte d'escargot, usités comme pectoraux et adoucissants, mais dépourvus en réalité de toute valeur thérapeutique.

Les **OPISTOBRANCHES,** qui constituent le dernier ordre des Gastéropodes, se caractérisent, soit par l'absence de branchies, soit, s'il en existe, par le fait que ces organes sont placés en arrière du cœur. Les animaux qu'il renferme sont tous marins. On subdivise les Opistobranches en deux sous-ordres, suivant qu'il existe ou non une coquille ; dans le premier cas, ils sont dits *Tectibranches,* et dans le second des *Nudibranches*. Les Tectibranches possèdent donc une coquille, mais elle est souvent très réduite ; les Aplysies ou Lièvres de mer entrent dans ce sous-ordre. Les Nudibranches n'ont pas de coquilles, et renferment plusieurs types, dont les uns possèdent des branchies comme les Doridiens, et d'autres, comme les Éolidiens, en sont dépourvus.

Tableau synoptique de la classification des Gastéropodes.

GASTÉROPODES....	Cyclobranches.....................		G. Patelle
	Prosobranches. ..	Aspidobranches. ...	G. Fissurelle.
		Cténobranches.....	G. Murex.
		Pulmonés........	G. Hélix.
	Opistobranches...	Tectibranches.	G. Aplysies.
		Nudibranches.	G. Doris. / G. Eolis.

HÉTÉROPODES.

Les Hétéropodes ont une organisation moins complexe que celle des Gastéropodes. Leur corps est très allongé, la coquille très petite,

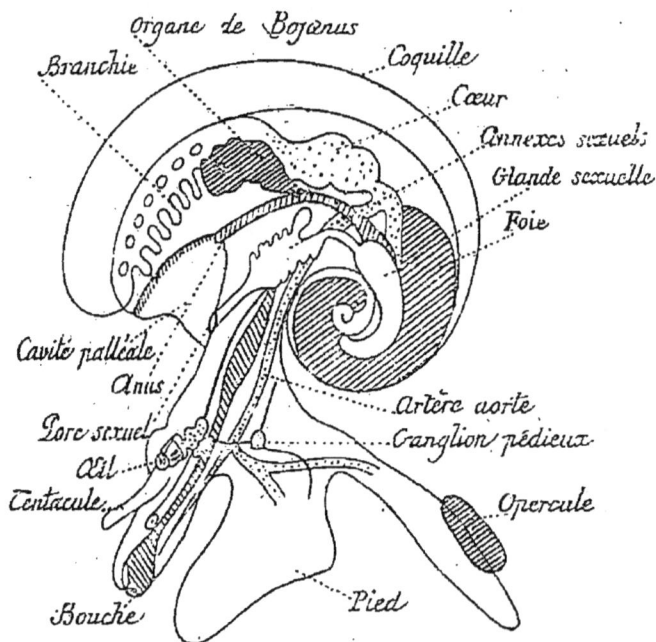

FIG. 214. — Schema de l'organisation d'un Hétéropode du genre *Atlanta*.

et le pied s'est transformé en un organe de natation. La seule différence importante qu'il y ait à signaler avec les Gastéropodes porte sur le système nerveux et les organes des sens. Les autres systèmes sont construits sur le même type que ceux de la classe précédente.

Le système nerveux est toujours constitué par trois paires de ganglions, mais avec un degré de complexité très grand. Les ganglions cérébraux sont divisés en plusieurs groupes ganglionnaires envoyant des nerfs aux organes des sens. Les organes des sens sont aussi très développés; les yeux, placés à l'extrémité de petits tentacules, se composent en avant d'une cornée, au-dessous de laquelle on trouve un gros cristallin et un corps vitré. L'œil est tapissé intérieurement par une couche de cellules contenant du pigment; au fond existe une rétine. Les organes de l'audition sont représentés par de gros otocystes placés sur les parties latérales de la tête.

En somme, les Hétéropodes sont des Gastéropodes adaptés à la vie pélagique et ayant subi des modifications en conséquence. Le corps est transparent, la coquille réduite ou absente, le pied volumineux puisqu'il sert à la natation; les organes des sens sont très développés, et surtout les yeux, comme chez tous les animaux pélagiques, et les organes internes sont rassemblés souvent en une petite masse colorée nommée nucleus. Les Hétéropodes sont unisexués comme les Gastéropodes prosobranches marins.

PTÉROPODES.

On considère les Ptéropodes comme une persistance des types ancestraux des Céphalopodes. Ils se caractérisent par la présence de deux grandes nageoires latérales, placées autour de la bouche, et qui proviennent des lobes latéraux du pied, ou épipodes, la partie médiane du pied étant ici atrophiée.

Leur organisation est assez simple et rappelle, sur un plan très peu complexe, presque schématique, l'organisation des Céphalopodes. Le corps est tantôt nu, tantôt enfermé dans une coquille volumineuse transparente. Entre les deux épipodes s'ouvre la bouche, suivie d'un pharynx armé d'une radula; viennent ensuite l'œsophage et un estomac volumineux se continuant par un intestin recourbé en anse, allant déboucher par un anus dans la cavité palléale. Le système nerveux se compose de deux ganglions cérébroïdes, placés au-dessus de l'œsophage, de ganglions pédieux et viscéraux. Les organes des sens ne sont pas très développés ; la respiration est tantôt cutanée, tantôt

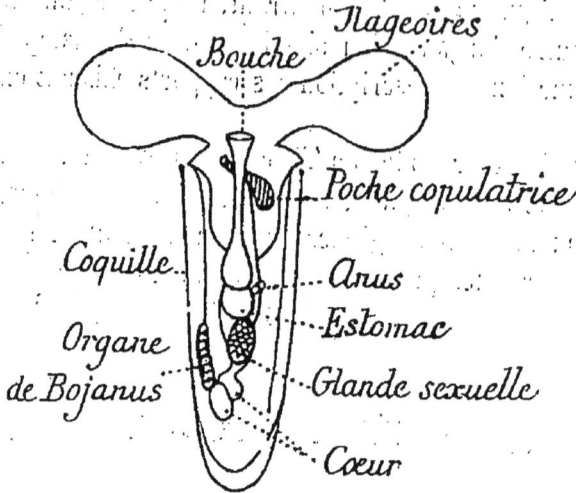

FIG. 215. — Schema de l'organisation d'un Ptéropode.

branchiale ; la circulation est effectuée à l'aide d'un cœur, composé d'une oreillette et d'un ventricule, entouré d'un péricarde ; le système

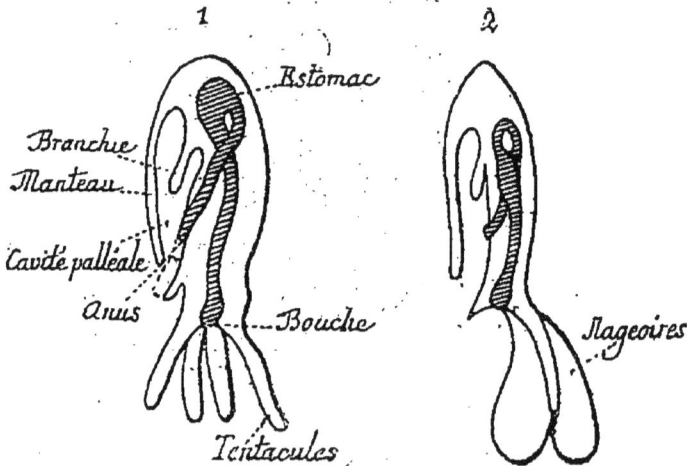

FIG. 216. — Schemas d'un Céphalopode (1) et d'un Ptéropode (2) pour montrer leurs ressemblances d'organisation.

circulatoire périphérique est représenté par de grandes lacunes communiquant entre elles.

L'organe de Bojanus est unique, placé non loin du cœur. Quant à la glande sexuelle hermaphrodite, son long conduit vient s'ouvrir dans la cavité palléale, non loin de la bouche.

Les deux figures ci-jointes montrant, l'une l'organisation d'un Ptéropode, l'autre l'organisation simplifiée d'un Céphalopode, précisent mieux qu'une longue description les rapports existant entre ces deux formes.

On divise les Ptéropodes en Thécosomes et Gymnosomes ; les premiers possèdent une coquille, les seconds en sont dépourvus. Ce sont des animaux marins, pélagiques, nageant surtout la nuit et descendant le jour dans les profondeurs de la mer.

CÉPHALOPODES.

Les Céphalopodes forment la dernière classe du sous-embranchement des Céphalopores ; ce sont en même temps les mollusques les

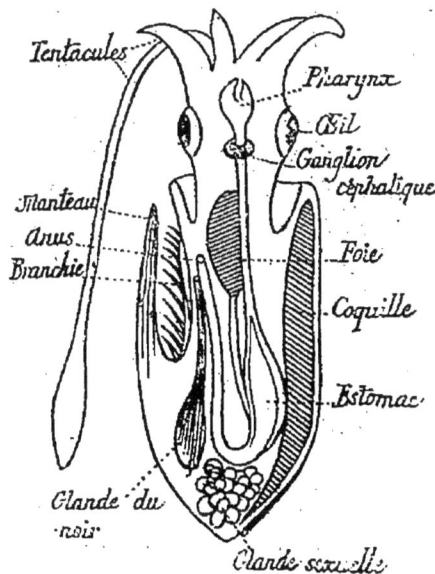

Fig. 217. — Schema de l'organisation d'un Céphalopode.

plus élevés en organisation. Ils offrent une tête distincte placée à l'extrémité inférieure du corps, entourée par des tentacules ou bras munis de ventouses, et correspondant à la région médiane du pied découpée et laciniée. Les épipodes, en se recourbant l'un autour de l'autre, constituent un organe particulier de propulsion que l'on a nommé entonnoir ; cet organe sert à la locomotion, en ce sens que l'eau de la cavité palléale est expulsée par l'entonnoir. Cette projection violente de l'eau détermine un mouvement de recul qui rejette l'animal en arrière. Tout le corps, excepté les bras, est entouré par le manteau, qui a l'aspect d'un sac ou d'un capuchon.

Parmi les Céphalopodes, il faut distinguer entre ceux qui sont munis d'une coquille et ceux qui n'en ont pas. Parmi les premiers, il convient de distinguer encore les Céphalopodes qui possèdent une coquille externe de ceux qui l'ont au contraire enfermée dans l'épaisseur de la paroi du corps. Les coquilles externes, celles des *Nautilus* par exemple, sont enroulées sur elles-mêmes et cloisonnées en petites logettes communiquant entre elles par un tube appelé siphon ; la dernière loge, la plus grande, sert d'habitat à l'animal. Les coquilles internes des *Calmars* et des *Seiches* dérivent aussi de l'ectoderme, seulement elles s'enfoncent dans l'intérieur de la paroi du corps, de manière à être entièrement recouvertes par les téguments. Chez les Calmars, la coquille est mince, transparente ; chez les Seiches, elle est épaissie, encroûtée de calcaire, et à cause de sa situation, on lui a donné le nom d'Os de seiche.

La bouche, placée à l'extrémité inférieure du corps, au milieu des bras, porte deux forts appendices cornés, crochus, servant à la préhension des aliments, que l'on a comparés avec juste raison à un bec de perroquet. A la bouche fait suite un pharynx muni, comme celui des Gastéropodes, d'une radula. Un œsophage mince continue le pharynx, se rendant à une vaste poche stomacale qu'entoure un foie très volumineux. L'estomac se continue par un intestin recourbé en anse, allant s'ouvrir au dehors par l'orifice anal placé dans la cavité palléale.

Le système nerveux est beaucoup plus complexe que celui des autres mollusques. Il offre pour principal caractère la concentration en une masse unique très grosse des ganglions cérébraux, viscéraux et pédieux, et placée autour de l'œsophage. De cette masse ganglionnaire émanent les nerfs qui se rendent aux divers organes, aux viscères, aux bras et au manteau, en présentant parfois d'autres ganglions sur leur trajet. Les centres nerveux sont protégés par un corps cartilagineux creusé de chaque côté de cavités logeant les globes oculaires. C'est là un exemple de complexité organique qui précise bien la supériorité de ce groupe. Les yeux, situés sur les parties latérales de la tête, présentent un degré d'organisation qui permet de les rapprocher, au point du vue de la complexité, des yeux des Vertébrés. Ils offrent, d'avant en arrière, une cornée, un volumineux cristallin, sur lequel s'insèrent des procès ciliaires, un corps vitré et

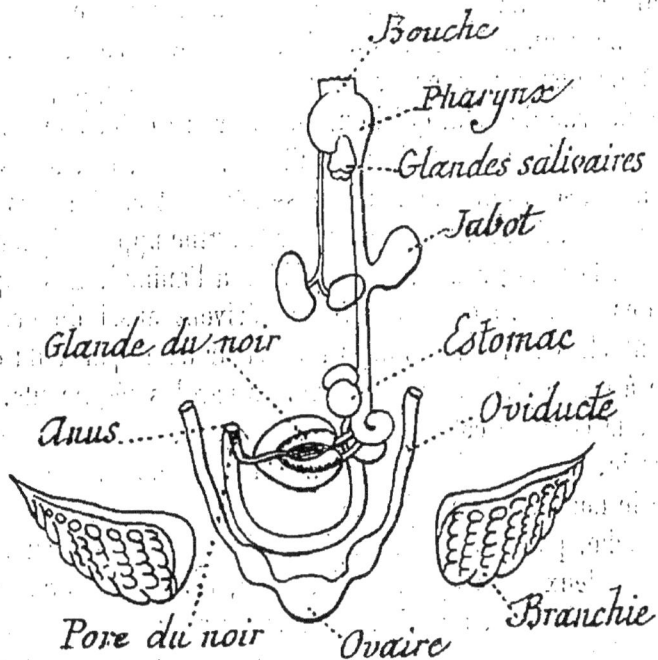

Fig. 218. — Tube digestif et branchies d'un Céphalopode du genre *Octopus* (Poulpe).

une rétine épaisse. Les Céphalopodes possèdent aussi des otocystes, situés dans des cavités spéciales du cartilage céphalique, et des organes de l'olfaction en forme de cupules placés en arrière des yeux.

Les organes de la respiration sont des branchies en forme de houppes, renfermées dans l'intérieur de la cavité palléale, de chaque côté de la ligne médiane. Tantôt on en trouve une paire, tantôt deux; cette particularité a servi de base à la classification. Dans le premier cas, les Céphalopodes sont des *Dibranchiaux*, et dans le second des *Tétrabranchiaux*.

Le système circulatoire est aussi en rapport, comme complexité,

avec tous les autres systèmes, et c'est ici, parmi tous les Mollusques,
qu'il offre le plus de perfectionnement. Il se compose d'un organe
central d'impulsion placé à l'extrémité supérieure du corps au-dessus
de l'estomac, et se divisant en trois cavités : une médiane, le ventricule, et deux latérales, les oreillettes. Du ventricule part une artère
antérieure et une artère postérieure, auxquelles on a donné le nom
d'aorte antérieure et d'aorte postérieure, chargées de porter le sang
artériel dans toutes les parties du corps. En sortant des petites lacunes

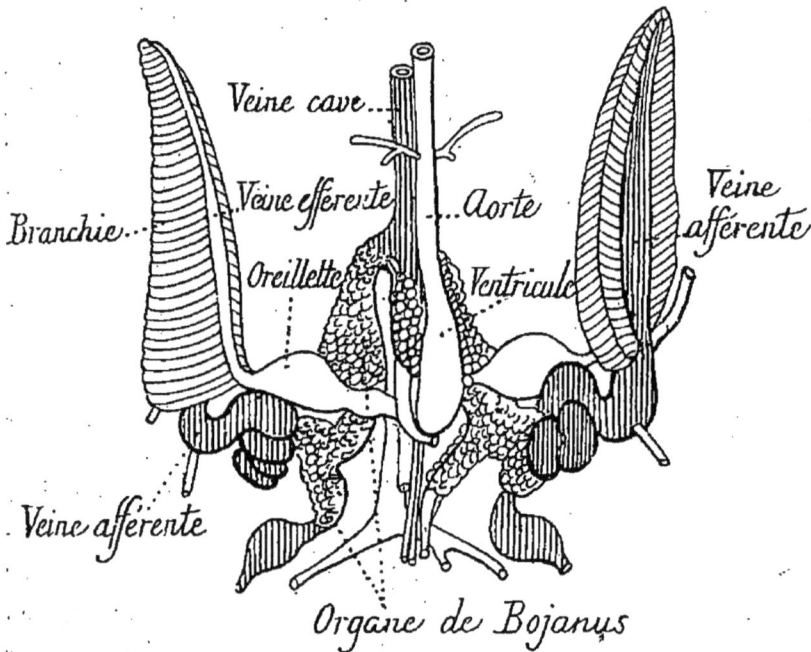

FIG. 219. — Organes de la circulation, de l'excrétion, et de la respiration d'un Céphalopode
dibranche.

formant dans tous les organes un réseau capillaire, le sang passe dans
des veines qui aboutissent à une grande veine unique, la veine cave
inférieure. De celle-ci partent des rameaux se rendant aux branchies;
ces rameaux sont tantôt au nombre de deux, tantôt au nombre de
quatre, correspondant aux deux ou aux quatre branchies. Dans les
branchies, le sang est oxygéné et est amené dans les oreillettes par
des veines efférentes; puis la circulation recommence.

Les organes segmentaires ou de Bojanus sont au nombre de deux,
développés sur le trajet des vaisseaux efférents branchiaux; ils débouchent à l'extérieur par un petit pore. Leurs connexions et leurs rap-

ports avec ceux des autres Mollusques prêtent encore aux discussions. — Un deuxième organe d'excrétion, mais ayant un tout autre caractère, très répandu chez ces animaux, est la poche du noir, s'ouvrant par un conduit près de l'anus ; il sert d'organe de défense en enveloppant l'individu, qui projette la substance secrétée, d'un nuage noir qui se diffuse très lentement dans l'eau.

Les organes sexuels se composent d'un testicule et d'un ovaire portes par des individus différents ; les Céphalopodes sont donc unisexués. Au moment de la copulation, un des tentacules du mâle, plus volumineux que les autres, se charge de spermatozoïdes agglutinés, se détache du corps de l'individu qui le porte, et va se loger dans la cavité palléale d'un individu femelle pour féconder les ovules. Ce bras modifié avait été pris autrefois pour un parasite, et on l'avait nommé Hectocotyle.

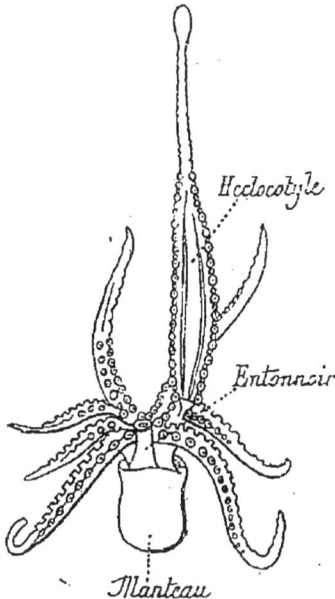

FIG. 220. — Céphalopode mâle et son hectocotyle.

On divise les Céphalopodes en *Tetrabranchiaux* et *Dibranchiaux*.

Les Tétrabranchiaux, ainsi que leur nom l'indique, possèdent quatre branchies, plus de dix tentacules autour de la tête, et enfin une coquille externe. Les Dibranchiaux possèdent deux branchies ; on les divise en Octopodes et Décapodes. Les Octopodes ont huit tentacules autour de la tête et sont dépourvus de coquille ; les Décapodes en ont dix, dont deux très longs, et possèdent une coquille interne ; sur les bras sont répandues de nombreuses ventouses qui servent d'organes de préhension.

Les Tétrabranchiaux ne sont plus représentés dans la nature actuelle que par un seul genre, le genre *Nautilus*, caractérisé par une très grande coquille enroulée que l'on vend dans le commerce comme objet d'ornement, après l'avoir débarrassée toutefois de la couche calcaire externe qui recouvre la couche interne nacrée. Dans les natures anciennes, les Tétrabranchiaux étaient abondamment représentés par des genres voisins du Nautilus, les *Crioceras*, les *Orthoceras*, et dans les terrains secondaires par la famille des Ammonitidés, que caractérisait une coquille finement sculptée par les traces des diverses cloisons qui séparaient chaque loge.

Les Dibranchiaux Octopodes renferment deux genres intéressants, le genre *Octopus* et le genre *Eledone*. Une des espèces les plus com-

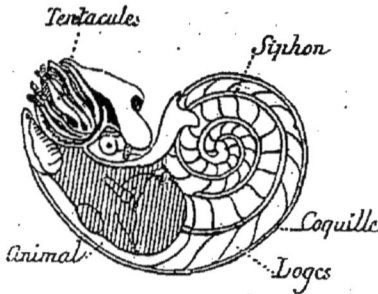

FIG. 221. — Nautile dans sa coquille.

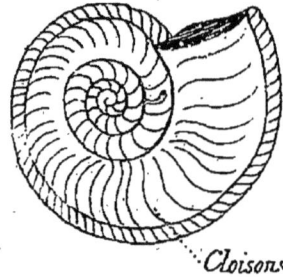

FIG. 222. — Ammonite ; les cloisons, au lieu d'être droites, sont en réalité festonnées.

munes du premier genre est l'*Octopus vulgaris*, utilisé dans l'alimentation, que l'on connaît communément sous le nom de Poulpe. Dans le genre Eledone est l'*Eledone moschata*, à l'odeur de musc. C'est

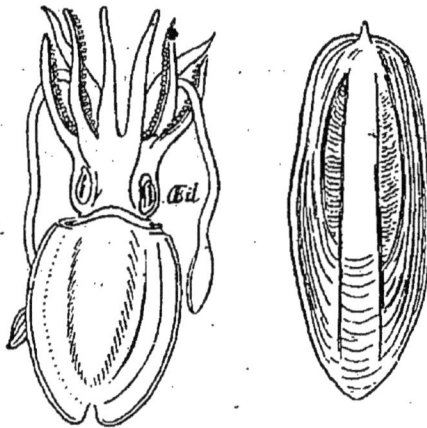

FIG. 223. — A gauche, aspect extérieur de la *Sepia officinalis* ou seiche commune ; à droite, coquille interne de la *Sepia officinalis* ou os de seiche.

cette espèce, et sans doute aussi quelques autres types de Céphalopodes également musqués, qui contribuent à donner, mais indirectement, le produit connu dans la matière médicale sous le nom d'ambre gris. L'ambre gris paraît être fourni par les excréments d'une espèce de cétacé, le *Catodon macrocephalus* ou Cachalot. Comme ces animaux se nourrissent de Céphalopodes, l'odeur musquée de ces derniers, non attaquée par les sucs digestifs, imprègne les matières fécales des Cachalots, et ce sont ces excréments parfumés que l'on recueille dans la mer pour les vendre sous le nom d'ambre gris.

Les Dibranchiaux décapodes sont représentés par les Calmars (*Loligo*), les Sepioles (*Sepiola*), les Seiches (*Sepia*), etc. Ces derniers sont des animaux pélagiques, vivant en bande, qui nous intéressent par les produits qu'ils ont fourni à l'ancienne thérapeutique et qu'ils fournissent encore au commerce. Dans l'ancienne thérapeutique on employait la coquille interne, ou *os de seiche*, comme matière absorbante ; aujourd'hui on l'utilise comme poudre dentifrice ; dans l'industrie on s'en sert pour affiler les becs des oiseaux, et on emploie encore le noir de seiche, ainsi que celui d'autres Céphalopodes, pour la fabrication de l'encre de chine. La plupart de ces animaux sont comestibles.

Les Décapodes étaient abondamment représentés à l'époque secondaire par les Belemnitides, dont la coquille interne a été conservée par la fossilisation.

CÉPHALOPODES.
- *Tétrabranchiaux* . . . .
  - Nautilus.
  - Ammonites.
- *Dibranchiaux* . . .
  - Octopodes.
    - Octopus, Octopus vulgaris.
    - Eledone, Eledone Moschata.
  - Décapodes.
    - Loligo.
    - Sepia, Sepia officinalis.
    - Sepiola.
    - Belemnites.

Classification générale des Mollusques.

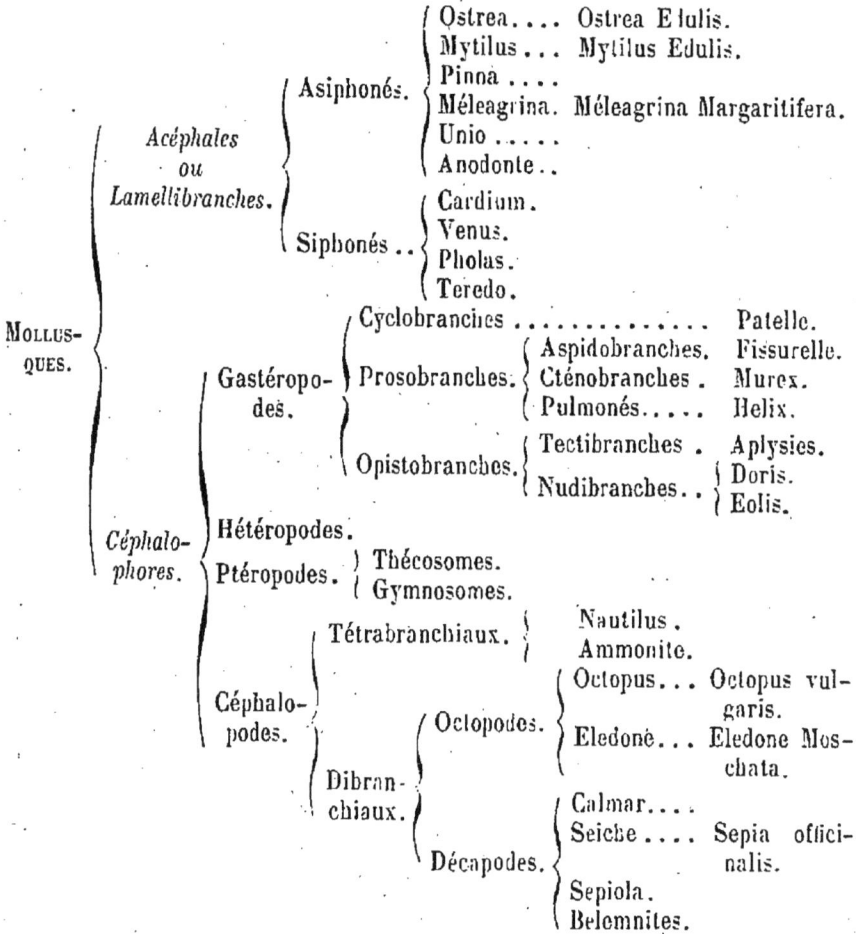

```
                                              ( Ostrea.... Ostrea Elulis.
                                              | Mytilus... Mytilus Edulis.
                              Asiphonés.      | Pinna ....
                                              | Méleagrina. Méleagrina Margaritifera.
              Acéphales                       | Unio .....
                 ou                           ( Anodonte..
           Lamellibranches.                   ( Cardium.
                              Siphonés ..     | Venus.
                                              | Pholas.
                                              ( Teredo.

                                         Cyclobranches .............. Patelle.
                                                          ( Aspidobranches. Fissurelle.
                              Gastéropo-  Prosobranches. { Cténobranches . Murex.
MOLLUS-                       des.                        ( Pulmonés..... Helix.
QUES.                                                      ( Tectibranches . Aplysies.
                                         Opistobranches. {                 ( Doris.
                                                          ( Nudibranches.. ( Eolis.

                              Hétéropodes.
              Céphalo-        Ptéropodes.   ) Thécosomes.
              phores.                       ( Gymnosomes.

                                         Tétrabranchiaux.  ) Nautilus.
                                                           ( Ammonite.
                              Céphalo-                       ( Octopus... Octopus vul-
                              podes.              Octopodes. {            garis.
                                                            ( Eledone... Eledone Mos-
                                         Dibran-                          chata.
                                         chiaux.            ( Calmar....
                                                 Décapodes. | Seiche .... Sepia offici-
                                                            |             nalis.
                                                            | Sepiola.
                                                            ( Belemnites.
```

ARTHROPODES

Les Arthropodes forment un embranchement naturel. Leur corps, divisé en une série d'anneaux, est recouvert d'une épaisse cuticule chitineuse produite par une sécrétion de l'ectoderme ; dans cette substance chitineuse se déposent parfois des sels calcaires qui lui donnent une certaine résistance et constituent alors à l'animal une carapace.

La division du corps en anneaux paraît ne correspondre en rien, malgré les observations de plusieurs zoologistes sur le développements des Arachnides, à des segments mésoblastiques. Ces anneaux, semblables en apparence à ceux des Vers annelés, correspondent à de simples plis de l'ectoderme et de la cuticule, qui ne s'étendent jamais à la cavité générale. — Certains Arthropodes présentent une certaine tendance à la coalescence de plusieurs anneaux, c'est-à-dire que quelques anneaux se fusionnent les uns aux autres pour constituer une région du corps unique ; chez les types où cette coalescence atteint son maximum, le corps est seulement divisé en trois parties, qui sont : en avant, la tête ; au milieu, le thorax ; et en arrière l'abdomen. Les anneaux sont presque toujours pourvus d'appendices appelés pattes, bien différents des parapodes des vers annelés. Ces appendices, souvent très volumineux et très longs, au nombre d'une paire par segments, sont en effet divisés en une série d'articles placés bout à bout et ne présentant jamais de soies véritables ; les expansions en forme de soies des Arthropodes sont des bâtonnets insérés directement sur la cuticule et immobiles.

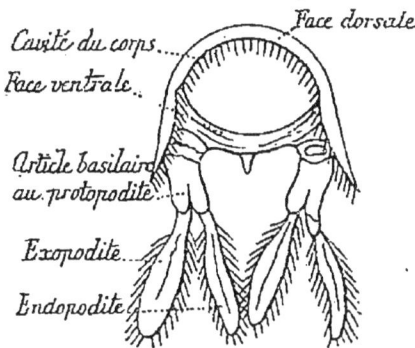

FIG. 224. — Coupe transversale schématique du corps d'un Crustacé.

(labels: Cavité du corps. / Face ventrale. / Article basilaire au protopodite. / Exopodite. / Endopodite. / Face dorsale.)

Les organes segmentaires, caractéristiques des Vers annelés, manquent chez les Arthropodes, sauf une exception (Péripates) sur laquelle nous reviendrons plus loin. Ces différences sont très importantes à connaître puisque les Arthropodes et les Vers Annelés avaient été réunis autrefois sous la dénomination générale d'Articulés. Cette classification était basée sur l'annulation extérieure du corps qu'offraient ces animaux.

Les différences entre les Arthropodes et les Annelés apparaissent encore mieux lorsqu'on étudie l'embryogénie d'un type d'Arthropode ; les larves sont toujours dépourvues de cils vibratiles, alors que celles des Vers en présentent constamment, et se meuvent au moyen de pattes rudimentaires. Examinons, pour mieux examiner ces dissemblances, l'embryogénie d'un type primitif d'Arthropode, d'un Crustacé par exemple.

Une larve de Crustacé se présente au début avec un corps de forme ovalaire, muni de trois paires de pattes, une première paire de pattes simples, une deuxième paire biramée, c'est-à-dire divisée en deux parties à son extrémité, et une troisième paire également biramée. Antérieurement, et sur la face dorsale, entre les deux premiers appendices, on trouve un petit organe de la vue, un ocelle. Dans l'intérieur de l'embryon existe un endoblaste limitant la cavité digestive, et, entre l'ectoblaste et l'endoblaste, un mésoblaste qui, d'après les dernières recherches, paraît s'organiser plutôt par le procédé mésenchymateux que par le procédé épithélial. Ainsi constituée, cette larve a reçu le nom de larve *Nauplius*. Schématiquement, en la comparant à la gastrula ciliée qui apparaît au début du développement des Vers, il est permis de considérer le Nauplius comme une gastrula, dont l'archenteron est rempli par un amas de vitellus nutritif, et dépourvue de cils vibratiles extérieurs ; les seuls organes de locomotion sont trois paires de pattes, qui persistent en grossissant chez l'adulte, et qui correspondent à de simples extroflexions de l'ectoblaste dans lesquelles pénètrent quelques éléments mésoblastiques.

Les Nauplius n'offrent jamais de segments mésoblastiques comparables à ceux des Vers annelés polymériques ; l'annulation apparaît très tard dans le développement, elle est purement ectoblastique, et porte seulement sur les organes, ectoderme, cuticule, centres nerveux, dérivés de l'ectoblaste ; et cette apparence annulaire est encore augmentée par ce fait que chaque anneau possède d'ordinaire une

paire de pattes. Il est fort probable que cette division extérieure en
segments est en rapport avec les fonctions de locomotion, car elle
facilite les mouvements du corps.

Par ces considérations générales, nous avons suffisamment établi
les différences qui existent entre les Arthropodes et les Annelés, et
démontré que le groupe des Arthropodes est un groupe parfaitement
délimité.

Une particularité assez fréquente chez les Arthropodes consiste à
posséder des yeux composés. En partant de l'œil le moins complexe
que l'on trouve chez les Arthropodes, celui de la larve Nauplius, —
constitué par un petit nombre de cellules dont la région périphérique,
hyaline, sert d'organe réfringent, et dont la région profonde, pigmentée et munie d'un rameau nerveux, sert à absorber les impressions
lumineuses, — l'œil composé est formé par la juxtaposition d'un très
grand nombre de ces yeux simples, ayant conservé chacun leur indi-
vidualité fonctionnelle, bien qu'ils soient réunis en un seul organe.
Souvent, chez les Arthropodes, on trouve, chez le même individu, des
yeux composés véritables, et de petits ocelles semblables à ceux des
Nauplius, mais un peu plus complexes en ce sens que l'appareil
entier est composé d'un assez grand nombre de cellules ; seulement,
entre autres différences avec les yeux composés, toutes les régions
périphériques et hyalines de ces cellules se fusionnent entre elles de
manière à produire un seul organe réfringent. Dans les yeux composés, par contre, les régions réfringentes, les *cornées*, restent toujours
distinctes, de sorte que l'œil vu de dehors paraît constitué par un
grand nombre de petites facettes, chaque facette correspondant à une
cornée.

On divise généralement les Arthropodes en deux grands groupes,
suivant la nature des organes de la respiration. Les uns respirent à
l'aide de branchies, et les autres au moyen d'appareils particuliers qui
ont reçu le nom de trachées, systèmes de tubes ramifiés s'ouvrant à
l'extérieur pour y puiser l'air atmosphérique et le répandre ensuite
dans tout l'organisme ; d'où la division des Arthropodes en *Branchiates* et *Trachéates*.

Les Branchiates sont donc des Arthropodes aquatiques ; les branchies correspondent, soit à des pattes entières, soit aux rames internes
des pattes biramées, aplaties, souvent divisées en minces lames ras-

semblées en houppes, à enveloppe chitineuse fort mince, et dans les-quelles le sang va respirer. Cette rame interne des pattes biramées est nommée endopodite, tandis que la rame externe est désignée comme un exopodite. Les branchies dérivent donc toujours des pattes. Certains Branchiates, à structure fort simple, sont dépourvus de branchies et respirent par toute la surface du corps.

Les Trachéates respirent directement l'air de l'atmosphère ; mais, à cause de la disposition de leurs trachées, c'est l'air qui va au-devant du sang, à l'opposé de tous les autres modes de respiration. Ces organes trachéens ne conservent pas chez tous les Trachéates, les Araignées, les Scorpions, par exemple, le même aspect. Chez eux, les canaux trachéens se réunissent en une vaste poche sur les parois de laquelle sont placées de nombreuses lames augmentant ainsi la surface respiratoire. Ces appareils ont été nommés poumons. — Les Branchiates comprennent deux classes : les *Crustacés* et les *Mérosto-matés*. Les Trachéates se divisent en quatre classes : les *Arachnides*, les *Myriapodes*, les *Insectes*, et les *Protrachéates* représentés par le seul genre Péripatus.

	Branchiates........	Crustacés.
		Merostomatés.
ARTHROPODES.....		Arachnides.
	Trachéates.........	Myriapodes.
		Insectes.
	Protrachéates.......	Peripatus.

Les différences entre les deux premières classes sont très simples. Les Crustacés se caractérisent par la présence de deux paires d'an-tennes placées sur la tête, tandis que les Mérostomatés sont dépourvus de ces appendices.

Parmi les Trachéates, les Arachnides se caractérisent comme les Mérostomatés par l'absence d'antennes. Les deux dernières classes, celles des Myriapodes et des Insectes, portent sur la tête une seule paire d'antennes. Mais les Insectes ont un thorax muni de trois paires de pattes et un abdomen dépourvu d'appendices, tandis que les Myria-podes possèdent, ainsi que leur nom l'indique, un très grand nombre de pattes abdominales.

Quant aux Péripates, leur structure curieuse les écarte de tous les Arthropodes ; ils ont bien des trachées comme les Trachéates, mais ils possèdent une paire d'organes segmentaires par anneaux comme les Vers annelés polymériques. Par plusieurs autres caractères, tirés de leur structure et de leur développement, ils s'éloignent de tous les Arthropodes; et, malgré le grand nombre de recherches effectuées pendant ces dernières années sur ces animaux, leur place dans la classification ne paraît pas très nette.

En mettant les Péripates à part, la classification des vrais Arthropodes que nous venons d'exposer n'est pas très naturelle. En effet, les Mérostomatés et les Arachnides se rapprochent les uns des autres par beaucoup de caractères ; les Arachnides peuvent même être considérés, et surtout les Scorpionides, comme des Mérostomatés adaptés peu à peu à une vie aérienne et ayant perdu leurs branchies pour gagner des poumons. Ces deux classes, auxquelles il faut ajouter le groupe ancien, disparu aujourd'hui, des Trilobites, ayant pour caractère commun principal l'absence d'antennes, nous les rangeons ensemble sous le nom d'*Allantennés*. Par suite, les Insectes et les Myriapodes, très voisins les uns des autres et possédant toujours une paire d'antennes, constitueront le sous-embranchement des *Biantennés*. Enfin, les Crustacés, avec leurs deux paires d'antennes qui ne manquent jamais, et qui, si elles s'atrophient parfois chez l'adulte, apparaissent toujours chez l'embryon, formeront le sous-embranchement des *Quadriantennés*.

ARTHROPODES.....	*Allantennés*........	Trilobites. Mérostomatés. Arachnides.
	Biantennés.........	Myriapodes. Insectes.
	Quadriantennés.....	Crustacés.
	?..............	Peripatus.

CRUSTACÉS.

Les Crustacés, animaux aquatiques pour la plupart, sont donc caractérisés par la présence de deux paires d'antennes placées sur la tête, une paire antérieure ou interne et une paire postérieure ou externe. Mais, avant d'entrer dans la description anatomique de chaque ordre, nous exposerons, comme nous l'avons fait pour les autres groupes, quelques indications générales sur l'embryogénie de cette classe. Ces notions préliminaires seront d'un très grand secours pour bien connaître le nombre et la disposition des nombreux appendices qu'offre le corps de la plupart des Crustacés.

Tous les Crustacés ne possèdent pas dans l'œuf des quantités semblables de vitellus nutritif et de vitellus évolutif. A ces différences correspondent des dissemblances dans l'évolution embryonnaire. Si les œufs contiennent du vitellus nutritif en très grande abondance, l'embryon accomplit son développement tout entier dans l'œuf et sort semblable à l'adulte; si, au contraire, le vitellus nutritif est peu abondant, il sort de l'œuf une larve qui nage et se nourrit elle-même pour continuer son développement et arriver jusqu'à la forme définitive de l'animal complet. Dans ce dernier cas, suivant la plus ou moins grande quantité de vitellus nutritif, la larve sortira, soit sous une forme très simple et dès le début du développement, soit à un stade plus ou moins avancé; elle ne sort, en effet, des coques chorionnaires de l'œuf que lorsqu'elle a presque épuisé sa réserve nutritive de vitellus, et, si ce vitellus est assez abondant, elle sortira plus tard et par suite plus développée.

Ainsi, chez certains Copépodes (*Cetochilus*) et certains Décapodes (*Sergestes*), le vitellus nutritif est en très minime quantité; aussi, il se forme une blastula avec cavité de segmentation et une sorte de gastrula avec blastocœle bien net. Mais d'ordinaire, le vitellus nutritif est assez abondant, de sorte que la segmentation aboutit à une planula dont les cellules périphériques deviendront l'ectoblaste, et dont les cellules centrales chargées de vitellus nutritif formeront une réserve alimentaire pour l'embryon. Lorsque la réserve nutritive est consommée peu après la segmentation, la larve est obligée de quitter la coque ovulaire et d'aller se nourrir elle-même; elle sort alors sous la forme de larve Nauplius. Lorsque la réserve nutritive est plus abondante, elle sort à un état plus avancé en organisation que le Nauplius, et on trouve sous ce rapport toutes les transitions entre les embryons sortant à l'état de Nauplius et ceux sortant presque semblables à un individu adulte, dont ils ne diffèrent que par la taille. Ces transitions se rencontrent souvent dans un même ordre; ainsi, chez les Crustacés décapodes, les larves du genre Peneus sortent à l'état de Nauplius muni de trois paires de pattes; les larves du genre *Palinurus* (Lan-

gouste) sortent munies de huit à dix paires de pattes, et les jeunes
écrevisses (G. *Astacus*) sortent de la coque ovulaire semblables à leur
mère.

L'œuf des Écrevisses contient donc une grande quantité de vitellus
nutritif; aussi la segmentation prend-elle un aspect spécial. Du centre
de l'œuf partent des plans de division, qui se dirigent en rayonnant
vers la périphérie, découpant ainsi l'œuf en cônes juxtaposés et convergeant tous au centre par leur sommet. Chacun de ces cônes se
divise ensuite tangentiellement en deux parties : une partie périphérique contenant surtout le vitellus évolutif, et une partie centrale renfermant le vitellus nutritif. L'ensemble des parties périphériques
devient l'ectoblaste et l'ensemble des parties centrales sert de réserve

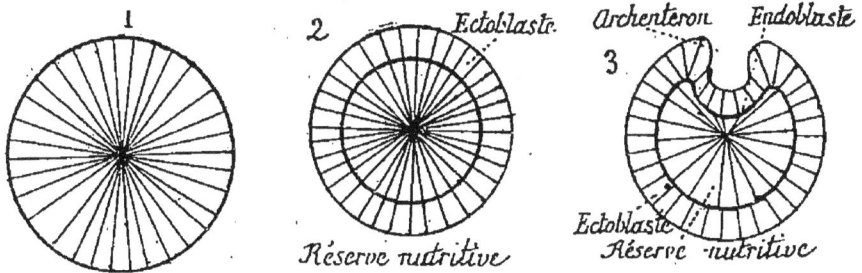

FIG. 225. — Segmentation de l'œuf d'un *Astacus* (Écrevisse) : 1. Début de la segmentation ;
2. Formation de l'ectoblaste ; 3. Invagination de l'archenteron.

nutritive. A ce moment, on voit apparaître dans une région de l'embryon une dépression qui n'est pas autre chose qu'un petit archentéron gastrulaire, et la paroi de cet archentéron est l'endoblaste vrai,
celui qui deviendra l'endoderme de l'adulte. L'embryon, à ce stade,
correspond à une gastrula un peu particulière, constituée par un ectoblaste, un endoblaste limitant un petit archentéron ouvert par un
blastopore, mais possédant en plus une réserve nutritive abondante
placée entre l'ectoblaste et l'endoblaste, qui nourrira l'embryon au fur
et à mesure de son développement jusqu'à ce que tous les organes
soient formés.

Après l'involution de l'ectoblaste, le blastopore se ferme, et l'archentéron n'est plus qu'une vésicule close, ne communiquant pas avec
le dehors. Le mésoblaste prend alors naissance, comme chez tous les
Crustacés, par le procédé mésenchymateux, et paraît dériver de deux
initiales mésoblastiques provenant de l'endoblaste ; il semble pourtant

que chez certains Crustacés il se produit, comme chez les Insectes, mais par un procédé spécial, deux vésicules mésoblastiques latérales, provenant de l'endoblaste, et à cavité remplie par du vitellus nutritif. Après ce stade, la cavité archentérique devient l'intestin moyen ou l'intestin proprement dit. Une invagination ectoblastique antérieure et une invagination postérieure produisent : la première l'intestin antérieur ou buccal, et la seconde l'intestin postérieur ou anal. L'intestin antérieur correspond à la bouche, l'œsophage et l'estomac ; l'intestin postérieur au rectum, l'intestin moyen au tube digestif proprement

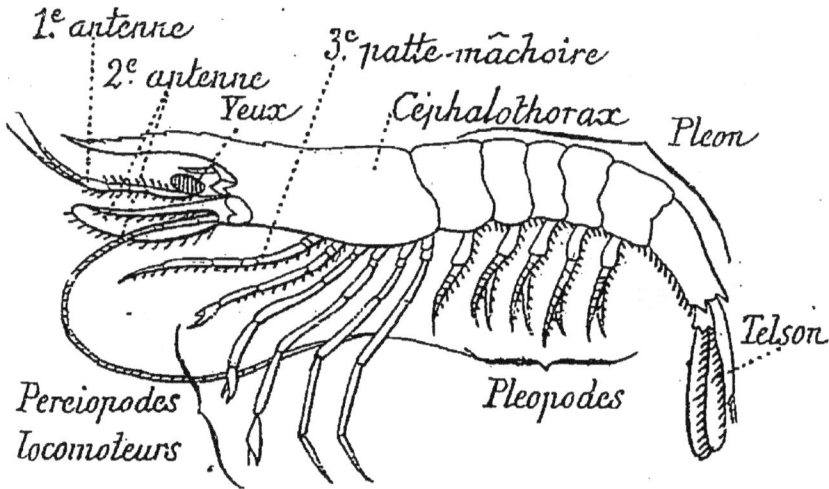

FIG. 226. — Aspect extérieur d'un Crustacé décapode macroure du genre *Peneus*.

dit et au foie. Le tube digestif offre donc dans son évolution trois ébauches.

Quant au système nerveux, il naît de l'ectoblaste par prolifération cellulaire sur la ligne médiane ventrale. De même, en avant de l'intestin antérieur, l'ectoblaste s'épaissit pour former les ganglions sus-œsophagiens. Le système circulatoire et les organes sexuels se développent aux dépens des lacunes conjonctives et de l'endothelium péritonéal de la cavité générale.

Nous venons de voir que, chez l'Écrevisse, l'ovule contenant beaucoup de vitellus nutritif, le jeune sort de la coque ovulaire semblable à l'adulte, dont il diffère seulement par sa taille plus petite. Il n'en est pas ainsi chez la plupart des Crustacés, et surtout des Crustacés inférieurs ; chez eux l'ovule contient peu de vitellus nutritif, et l'embryon est obligé de sortir à l'état de larve peu évoluée, d'ordinaire à l'état de larve munie de trois paires de pattes, à laquelle on a donné le nom de Nauplius, et que l'on considère comme la larve ancêtre de tous les Crustacés. Afin de bien saisir les modifications subies par un Crustacé pour passer peu à peu de l'état de Nauplius à l'état adulte, prenons un Crustacé supérieur tel qu'une Crevette du G. *Peneus,* et suivons les transformations depuis la larve Nauplius.

Un Peneus adulte possède dix-neuf paires d'appendices. D'abord,

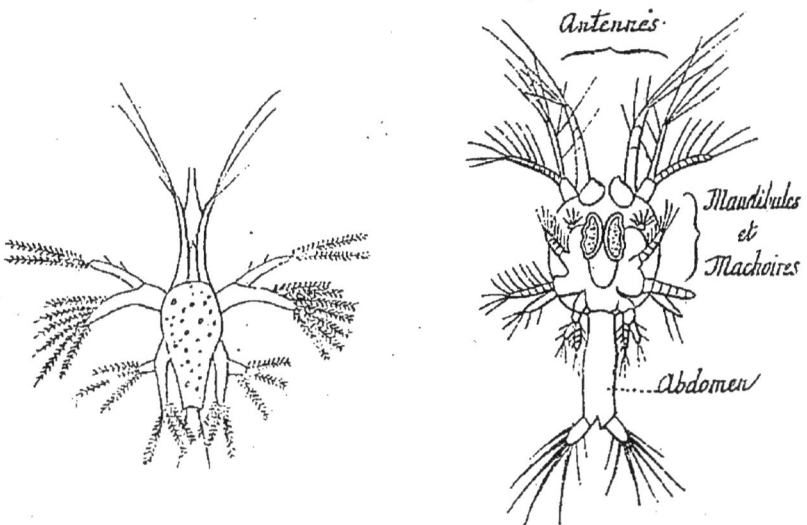

Fig. 227. — A gauche, larve *Nauplius* ; à droite, larve *Métanauplius.*

sur la tête, deux paires d'antennes ; certains auteurs considèrent les pédoncules portant les yeux comme des appendices vrais, ce qui porterait le nombre total à vingt paires. Autour de la bouche, six paires de pièces de mastication : une paire de mandibules, deux paires de mâchoires, et trois paires de pattes-mâchoires, c'est-à-dire de mâchoires presque semblables à des pattes véritables. Ensuite viennent, insérées sur le thorax, les véritables pattes ambulatrices, au nombre de cinq paires. Enfin l'abdomen, qui termine le corps, est divisé en six segments, chacun portant une paire d'appendices, d'où six paires de pattes abdominales.

La larve, au sortir de l'œuf, présente l'aspect que nous connaissons déjà, c'est-à-dire d'un Nauplius muni de trois paires d'appendices :

une première paire d'appendices simples, une deuxième d'appendices biramés, et une troisième paire d'appendices également biramés. Sur sa face antérieure et dorsale, elle possède un petit ocelle. En dedans, elle présente un tube digestif percé en avant d'une petite bouche. Libre à cet état, elle nage. Après un certain temps, l'extrémité postérieure du corps se divise en trois segments; la larve mue, c'est-à-dire se dépouille de la mince carapace chitineuse dont elle s'était recouverte, et apparaît avec une forme allongée; elle possède en surplus trois paires de nouveaux appendices qui ont apparu sur les trois segments postérieurs. C'est le stade *Métanauplius*, caractérisé par la présence de six paires de pattes.

Plus tard, derrière ces trois paires d'appendices, apparaissent encore deux petits segments. L'embryon mue de nouveau, les deux derniers segments produisent encore une paire de pattes chacun, de sorte que la larve possède huit paires d'appendices. La larve, à ce moment, prend un aspect spécial : elle s'allonge, recouvre la région antérieure de son corps d'une carapace épineuse. Les deux premières paires de pattes, très longues, se placent sur son extrémité antérieure et prennent la forme d'antennes; la troisième paire se porte dans la région buccale et se transforme en mandibule; quant aux cinq autres paires d'appendices, elles présentent à peu près le même aspect et servent à la locomotion. La larve à ce stade est nommée Zoé; c'est le stade *Zoé* du développement des Crustacés supérieurs.

Comparativement à l'animal adulte, on voit que les deux premières paires d'appendices deviennent les antennes de l'adulte, la troisième paire les mandibules, et, parmi les cinq autres paires de pattes, deux d'entre elles, les premières, donnent les deux paires de mâchoires, et les trois autres paires deviennent les trois paires de pattes-mâchoires. Ensuite, après une nouvelle mue, cinq nouvelles paires d'appendices se forment et deviennent les pattes thoraciques de l'adulte. Cette phase a été appelée la phase Schizopode, parce que la larve de Peneus ressemble à ce moment à certains Crustacés de l'ordre des *Schizopodes*. Puis vient une dernière mue, après laquelle les six paires de pattes abdominales font leur apparition.

Nous voyons donc, pour résumer cette embryologie, que de l'œuf sort une première larve appelée Nauplius, à laquelle succède une deuxième forme ou Métanauplius; celle-ci se transforme en Zoé, qui devient semblable à un Schizopode, après quoi le nombre d'appendices de l'adulte se complète définitivement. Les appendices n'apparaissent donc pas tous à la fois, mais par groupes successifs, l'appa-

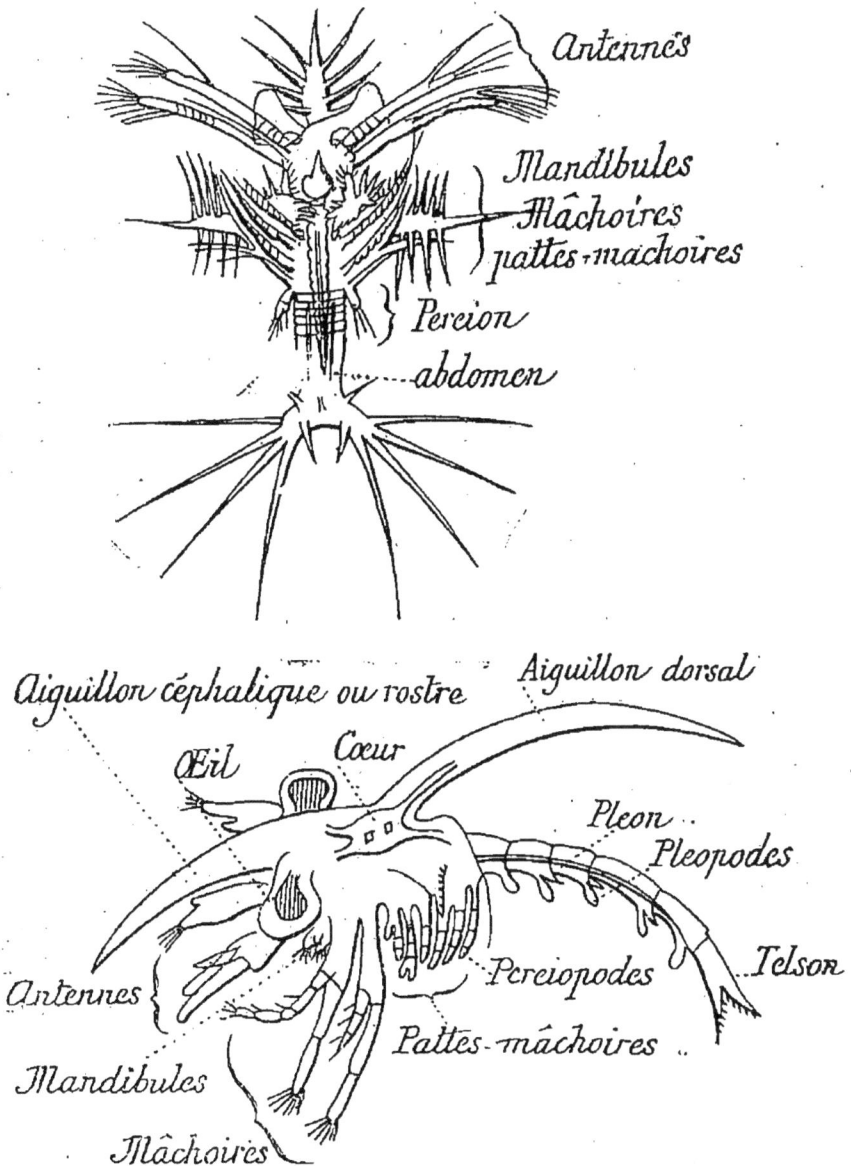

FIG. 228. — En haut, jeune larve *Zoé* vue de face ; en bas, larve *Zoé* vue de profil.

rition de chaque groupe correspondant à une forme donnée de la larve. D'après la plus ou moins grande quantité de vitellus nutritif renfermée dans l'œuf, quantité variable suivant les genres et les familles des Crustacés supérieurs, les larves deviennent libres, soit à l'état de Nauplius, soit à l'état de Métanauplius, de Zoé ou de Schizopode.

Les Crustacés sont divisés en deux grandes sous-classes : les *Entomostracés* et les *Malacostracés*. D'une manière générale, les Entomostracés possèdent moins de pattes et sont moins élevés en organisation que les Malacostracés ; de plus, les pattes des Entomostracés, lorsqu'elles sont en grand nombre, sont plus ou moins semblables les unes aux autres, ce qui est un caractère d'infériorité par rapport aux Malacostracés, dont les pattes sont adaptées à diverses fonctions et ont pris des formes différentes. Chacune de ces sous-classes se subdivise en ordres. Les Entomostracés renferment les *Ostracodes*, les *Cirrhipèdes*, les *Phyllopodes* et les *Copépodes*. Les *Malacostracés* comprennent deux grands groupes : les *Édriophthalmes* et les *Podophthalmes*. Les Édriophthalmes renferment les ordres des *Amphipodes*, des *Læmodipodes* et des *Isopodes* ; les Podophthalmes, à leur tour, se subdivisent en *Nébaliens, Stomapodes, Cumacés, Schizopodes* et *Décapodes*.

Parmi les Entomostracés, les Ostracodes sont les plus inférieurs en organisation ; leur corps, muni d'un petit nombre d'appendices, est entouré par une carapace chitineuse divisée en deux valves mobiles. — Les Cirripèdes sont des Crustacés fixes et non libres, dont certaines formes parasites ont le corps nu et une organisation fort simple, tandis que les autres formes non parasites ont le corps protégé par une carapace chitineuse à plusieurs pièces encroûtées de calcaire. — Les Phyllopodes constituent un groupe assez peu naturel, caractérisé par l'aspect foliacé des pattes, souvent très nombreuses et toutes semblables. — Quant aux Copépodes, ils représentent les Entomostracés les plus élevés en organisation, et cela autant d'après le nombre et l'aspect des pattes que d'après la structure anatomique du corps.

Parmi les Malacostracés, les Édriophthalmes sont caractérisés en ce que les yeux sont à fleur de peau, tandis que chez les Podophthalmes, les deux yeux sont portés chacun sur un pédoncule ; il existe cependant à cette règle quelques exceptions sur lesquelles nous reviendrons. Les Amphipodes respirent au moyen de branchies provenant des pattes thoraciques, et les Isopodes au moyen de branchies qui ne sont autres que les pattes abdominales transformées à cet effet ; ces deux ordres possèdent un abdomen très développé, tandis que les Lœmodipodes n'ont pas d'abdomen.

Il est plus difficile de préciser en quelques mots les caractères différentiels des ordres de Podophthalmes. Les Nébaliens représentent un type primitif, voisin des Phyllopodes et des Copépodes, chez lequel on trouve trois paires de pièces de mastication et huit paires de pattes thoraciques. En partant de ce type, on voit que, chez tous les autres Podophthalmes, les pattes thoraciques antérieures des Nébaliens tendent à se placer autour de la bouche pour se transformer en mâchoires, et il faut distinguer à ce point de vue deux séries. — La première série est représentée par les Stomapodes seuls; les cinq premières paires de pattes thoraciques se portent autour de la bouche, de sorte qu'en comparant aux Nébaliens, il n'existe plus que trois paires de pattes thoraciques ambulatoires; mais les cinq premières paires de pattes thoraciques sont peu modifiées et servent plutôt à la préhension des aliments qu'à la mastication; on les nomme pattes ravisseuses. — La deuxième série est représentée par les Cumacés, les Schizopodes et les Décapodes. On constate, en partant des Cumacés et allant jusqu'aux Décapodes, une tendance de plus en plus grande à ce que les pattes thoraciques antérieures deviennent des mâchoires véritables servant à la mastication, et à ce que les anneaux du thorax se soudent avec la tête pour former une région antérieure du corps nommée Céphalothorax. Chez les Cumacés, la première paire ou les deux premières paires de pattes thoraciques antérieures deviennent seules des mâchoires, et les trois ou quatre premiers anneaux thoraciques se soudent seuls avec la tête, de façon qu'il existe quatre ou cinq anneaux postérieurs entièrement libres. Chez les Schizopodes, les deux premières paires de pattes thoraciques sont d'habitude transformées en mâchoires, et les six premiers anneaux thoraciques se soudent avec la tête; il ne reste donc en arrière que deux anneaux thoraciques libres. Enfin, chez les Décapodes, les trois premières paires de pattes thoraciques deviennent des mâchoires, et tous les anneaux du thorax sont soudés avec la tête. Un Décapode présente donc un Céphalothorax antérieur portant deux paires d'antennes, six paires de pièces de mastication, et cinq paires de pattes ambulatoires. Les six paires de pièces de mastication se divisent d'abord en une paire de mandibules et deux paires de mâchoires correspondant aux trois paires de pièces masticatoires des Nébaliens, et ensuite en trois paires de pattes mâchoires

qui sont les premières pattes thoraciques des Nébaliens transformées.
En arrière du thorax est l'abdomen plus ou moins développé avec ses
six paires d'appendices.

Les diverses régions du corps des Crustacés portent des noms particuliers. Ainsi, la tête est fréquemment décrite sous le nom de *céphalon*,
le thorax de *pereion*, et les pattes thoraciques de *pereiopodes*; l'abdomen de *pleon* et les premières pattes abdominales de *pléopodes*; le
dernier anneau de l'abdomen, fréquemment étalé, de *telson*, et les
dernières pattes abdominales entourant le telson d'*uropodes*. Lorsque
la tête est soudée au thorax, l'ensemble des deux régions est appelé
un *céphalothorax*.

OSTRACODES. — Les Ostracodes sont de petits crustacés vivant
dans les eaux de la mer ou dans les eaux douces. Leur corps est
enfermé dans une carapace chitineuse, incrustée de calcaire, et
bivalve; ces valves, comme chez les Mollusques lamellibranches, peuvent s'ouvrir à l'aide d'un ligament dorsal, et se fermer au moyen de
deux muscles rétracteurs volumineux s'insérant sur chaque valve de
la coquille.

L'animal est fixé dans la région supérieure de la coquille et offre à
étudier un certain nombre d'appendices. A l'extrémité antérieure existent deux paires d'antennes très développées et multiarticulées; en
arrière, près de la bouche, on trouve une paire de mandibules incrustées
de calcaire, assez volumineuses, possédant en dedans un petit appendice ou palpe. Aux mandibules font suite, suivant les genres, une,
deux, ou trois paires de mâchoires qui ressemblent beaucoup à des
pattes ambulatoires. Le reste du corps porte deux ou trois paires de
pattes ambulatoires vraies. La région postérieure du corps est bifur-
quée.

Entre la paire de mandibules et la première paire de mâchoires
s'ouvre la bouche, qui se continue par un long œsophage remontant
vers la partie supérieure de l'animal. Sur son trajet, l'œsophage se
dilate en une poche stomacale, à laquelle fait suite un intestin débouchant en arrière du corps par un anus. Auprès de l'estomac existent
deux diverticules jouant le rôle d'une glande hépatique.

La circulation est assez simple; elle s'effectue à l'aide d'un cœur
placé au-dessus de l'estomac et chassant le sang dans le système des
lacunes de la cavité générale. La respiration s'exerce par toute la sur-

face du corps, car il n'existe pas d'organes spéciaux pour cette fonction. Le système nerveux est représenté par un ganglion antérieur
volumineux, d'où partent deux filets nerveux entourant l'œsophage,
et se réunissant au-dessous de lui pour se souder à une série de
ganglions ventraux parfois réunis en seul ganglion volumineux.

Ces animaux sont unisexués et ont leurs organes reproducteurs
placés au-dessus du tube digestif. Les conduits sexuels débouchent à
l'extérieur au-dessous de l'anus. L'embryon sort de l'œuf à l'état de
larve Nauplius.

Le principal genre est le genre *Cypris*.

CIRRHIPÈDES. — Les Cirrhipèdes forment le deuxième ordre des
Entomostracés. Ces animaux vivent, sauf les types parasites, fixés

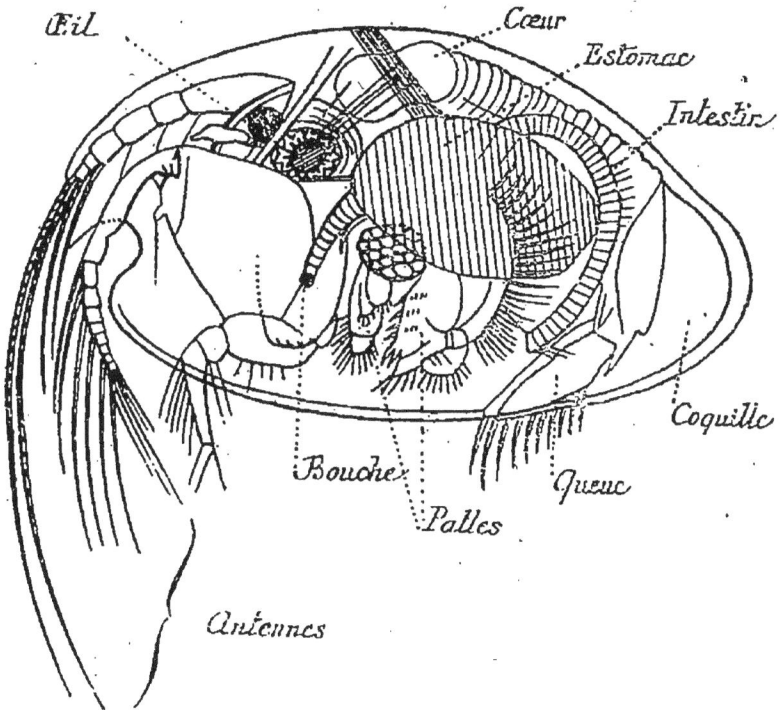

FIG. 229. — Ostracode du genre *Cypris*.

sur les bois flottants et les rochers, et offrent une forme toute particulière qui-leur est donnée par une carapace calcaire. Cette carapace,
dans le *G. Balane*, a l'aspect d'un tronc de cône fixé par sa région la

plus large ; les pièces qui la constituent sont triangulaires. L'ouverture supérieure laisse passer les pattes de l'animal, protégées par quatre pièces calcaires mobiles nommées scuta et terga. Dans l'intérieur de cette carapace est placé l'animal, qui adhère aux scuta par un pédoncule ; ce pédoncule de fixation correspond à la région antérieure du corps ; aussi les antennes sont-elles atrophiées. En arrière du pédoncule s'ouvre la bouche, entourée d'une paire de mandibules et de deux paires de mâchoires ; les mandibules sont ovalaires et les mâchoires sont garnies de dents. Le corps proprement

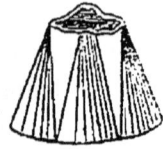

Fig. 230.
Test de Balane.

dit porte un petit nombre de pattes, formées d'une partie basilaire portant deux rames pluri-articulées et munies de soies ; ces pattes ont été nommées cirrhes, d'où le terme de Cirrhipèdes appliqué à l'ordre entier.

A la bouche fait suite un œsophage, se renflant en une poche stomacale qui conduit à un intestin terminé par un anus postérieur.

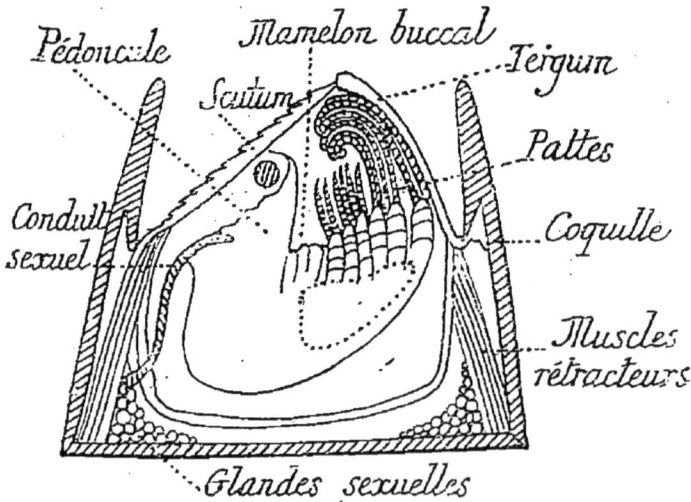

Fig. 231. — Schema de l'organisation d'une Balane.

Celui-ci est porté sur un long mamelon, possédant aussi un organe copulateur ou pénis. Le système circulatoire est très simple, lacunaire ; quant à la respiration, elle est cutanée. Le système nerveux se compose d'une paire de ganglions sus-œsophagiens envoyant des nerfs aux téguments, et d'une autre paire de ganglions sous-œsophagiens envoyant des nerfs aux pattes, réunies par un collier œsophagien ; de

la partie latérale et interne de ces ganglions partent deux commissures se rendant à l'intestin pour constituer un gros nerf sympathique.
Dans la cavité générale sont placés les organes sexuels; ces animaux
sont hermaphrodites. Les conduits sexuels débouchent près du pore
anal, où se trouvent les organes copulateurs.

L'embryon sort de l'œuf à l'état de Nauplius, puis, après une mue,
prend une forme semblable à celle d'un Ostracode adulte; la larve
possède même une carapace bivalve. Cette larve se fixe ensuite aux
rochers par son extrémité antérieure céphalique, et, à mesure qu'elle
se fixe, les antennes s'atrophient et les pièces calcaires de la carapace
apparaissent.

On divise les Cirrhipèdes en *Cirrhipèdes vrais* non parasites, et
Rhizocéphales ou Cirrhipèdes parasites.

Les premiers renferment les *Balanes*, les *Scalpellum*, et sont sans
importance médicale.

Les Rhizocéphales comprennent des types parasites de certains
crustacés Décapodes, et, comme chez tous les parasites, leur organisation se simplifie beaucoup. Ils ne possèdent pas de carapace, leur
corps est nu et leur tube digestif atrophié. Ces animaux ont la forme
d'une outre, à extrémité antérieure munie d'une quantité de suçoirs
allongés qui traversent la carapace de l'hôte et pénètrent dans les
organes internes, surtout dans le foie, pour y puiser les matériaux
nutritifs et les conduire au parasite. L'intérieur du corps est occupé
par les organes sexuels. C'est là un curieux exemple de dégradation
organique à la suite de l'adaptation à une vie parasitaire.

Leur développement présente des migrations intéressantes qu'il est
inutile d'exposer ici.

PHYLLOPODES. — L'ordre des Phyllopodes, ainsi nommé parce
que chez la plupart des genres qu'il renferme les pattes ambulatoires
ont un aspect lamelleux et foliacé, est représenté par un grand nombre de genres rangés en deux sous-ordres : les *Cladocères* et les
Branchiopodes.

Les Cladocères ont un petit nombre de pattes thoraciques, et ils
nagent surtout à l'aide de leurs antennes, tandis que les Branchiopodes ont un grand nombre de pattes thoraciques servant à la loco-

motion, et les antennes sont souvent réduites. D'habitude, le corps des Phyllopodes est protégé par une carapace chitineuse plus ou moins développée, parfois bivalve.

Les Cladocères les plus simples appartiennent aux genres *Leptodora*, *Polyphemus*, etc... Le corps, de forme allongée, porte anté-

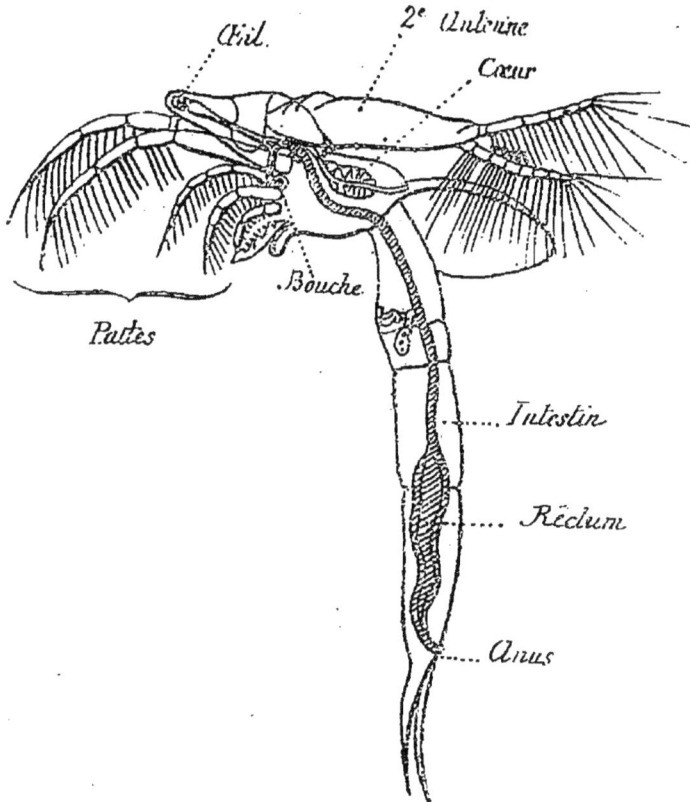

FIG. 232. — Phyllopode du genre *Leptodora*.

rieurement une première paire d'antennes réduites et une deuxième paire d'antennes très développées servant à l'animal pour nager. Au-dessous de la deuxième paire d'antennes s'ouvre la bouche entourée de pattes longues, nullement modifiées en mâchoires, toutes semblables, au nombre de cinq ou six paires ; c'est donc là, au point de vue de la diversité des appendices, une simplicité fort grande. Un œsophage fait suite à la bouche ; il débouche dans un estomac qui se continue par un intestin s'ouvrant par un anus à l'extrémité de la fourche qui termine le corps.

L'appareil circulatoire est en tous points identique à celui des Ostracodes et des Cirrhipèdes : un cœur et un système lacunaire sont les seuls organes qui le composent. Le système nerveux est représenté par une paire de ganglions cérébraux réunis à une paire de ganglions sous-œsophagiens, d'où part une chaîne nerveuse ventrale.

Les Cladocères sont unisexués ; la femelle possède, pour protéger le développement des embryons, une poche dorsale appelée poche incubatrice, formée par un repli du test ou de la carapace, et dans l'intérieur de laquelle s'accumulent les œufs.

Le genre *Daphnis*, qui fait partie de ce sous-ordre, est un type plus élevé en organisation. La carapace forme un repli enveloppant tout l'animal. A la base de la tête sont placées une première paire d'antennes réduites, et en arrière une deuxième paire d'antennes très fortes et biramées ; ensuite vient la bouche, possédant une paire de mandibules, et deux paires de mâchoires ayant l'aspect de lames tranchantes ; enfin, on trouve les pattes formées de deux parties : l'une (exopodite) multiarticulée servant à la locomotion, et l'autre (endopodite) foliacée servant à la respiration. Les appendices sont donc bien plus différenciés comme aspect et comme fonctions que chez les Leptodora.

Chez les Branchiopodes, l'organisation est plus complexe. Ainsi les *Esthéria* ont un corps enfermé dans une carapace bivalve, et présentent en avant une tête munie de deux paires d'antennes — une première simple et une deuxième biramée — et d'un œil frontal. Autour de la bouche existent une paire de mandibules et deux paires de mâchoires ; en arrière de la bouche, on voit seize ou vingt paires de pattes ambulatoires, constituées par une base unique portant deux rames, l'une assez petite, et l'autre grande, servant à la respiration. Le nombre des pattes ambulatoires est donc plus grand que chez les Cladocères.

A côté des Esthéria, il faut placer les genres *Apus* et *Artemia*. Les Apus ont un corps protégé par une carapace dorsale en forme de bouclier. Les Artemia, les Branchipus, sont dépourvus de carapace ; leurs yeux sont portés sur un pédoncule, et ils possèdent jusqu'à quarante paires de pattes ambulatoires. Les Branchipus vivent dans les eaux douces ; les *Artemia salina* habitent les marais salants et présentent ce fait très intéressant que leurs pattes et leur abdomen changent d'aspect suivant le degré de salure de l'eau ; lorsque l'eau devient entièrement douce, les Artemia ressemblent tout à fait à des Branchipus. C'est là un très curieux exemple de transformations considérables subies par une même espèce, en un petit nombre de générations, sous l'influence du milieu.

Les mâles, dans cet ordre, sont assez rares, et, pendant toute la

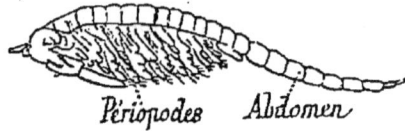

Fig. 233. — Branchipe.

belle saison, les femelles se reproduisent par voie parthénogénétique. Les mâles apparaissent en automne et fécondent alors les œufs qui doivent passer l'hiver et attendre le printemps pour se développer. Les Phyllopodes sont tous aquatiques, les uns marins, les autres d'eau douce.

COPÉPODES. — Les Copépodes sont les Entomostracés les plus élevés en organisation ; ils se divisent en *Eucopépodes* ou Copépodes vrais, et Copépodes aberrants représentés par les *Branchiures*.

Les **Eucopépodes** renferment des formes libres et des formes parasites. Les formes libres sont représentées par des types de taille assez petite, dont le corps est composé de deux parties, une antérieure constituée par un céphalothorax, et une postérieure ou abdomen que termine une queue fourchue ; les premiers anneaux thoraciques seuls se soudent avec la tête pour former un céphalothorax, les anneaux postérieurs restent le plus souvent libres.

La tête se termine en pointe antérieurement ; elle porte deux paires d'antennes. Autour de la bouche, les pièces de mastication se composent d'une paire de mandibules et de trois paires de mâchoires ; c'est là une complexité d'appendices masticateurs fort rare chez les autres Entomostracés. En avant des mandibules, un bourrelet chitineux surplombant la bouche est désigné sous le nom de lèvre supérieure. Souvent les deux mâchoires appartenant à la troisième paire se réunissent par leur base, en arrière de la bouche, pour produire un second bourrelet chitineux nommé lèvre inférieure.

Les mandibules et les trois paires de mâchoires sont composées de deux parties : une pièce interne, masticatrice, dentelée, et une autre pièce, externe, formée d'une série d'articles, terminée en pointe à son extrémité : c'est le flagellum ou le palpe.

En arrière de la tête viennent cinq anneaux thoraciques, portant chacun une paire de pattes, d'où cinq paires de péréiopodes. Le premier anneau est soudé à la tête pour constituer un petit céphalothorax. Le premier péréiopode est assez grand, les trois qui suivent sont plus réduits; enfin, la dernière ou cinquième paire se transforme en un appendice aplati et foliacé chez le mâle, beaucoup plus grand chez la femelle, à laquelle il sert pour soutenir les sacs renfermant les œufs. Le corps se termine par un abdomen fourchu à son extrémité postérieure, divisé en cinq segments dépourvus de pattes. Telle est la morphologie extérieure d'un type libre de Copépodes.

La bouche est placée en arrière de la lèvre supérieure, entre les

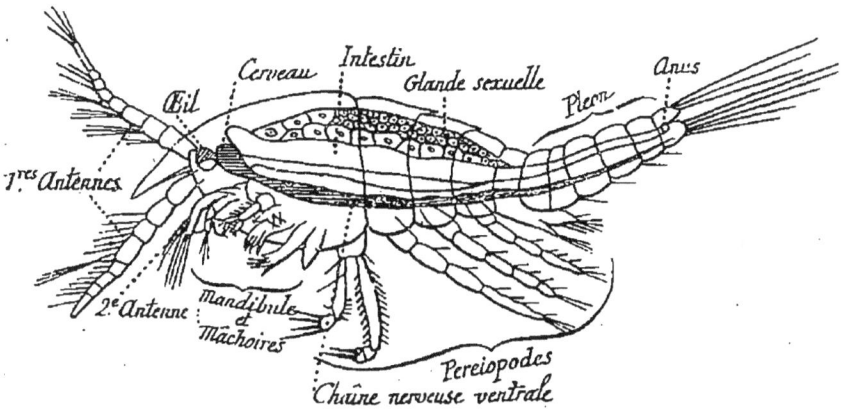

Fig. 234. — Organisation d'un Copépode libre.

mandibules et les paires de mâchoires; un œsophage lui fait suite, muni d'un cœcum hépatique. En arrière du foie vient un intestin cylindrique dilaté antérieurement en un estomac. Enfin, l'intestin proprement dit s'ouvre par un anus postérieur entre les deux petites fourches du telson. — Le système nerveux est constitué par des ganglions cérébraux émettant un collier œsophagien qui va les réunir à une chaîne ventrale unique. Cette dernière s'étend jusqu'à l'extrémité postérieure du corps, et se renfle sur son trajet en petits amas ganglionnaires correspondant à chaque anneau. Les organes des sens sont représentés par des otocystes et des ocelles. Les ocelles varient d'aspect suivant les Copépodes : les plus simples sous ce rapport ne possèdent qu'un seul de ces organes, placé sur le milieu de la tête et correspondant à l'œil impair et médian du Nauplius; chez d'autres, ce petit appareil oculaire se divise en deux; chez d'autres enfin, chacune de ces deux taches ocellaires se segmente en trois, quatre, nouvelles taches, de manière à former de petits yeux composés.

La respiration est cutanée. La circulation s'effectue à l'aide d'un cœur dorsal, qui chasse le sang dans les lacunes du tissu conjonctif. — Les organes sexuels sont placés au-dessus de l'appareil digestif; ils s'ouvrent inférieurement, au point de jonction du péréion et du pléon. Leur structure est assez simple : le mâle porte un testicule impair et médian, d'où part de chaque côté un canal déférent se dirigeant vers le dernier anneau du péréion. A chacun de ces canaux est annexée une glande chargée de sécréter un mucus qui agglutine les spermatozoïdes en amas nommés spermatophores. Comme il n'existe pas d'organe spécial de copulation, le mâle se rapproche de la femelle et expulse les spermatophores, qu'il applique à l'aide de la deuxième paire d'antennes sur l'ouverture femelle. Les femelles possèdent un ovaire volumineux frangé, débouchant par deux ouvertures entre le péréion et le pléon ; on y trouve aussi des glandes annexes dont le mucus sert à accoler les œufs en deux masses ou sacs ovifères, qui restent suspendus à la dernière paire de péréiopodes.

Les premiers stades de l'embryogénie des Copépodes sont connus par les recherches de Grobben sur les *Cetochilus*. L'œuf, contenant du vitellus nutritif et évolutif en même quantité, la segmentation est égale. Elle donne d'abord une blastula à blastocœle très petit. A ce stade succède une gastrula imparfaite produite par un glissement de grosses cellules blastodermiques dans le blastocœle ; ces grosses cellules donnent naissance, les centrales à l'endoblaste, et les deux latérales, ou initiales mésoblastiques, au mésoblaste. Les embryons de Copépodes passent, à travers une série de mues, par les stades Nauplius et Métanauplius, après quoi ils parviennent à l'état adulte.

Les Eucopépodes se divisent en *Copépodes libres* et *Copépodes parasites*. Ces derniers ont encore été appelés Siphonostomes, parce que la lèvre inférieure buccale et la lèvre supérieure se réunissent en un tube ou siphon, renfermant quelques-unes des autres pièces de mastication, et servant à l'animal pour piquer les téguments de l'hôte sur lequel il vit et pour pomper le sang. Le corps se modifie beaucoup chez ces parasites; il est plus gros d'habitude que chez les formes libres; il s'allonge et prend un aspect contourné ; les appendices se réduisent ou bien se transforment en crochets ; les séparations entre les anneaux disparaissent ; en un mot, l'animal devient tout à fait aberrant. Ces modifications sont plus ou moins prononcées suivant les types. A peine accentuées chez les Caliges, presque semblables à des Copépodes libres, elles atteignent leur maximum chez les Ler-

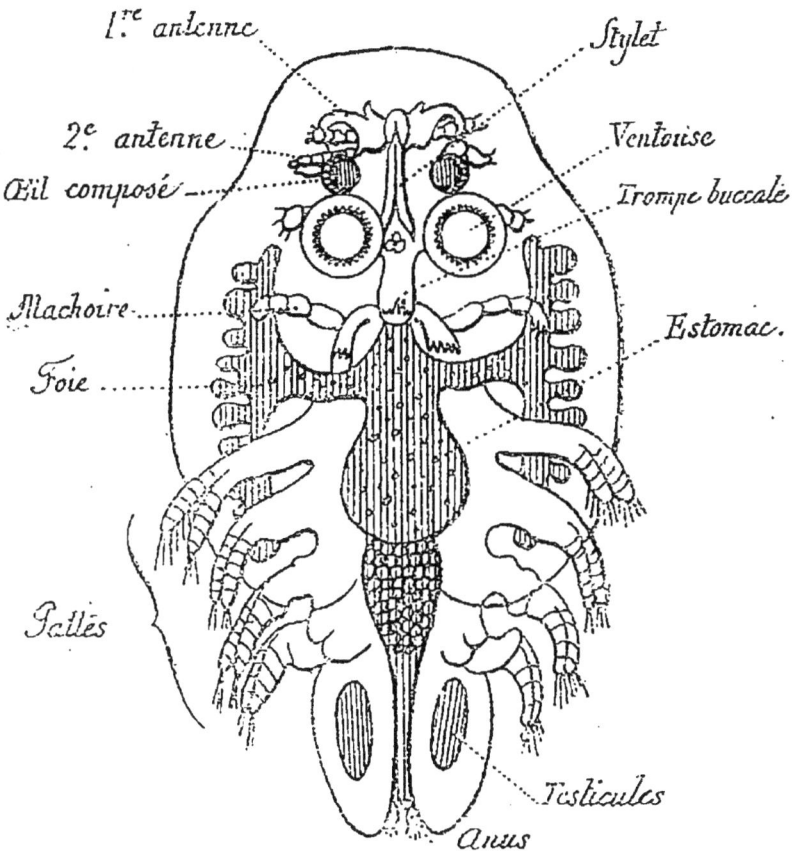

Fig. 235. — *Argulus* mâle.

néens. En général, le mâle, moins modifié que les femelles, peut se déplacer pour aller féconder ces dernières.

Les **Branchiures** sont représentés par le seul genre *Argulus*, vivant en parasite sur les poissons d'eau douce, tels que les Carpes. Le corps, de forme aplatie, foliacé, est terminé par un pléon très peu développé et bifurqué. Tout à fait en avant, on trouve deux paires d'antennes modifiées en crochets. En arrière des antennes et sur la ligne médiane se trouve un petit œil ; en avant de l'œil est un petit stylet muni d'une glande à venin, et en arrière une trompe aboutissant à la bouche. De chaque côté de la trompe buccale existe une ventouse. La trompe, semblable à celle des Siphonostomes, renferme dans son intérieur la première paire de mâchoires transformées en aiguillons. Quant aux ventouses, elles sont produites par une modification de la deuxième paire de mâchoires ; la troisième paire est presque atrophiée. Sur les côtés du corps, on voit quatre ou cinq paires de petites pattes foliacées ; si la forme des appendices est ici assez aberrante, leur nombre rappelle pourtant celui qui existe chez les Copépodes vrais. La même ressemblance existe pour les organes internes ; les organes sexuels seuls diffèrent.

Ces animaux sont unisexués ; le mâle porte une paire de testicules placés dans le pléon. De chaque testicule part un canal déférent, remontant pour redescendre ensuite 'et s'ouvrir à l'extérieur vers le point de jonction du pléon et du péréion. Deux glandes sont annexées aux canaux déférents ; mais ici les spermatozoïdes sont recueillis, non par les antennes, mais par la troisième paire de pattes. Quant à l'organe femelle, il se compose d'un ovaire unique terminé par un seul oviducte, se bifurquant, et s'ouvrant par deux orifices au point de jonction du péréion et du pléon. Sur le pléon existent deux cavités desquelles sort un flagellum terminé par une papille. Le mâle verse son sperme sur sa troisième paire de pattes, se rapproche de la femelle, et le transporte sur ces papilles. La femelle déverse alors ce sperme sur les œufs. Le développement, un peu condensé, rappelle celui des Copépodes vrais.

CRUSTACÉS MALACOSTRACÉS, ou THORACOSTRACÉS.
— Les Malacostracés constituent la deuxième sous-classe des Crustacés ; ils se subdivisent en deux groupes : les *Edriophthalmes* et les *Podophthalmes*.

Les Edriophthalmes sont caractérisés par leurs yeux sessiles, sauf quelques genres qui ont les yeux pédonculés (*Tanaïs*), et par leur leur formule d'appendices : deux paires d'antennes, une paire de mandibules, trois paires de mâchoires, sept paires de péréiopodes formant des pattes ambulatoires, et six paires de pléopodes lorsque le pléon existe.

Les Podophthalmes ont les yeux toujours portés sur un pédoncule, sauf chez les Cumacés ; le nombre d'appendices est le même, mais disposés différemment : deux paires d'antennes, une paire de mandibules, deux paires de mâchoires, huit paires de pattes mâchoires et de pattes ambulatoires, et six paires de pléopodes.

La vraie différence entre les Edriophthalmes et les Podophthalmes porte même plutôt sur leur formule d'appendices que sur la présence ou l'absence du pédoncule oculaire, puisque certains Edriophthalmes ont des yeux pédonculés, et certains Podophthalmes ont les yeux sessiles. On a vu, dans l'exposé de la classification générale des Crustacés, de quelle manière il fallait comprendre la disposition des appendices chez les Malacostracés. Il est nécessaire pour cela de partir des Nébaliens, qui représentent un type primitif voisin des Entosmostracés, Phyllopodes et Copépodes. Les appendices du céphalon et du péréion sont les seuls importants à considérer, ceux du pléon étant dans la plupart des cas au nombre de six paires lorsque le pléon existe.

En mettant à part les yeux, dont la valeur comme appendices est discutable, l'ensemble du céphalon et du péréion, chez tous les Malacostracés, présente treize anneaux, munis chacun d'une paire d'appendices. Chez les Nébaliens, les cinq premiers anneaux sont soudés en une seule masse formant la tête ou céphalon ; les huit anneaux restants, distincts les uns des autres, constituent le péréion ou thorax ; il existe donc huit paires de péréiopodes, une paire par anneau, et cinq paires d'appendices céphaliques, savoir : deux paires d'antennes, une paire de mandibules et deux paires de mâchoires. — Chez tous les Edriophthalmes, le céphalon est formé par la fusion de six anneaux, de sorte que sept seulement, distincts les uns des autres, constituent le péréion. On trouve donc, chez les Edriophthalmes, sept paires de péréiopodes et six paires d'appendices céphaliques, savoir : deux paires d'antennes (nombre normal chez tous les Crustacés), une paire de mandibules et trois paires de mâchoires. — Chez tous les Podophthalmes, le nombre d'anneaux antérieurs fusionnés avec le céphalon en un céphalothorax est supérieur à six ; mais alors il faut distinguer deux sortes de ces anneaux : 1° les cinq premiers anneaux portant, comme chez les Nébaliens, deux paires d'antennes, une paire de mandibules, deux paires de vraies mâchoires, et formant le céphalon proprement dit ; 2° et ensuite les premiers anneaux du péréion tendant à se fusionner, en nombre variable suivant les types de Podophthalmes, à ce céphalon pour former par leur soudure un céphalothorax ; les appendices des premiers anneaux du péréion se placent en même temps autour de la bouche et se modifient plus ou moins en mâchoires, d'où le nom de pattes mâchoires qui leur a été donné. Au point de vue du nombre des anneaux du péréion qui se soudent avec le céphalon, et des péréiopodes qui se transforment en pattes mâchoires, on sait qu'il existe deux séries parmi les Podophthalmes.

La première série est représentée par les Stomapodes seuls. Les cinq premiers anneaux du péréion, sur les huit primitifs des Nébaliens, se soudent au céphalon pour former un céphalothorax, et les cinq paires d'appendices de ces cinq anneaux se groupent autour de la bouche pour se modifier en pattes préhensiles des aliments, ou pattes ravisseuses. Il ne reste donc que trois anneaux du thorax libres et munis de pattes ambulatoires.

La deuxième série est représentée par les Cumacés, les Schizopodes et les Décapodes, à complication constamment croissante, depuis les Cumacés (les trois ou quatre premiers anneaux du péréion soudés au céphalon en un Céphalothorax, et les deux premières paires de péréiopodes modifiées en pattes mâchoires), en passant par les Schizopodes (les six premiers anneaux du péréion soudés d'ordinaire au céphalon en un Céphalothorax, et les deux ou trois premières paires de péréiopodes modifiées en pattes mâchoires), jusqu'aux Décapodes (tous les huit anneaux du péréion soudés au céphalon en un Céphalothorax, et les trois premières paires de péréiopodes transformés en pattes mâchoires). Il ne reste donc plus, chez les Décapodes, que cinq paires de péréiopodes servant à la locomotion.

AMPHIPODES. — Les Edriophthalmes renferment trois ordres qui sont les *Amphipodes*, les *Isopodes*, et les *Lœmodipodes*. Les Amphipodes se caractérisent par la présence de branchies portées sur les péréiopodes.

Les Isopodes ont, par contre, leurs branchies sur les pléopodes.

Quant aux Lœmodipodes, ils sont dépourvus de branchies, et leur abdomen est atrophié.

Les Amphipodes sont des petits crustacés marins ou d'eau douce, à corps composé de trois parties, une antérieure, le céphalon, une moyenne ou thoracique, le péréion, et une abdominale, le pléon. Chacune de ces parties porte des appendices. La tête, ou céphalon, porte

supérieurement une paire d'yeux composés sessiles, et deux paires
d'antennes, l'une simple et l'autre biraméc. De plus, la tête possède
à la face ventrale, autour de la bouche, une paire de mandibules
munies de palpes, et trois paires de mâchoires formées chacune d'un
palpe et d'une pièce ovalaire dentelée servant à la mastication. Le
péréion, placé en arrière de la tête, est composé de sept anneaux
munis chacun d'une paire de pattes ambulatoires. Parmi les sept
paires de pattes insérées sur le péréion ou péréiopodes, on constate,
suivant les genres, quelques différences. C'est ainsi que souvent la
première et la deuxième paire de péréiopodes se font remarquer par

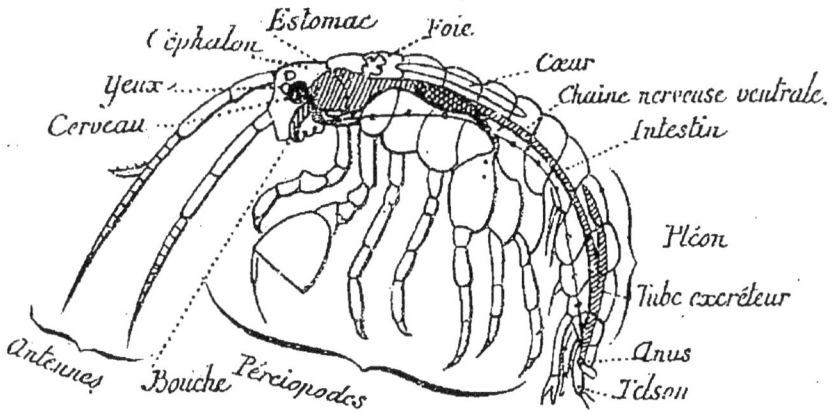

FIG. 236. Amphipode du genre *Gammarus*.

leur grosseur et leur forme, qui leur permettent de saisir les aliments,
ou de soutenir le corps en se cramponnant aux objets extérieurs ; ces
premiers péréiopodes ainsi modifiés sont nommés des Gnathopodes

L'article basilaire de tous les péréiopodes porte un endopodite,
mince lame ovalaire, creusée dans son intérieur de lacunes conjonctives où pénètre le sang ; ces lames sont des branchies qui dépendent
ainsi des pattes thoraciques. Au thorax font suite les anneaux du
pléon, au nombre de six, pourvus chacun d'une paire de pattes ou
pléopodes. D'ordinaire, la dernière paire de pléopodes se relève
parallèment à l'axe longitudinal du corps, et va constituer ainsi, à
l'extrémité postérieure du pléon, un appendice bifurqué que l'on a
nommé le Telson.

L'appareil digestif se compose d'une bouche, s'ouvrant à la face
inférieure du céphalon, et conduisant dans un œsophage et un esto-

mac muni de pièces chitineuses. Après l'estomac vient un intestin pourvu de glandes jouant le rôle d'un foie, et se terminant par un anus entre les deux lames du telson. Dans l'intestin débouchent deux tubes latéraux, que l'on suppose doués de fonctions rénales.

Le système nerveux est assez complexe ; il est représenté par un cerveau placé dans le céphalon, divisé en deux masses, une antérieure envoyant des nerfs aux antennes, et une postérieure innervant les pièces masticatrices. Du cerveau partent des bandelettes nerveuses, formant un collier œsophagien, allant se rendre sur la face ventrale, au-dessous de l'estomac, pour s'y réunir à une chaîne nerveuse ventrale qui présente un renflement ganglionnaire dans chaque anneau.

L'appareil de la circulation offre un caractère de complexité que ne possède pas celui des Entomostracés ; certaines lacunes conjonctives régularisent leur trajet de manière à devenir des artères partant du cœur dorsal, et charriant le sang dans des directions déterminées. Quant à la respiration, nous avons vu qu'elle s'exerce par les branchies dépendant des péréiopodes.

Les Amphipodes, comme tous les Malacostracés, sont d'ordinaire unisexués. Les organes mâles débouchent au dehors sur la face ventrale du septième anneau du péréion, et les organes femelles sur les côtés de la base de la cinquième paire des péréiopodes. Après la fécondation, les œufs sont d'habitude gardés par la femelle au-dessous du dernier anneau du thorax, et sont soutenus par des lamelles branchiales très grandes, qui se réunissent sur la région médiane et limitent ainsi un espace jouant le rôle de cavité incubatrice pour les embryons.

On divise les Amphipodes en *libres* et *parasites*. Les Amphipodes libres nagent dans l'eau, et renferment un très grand nombre de genres. Les Amphipodes parasites sont toujours ectoparasites ; leurs appendices s'atrophient, les antennes disparaissent en se repliant en zig-zag, et les péréiopodes se modifient en petits crochets, servant à la fixation du parasite sur son hôte.

ISOPODES. — Les Isopodes sont caractérisés en ce que les lamelles branchiales dépendent des pléopodes. A part ce fait, les détails principaux de l'organisation rappellent ceux qui ont été exposés pour

les Amphipodes. La première paire de branchies, à grande surface, recouvre comme un opercule toutes celles qui suivent.

La plupart des Isopodes sont aquatiques et marins. Certains cependant sont terrestres, comme les *Cloportes;* dans ce cas, les lamelles branchiales sont creusées de pores où pénètre l'air, et c'est ainsi que l'osmose respiratoire s'effectue.

On divise les Isopodes en deux sous-ordres : les *Euisopodes*, dont les caractères sont conformes à la diagnose précédente, et les *Aniso-podes*, intermédiaires entre les Isopodes vrais et les Amphipodes, en ce sens que leurs péréiopodes portent quelques lamelles semblables aux branchies des Amphipodes.

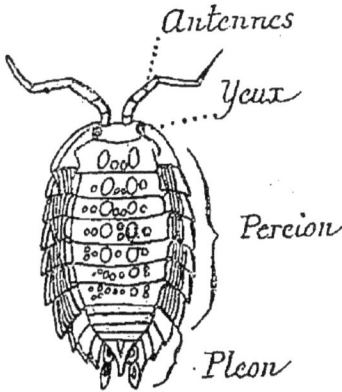

FIG. 237. — Aspect extérieur d'un Cloporte *(Oniscus).*

Certains Anisopodes offrent un dimorphisme sexuel fort curieux ; les antennes restent unies chez les femelles et se transforment en volumineuses pinces chez le mâle (*G. Anceus*). Parmi les Anisopodes, il importe de signaler les familles des Bopyridés et des Entonis-cidés, dont les représentants vivent en ectoparasites sur des Crustacés podophthalmes; cette vie parasitaire entraîne avec elle, comme chez les Amphipodes parasites, de grandes modifications dans l'aspect extérieur du corps.

LŒMODIPODES. — Les Lœmodipodes, qui constituent le dernier ordre des Edriophthalmes, ont un abdomen très réduit; le corps se compose seulement d'un céphalon et d'un péréion. Le péréion est formé de sept anneaux, dont les appendices s'atrophient parfois en partie ; les péréiopodes sont souvent munis de lamelles branchiales semblables à celles des Amphipodes. Certains Lœmodipodes, tels que les Cyames, vivent en parasites sur la peau des Baleines et d'autres Cétacés.

CRUSTACÉS MALACOSTRACÉS PODOPHTHALMES. — Les Podophthalmes se caractérisent en ce que d'habitude, sauf chez les Cumacés, les yeux sont portés sur des pédoncules plus ou moins longs. Ce groupe renferme les Crustacés les plus élevés en organisation; il comprend les ordres suivants : Nébaliens, Stomapodes, Cumacés, Schizopodes, et Décapodes.

NÉBALIENS. — Les Nébaliens constituent un type primitif, non seulement des Podophthalmes, mais encore de tous les Malacostracés ; à beaucoup d'égards, ils rappellent les Phyllopodes à yeux pédonculés, tels que les Artémia, et les Copépodes de la famille des Harpactidés.

Les Nébalia ont le corps muni d'une vaste carapace recouvrant le céphalon et le péréion, et terminé par un abdomen assez volumineux, orné d'une palette natatoire postérieure. Le céphalon porte deux paires d'antennes, une paire de mandibules, et deux paires de mâchoires munies chacune d'un petit palpe. Le péréion, formé de huit anneaux,

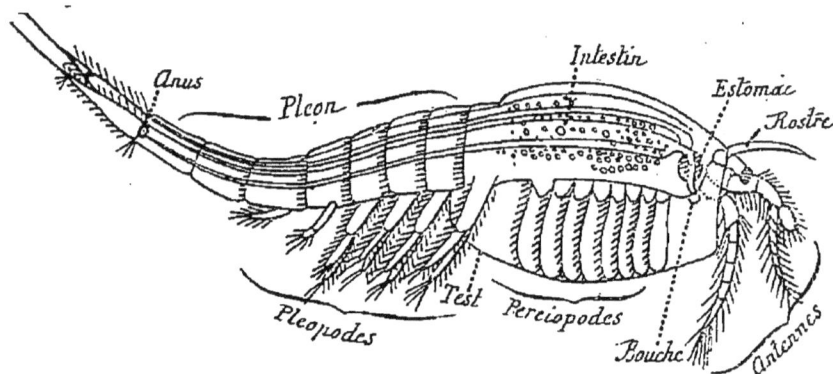

FIG. 238. — Organisation d'une *Nebalia*.

présente huit paires de pattes composées chacune d'un article basilaire portant trois lames foliacées et aplaties ; grâce à cette conformation, elles remplissent le double rôle de pattes natatoires et d'organes de respiration. L'abdomen est composé de six anneaux possédant chacun une paire de pléopodes, constitués par un article basilaire muni de deux rames, un exopodite et un endopodite.

La bouche s'ouvre sur la face ventrale du céphalon, entre les mandibules et les mâchoires ; elle est suivie d'un œsophage se dilatant en une poche stomacale. L'intestin rectiligne vient ensuite et débouche au dehors à l'extrémité du pléon. Le système nerveux est assez simple ; il se compose d'un ganglion sus-œsophagien, se reliant par une commissure à un autre ganglion sous-œsophagien uni à une chaîne ventrale présentant un renflement ganglionnaire dans chaque anneau. Les yeux sont portés sur des pédoncules et sont composés comme chez presque tous les Crustacés.

Le système circulatoire est bâti sur le même plan que celui déjà décrit pour certains Entomostracés. Il se compose d'un cœur placé à la face dorsale du corps, de forme très allongée, entouré par un péricarde, et lançant le sang dans un réseau lacunaire. Les organes sexuels sont représentés par deux glandes, ovaires ou testicules, débouchant à l'extrémité postérieure du péréion. Les sexes sont séparés; le mâle est très élancé, tandis que la femelle est trapue, par suite de l'accroissement pris par la carapace, qui se modifie en une poche incubatrice.

L'embryogénie des Nébaliens est très condensée ; la larve sort de l'œuf munie de presque tous les appendices de l'adulte.

Les Nébaliens sont représentés actuellement par très peu de genres, tous marins.

Nous avons vu plus haut, dans les considérations générales sur les Crustacés en général et les Malacostracés en particulier, comment les appendices des Nébaliens se modifient chez les autres ordres de Podophthalmes.

STOMAPODES. — Le deuxième ordre des Podophthalmes est représenté par les Stomapodes. Ces crustacés sont caractérisés par un céphalothorax incomplet suivi de trois anneaux thoraciques distincts, par la condensation autour de la bouche de cinq paires de péréiopodes, et par la présence d'un abdomen élargi, à pléopodes munis de branchies. Lorsqu'il existe des branchies chez les trois ordres de la seconde série des Podophthalmes (Cumacés, Schizopodes, Décapodes), ces branchies dépendent toujours des péréiopodes. C'est donc là un caractère différentiel entre les Stomapodes et les autres Podophthalmes.

A l'extrémité antérieure du corps se trouvent deux paires d'antennes, une première simple et une deuxième biramée constituée par deux rames, une en forme de lamelle, l'autre allongée et divisée en nombreux articles. Viennent ensuite des yeux longuement pédonculés. Les pièces masticatrices principales se composent d'une paire de mandibules et de deux paires de mâchoires, formule buccale exactement semblable à celle des Nébaliens. Ensuite, on trouve les huit paires de péréiopodes primitifs, parmi lesquels cinq sont portés par le céphalothorax et les trois autres par les trois anneaux thoraciques distincts, non soudés aux antérieurs ; les cinq premières paires d'appendices se modifient, se rapprochent de la bouche, fait qui n'existe pas chez les Nébaliens, deviennent très longues, se terminent par des crochets, et constituent alors les pattes ravisseuses. Quant aux trois paires de

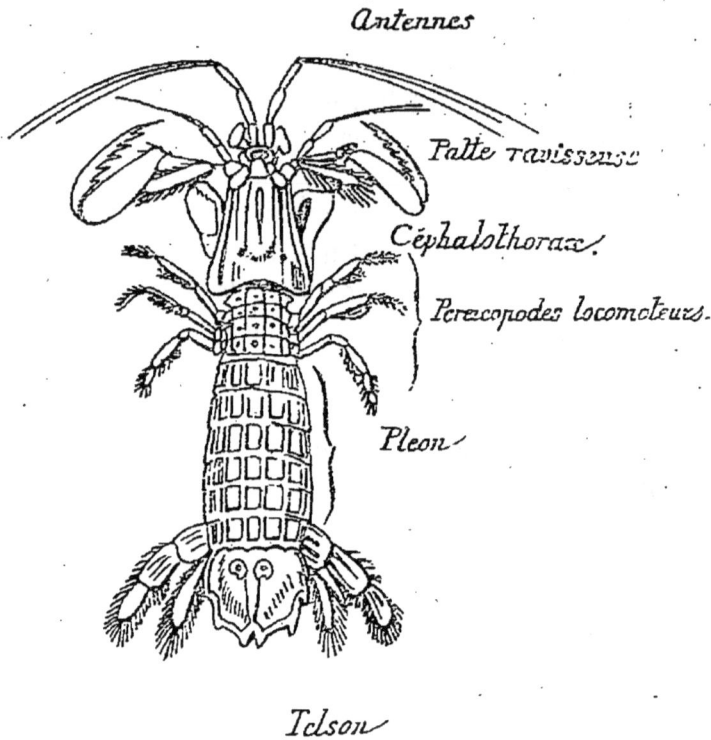

Antennes

Patte ravisseuse

Céphalothorax.

Pereiopodes locomoteurs.

Pleon

Telson

Fig. 239. — Stomapode du genre *Squilla*, vu par dessus.

pattes portées par les anneaux thoraciques postérieurs, elles sont franchement ambulatoires. L'abdomen qui termine le corps est divisé en six anneaux, portant des pléopodes formés d'un article basilaire muni de deux palettes extérieures servant à la natation et d'une lame frangée interne servant à la respiration.

Ce sont là les particularités les plus intéressantes des Stomapodes, représentés dans la nature actuelle par un petit nombre de genres vivant dans la mer. Les organes internes rappellent dans leur disposition générale ceux des Podophthalmes de l'ordre des Décapodes.

CUMACÉS. — Les Cumacés constituent le premier échelon de la série conduisant aux Décapodes. Nous n'examinerons dans cet ordre que les appendices, les autres organes, ainsi que ceux des Schizopodes, étant construits, bien que plus simples, sur le même plan que ceux des Décapodes.

Le céphalothorax est incomplet, puisqu'il existe encore quatre ou cinq anneaux thoraciques postérieurs indépendants et non soudés; l'abdomen est assez développé. Antérieurement, la tête est terminée par un aiguillon mobile; au-dessous est placée une paire d'yeux sessiles suivie de deux paires d'antennes; la bouche est entourée par une paire de mandibules et deux paires de mâchoires. A ces trois paires

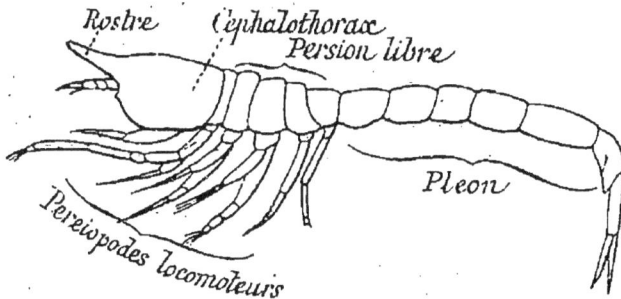

Fig. 240. — Aspect extérieur d'un Cumacé du genre *Leucon*.

de pièces de mastication s'ajoutent deux paires de péréiopodes modifiés en vue de la préhension des aliments et transformés en pattes mâchoires. Ensuite, viennent les six autres paires de péréiopodes, formés chacun d'une base et deux rames multiarticulées. Parmi ces six pattes, la première ou les deux premières dépendent du céphalothorax, les quatre ou cinq dernières des anneaux non soudés au thorax. L'abdomen qui termine le corps se compose de six anneaux, portant de petites pattes; le dernier anneau est bifurqué.

Les Cumacés sont représentés par un petit nombre de genres actuels, tous marins.

SCHIZOPODES. — Les Schizopodes sont un peu plus élevés que les Cumacés et effectuent une transition de ces derniers aux Décapodes. Ils présentent, en effet, le plus souvent deux anneaux thoraciques libres et non quatre ou cinq comme les Cumacés. Les appendices buccaux sont en général les mêmes que chez les Cumacés. Les Péréiopodes portent parfois de petites branchies. Certains de ces animaux présentent sur le dernier anneau du pléon une palette dans laquelle on trouve deux otocystes.

DÉCAPODES. — Les Décapodes constituent l'ordre le plus élevé en organisation des Podophthalmes et des Crustacés ; leur nom vient du nombre de pattes ambulatoires qui est de dix. La tête et les anneaux du thorax sont complètement unis en un céphalothorax et trois paires de péréiopodes sont transformés en pattes mâchoires, de sorte que cinq paires seulement servent à la locomotion. L'abdomen, formé de six anneaux, est tantôt très développé, tantôt rabougri et recourbé sous le céphalothorax. Ces différences servent de base à la classification des Décapodes. Le céphalothorax se termine antérieurement par une pointe rigide appelée rostre, montrant de chaque côté les deux paires d'antennes dont la forme varie beaucoup suivant les genres.

Fig. 241. — Aspect extérieur d'un Schizopode (Lophogaster).

Autour de la bouche, les appendices masticateurs sont au nombre de cinq paires, une paire de mandibules, deux paires de mâchoires, et trois paires de pattes mâchoires. Les pattes mâchoires et les cinq paires de péréiopodes locomoteurs sont munies de branchies sur leur face interne. L'abdomen, divisé en six anneaux, porte six paires de pattes plus ou moins modifiées en palettes.

La bouche s'ouvre entre les pièces masticatrices ; elle est suivie d'un œsophage se dilatant en un estomac assez vaste, soutenu par des pièces chitineuses et renfermant parfois des concrétions calcaires. Chez l'Écrevisse, ces pièces calcaires sont connues sous le nom d'yeux d'écrevisses, et étaient usitées autrefois en médecine; mais leur emploi est tombé en désuétude. La présence de pièces chitineuses, souvent encroûtées de calcaires comme la carapace, montre que les parois de cet estomac sont d'origine ectoblastique; ces pièces tombent annuellement avec la carapace lorsque l'individu mue. L'estomac est muni d'un cœcum pylorique enroulé en spirale. Le tube digestif se continue ensuite par un long intestin rectiligne, débouchant à l'extrémité pos-

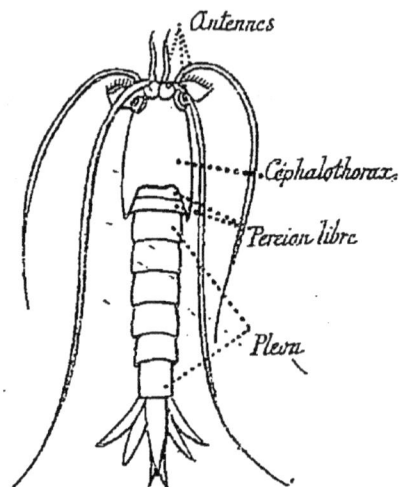

térieure du pléon. Tout autour du tube digestif, dans le céphalothorax, est situé le foie, divisé en un lobe droit et un lobe gauche.

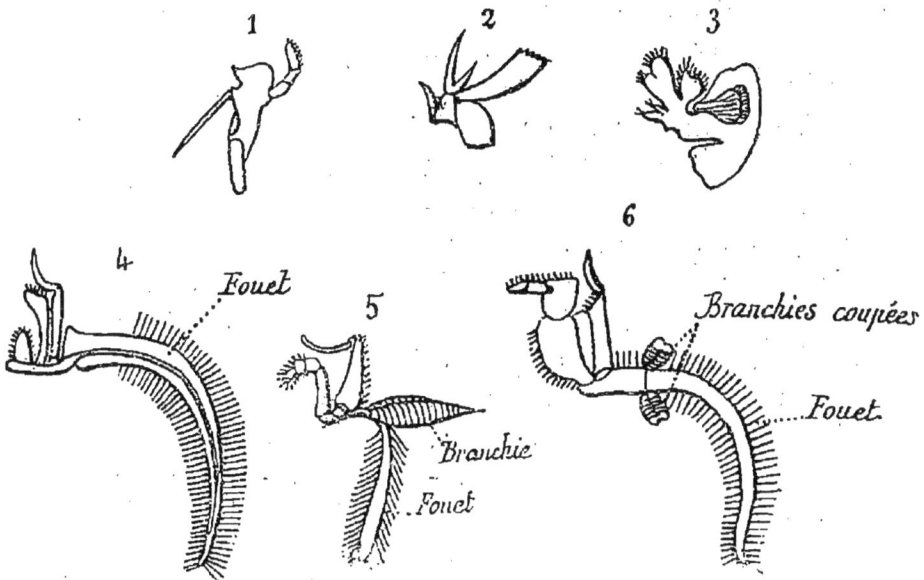

FIG. 242. — Pièces buccales d'un crustacé décapode brachyure *(Carcinus mænas)* : 1, mandibule 2. première mâchoire ; 3. seconde mâchoire ; 4. première patte mâchoire ; 5. seconde patte mâchoire 6. troisième patte mâchoire.

Le système nerveux est représenté par deux ganglions sus-œsophagiens, se reliant à un ganglion sous-œsophagien auquel fait suite une chaîne ventrale avec épaississements ganglionnaires, fort longue chez les Décapodes à gros abdomen, ramassée en un volumineux ganglion chez les Décapodes à abdomen atrophié. Les organes des sens sont très developpés. On trouve d'abord des yeux composés, longuement pédonculés. En outre, le palpe de la deuxième paire d'antennes porte de petites fossettes regardées comme servant à l'olfaction. Les antennes elles-mêmes sont munies de poils tactiles. Enfin, de petits otocystes sont placés à la base de la deuxième paire d'antennes.

Le système circulatoire se compose d'un cœur dorsal envoyant deux aortes, l'une antérieure et l'autre postérieure, se bifurquant de la même façon. Le cœur, entouré par une enveloppe péricardique, présente sur ses faces latérales de petites fentes en forme de boutonnières permettant la communication entre sa cavité et celle du péricarde. Lorsque le cœur se contracte pour chasser le sang, il lance le liquide nourricier dans les aortes, d'où le sang passe dans les lacunes co.1-jonctives pour se rendre aux branchies. Des branchies, le sang retourne au cœur en passant par la cavité péricardique.

La respiration s'effectue au moyen de branchies portées sur les pattes thoraciques, et correspondant à des endopodites. Les péréiopodes présentent, en effet, insérés sur la face interne de leurs articles basilaires, des appendices formés de lamelles frangées, dans lesquels pénètre le sang pour respirer. Ces branchies sont protégées par un repli de la carapace qui surplombe la base des pattes, laisse cependant faire librement saillie à l'extérieur les exopodites ou pattes proprement dites, et limite entre lui et le corps une cavité qui renferme les branchies. Entre la portion inférieure de ce repli et le corps existe une fente par où pénètre l'eau servant à la respiration ; cette eau est mise en mouvement par une série de baguettes flexibles ou de fouets, dépendant aussi des péréiopodes, et constamment en vibration.

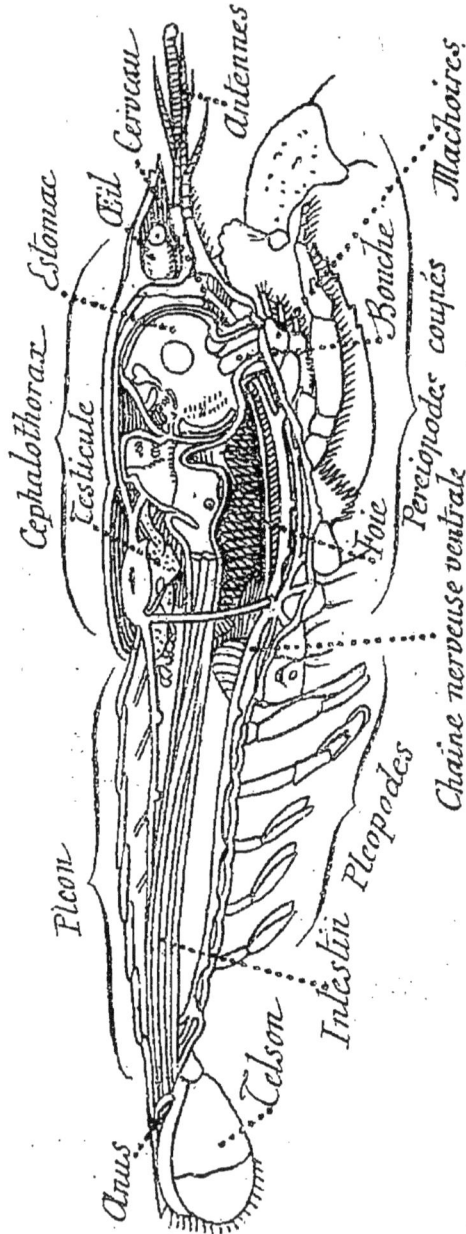

Fig. 243. — Organes digestifs, nerveux et sexuel d'une écrevisse (Astacus), d'après Huxley.

Ces animaux sont unisexués. Les glandes sexuelles, au nombre de deux, sont placées dans le céphalothorax, l'une à droite et l'autre à gauche du tube digestif. Les testicules débouchent à l'extérieur près de la cinquième paire de pattes ambulatoires; les deux premières paires de pléopodes servent le plus souvent d'organes copulateurs.

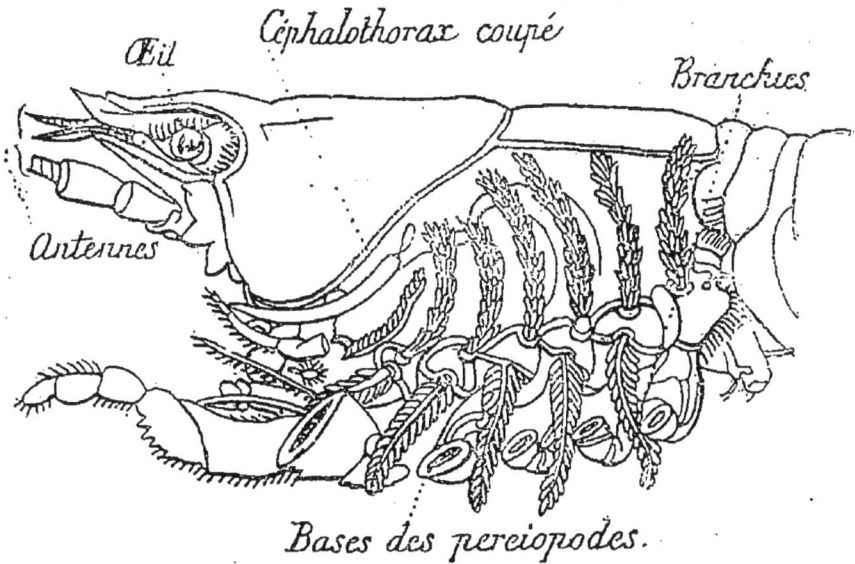

FIG. 244. — Branchies d'une Écrevisse *(Astacus)*.

Les ovaires s'ouvrent au dehors à la base de la troisième paire de pattes. Les larves sortent d'ordinaire de l'œuf à l'état de Zoë ; chez

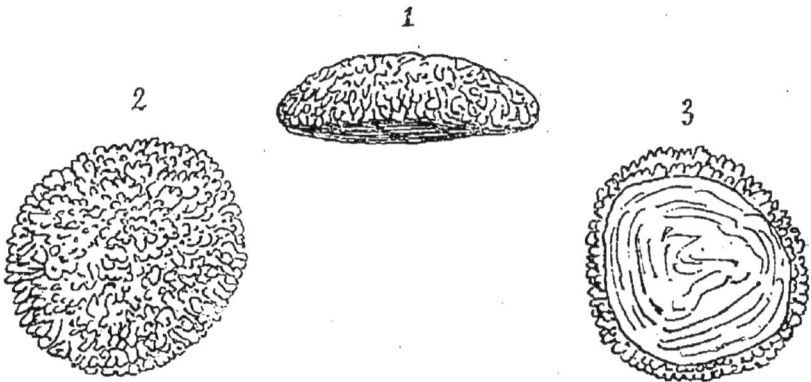

FIG. 245. — Yeux d'Écrevisses (dépôts calcaires stomacaux) : 1. vue de profil ; 2. vue par dessus ; 3. vue par dessous.

certains genres, les Écrevisses *(Astacus)* par exemple, les jeunes sortent de l'œuf avec le même nombre de pattes que les adultes.

On divise les Décapodes, d'après la dimension de l'abdomen, en

Décapodes à abdomen volumineux, ou *Macroures*, et Décapodes à abdomen réduit et replié sous le céphalothorax, ou *Brachyures*.

Les Macroures se subdivisent en *Eumacroures* et *Anomoures*. Les Eumacroures renferment la Langouste, le Homard, l'Écrevisse, et se distinguent des seconds par la dureté de leur carapace abdominale, tandis que les Anomoures ont le ventre mou. Comme exemple d'Anomoures, citons le Pagure, connu vulgairement sous le nom de Bernard l'Hermite, qui protège son abdomen en le plaçant dans l'intérieur d'une coquille vide de Mollusque gastéropode. Les Brachyures ont l'abdomen très réduit; on les désigne vulgairement sous le nom de Crabes.

La plupart des Décapodes vivent dans l'eau et sont marins. Plusieurs Macroures cependant, tels que les *Écrevisses* et certains *Palæ-*

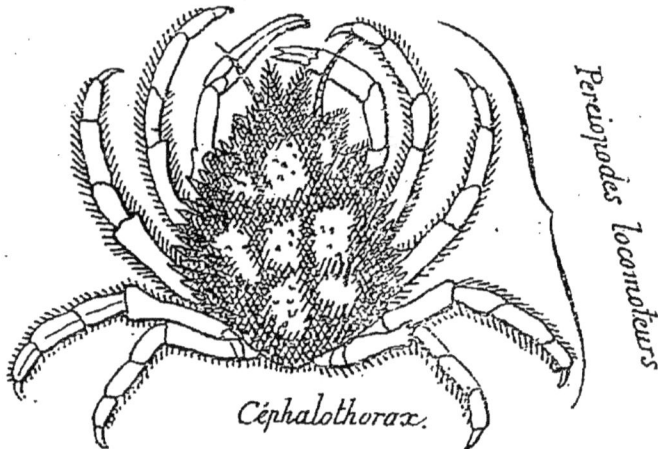

Fig. 246. — Aspect extérieur d'un Crustacé décapode brachyure du genre *Maïa*.

mons, habitent les eaux douces; il en est de même pour quelques Brachyures des contrées intertropicales. Certains Brachyures même, tels que les *Gécarcins*, qui habitent les régions centrale de l'Amérique et méridionale de l'Asie, vivent complètement à terre, et leurs branchies sont susceptibles de puiser directement dans l'atmosphère l'oxygène nécessaire aux tissus.

Pour terminer ce qui a trait à la classe des Crustacés, il reste à dire quelques mots des types qu'on employait autrefois en médecine et de ceux qui servent aujourd'hui à l'alimentation. Parmi les Isopodes, les Oniscidés desséchés et mis en poudre étaient autrefois usités, principalement le genre Oniscus (Cloporte), contre la goutte et le rhumatisme, et surtout comme diurétique, en raison de la quantité de nitre que renferment leurs tissus. Les genres voisins, tels que les Armadilles, étaient aussi employés.

Dans le groupe des Malacostracés, on se servait des pièces calcaires de l'estomac des Écrevisses, nommées yeux d'écrevisses, comme absorbants, à cause du carbonate de chaux et du phosphate de chaux dont elles sont formées. On les remplace aujourd'hui avantageusement par la craie, ou de la magnésie. Le bouillon d'écrevisse est regardé comme analeptique. Ce sont les seuls usages médicaux de ce groupe. Il faut citer quelques Décapodes macroures servant à l'alimentation de l'homme : les Homards (*Homarus vulgaris*), les Langoustes (*Palinurus vulgaris*), les Écrevisses (*Astacus fluviatilis et nobilis*), les Palœmons (Crevettes) parmi les Brachyures, certains Crabes, tels que le *Carcinus mœnas* ou Crabe enragé, les *Maïa squinado*. La chair de ces animaux est indigeste et parfois même détermine des éruptions cutanées très prononcées; des taches rougeâtres assez étendues apparaissent sur la peau, et le malade se plaint de lourdeurs stomacales, et de nausées. Ces symptômes qui, dans certains cas, deviennent assez graves, se calment rapidement et disparaissent vite ; on en ignore encore la cause précise.

Tableau synoptique des Crustacés.

CRUSTACÉS.

Entomostracés.
- Ostracodes...... Cypris.
- Cirrhipèdes......
  - Cirrhipèdes vrais. — Balanus.
  - Rhizocéphales. — Sacculina.
- Phyllopodes......
  - Cladocères... { Leptodora. Daphnis. }
  - Branchiopodes { Estheria. Apus. Artemia. }
- Copépodes.......
  - Eucopépodes.. { Copépodes libres. Copépodes parasites. }
  - Copépodes aberrants. — Argulus.

Malacostracés..
- Edriophthalmes...
  - Amphipodes.. { Libres. Parasites. }
  - Lœmodipodes. — Caprella.
  - Isopodes....
    - Euisopodes. { Bopyridés. Oniscus (Cloporte). }
    - Anisopodes. — Tanaïs.
- Podophthalmes.
  - Nébaliens. — Nebalia.
  - Stomapodes. — Squilla.
  - Cumacès. — Cuma.
  - Schizopodes. — Mysis.
  - Décapodes
    - Macroures...
      - Macroures. { Homarus. Palinurus. Astacus. Palœmon. }
      - Anomoures. ... Pagurus.
    - Brachyures.. { .... Carcinus mænas. .... Maïa squinado }

TRILOBITES.

Les trois classes qu'il convient maintenant d'examiner, les Trilo-bites, les Mérostomatés, et les Arachnides, peuvent être rangées dans un même sous-embranchement. Ces trois classes présentent, en effet, ce caractère commun d'être dépourvues d'antennes, contrairement à tous les autres Arthropodes ; aussi le sous-embranchement qui les con-tient pourrait-il être désigné sous le nom de sous-embranchement des Arthropodes allantennés. — Chez les Crustacés, nous avons constaté chez les types inférieurs et primitifs, tels que les Phyllopodes et les Nébaliens, la présence d'appendices nombreux et peu différenciés sur le thorax et l'abdomen ; puis, à mesure que l'on remonte la série pour arriver à des groupes d'organisation plus complexe, on voit les premiers appendices du thorax tendre à se grouper autour de la bou-che, et les appendices de l'abdomen à s'atrophier et à disparaître même. On retrouve les mêmes phénomènes chez les Allantennés. Les Trilobites, qui représentent ici le type primitif, ont pour la plupart un corps formé d'un grand nombre de segments, pourvus chacun d'une paire d'appendices. Les Mérostomatés tels que les Limules marquent déjà un premier pas dans une voie de réduction ; il n'existe plus que douze paires d'appendices, six antérieures groupées autour de la bou-che, servant à la fois à la mastication et à la locomotion, et six pos-térieures lamelleuses servant à la respiration. Les Arachnides enfin sont parvenues au maximum de diminution, car les appendices ne sont plus qu'au nombre de six paires, et, parmi ces six paires, il s'est manifesté une différence de formes à la suite d'une division du travail ; les deux premières paires servent seules à la mastication et sont mo-difiées en mâchoires, les quatre autres paires servant strictement à la locomotion.

Cependant, chez les Arachnides qui se rapprochent le plus des Méros-tomatés par leur organisation, chez les Scorpions par exemple, on voit chez l'embryon apparaître douze paires de pattes comme chez les Mérostomatés ; puis, dans le cours de l'évolution embryonnaire, les six paires postérieures s'atrophient et les six paires antérieures persistent seules.

Nous nous étendrons fort peu sur les Trilobites et les Mérostomatés, qui n'ont aucune importance médicale, pour nous occuper plus longuement des Arachnides.

Les Trilobites n'existent plus dans la nature actuelle, et on ne les trouve à l'état fossile que dans les terrains primaires. Ce sont les Allantennés les plus inférieurs en organisation, et ce sont eux qui ont par suite apparu les premiers. Leur corps est divisé en deux régions, une antérieure ou céphalothorax, et une postérieure ou abdomen, considérée par plusieurs auteurs comme un thorax, segmentée en anneaux, plus ou moins nombreux suivant les genres ; l'abdomen présente sur sa face dorsale deux sillons longitudinaux qui le divisent en trois lobes, d'où le nom de Trilobite donné à la classe.

Le céphalothorax est muni sur sa face dorsale d'une paire d'yeux composés ; sa face ventrale portait la bouche entourée, à ce qu'il semble, de quatre paires d'appendices ; chaque anneau abdominal présentait une paire d'appendices bifides, munis chacun d'une paire de branchies enroulées sur elles-mêmes en spirale. Le nombre des anneaux de l'abdomen varie suivant les genres, depuis deux jusqu'à vingt-neuf. Une telle amplitude de variation numérique concorde avec l'ancestralité du groupe des Trilobites. Au début, le nombre des anneaux n'était pas uniforme ; il s'est fixé plus tard chez les types supérieurs tels que les Mérostomatés et les Arachnides. Chez ces derniers, Mérostomatés et Arachnides, les deux premières paires d'appendices abdominaux des Trilobites sont venues se grouper autour de la bouche, ce qui porte à six paires le nombre des appendices masticateurs. On retrouve donc ici les faits de condensation des appendices autour de la bouche que l'on a déjà vus chez les Crustacés.

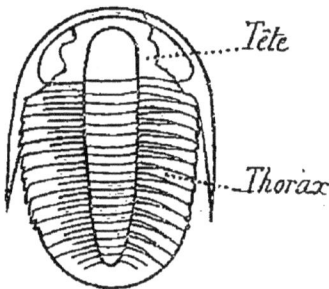

FIG. 247. — Trilobite.

MÉROSTOMATÉS.

Les Mérostomatés sont représentés dans la nature actuelle par le genre *Limulus*, type de l'ordre des Xiphosures, nom qui leur a été donné de l'appendice en forme d'épée que l'on trouve à l'extrémité postérieure du corps.

Les Limules montrent un céphalothorax, recouvert par une carapace dorsale très dure formant un bouclier céphalothoracique, et un abdomen aplati, recouvert aussi par un bouclier abdominal résistant, et terminé par un long aiguillon mobile en forme d'épée. En avant, sur la face dorsale du bouclier céphalothoracique, sont deux yeux composés comme chez les Trilobites. Sur la face ventrale et en avant, existe une grande ouverture longitudinale médiane correspondant à la bouche, entourée par les six paires d'appendices antérieurs. Chacun de ces appendices se divise en deux parties, un endopodite assez court et denté

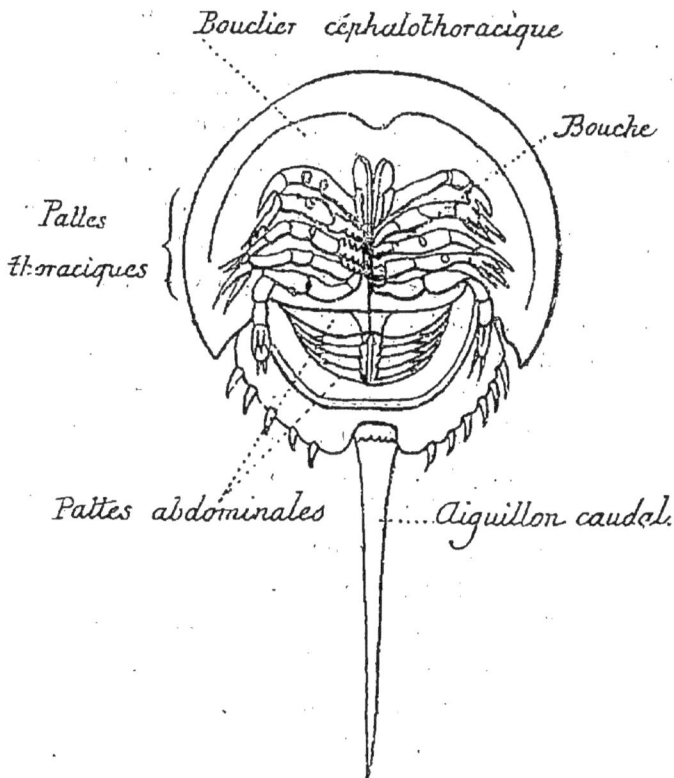

Bouclier céphalothoracique

Bouche

Pattes thoraciques

Pattes abdominales

Aiguillon caudal.

FIG. 248. — Limule vue par la face ventrale.

jouant le rôle de mâchoire, et un exopodite grand, allongé, servant à la locomotion. En arrière du céphalothorax est l'abdomen divisé en six anneaux très étroits, portant chacun une paire d'appendices aplatis en forme de lames et servant à la respiration. Il n'y a donc en tout que douze paires d'appendices.

Nous laisserons de côté tout ce qui a trait à l'anatomie pour arriver à l'étude du développement, qui est fort intéressante, en ce sens que les larves de Limules passent par un stade Trilobite, ce qui indique bien que les Mérostomatés dérivent des Trilobites anciens. Du reste, l'anatomie des Limules ressemble assez, bien que plus simple, à celle des Scorpions, que nous examinerons plus loin.

Si on étudie le développement d'une Limule, on voit dans l'intérieur de l'œuf le jeune embryon posséder d'abord cinq paires de pattes, sur lesquelles trois apparaissent en premier lieu, et deux ensuite. Le stade à trois paires de pattes rappelle bien le stade Nauplius des embryons de Crustacés, avec cette différence que les deux premières paires d'appendices du Nauplius des Crustacés deviennent des antennes, tandis que ces appendices deviennent des pattes ordinaires chez les Limules. Après ce stade, apparaît chez l'embryon de Limule une sixième paire d'appendices, et la larve sort de l'œuf pour vivre à l'état libre.

La région postérieure du corps s'allonge alors et constitue l'abdomen, qui se divise en six anneaux, les six premières paires de pattes deviennent les pattes céphalothoraciques, l'abdomen commence à produire ses appendices lamelleux, et en même temps, sur sa face dorsale, apparaissent deux sillons longitudinaux semblables à ceux des Trilobites. Les Limules passent donc, avant d'atteindre la forme adulte, par une phase correspondante à un état de Trilobite dont l'abdomen présenterait six anneaux, comme celui des Trilobites appartenant aux genres *Trinucleus* et *Dionide*. Cette phase trilobite persiste pendant un certain temps, après quoi la larve prend peu à peu l'aspect d'une Limule adulte.

La classe des Mérostomatés comprend deux ordres : 1° l'ordre des *Xiphosures*, munis d'un long aiguillon caudal et de six pattes abdominales ; telles sont les Limules vivant de nos jours dans quelques mers intertropicales, et 2° l'ordre des *Gigantostracés*, à abdomen volumineux, comprenant un nombre d'anneaux supérieur à six, et dépourvu d'appendices. Ces Gigantostracés, intermédiaires entre les Xiphosures et les Arachnides de l'ordre des Scorpionides, n'existent plus dans la nature actuelle et vivaient seulement pendant le début de la période primaire.

ARACHNIDES.

Les Arachnides sont caractérisés, comme les Mérostomatés et les Trilobites, par l'absence d'antennes; ils possèdent seulement six paires d'appendices, parmi lesquelles deux sont des appareils de mastication, les quatre autres servant à la locomotion. Ces six paires d'appendices sont insérées toujours sur le céphalothorax, et correspondent ainsi aux six premières paires de pattes des Mérostomatés. L'abdomen des Arachnides est constamment dépourvu d'appendices; chez les Scorpions, l'abdomen est volumineux, divisé en plusieurs segments, comme chez les Mérostomatés de l'ordre des Gigantostracés, et ne porte aucune patte; chez les autres Arachnides, les anneaux abdominaux sont moins marqués. Il est donc probable que les Scorpionides représentent le type primitif des Arachnides, le type le plus voisin des Mérostomatés.

Parmi les six paires de pattes, les deux premières servent seulement à la mastication et les quatre autres à la locomotion. Les deux paires de mâchoires sont dissemblables; les deux appendices de la première paire sont nommés mandibules ou chélicères, et les deux appendices de la deuxième paire sont nommés mâchoires ou pédipalpes. Les quatre paires de pattes locomotrices sont à peu près toutes de forme analogue. L'absence d'antennes et la présence de quatre paires de pattes locomotrices permettent toujours de discerner à première vue un Arachnide d'un Insecte, ce dernier étant muni d'une paire d'antennes et seulement de trois paires de pattes.

Les Arachnides sont pour la plupart des animaux aériens, respirant à l'aide de trachées; mais nous avons à distinguer deux cas dans la structure de ces appareils respiratoires. Dans le premier cas, les individus respirent à l'aide de véritables trachées, longs tubes ramifiés parcourant le corps entier; et, dans le deuxième cas, les Arachnides respirent au moyen de poches lamelleuses nommées des Poumons.

Nous diviserons les Arachnides en deux grandes sous-classes : dans la première entrent tous les individus répondant à la diagnose que

nous venons de donner ; dans la seconde sous-classe se placeront tous
les types aberrants. Cette classification est très artificielle ; pour
qu'elle fût naturelle, il faudrait bien connaître l'embryogénie de tous
les ordres, mais on ne connaît que celle des Scorpionides, des Aranéides, et des Pycnogonides. Aussi les diviserons-nous provisoirement en
Arachnides normaux et *Arachnides anormaux*. Les premiers renferment plusieurs ordres : les *Scorpionides*, les *Pédipalpes*, les *Aranéides*,
les *Solpugides* et les *Acariens ;* dans les anormaux, nous aurons les
Pycnogonides, les *Tardigrades* et les *Linguatules*.

Les Scorpionides représentent le type primitif le plus voisin des
Mérostomatés ; comme les Gigantostracés, ils ont un abdomen volu-

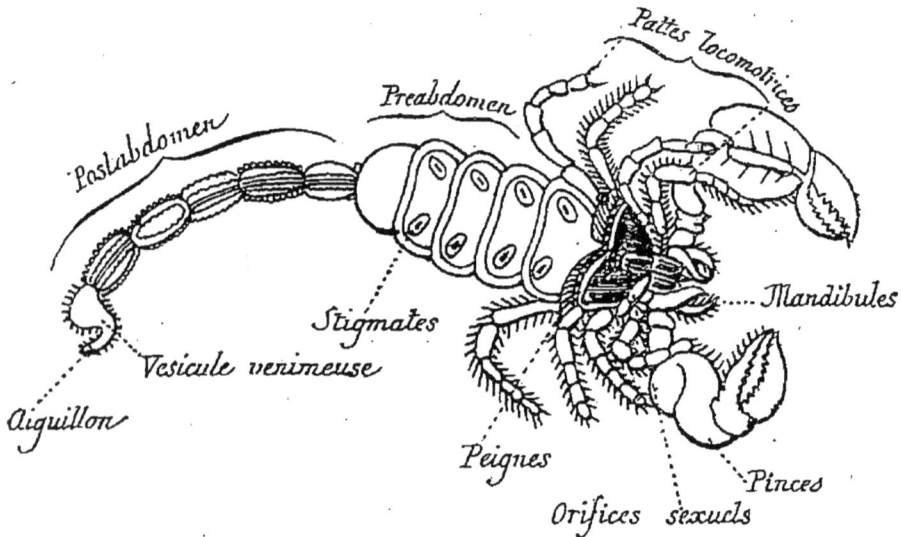

FIG. 249. — Aspect extérieur d'un Scorpion.

mineux, nettement divisé en anneaux, muni le plus souvent d'un appareil venimeux terminal. Les Aranéides ont un abdomen plus ramassé,
plus globuleux, sans aucune apparence de division en anneaux, dépourvu d'appareil venimeux, et muni de glandes servant à filer la soie
de leurs toiles. Les Acariens doivent être considérés comme des Aranéides de petite taille, adaptés à une vie ectoparasitaire et ayant subi
des modifications en rapport avec leur mode de vie ; l'abdomen est
souvent réduit, les deux premières paires d'appendices sont disposées
pour piquer et sucer le sang, et les quatre autres paires sont munies
de crochets servant à l'animal pour se cramponner. Les Solifuges ou

Solpugides sont également des Aranéides quelque peu modifiées, surtout dans leur abdomen qui est segmenté, et dans leurs mandibules qui sont très puissantes. Quant aux Pédipalpes, leurs caractères seront suffisamment indiqués en disant qu'ils sont intermédiaires, par tous les détails de leur organisation, entre les Scorpionides et les Aranéides.

. Parmi les Arachnides anormaux, les Tardigrades représentent un type fort dégénéré renfermant des individus de très petite taille, à corps presque vermiforme et appendices atrophiés. Les Linguatules constituent aussi un type dégénéré, mais par une adaptation à une vie endoparasitaire ; à l'état adulte, elles vivent dans les fosses nasales des chiens, des loups, de divers Vertébrés, et ressemblent tout à fait à des Vers. L'embryon seul, qui subit des migrations curieuses, possède deux paires d'appendices, ce qui a permis de placer les Linguatules parmi les Arthropodes, sans qu'on puisse cependant les ranger avec certitude dans les Arachnides. Quant aux Pycnogonides, ce sont des animaux marins, respirant par la peau, et pourvus de sept paires d'appendices, au lieu de six, comme les Arachnides ordinaires.

$$
\text{ARACHNIDES} \dots \begin{cases} \text{Normaux} \dots \dots \begin{cases} \text{Scorpionides.} \\ \text{Pédipalpes.} \\ \text{Aranéides.} \\ \text{Solifuges.} \\ \text{Acariens.} \end{cases} \\ \text{Anormaux} \dots \dots \begin{cases} \text{Pycnogonides.} \\ \text{Tardigrades.} \\ \text{Linguatules.} \end{cases} \end{cases}
$$

Nous allons étudier ces ordres, en nous étendant davantage sur les Scorpionides, les Aranéides et les Acariens, à cause de leur intérêt médical.

SCORPIONIDES. — Le corps des Scorpionides est divisé en deux parties, l'une antérieure ou céphalothorax, l'autre postérieure ou abdomen, terminée par une queue annelée à l'extrémité de laquelle on voit une vésicule munie d'un aiguillon recourbé : c'est la glande à venin des Scorpions. En somme, cette région postérieure n'est pas une queue, mais plutôt une partie rétrécie de l'abdomen, nommée souvent postabdomen par opposition à la région antérieure élargie, désignée comme un préabdomen.

La cuticule est fort épaisse et constitue une carapace résistante, surtout à la face dorsale du céphalothorax et de l'abdomen. Le céphalothorax porte les organes des sens et les appendices ; sur la face dorsale et médiane du premier anneau, que l'on appelle tête, sont placés deux yeux composés recourbés en croissant, et sur les bords des petits ocelles. Sur la face ventrale se présentent en avant les appendices masticateurs, en arrière les appendices locomoteurs. La mandibule consiste en une pince courte, mais très puissante. Chacune des deux mâchoires ou pédipalpes est formée de deux parties : la mâchoire proprement dite présentant de petites dentelures, et un palpe très volumineux s'avançant en arcade au devant du céphalothorax, et terminé par une pince très forte ; ce sont là les deux pinces qui font saillie en avant du corps des Scorpions. En arrière viennent quatre anneaux portant chacun une paire de pattes locomotrices terminées à leur extrémité par un ongle conique.

Le préabdomen est composé de sept anneaux dépourvus d'appendices, excepté le premier sur lequel s'insère un organe frangé vers les bords,

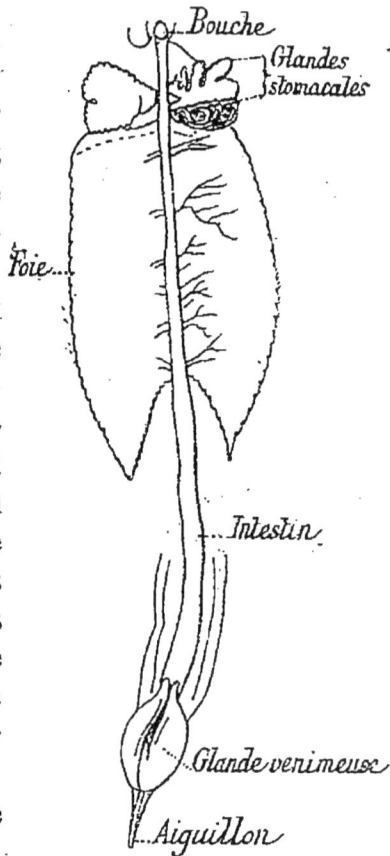

FIG. 250. — Tube digestif et glande venimeuse d'un Scorpion.

nommé peigne, et qui existe déjà chez les Limules ; entre les deux peignes sont placées les ouvertures externes des organes génitaux. Sur les faces ventrales et latérales des second, troisième, quatrième et cinquième anneaux du préabdomen sont percées des fentes transversales, au nombre de deux par anneau ; ces fentes correspondent aux ouvertures des poumons, ou stigmates. Le postabdomen est divisé en six anneaux.

Le tube digestif s'ouvre dans la région antérieure et ventrale du corps par une bouche, à laquelle fait suite un œsophage se renflant en un estomac très petit. De la poche stomacale part un intestin rectiligne, s'ouvrant sur la face ventrale du dernier anneau par un anus placé en avant de la vésicule venimeuse. L'appareil digestif possède en outre des annexes au nombre de deux : d'abord deux glandes stomacales, ensuite un foie très volumineux remplissant le céphalothorax, et dont les produits de sécrétion se déversent dans le tube digestif par un certain nombre de canaux.

Le système nerveux, assez complexe, est représenté par deux ganglions supra-œsophagiens se réunissant par deux commissures à un ganglion sous-œsophagien très volumineux; à celui-ci fait suite un long cordon renflé de distance en distance, sans que les dilatations ganglionnaires correspondent aux anneaux ; à la base du préabdomen, ce cordon se bifurque tout à fait et se divise en deux bandes qui vont jusqu'au dessous de la glande à venin. Ce long cordon n'est autre que la chaîne nerveuse ventrale.

La respiration est pulmonaire, c'est-à-dire que les tubes trachéens se condensent en cavités assez volumineuses découpées en alvéoles par des séries de lames. Ces cavités, chez les Scorpions, sont au nombre de quatre paires, creusées sur la face ventrale des deuxième, troisième, quatrième et cinquième anneau du préabdomen. Ils communiquent chacun avec l'extérieur par une ouverture allongée, le stigmate, par laquelle passe l'air servant à la respiration. L'appareil de la circulation se compose d'un cœur dorsal, placé au-dessus du tube digestif, entouré par un péricarde et envoyant le sang dans le corps par une aorte antérieure et des aortes latérales.

Ces animaux sont unisexués. Les mâles sont pourvus d'une paire de testicules latéraux, formés chacun de deux tubes reliés l'un à l'autre par des branches transversales. Les conduits excréteurs des deux testicules se réunissent en un canal déférent commun dont l'ouverture extérieure est placée entre les peignes. L'ovaire est unique, de forme allongée et divisé en trois parties, un tube médian et deux tubes latéraux réunis par des branches transversales. Des tubes latéraux portent deux oviductes se réunissant pour aboutir à une ouverture commune placée entre les peignes.

La glande à venin, qui termine le postabdomen, sert à la défense et à la préhension des aliments. Quand, en effet, un Scorpion saisit un animal, il le prend d'abord avec les deux pinces antérieures dépendant des mâchoires, il le relève ensuite au-dessus de son corps, et en même temps la queue se recourbe en avant, de telle sorte que l'aiguillon vient se placer au-dessous de l'animal saisi; alors, par une détente brusque, le Scorpion enfonce son aiguillon dans le corps de la victime. L'appareil venimeux est constitué par une vésicule recueillant le venin que sécrètent deux glandes placées dans l'anneau précédent; de la vésicule part un canal excréteur venant s'engager dans l'aiguillon. Il existe, en outre, deux muscles latéraux, servant à comprimer le réservoir pour expulser le venin.

Les premières phases du développement se passent dans les conduits sexuels; les femelles sont donc vivipares. L'embryogénie est assez condensée, le vitellus nutritif étant très abondant. Sans faire la description complète de tout leur développement, il faut remarquer qu'à un moment donné, la larve présente six paires d'appendices insérés sur le céphalothorax et six sur l'abdomen. Ces derniers sont transitoires, ils disparaissent, les six premiers seuls persistent. A ce stade de douze paires d'appendices, les jeunes Scorpions ont la même formule d'appendice que les Mérostomatés; le fait est très important, puisqu'il montre les relations établies

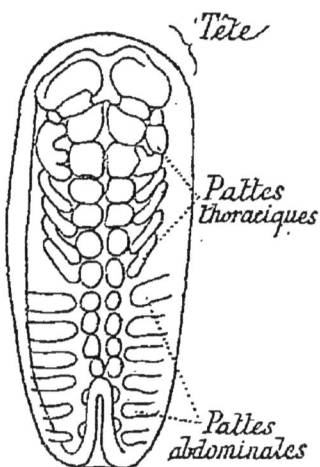

FIG. 251. — Embryon de Scorpion.

entre les Mérostomatés et les Arachnides, comme on a déjà vu les relations entre les Trilobites et les Mérostomatés.

L'ordre des Scorpionides se divise en deux sous-ordres : 1° Celui des *Pseudoscorpionides* à abdomen ovalaire dépourvu d'appareil venimeux et qui respirent par des trachées; ce sous-ordre renferme quelques genres de petite taille, tels que les Chélifer qui vivent dans les vieux murs, les Obisium qui vivent dans les mousses. 2° Celui des *Euscorpionides*, à abdomen pourvu d'appareil venimeux et qui respirent par des poumons.

L'ordre des Euscorpionides renferme un certain nombre de familles dont les plus importantes sont celles des *Androctonidés* et des *Scorpionidés*. — Les **Scorpionidés**, caractérisés par la forme pentagonale de la face ventrale de leur tête, renferment le genre *Scorpio*, dont deux espèces, le *Scorpio flavicaudus* ou Scorpion à queue jaunâtre, et le *Scorpio occitanus* à teinte presque noire, vivent chez nous.

La famille des **Androctonidés**, à face ventrale de la tête presque triangulaire, renferme de très gros Scorpions ; tel est le *Buthus afer* L., vivant en Afrique, et dont la piqûre peut parfois engendrer la mort, en raison même de la forte taille de la glande venimeuse, proportionnée à la grandeur de l'individu.

La piqûre des Scorpions de nos pays produit de l'œdème, des engorgements localisés d'ordinaire au membre lésé et cédant assez vite à des applications d'ammoniaque ; les cas de mort, s'il en existe, sont fort rares.

SCORPIONIDES. {
  Pseudo-Scorpionides.
  Euscorpionides..... {
    Androctonidés. — Buthus afer.
    Scorpionides.. — Scorpio { Flavicaudus. Occitanus.
  }
}

ARANÉIDES. — Les Aranéides, encore nommées Araignées, forment le deuxième ordre des Arachnides. Leur corps est nettement divisé en un céphalothorax et un abdomen. Le céphalothorax porte les six paires d'appendices, et souvent un ou deux anneaux antérieurs se détachent du reste pour former une petite tête. L'abdomen est volumineux et n'offre aucune trace de segmentation. La peau est molle et ne forme point de carapace résistante comme chez les Scorpionides.

La bouche, située à la face ventrale du céphalothorax, est entourée par les appareils de mastication. Les mandibules sont formées par un article basilaire portant un fort appendice conique et terminé en pointe. Les mâchoires sont aussi constituées par une pièce basilaire et un palpe variant de forme suivant les sexes ; chez le mâle, en effet, le palpe est creusé en une cuiller servant à recueillir le sperme. Les quatre autres paires de pattes sont semblables à celle des Scorpions. Chez les Araignées, il existe une glande à venin placée dans la partie basilaire de la mandibule, et débouchant à l'extérieur par un canal qui s'ouvre à l'extrémité de la pointe de l'appendice conique inséré sur l'article basilaire.

Les Aranéides possèdent, en outre, d'autres glandes situées dans la région postérieure du corps, nommées glandes séricigènes, parce qu'elles sont destinées à sécréter une substance visqueuse qui, en se durcissant au conctact de l'air, constitue des fils avec lesquels elles tissent leur toile. Ces organes fileurs se composent de trois amas de glandes volumineuses, placées à droite et à gauche du corps dans la

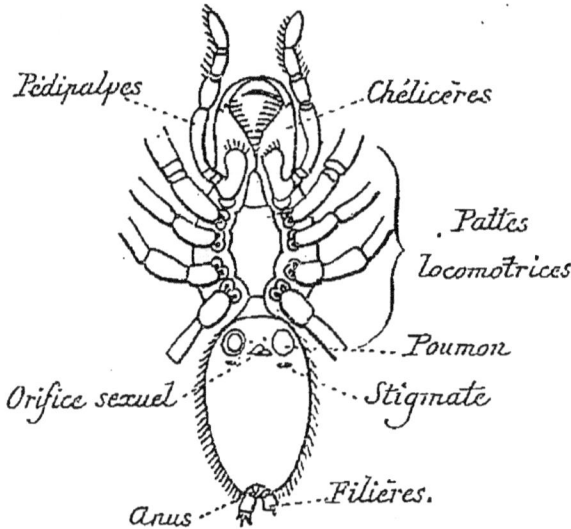

FIG. 252. — Aspect extérieur d'une araignée, vue par la face ventrale.

région terminale de l'abdomen, et de canaux vecteurs venant déboucher dans deux paires ou trois paires de mamelons postérieurs, ou filières,

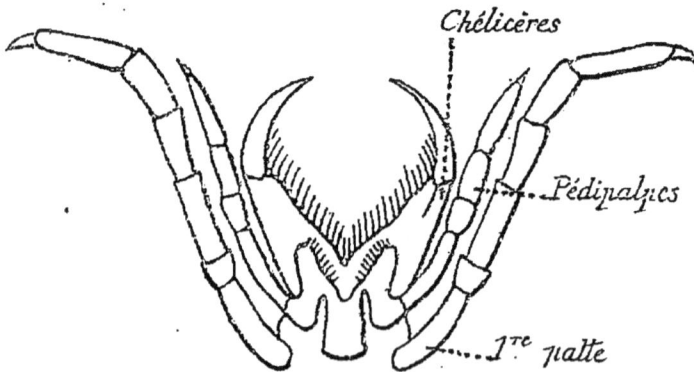

FIG. 253. — Pièces buccales d'une araignée.

percés au sommet d'un très grand nombre de trous très fins par lesquels passent les filaments de soie. Ces filaments arrivent visqueux, mais ne tardent pas à durcir au contact de l'air ; l'individu, en tissant,

les saisit avec ses pattes thoraciques et les enchevêtre pour en former
une toile.

L'appareil digestif débute par une bouche ventrale donnant accès
dans un pharynx musculeux ; ce dernier se continue par un œsophage
court, débouchant dans un estomac volumineux et muni latéralement
de cinq petits cœcums. A l'estomac fait suite un intestin dilaté sur le

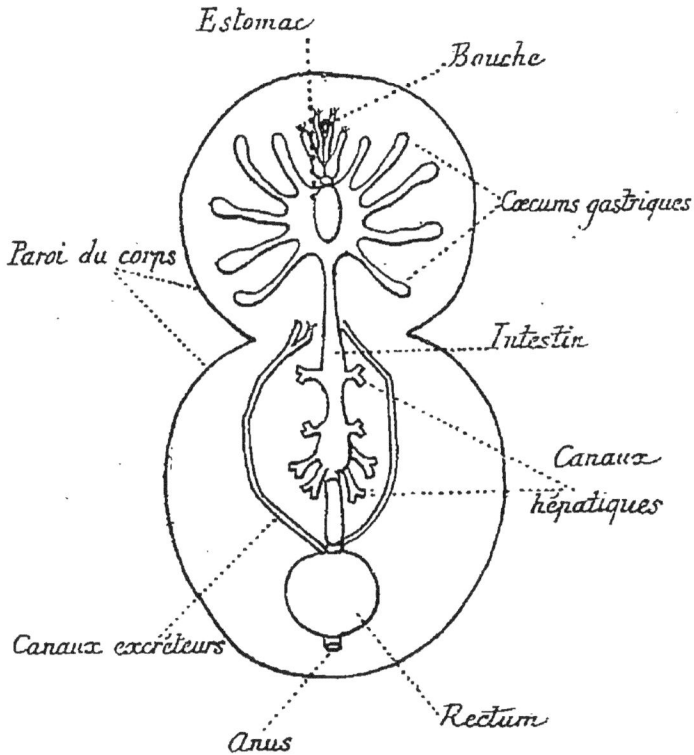

FIG. 254. — Tube digestif d'une araignée.

milieu de son trajet, et se rendant dans une ampoule rectale pyriforme ; celle-ci, par un tube court, communique avec l'anus placé à
l'extrémité postérieure de l'abdomen, entre les mamelons par où
s'écoule la soie. A droite et à gauche de l'intestin, on trouve une volumineuse glande hépatique, s'ouvrant par de nombreux conduits dans
la dilatation médiane du tube digestif. De plus, dans l'ampoule rectale débouchent deux conduits tubulaires, appelés *tubes de Malpighi*,
qui sont probablement des organes excréteurs.

Le système nerveux ressemble dans ses grands traits à celui des
Scorpions, mais il est plus condensé ; il se compose de deux ganglions

supra-œsophagiens réunis, par un collier, à un volumineux ganglion sous-œsophagien qui représente à lui seul la chaîne ventrale des Scorpions presque entière. Les organes des sens sont principalement des ocelles placés sur la tête en nombre variable.

Les fonctions de la respiration sont localisées dans des poumons semblables à ceux des Scorpions, s'ouvrant par des stigmates sur la face ventrale de l'abdomen. Ils sont tantôt au nombre de deux (une paire), tantôt au nombre de quatre (deux paires), d'où une classification des Aranéides en Dipneumones et Tétrapneumones. L'appareil circulatoire ressemble dans ses grands traits à celui des Scorpionides ; du cœur très long, entouré d'un péricarde, partent des aortes antérieure et latérales se rendant dans les réseaux lacunaires des divers organes ; de là il va aux poumons et revient vivifié au cœur.

Les sexes sont séparés. Les testicules sont des tubes pelotonnés sur eux-mêmes, recourbés dans l'abdomen, et dont les canaux déférents

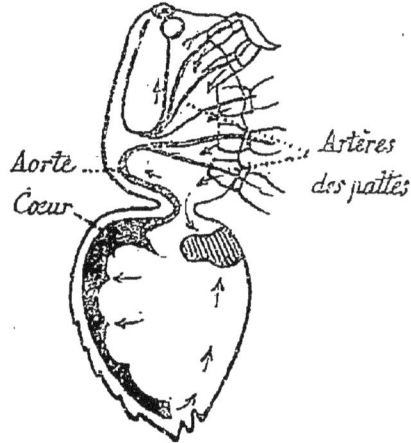

Fig. 255. — Système circulatoire d'une araignée.

vont s'ouvrir dans les stigmates pulmonaires. Le mâle ne possède pas d'organe de copulation spécial, mais le palpe de sa mâchoire se modifie en un organe particulier en forme de cuiller, dans lequel s'accumule le sperme. Au moment de la fécondation, le mâle recueille la semence, qu'il introduit à l'aide de son palpe dans les ouvertures femelles placées également entre les stigmates pulmonaires de l'abdomen. Le mâle, étant d'habitude plus petit que la femelle, se retire aussitôt après l'accouplement, de peur que la femelle ne le tue. Très souvent même, dans certaines espèces, le mâle ne s'approche que lorsqu'il a compris, à l'aide de certains artifices qu'il serait trop long de décrire, qu'il ne court aucun danger. Les femelles possèdent deux ovaires cylindriques placés dans l'abdomen, aboutissant par un oviducte au pore génital.

L'embryogénie rappelle celle des Scorpionides, en ce sens que les jeunes, avant d'arriver à la forme définitive, présentent six anneaux abdominaux portant des appendices qui disparaissent ensuite.

Les Aranéides n'ont presque pas d'importance médicale ; cependant, on peut parfois employer la toile des araignées comme hémostatique dans de petites hémorragies. La piqûre de leur glande à venin occasionne aussi des accidents semblables à ceux causés par les Scorpions, mais moins graves, à cause sans doute de la quantité plus petite de venin déversé. Cependant les *Mygales*, grandes araignées des pays chauds, déterminent souvent par leurs piqûres des plaies très longues à guérir.

Une Aranéide, qui habite les régions méditerranéennes, la *Lycosa Tarentula*, déterminerait par sa piqûre une série d'accidents nerveux, dont l'ensemble est décrit sous le nom de Tarentisme. Mais les légendes populaires ont contribué pour beaucoup à donner à ces accidents, et aux moyens souvent bizarres employés dans le peuple pour les guérir, une importance qu'ils ne méritent pas.

L'ordre des Aranéides se divise en deux sous-ordres : les *Phalangides,* et les *Aranéides vrais* ou *Euaranéides.* Les premiers jouent, par rapport aux seconds, le rôle que jouent les Pseudoscorpionides vis-à-vis des Euscorpionides. Les Phalangides respirent par des trachées, et les Aranéides par des poumons. Parmi les Phalangides, on peut citer le *Phalangium* (ou Faucheur), aux longues pattes, vivant dans les mousses, l'herbe.

Les Aranéides proprement dits, ou Euaranéides, se divisent en deux tribus, suivant qu'elles possèdent quatre poumons ou deux poumons : les premières ont été appelées *Tétrapneumones,* et les secondes *Dipneumones.*

Les Tétrapneumones renferment des types de grande taille, comme les *Mygales*, vivant dans l'Amérique intertropicale, et pouvant parfois être amenés en Europe avec des chargements de bois. Dans nos pays vit le G. *Atypus*, araignée de grande taille, mais plus petite que la précédente.

Les Dipneumones se divisent en plusieurs sous-tribus, dont les principales sont les *Saltigrades*, les *Tubitelaires* et les *Orbitelaires*. Les Saltigrades renferment des individus ne tissant pas de toiles, et poursuivant leur proie sur les murs. Les Tubitelaires filent des toiles horizontales munies de réduits tubulaires dans lesquels elles se cachent ; l'espèce principale de cette sous-tribu est l'Araignée qui vit dans nos maisons : la *Tegeneria domestica*. Les Orbitelaires filent au contraire des toiles verticales, dont les fils rayonnent à partir d'un point central, et sont croisés par d'autres fils concentriques ; les individus occupent habituellement le centre. L'*Epeïra Diadema* se rencontre fréquemment dans nos jardins ; on a donné à sa toile le nom de Fil de la vierge.

ARANÉIDES.	*Phalangides.* — G. Phalangium.		
	Aranéides proprement dits ou Euaranéides.	Dipneumones, deux poumons..	Saltigrades . Pas de toile.
			Tubitelaires. Toiles avec réduits en forme de tube.
			Orbitelaires. Toiles concentriques.
		Tétrapneumones, quatre poumons.	.... Mygales.
			.... Atypus.

ACARIENS. — Les Acariens renferment les Arachnides les plus importantes à connaître. Tous les jours, en effet, le praticien peut être mis en présence de sujets atteints de maladie de peau causées par des ectoporasites appartenant à l'ordre des Acariens. Nous nous appliquerons donc à les décrire tant au point de vue morphologique qu'au point de vue des mœurs, afin que l'on puisse facilement les reconnaître et porter un sûr diagnostic.

Les Acariens constituent le troisième ordre des Arachnides normaux. On peut les considérer comme des Aranéides réduits quant à la taille, et simplifiés quant aux organes, modifications entraînées sans doute par la vie parasitaire.

Leur corps, en général, de forme arrondie ou ovalaire, permet rarement de distinguer le céphalothorax de l'abdomen ; les téguments portent de très nombreuses soies. Les quatre paires d'appendices locomoteurs sont courts, ramassés, et munis de soies longues, transformées parfois en crochets. Les deux paires d'appendices masticateurs varient de forme suivant les genres ; parfois ils sont disposés pour mordre, et rappellent en petit ceux des Aranéides. D'autre fois, et c'est là le cas le plus fréquent, les deux mâchoires se soudent en un tube formant une trompe dans l'intérieur de laquelle sont renfermées les mandibules ou chélicères transformées en un stylet ; l'animal pique la peau de son hôte avec ces stylets, et suce le sang avec la trompe.

Les organes internes ressemblent à ceux des Aranéides, mais avec une simplification plus grande. L'appareil digestif se compose d'une bouche, d'un œsophage, d'un estomac muni de cœcums latéraux comme chez les Aranéides, et d'un intestin s'ouvrant par un anus postérieur. Au rectum sont annexées deux glandes semblables aux tubes de Malpighi ou aux organes excréteurs des Aranéides. L'appareil nerveux est représenté seulement par un volumineux ganglion dorsal. La circulation est lacunaire et la respiration est cutanée, puisque, sauf des cas assez rares, il n'existe ni trachées, ni poumons.

Les organes sexuels sont portés par des individus différents, et sont constitués par deux glandes, tantôt séparées, tantôt réunies, dont les conduits débouchent au dehors entre les bases des pattes de la dernière paire. Le développement est très condensé, et, à mesure que

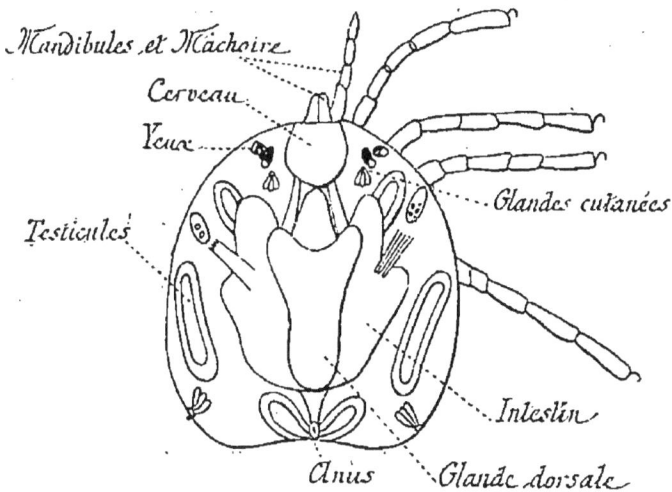

FIG. 256. — Anatomie d'un Acarien.

l'embryon se développe dans la coque ovulaire, il mue ; le produit de cette mue s'appliquant au-dessous de la coque, forme une deuxième membrane protectrice nommée le Deutovum. Il apparaît d'abord trois paires de pattes, comme chez les larves Nauplius des Crustacés, puis deux autres paires, puis enfin la dernière paire. L'embryon sort de l'œuf lorsqu'il possède à peu près toutes ses pattes, et subit souvent des migrations accompagnées de mues de la cuticule.

Les principales familles sont : les *Dermatophyllides*, les *Sarcoptides*, les *Tyroglyphides*, les *Gamasides*, et les *Ixodides*. Il en existe bien d'autres, mais nous les passerons sous silence, car elles ne nous intéressent pas.

Les **Dermatophyllides**, caractérisés par leur corps allongé et vermiforme, renfermant un type parasite de l'homme : le *Demodex folliculorum*. Cet Acarien vit, ainsi que son nom l'indique, dans les glandes sébacées et les follicules pileux de l'homme. Son corps est allongé, vermiforme, la tête et le thorax sont confondus en un céphalothorax divisé en quatre anneaux par quatre stries transversales, entre lesquelles s'insèrent les quatre paires de pattes courtes, coniques, et armées de griffes.

Lorsque les jeunes sortent de l'intérieur de la mère où ils ont commencé à parcourir les premières phases de leur évolution, ils s'introduisent dans les canaux des glandes sébacées. L'animal grandit, le céphalothorax se développe, les deux paires de pattes antérieures se transforment en suçoirs, les quatre autres restent rudimentaires. Lorsque le développement est achevé, l'animal emplit toute la lumière du conduit des glandes, et la sécrétion sébacée s'accumule alors autour de son corps. Des poussières, des impuretés, s'accumulent au-dessus de lui et apparaissent comme des petits points noirâtres qui trahissent la présence du parasite. Les Demodex folliculorum habitent surtout la peau du visage, plus particulièrement les ailes du nez et le front. Leur présence est absolument inoffensive; on s'en débarrasse en exerçant une pression latérale sur les régions où ils sont enfoncés.

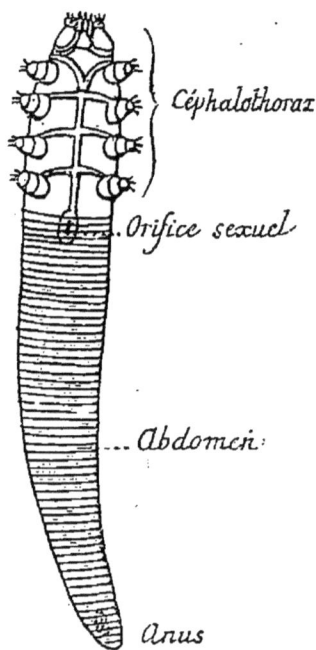

Fig. 257. — Demodex folliculorum.

La deuxième famille des Acariens est celle des **Sarcoptides**, remarquables par leur corps trapu, ramassé, dont les mandibules ou chélicères sont disposées pour mordre et mâcher. Cette famille renferme un genre qui nous intéresse particulièrement : le *G. Sarcoptes*, dont une espèce, le *Sarcoptes scabiei*, vit en parasite dans les téguments de l'homme, et détermine la gale. Les Sarcoptes de la gale habitent de préférence les espaces interdigitaux et les plis des articulations. Leur existence est décelée par la présence de petits vésicules auxquelles aboutit un sillon; ce sillon est la tranchée creusée par le

Sarcopte dans l'épiderme. Lorsqu'on veut obtenir le parasite, on dila-
cère avec une aiguille le sillon à quelques millimètres de la vésicule,
et on pénètre avec beaucoup de précautions au centre de cette dernière.
On passe alors sous le Sarcopte qui se trouve habituellement dans
cette partie, et on l'amène au dehors. Les Sarcoptes ont un corps
arrondi, ovalaire, d'un blanc jaunâtre clair, un abdomen court, ramassé sur lui-même, pourvu de petites pattes terminées parfois par
des ventouses ; leurs dimensions sont très minimes, ils sont cependant
visibles à l'œil nu.

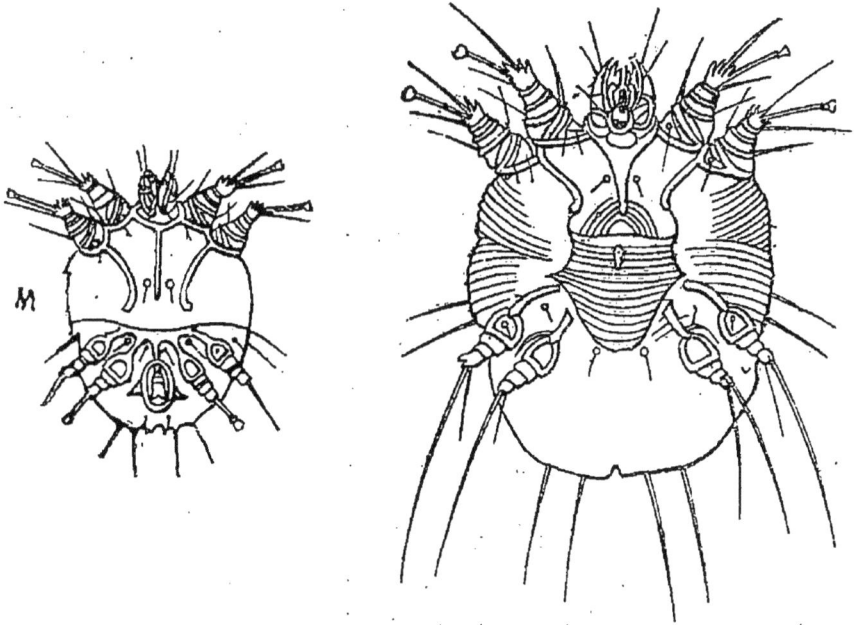

Fig. 258. — *Sarcoptes scabiei* mâle (à gauche) et femelle (à droite).

Les individus mâles sont différents des femelles comme aspect. En
examinant le corps, on voit antérieurement une proéminence que l'on
pourrait prendre pour une tête ; mais cette proéminence est due aux
appendices masticateurs qui sont placés en avant du corps, et dont
l'ensemble est nommé le Rostre. Le Rostre est donc formé par les
chélicères, ou mandibules en forme de pinces, et les deux mâchoires
placées latéralement. Les appendices locomoteurs sont courts, coniques
et portent à leur extrémité libre une ventouse et de longs poils. Les
deux premières paires d'appendices sont tournées en avant, les deux
dernières en arrière. Chez le mâle, les pattes des première, deuxième,

et quatrième paires supportent chacune des ventouses ; ces ventouses ont la forme de longs tubes terminés par une partie renflée. Les pattes de la troisième paire sont terminées par une longue soie effilée. Chez les femelles, les deux premières paires seules sont munies de ventouses. Tous ces membres s'insèrent sur la face ventrale du corps, renforcée chez le mâle par des pièces chitineuses qui manquent à la femelle. Sur la face dorsale, l'épiderme porte des épines et de longs poils tournés en arrière. L'existence de ces appendices a pour but de donner à l'animal un point d'appui pour lui permettre de creuser ses galeries et de continuer à avancer. Le mâle possède un petit organe copulateur entre les deux dernières paires de pattes.

La femelle de *Sarcoptes scabiei* est beaucoup plus grande que le mâle ; l'aspect de son corps est à peu de chose près le même ; les différences portent sur les appareils dont les pattes sont munies. En effet, tandis que chez le mâle les première, deuxième et quatrième paires de pattes sont pourvues de ventouses, la femelle en possède seulement sur les deux paires antérieures. Quant aux deux paires de pattes postérieures, elles se terminent par de très longues soies. On ne remarque pas sur la face ventrale des plaques chitineuses semblables à celles du mâle. La femelle est mieux armée, c'est-à-dire que les organes buccaux sont bien mieux disposés pour mordre ; aussi est-ce particulièrement la femelle qui peut, à l'aide de son armature buccale, inciser l'épiderme et se creuser des sillons profonds. — La fécondation s'effectue lorsque les individus sont encore à la surface de la peau. Le mâle habite des petites vésicules sous-épidermiques, dont la formation a été déterminée par sa présence. La femelle, par contre, lorsqu'elle a été fécondée, creuse sous la peau des sillons pour aller y déposer ses œufs. Lorsqu'une femelle de Sarcopte cherche à pénétrer sous l'épiderme, elle applique sa tête sur la peau, relève son abdomen et alors incise avec ses organes masticateurs. L'incision est d'abord transversale ; la grandeur n'étant pas suffisante pour permettre à l'animal de pénétrer, il fait une nouvelle incision à droite de la première, puis une troisième à gauche dans le prolongement de la première. Dès lors, l'ouverture est suffisamment grande pour lui permettre de pénétrer sous l'épiderme, c'est-à-dire de s'enfoncer peu à peu dans la peau. Lorsque l'animal a complètement disparu, l'épiderme, au point où il se trouve, est distendu, lisse et brillant. Il est alors facile de trouver le parasite. L'animal continue ensuite son sillon, qui

tantôt est droit, tantôt oblique, et mesure environ de un à deux centimètres de longueur. Dans l'intérieur de ce sillon, la femelle dépose
les œufs, préalablement fécondés par le mâle lorsqu'elle était encore
à la surface de la peau, et meurt ensuite. Les jeunes se développent,
se creusent des galeries pour venir au dehors sur la peau, se fécondent alors, puis creusent des sillons et recommencent le cycle déjà
décrit par leurs parents.

C'est particulièrement la nuit que l'animal travaille ; aussi est-ce à
ce moment que les démangeaisons sont les plus fortes. Le mâle attend
la nuit pour aller féconder la femelle.

La troisième famille est celle des **Tyroglyphides**. Ces Acariens
vivent en parasites sur divers corps organiques. Leur forme est
allongée, les pattes ont cinq articles terminés par des griffes. L'espèce
la plus importante est le *Tyroglyphus Siro*.

La famille des **Gamasides** renferme des animaux parasites des
Insectes, des Oiseaux et des Mammifères. Leurs pattes sont poilues
et terminées par des griffes et une ventouse vésiculaire.

Les **Ixodides** renferment des animaux beaucoup plus gros que
les précédents, et à armature buccale disposée pour piquer et sucer.
Certaines espèces du genre *Argas* vivent sur les Colombins, les Gal-

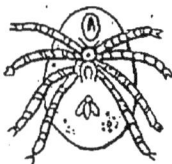

Fig. 259.
*Argas grossi quatre
fois environ.*

linacés ; certaines autres, l'*Argas persicus*, qui habite l'Asie-Mineure, la Perse, l'*Argas americanus* de
l'Amérique du Sud, vivent dans les habitations et
s'attaquent à l'homme. Accidentellement, des Gamasides ou des Ixodides sont transmis à l'homme par
les mammifères ou les oiseaux sur lesquels ils vivent ; ces individus transportés sucent alors le sang
en piquant la peau, puis se détachent et tombent
sans que leur piqûre produise des accidents plus graves que ceux
occasionnés par la piqûre d'une punaise ou celle d'une puce.

SOLIFUGES. — Les Solifuges ou Solpugides sont des Arachnides
de grande taille, semblables à de grosses araignées par l'aspect général ; seulement, leur abdomen présente une division en anneaux fort
nette. Les mandibules sont très fortes et possèdent une volumineuse

glande à venin ; toutes les pattes locomotrices sont terminées par une double griffe. Les autres systèmes organiques ressemblent à ceux des Arachnides.

Le principal genre est le genre *Galéodes*, qui habite le Sahara et vit dans le sable. Sa morsure, sans produire des accidents bien graves, est presque redoutée à l'égal de celle du Scorpion.

PÉDIPALPES. — Les Pédipalpes sont surtout intéressants en ce qu'ils effectuent une transition entre les Scorpionides et les Aranéides. Cet ordre renferme deux genres principaux : le genre *Telyphone* et le genre *Phryne*. Les Telyphones ressemblent à des Scorpions dont le post abdomen serait devenu mince, étroit, et aurait perdu sa glande à venin ; comme chez les Scorpions, le palpe de la mâchoire est transformée en une pince, moins forte cependant que celles des Scorpionides. Les Phrynes ressemblent davantage à des Araignées, en ce sens que le post abdomen, déjà bien rabougri chez les Telyphones, s'est confondu avec le préabdomen de manière à ne faire qu'une seule masse ovalaire semblable à l'abdomen des Aranéides. Les transitions dans l'aspect du corps existent aussi pour les organes internes, de sorte que, sous tous les rapports, les Pédipalpes constituent un vrai groupe de passage entre les deux principaux ordres des Arachnides normaux, les Scorpionides et les Aranéides.

Les Pédipalpes habitent les contrées intertropicales.

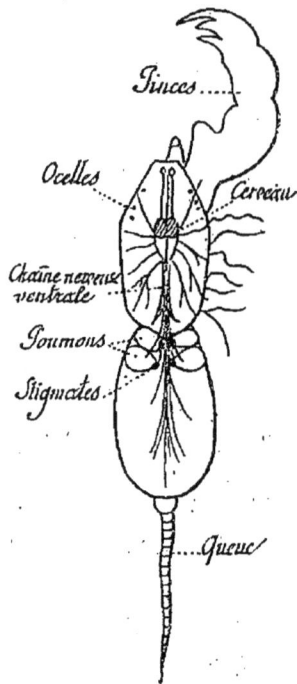

FIG. 260. — Aspect extérieur et système nerveux d'une *Telyphone*.

PYCNOGONIDES. — Les Pycnogonides sont de petits animaux vivant dans la mer, et possédant sept paires d'appendices, soit une paire de plus que les Arachnides vrais. Le corps, de forme ovalaire, divisé souvent en un céphalothorax et un abdomen, possède en avant une paire de mandibules en forme de pince, et une paire de mâchoires ;

de plus,; la bouche est portée au sommet d'une trompe qui paraît être une saillie des téguments péribuccaux. En arrière viennent quatre paires de pattes ordinaires, et une paire supplémentaire de pattes portant les œufs, située en avant de la première paire et en arrière

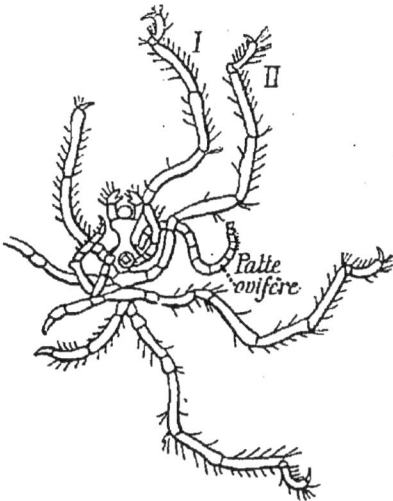

des mâchoires ; ce qui porte le nombre total d'appendices à sept paires. Les pattes sont très longues, terminées par des griffes, et contiennent des prolongements du tube digestif et des organes génitaux, d'où le nom de Pantopodes sous lequel on désigne souvent ces animaux.

Leur embryogénie est fort curieuse. Les Pycnogonides passent par un état larvaire, nommé *Protonymphon*, caractérisé par la présence de trois paires de pattes, comme les Nauplius des Crustacés ; seulement, les deux premières paires de pattes deviennent

FIG. 261. — Aspect extérieur d'un Pycnogonide.

des appendices masticateurs et non des antennes. Les Protonymphon des Pycnogonides vivent en parasites sur les colonies d'Hydraires.

TARDIGRADES. — Les Tardigrades sont des Arachnides de petite taille, vivant pour la plupart au milieu de la mousse des toits. Ils présentent, de concert avec les Rotifères, le phénomène si intéressant de la réviviscence ; c'est-à-dire que, lorsque ces animaux se trouvent privés accidentellement d'eau, toutes leurs fonctions s'arrêtent, et ils vivent d'une vie latente ; lorsque leur corps est derechef humecté, ils reviennent à la vie. — Leur corps est allongé, large, terminé par les deux dernières pattes qui s'écartent l'une de l'autre en fourche. La bouche, munie d'une petite trompe, renferme deux stylets, les seuls représentants des deux paires d'appendices masticateurs. Sur les côtés du corps existent trois paires de pattes réduites à des petits mamelons portant quelques soies en forme de crochets recourbés ; la quatrième paire est tout à fait postérieure.

Leur organisation est très simple. Ils possèdent un tube digestif percé de deux ouvertures, une bouche antérieure et un anus postérieur ; l'estomac est large, muni parfois de cœcums latéraux. La respiration est cutanée, la circulation lacunaire, et l'appareil nerveux est représenté par des ganglions sus et sous-œsophagiens réunis par un collier. Les Tardigrades sont hermaphrodites.

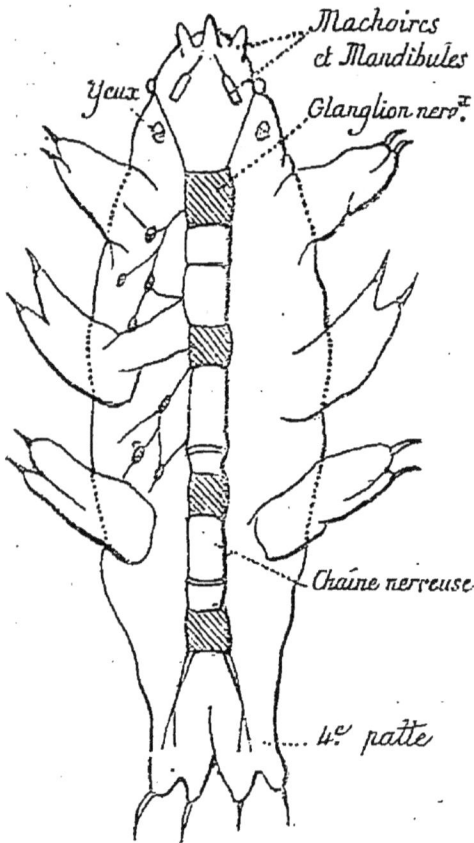

FIG. 262. — Schema d'un Tardigrade.

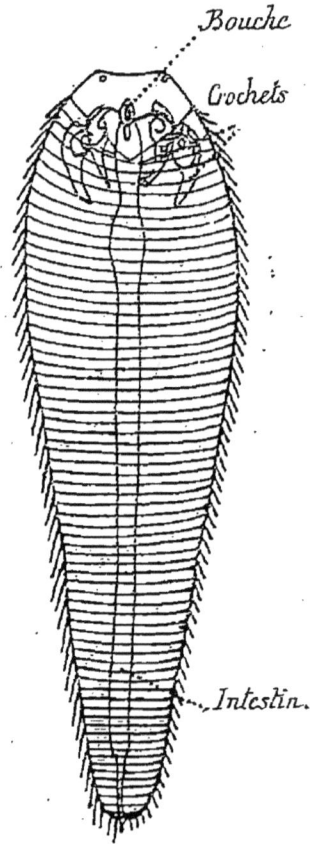

FIG. 263. — Schema d'une Linguatule du genre *Pentastomum*.

L'organisation de ces animaux rappelle, on le voit, celle des Arachnides normaux, mais avec une simplicité très grande ; les appendices existent bien, mais sont très réduits, et tous les organes sont ramenés à leur plus simple expression.

LINGUATULES. — Les Linguatules sont très probablement des Arachnides dégradés à cause de leur vie parasitaire. Leur corps est allongé, vermiforme, élargi en avant, rétréci en arrière, divisé en anneaux nombreux par des plis de la cuticule. Les pattes manquent ;

les seuls appendices que l'on remarque sont deux paires antérieures de crochets, correspondant sans doute aux mandibules et aux mâchoires des autres Arachnides.

Le tube digestif est droit, muni d'une bouche antérieure et d'un anus postérieur, sans autres annexes qu'une paire de longs cœcums débouchant dans sa cavité, un peu en arrière de la bouche. Les organes respiratoires manquent ; la circulation est lacunaire. Le système nerveux est représenté par un ganglion sous-œsophagien, envoyant autour de l'œsophage un mince collier ; les ganglions sus-œsophagiens manquent. Les Linguatules sont unisexuées, contrairement à la plupart des parasites. Le mâle est plus petit que la femelle.

Les individus adultes de l'espèce la mieux connue, le *Pentastomum Tænioïdes*, vivent dans les fosses nasales du loup, du chien, et les œufs fécondés tombent sur le sol, dans l'herbe. Lorsque, par hasard, cette herbe est broutée par un herbivore, un mouton par exemple, les œufs arrivent dans le tube digestif de l'herbivore, parviennent dans le foie et s'y développent. Il sort de ces œufs une larve munie de deux paires de pattes ; l'existence de pattes montre bien que les Lingua-

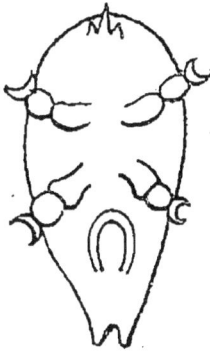

tules sont des Arthropodes, mais ne permet guère d'aller plus loin dans la recherche de leur position zoologique exacte. Ensuite, la larve s'enkyste, persiste ainsi pendant quelque temps, puis brise la paroi du kyste pour aller s'enkyster de nouveau, soit dans le foie, soit dans les tissus environnants. Plus tard, lorsque la chair ou bien lorsque les intestins de l'herbivore sont mangés par un chien ou un loup, les embryons gagnent les fosses nasales du carnassier au moyen de leurs pattes

Fig. 264. — Embryon de Pentastomum.

munies de crochets, et y deviennent adultes. Les deux paires de pattes se groupent autour de la bouche, le corps s'allonge et les organes sexuels apparaissent. — Les diverses espèces de Linguatulides vivent en parasites dans les fosses nasales et les voies respiratoires des Batraciens, des Reptiles et des Mammifères.

PÉRIPATES, PROTRACHÉATES OU ONYCHOPHORES

Les Péripates doivent être étudiés avec les Myriapodes et les Insectes. Quoique leur place exacte dans une classification naturelle soit encore incertaine, on les considère d'habitude comme des Protrachéates et comme étant l'origine des Myriapodes et des Insectes.

Leur corps est allongé, cylindrique, divisé en une série d'anneaux munis chacun d'une paire de pattes courtes, coniques, armées de soies très fortes. Par l'aspect du corps, par la présence de trachées et d'une seule paire d'antennes, ils se rapprochent beaucoup des Myriapodes. Cependant, si on entre plus intimement dans l'organisation des Péripates, on trouve des différences considérables entre ces deux classes.

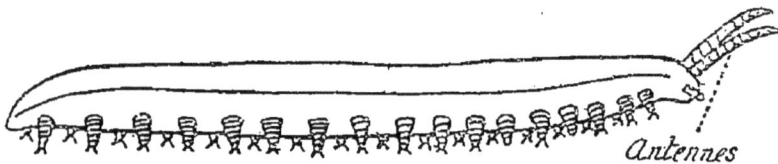

FIG. 265. — Aspect d'un Péripate.

L'anneau antérieur constitue une tête portant deux appendices cylindriques ou antennes, qui ne sont point tout à fait comparables, au point de vue de l'origine, aux deux antennes des Myriapodes et des Insectes. Chez ces derniers, les antennes dérivent de bourgeons qui naissent sur la tête, grandissent, et se divisent en articles; tandis que, chez les Péripates, c'est la partie supérieure de la tête qui s'allonge pour former les antennes. Sur la face ventrale de la tête s'ouvre la bouche, entourée d'une série de petites papilles, et renfermant une paire de mandibules. La bouche donne accès dans un œsophage renflé en une poche stomacale terminée par un intestin débouchant dans un anus postérieur.

Mais l'organisation des Péripates est surtout curieuse en ce que ces animaux possèdent un appareil particulier d'excrétion, formé par de véritables organes segmentaires semblables à ceux des Vers annelés polymériques. Dans chaque segment ou anneau, on trouve en effet deux tubes, un de chaque côté, enroulés sur eux-mêmes, s'ouvrant d'un côté dans les lacunes de la cavité générale, et de l'autre à l'extérieur vers la base des pattes. Aucun autre Arthropode ne possède d'organe segmentaire véritable. Cependant, divers auteurs considèrent comme

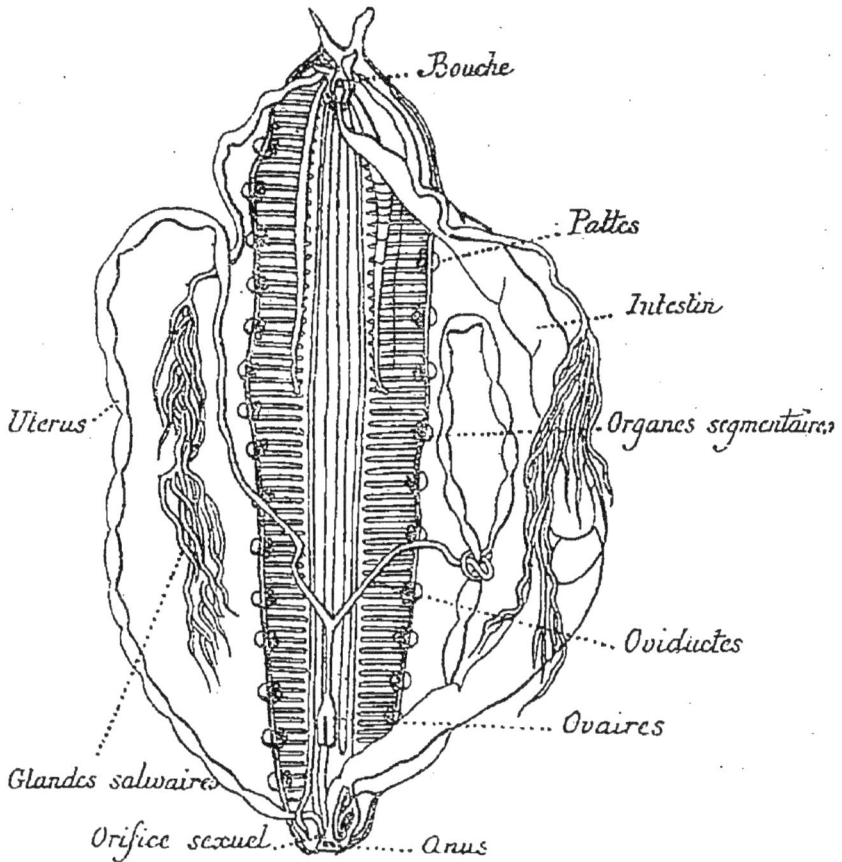

FIG. 266. — Anatomie d'un Péripate.

organes segmentaires la glande antennaire située dans la tête des Crustacés, mais on n'a pas encore démontré d'une manière certaine que cette glande s'ouvre dans les lacunes de la cavité générale. Il en est de même pour des glandes placées sur les côtés du corps de certains Isopodes. Et il est nécessaire, pour que ces organes aient la valeur d'organes segmentaires comme ceux des Péripates, qu'ils débouchent dans la cavité générale. Enfin, chez les Mérostomatés et les Arachnides, on trouve une glande coxale placée vers la base des pattes, que certains naturalistes anglais considèrent comme de vrais organes segmentaires ; mais il n'y a encore rien de sûr dans la valeur de ces assertions. Par conséquent, si les Péripates se rapprochent des Trachéates par les organes de la respiration, ils s'en écartent par la présence de vrais organes segmentaires.

A ce premier caractère différentiel s'en ajoutent plusieurs autres tirés du développement embryogénique. L'œuf subit, chez certaines espèces, une véritable incubation dans l'utérus, dont la paroi prolifère et forme une sorte de placenta analogue à celui des Mammifères. En se segmentant, l'œuf donne naissance à une planula dans laquelle apparaît, par le procédé épithélial typique, le mésoblaste sous forme de deux invaginations latérales du tube digestif. Une pareille formation de vésicules enterocœliennes bien nette n'existe pas chez les Arthropodes. Ces invaginations débutent sous la forme de deux vésicules qui s'isolent bientôt, s'avancent dans l'intérieur de la cavité de segmentation, vont à la rencontre l'une de l'autre et se fusionnent. Par leur réunion, elles donnent naissance aux deux feuillets mésoblastiques, limitant entre eux la cavité générale. Ce mode de formation est tout à fait normal et n'offre aucun caractère particulier. Mais le côté différentiel s'observe principalement dans l'évolution du blastopore. En effet, si on examine de face un embryon très jeune, on lui voit un blastopore arrondi qui s'allonge, et finalement se divise en deux parties, de sorte qu'au lieu d'un blastopore il y en a deux. Les deux ouvertures s'écartent ensuite l'une de l'autre et se portent vers les deux extrémités opposées du corps ; l'ouverture antérieure deviendra la bouche, et la postérieure l'anus ; entre les deux se formeront les anneaux. C'est là une évolution du blastopore fort curieuse, que l'on n'a signalée encore avec certitude nulle part ailleurs, et qui contribue à donner à l'ensemble du développement des Péripates un caractère très original.

Pour résumer, nous voyons donc que, par l'aspect extérieur du corps, par la présence de trachées dont les ouvertures extérieures sont régulièrement disposées sur chaque anneau, les Péripates se rapprochent des Arthropodes. Mais, par leur embryogénie et par la présence d'organes segmentaires, ils s'écartent complètement de tous les Arthropodes. Il faut donc en conclure que nous ne pouvons encore préciser nettement les affinités des Péripates ; créer avec eux un groupe de Trachéates primitifs ou Protrachéates est tourner la difficulté au lieu de la résoudre, car il reste à savoir si la présence de trachées suffit pour donner à cet animal le caractère d'Arthropode trachéate, ou bien s'il ne conviendrait pas d'accorder une plus grande importance à l'existence d'organes segmentaires vrais.

MYRIAPODES.

Les Myriapodes, ainsi que leur nom l'indique, sont des Arthropodes biantennés à corps composé d'une série d'anneaux portant chacun une ou deux paires de pattes. Le corps est allongé, cylindrique, terminé antérieurement par la tête munie d'une paire d'antennes placées sur la face dorsale. Sur la face ventrale, la tête porte, autour de la bouche,

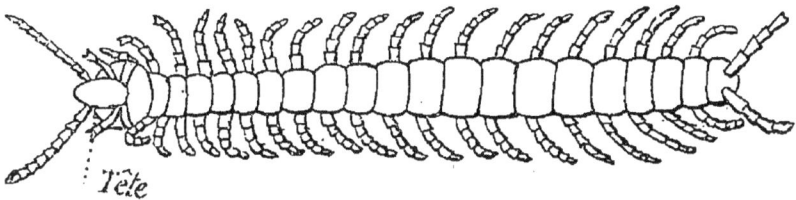

FIG. 267. — Aspect d'un Myriapode.

une paire de mandibules et deux paires de mâchoires munies de palpes assez développés. Les appendices portés par la tête sont ainsi en tout semblables à ceux des Insectes. En avant de la bouche, un bourrelet médian, surplombant la cavité buccale, forme une *lèvre supérieure* encore nommée *labre;* en arrière du labre viennent les mandibules et la première paire de mâchoires, et plus en arrière encore, surplomblant la partie postérieure de la bouche, se trouvent les deux mâchoires de la seconde paire, soudées sur la ligne médiane en un bourrelet, nommé *lèvre inférieure* par opposition à la lèvre supérieure dont elle forme le pendant. Chez les Myriapodes appartenant à l'ordre des Chilognathes, la première paire de mâchoires se soude avec la seconde.

Sur tous les anneaux du corps sont portés les véritables appendices sous la forme de pattes articulées, au nombre, suivant les ordres, de une ou deux paires par segments ; mais, dans tous les cas, les trois anneaux qui suivent la tête, ou anneaux thoraciques, ne sont jamais munis, comme les anneaux thoraciques des Insectes, que d'une seule paire de pattes. Chez les Chilopodes, la première paire de pattes, très volumineuse, se porte autour de la bouche et devient ainsi une vraie patte mâchoire.

La bouche donne accès dans un tube digestif terminé par un anus postérieur ; l'estomac, long et large, est muni de cœcums hépatiques, et dans le rectum débouchent des tubes excréteurs semblables à ceux des Insectes. — Le système nerveux est représenté par deux volumineux ganglions placés au-dessus de l'œsophage, autour duquel ils envoient deux bandelettes formant un collier œsophagien et se réunissant à des ganglions ventraux. De ces derniers part une chaîne nerveuse ventrale se renflant sur son parcours en ganglions correspondant aux anneaux. De cette chaîne ventrale partent à leur tour des nerfs se rendant à chaque paire de pattes.

La circulation s'effectue dans les lacunes conjonctives de la cavité générale ; le sang est mis en mouvement par un cœur allongé, nommé à cause de cet aspect *vaisseau dorsal,* placé au-dessus du tube digestif, et percé d'un très grand nombre d'ouvertures latérales par lesquelles le sang pénètre dans son intérieur. Ce vaisseau dorsal est muni d'aortes antérieures et latérales par où le sang chassé du cœur se rend dans les organes. — La respiration est trachéenne. Il existe en moyenne une paire de stigmates par segments ; ces segments sont placés vers la base des pattes.

Ces animaux sont unisexués. Le testicule et l'ovaire ont l'aspect de tubes, et s'ouvrent chez les Chilognathes par deux ouvertures sur la deuxième paire de pattes, chez les Chilopodes par un seul orifice placé dans la région postérieure du corps.

Sans parler des premiers stades du développement, constatons simplement qu'à un moment donné la larve offre une tête avec deux antennes et trois paires de pièces masticatrices, un thorax formé de trois anneaux munis chacun d'une paire de pattes, et un abdomen dépourvu d'appendices. A ce stade, une larve de Myriapode correspond, par le nombre des appendices, à un Insecte adulte. Plus tard, les appendices abdominaux apparaissent, et l'aspect de Myriapode se manifeste.

En résumé, l'organisation des Myriapodes rappelle tout à fait celle des Insectes ; la formule des appendices de la tête est la même ; les organes internes se ressemblent beaucoup ; la seule différence porte sur les anneaux placés en arrière des anneaux thoraciques. Chez les Insectes adultes ces anneaux sont dépourvus d'appendices et constituent un abdomen ; chez les Myriapodes adultes, ces anneaux sont

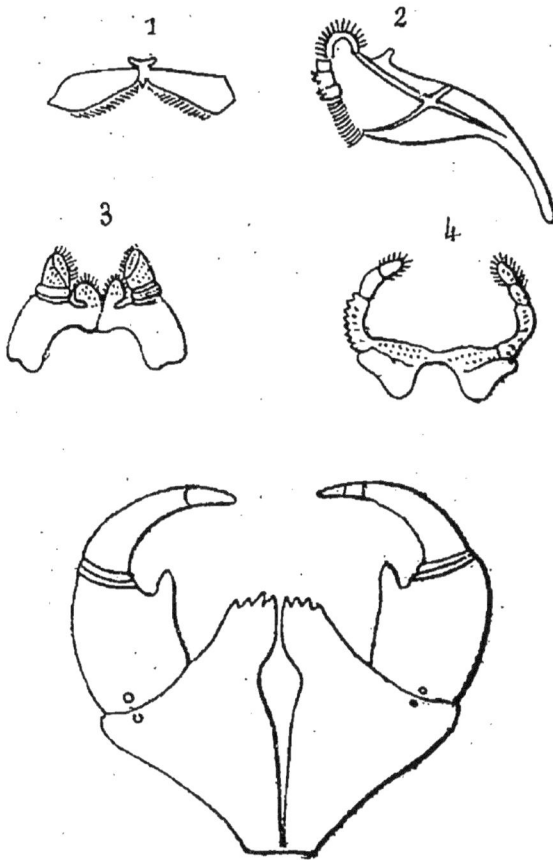

Fig. 268. — Pièces buccales d'une Scolopendre : 1. labre ; 2. mandibule ; 3. première mâchoire ; 4. seconde mâchoire ; dessin inférieur, première patte thoracique ou venimeuse.

munis de pattes et ressemblent ainsi aux trois segments thoraciques, de telle sorte qu'on ne peut guère établir de différences, sauf parfois sur le nombre des appendices, entre les anneaux du corps. Mais, par une convergence remarquable, les larves d'Insectes ont leurs anneaux abdominaux munis de pattes comme les Myriapodes adultes, et les larves de Myriapodes ont les anneaux abdominaux dépourvus d'appendices comme les Insectes adultes.

La classification des Myriapodes est basée sur la disposition des mâchoires et des pattes ; on les divise en *Chilognathes* et *Chilopodes*. Les **Chilognathes** se caractérisent par la présence de deux paires de pattes à chaque anneau, sauf aux trois anneaux antérieurs correspondant aux anneaux thoraciques, qui ne possèdent qu'une seule paire de pattes. Les deux paires de mâchoires sont soudées l'une à l'autre, et les orifices sexuels sont situés sur la deuxième paire de pattes. Les principaux Chilognathes sont les Iules et les Glomeris, qui vivent dans l'herbe, sous les écorces et les pierres.

Les **Chilopodes** n'ont qu'une paire de pattes à tous les anneaux du corps ; de plus, la première paire de pattes thoraciques est très volumineuse et terminée par un crochet s'avançant au-devant de la bouche pour saisir les aliments. Dans le crochet existe un conduit qui communique avec une glande à venin. Les mâchoires de la seconde paire sont seules soudées, et l'orifice sexuel, unique, est postérieur. Parmi les Chilopodes, citons le *G. Scolopendra*, dont la morsure occasionne, surtout celle des grosses espèces des pays chauds, des accidents presque aussi graves que ceux causés par la piqûre d'un Scorpion. Chez les Scolopendres, l'organe venimeux est constitué, comme on vient de le voir, par la première de pattes transformée en une paire de pattes mâchoires.

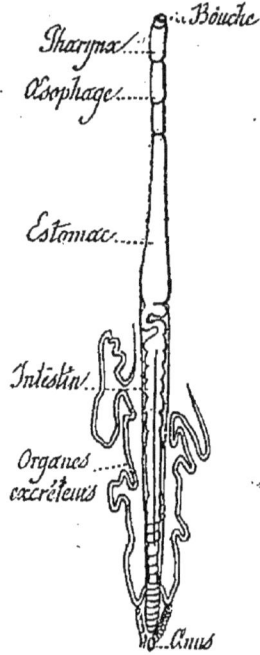

FIG. 269. — Tube digestif d'un Myriapode.

Les Myriapodes, comme la plupart des Insectes, vivent sur terre et respirent directement l'air en nature par leurs trachées.

INSECTES.

Les Insectes appartiennent à l'embranchement des Arthropodes et sont des Biantennés; de toutes les classes des Cœlomates, celle des Insectes comprend le plus grand nombre de genres et d'espèces;

mais, malgré cette diversité, l'organisation fondamentale est en général uniforme.

Dans le corps des insectes, on peut distinguer trois parties : une *tête*, un *thorax*, et un *abdomen* ordinairement dépourvu d'appendices chez l'adulte. La tête porte les deux antennes, les yeux, et la bouche avec les trois paires d'appendices masticateurs. Le thorax est formé de trois anneaux à chacun desquels on a donné des noms différents ; le premier a reçu le nom de *prothorax*, le second de *mesothorax*, et le troisième de *métathorax*. Sur leur face ventrale et inférieure, cha-

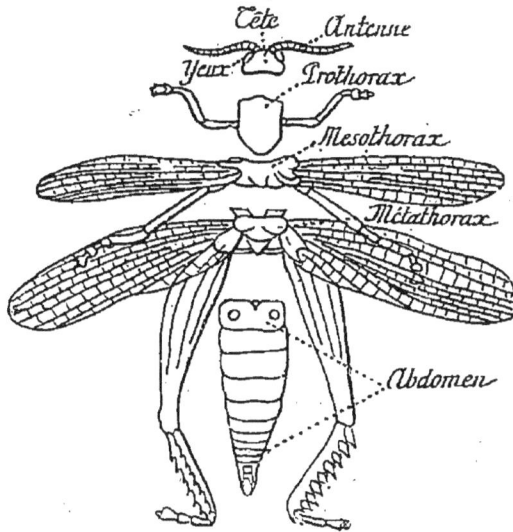

FIG. 270. — Schema des régions du corps d'un Insecte.

cun de ces anneaux porte une paire de pattes, tandis que sur la face supérieure du mésothorax et du métathorax sont placées les ailes lorsqu'elles existent. Quant à l'abdomen, le nombre des anneaux est presque toujours de dix ; ces anneaux sont dépourvus d'appendices, excepté quelques organes terminaux servant soit pour les fonctions de reproduction, soit comme appareils de défense, et que l'on considère comme des appendices modifiés.

Le corps est recouvert par une cuticule, dure d'habitude et chitinisée. Les antennes, formées d'une série d'articles, sont au nombre de deux, et affectent des formes très diverses suivant les groupes d'insectes ; tantôt elles ont l'aspect d'un fil, tantôt d'une raquette, tantôt d'une massue, etc. Les trois paires de pièces masticatrices subissent aussi des modifications considérables suivant les groupes et suivant leur rôle. On peut, à ce point de vue, diviser les insectes en broyeurs, lécheurs, suceurs, et piqueurs.

Chez les formes les plus inférieures des insectes, les Orthoptères par exemple, les pièces masticatrices sont toujours disposées pour broyer, et se divisent en une paire de mandibules et deux paires de mâchoires, comme chez les Myriapodes. Les mandibules et les mâchoires de la première paire sont cornées et munies de palpes s'avançant au-devant de la bouche. Quant aux pièces de la deuxième paire, elles se réunissent l'une à l'autre sur la ligne médiane, un peu en arrière de la bouche, comme chez les Myriapodes, pour former une lèvre inférieure munie de deux palpes, un de chaque côté. Cette soudure n'est pas trop prononcée chez les Orthoptères, mais elle est complète chez les autres Insectes. En outre, il existe au-devant de la bouche un bourrelet chitineux médian que l'on appelle lèvre supérieure ou labre. On le voit, la bouche d'un Insecte est semblable à celle d'un Myriapode. Diverses opinions ont été émises sur la nature du labre : les uns le considèrent comme une simple proéminence sans aucune valeur d'appendice, d'autres comme un appendice correspondant à la deuxième paire d'antennes des Crustacés.

En somme, chez les insectes broyeurs, les mandibules sont formées de deux fortes lames crochues, placées en regard l'une de l'autre ; les mâchoires de la première paire sont constituées par une pièce basilaire servant aussi à la mastication et portant un palpe pluri-articulé. La deuxième paire de mâchoires constitue la lèvre inférieure.

Les insectes seulement suceurs, tels que les Papillons ou Lépidoptères, ont les pièces disposées en vue de la succion. Pour accomplir cet acte physiologique, la première et la deuxième paire de mâchoires s'allongent et se réunissent en une trompe cylindrique ; les autres pièces sont atrophiées. — Chez les insectes lécheurs, tels que les Hyménoptères, les mandibules servent à la mastication, tandis que les deux paires de mâchoires se modifient plus ou moins en une trompe disposée pour lécher et sucer. — Chez les Insectes piqueurs, la lèvre inférieure se transforme le plus souvent en une trompe, dans l'intérieur ou bien autour de laquelle sont placées les mandibules et les mâchoires de la première paire transformées en stylets. L'animal pique avec ces stylets et suce avec sa trompe le liquide sorti de la piqûre. — Les principales modifications sont seules indiquées ici ; il en existe beaucoup d'autres, mais d'ordre secondaire, et effectuant des transitions entre les quatre principaux types décrits.

Sur le thorax, divisé en trois anneaux, pro, méso, et métathorax,

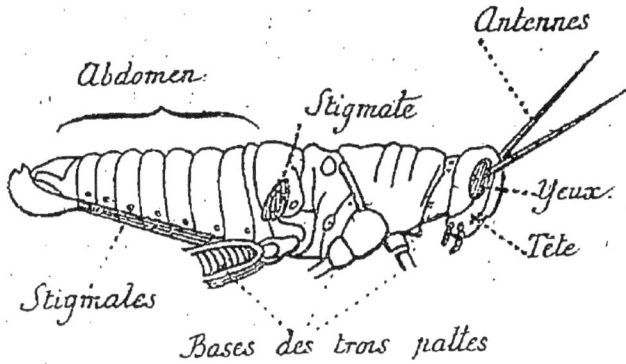

FIG. 271. — Aspect extérieur d'un insecte ; les ailes sont enlevées,
et il ne reste plus que les bases des pattes.

s'insèrent les organes de la locomotion, ou pattes, au nombre de trois paires ; chaque anneau porte une paire de pattes ; chaque patte est constituée par une pièce basilaire (hanche ou coxa) unie par un petit

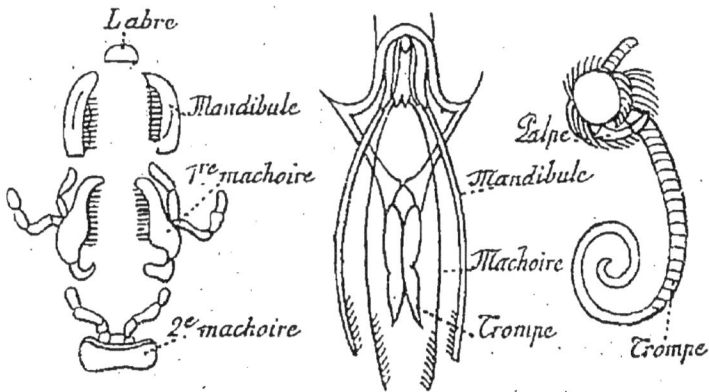

FIG. 272. — Pièces buccales des insectes ; à gauche, d'un insecte broyeur ; au milieu,
d'un insecte piqueur et suceur ; à droite, d'un insecte suceur.

article ou trochanter à un article allongé, la cuisse ou fémur. A la cuisse font suite d'abord la jambe ou tibia, ensuite le pied ou tarse, formé d'ordinaire lui-même par cinq articles placés bout à bout. — Sur le thorax, on trouve encore chez la plupart des Insectes des appendices, ou ailes, au nombre de deux paires ou d'une paire, portées par le mésothorax et le méthatorax. Lorsqu'il n'existe qu'une seule paire d'ailes (chez les Diptères), cette paire unique est insérée sur le mésothorax; la paire du métathorax est cependant représentée par deux petits mamelons nommés balanciers. Les ailes s'insèrent par une base étroite et s'élargissent en forme de lames transparentes très délicates, parcourues par des trachées constituant les nervures de l'aile. .Les ailes ne correspondent pas à des appendices vrais, mais bien à des expansions de la paroi latérale des anneaux du thorax, expansions munies de trachées et ayant sans doute servi aux insectes primitifs comme organes de respiration aquatique, absolument comme les larves aquatiques de certains insectes actuels possèdent des expansions semblables, ou branchies trachéennes, capables de puiser l'oxygène dissous dans l'eau.

Les ailes des Insectes n'affectent pas la même forme. C'est ainsi que les ailes antérieures se transforment chez les Coléoptères en deux lames cornées appelées *élytres*, servant à protéger les parties molles du corps et les ailes postérieures. Chez les Hémiptères, les ailes antérieures ne sont cornées que dans une moitié de leur étendue, d'où le nom d'*hémiélytres* qui leur a été accordé. Elles deviennent parcheminées chez les Névroptères. La deuxième paire s'atrophie chez les Diptères, et constitue ce que l'on appelle le balancier, etc. Nous reviendrons, du reste, sur ces différentes modifications à propos de la classification.

La bouche, placée sur la face inférieure de la tête, donne accès dans un tube digestif qui s'étend jusqu'à l'anus, ouvert à l'extrémité postérieure de l'abdomen. Le tube digestif présente, en allant d'avant en arrière, d'abord un œsophage droit, dilaté en une première poche appelée jabot, dans laquelle s'accumulent les aliments pour y subir un commencement de digestion. Au jabot fait suite assez souvent un petit étranglement conduisant dans une deuxième dilatation, nommée gésier par analogie avec le gésier des oiseaux; ses parois sont formées d'une cuticule chitineuse assez dure. Dans le gésier, les aliments sont triturés et préparés à subir l'action des sucs de l'estomac; ils passent ensuite dans le véritable estomac, sécrétant le suc gastrique, que l'on appelle ventricule chylifique. Au ventricule fait suite l'intestin proprement dit conduisant à l'anus terminal.

Sur tout le parcours de l'appareil digestif sont disposées des glandes annexes. Des glandes salivaires déversent leurs produits dans le jabot et l'œsophage ; un foie très volumineux entoure le ventricule chylifique et y verse le liquide qu'il sécrète. Au commencement du rectum débouchent dans l'intestin des organes doués de fonctions rénales et connus sous le nom d'organes de Malpighi : ce sont de longs tubes filiformes terminés en cul-de-sac à une extrémité et s'ouvrant de l'autre dans l'intestin. Tout autour de l'anus existent souvent des glandes nommées anales à cause de leur position, et accomplissant des fonctions très variables suivant les groupes, mais toujours en rapport avec la défense de l'individu et la protection des jeunes.

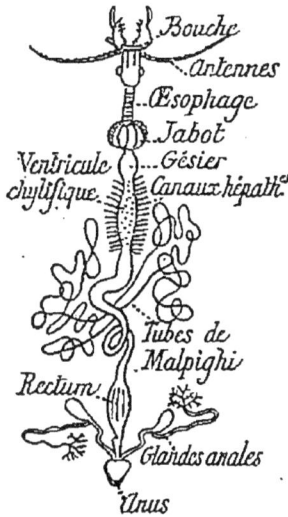

FIG. 273. — Tube digestif d'un insecte.

Entre le tube digestif et les téguments, sur la face dorsale du corps, existe un amas de cellules à protoplasme rempli de granulations graisseuses et servant de réserve alimentaire : c'est le *corps adipeux*. Chez les Insectes photogéniques, doués de luire dans l'obscurité, ce sont les cellules du corps adipeux qui produisent la phosphorescence.

La respiration est trachéenne, les Insectes appartenant aux Arthropodes trachéates. Ce mode respiratoire s'effectue de la même façon que chez tous les autres trachéates. L'air pénètre par les ouvertures extérieures, ou stigmates, situées sur les anneaux thoraciques et abdominaux, de là passe dans les trachées et leurs ramifications, et va ainsi à la rencontre du sang pour lui porter l'oxygène.

La circulation s'accomplit très simplement. Sur la face dorsale de l'abdomen existe un cœur, nommé *vaisseau dorsal*, qui se divise en un certain nombre de chambres. Le liquide sanguin pénètre dans ces chambres, y circule d'arrière en avant, et est chassé par les contractions de la paroi cardiaque dans des aortes antérieures et latérales ; de là il se répand dans le réseau lacunaire de la cavité générale.

Le système nerveux rappelle celui des Myriapodes ; il est formé d'une paire de ganglions cérébroïdes divisés en trois masses. De ceux-

ci part une commissure embrassant l'œsophage et les réunissant à un
ganglion ventral en rapport avec une chaîne ventrale ganglionnaire,
dont les ganglions se rassemblent parfois, chez certains insectes à
abdomen trapu, en une ou plusieurs masses. Quelques filets nerveux
distribués au tube digestif constituent un système sympathique. — Au
système nerveux sont annexés des organes des sens représentés surtout
par des yeux et des appendices tactiles. Les yeux sont simples ou composés : les simples sont formés par une réunion de cellules ectodermiques dont la partie profonde est pigmentée et dont la partie antérieure
est transformée en une cornée ; à la base de cet ocelle pénètre le nerf

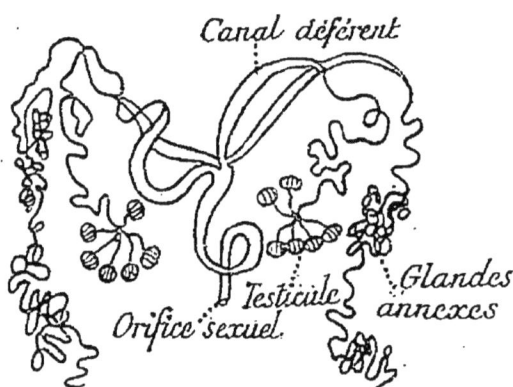

FIG. 274. — Organes sexuels mâles d'Insecte.

optique. Les yeux composés sont des masses volumineuses formées de
cellules ectodermiques rassemblées en petits groupes dont chacun
constitue une unité oculaire ; mais comme ces groupes cellulaires sont
situés côte à côte, ils forment par leur réunion une masse unique.
Chacun de ces groupes comprend un protoplasme pigmenté pour
absorber les radiations lumineuses, une cornée et un cristallin
pour faire converger les rayons lumineux sur le pigment, et une
rétine pour recevoir les sensations et les transmettre au nerf optique.
Les appendices tactiles sont représentés par des petits poils insérés sur
les antennes ; ces dernières servent donc comme organes du toucher.
Les otocystes ne sont pas encore bien connus. Quant aux organes du
goût et de l'olfaction, ils sont formés par de petites fossettes situées
sur les antennes, et tapissées par des cellules ectodermiques à la base
desquelles se terminent de nombreux filets nerveux.
   Certains insectes possèdent des appareils destinés à produire des

bruits : tels sont par exemple les Cigales, les Criquets, les Grillons. Chez les Cigales, ces appareils sont formés par une sorte de petite caisse, placée sur l'abdomen des mâles seuls, et fermée par une membrane sur laquelle s'insère un muscle qui, en se contractant et se relâchant, la fait vibrer. Chez les Criquets, le chant est produit par les pattes postérieures, munies de poils très rudes, qui viennent frotter contre l'abdomen. Chez les Grillons, ce sont les élytres qui frottent l'une contre l'autre.

Les Insectes sont tous unisexués. Les organes mâles sont constitués par deux testicules aboutissant à des conduits déférents très pelotonnés

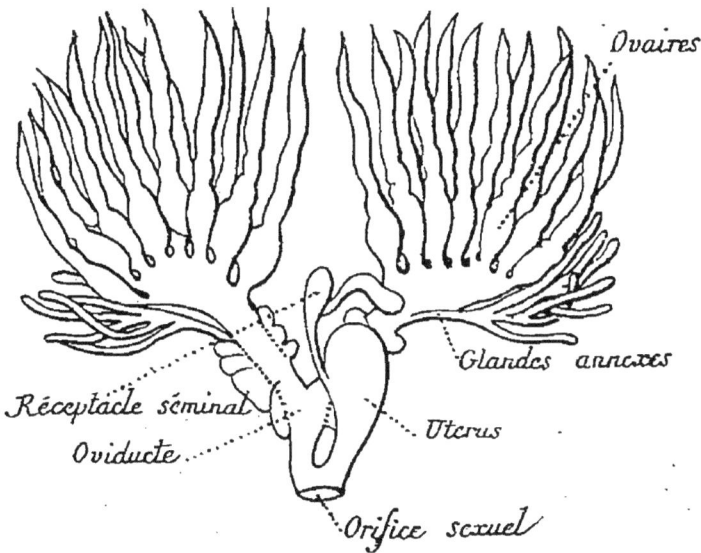

Fig. 275. — Organes sexuels femelles d'un insecte.

s'ouvrant par un seul orifice près de l'anus ; l'orifice est souvent muni d'un organe de copulation ou pénis. Les ovaires sont aussi au nombre de deux ; ils débouchent dans des oviductes courts, munis de deux glandes latérales sécrétant un mucus servant à agglutiner les œufs. A l'oviducte est annexée souvent une poche appelée réceptacle de la semence, et servant à emmagasiner les spermatozoïdes. Ces spermatozoïdes sont parfois conservés par la femelle, et ils vivent dans cette poche longtemps après l'accouplement ; la femelle féconde alors les œufs à son gré. L'orifice génital femelle est placé, comme l'ouverture mâle, non loin de l'anus, et est entouré souvent d'appendices servant à la femelle pour déposer les œufs, et que l'on connaît sous le nom d'oviscaptes ou de tarières. Dans certains cas, chez les Abeilles par exemple, les organes sexuels de certaines femelles avortent, de sorte que ces femelles sont impropres à la reproduction et méritent le nom de *neutres* qu'on leur a accordé.

Tous les Insectes, à l'état adulte, se reproduisent d'ordinaire par la

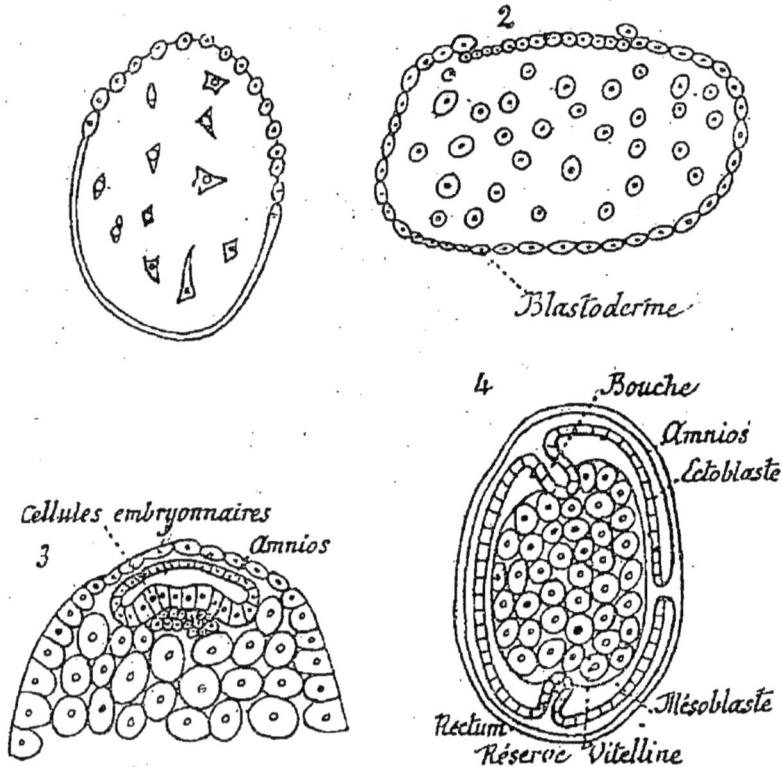

FIG. 276. — Embryogénie des insectes : 1, 2, formation du blastoderme ; 3. formation de l'amnios ; 4. formation des feuillets blastodermiques.

fécondation sexuée, tandis que parfois les larves, ou bien des adultes imparfaits et dépourvus d'ailes, ont la faculté de pondre des œufs qui se développent sans fécondation préalable. C'est là un cas de *parthénogénèse*, c'est-à-dire de développement d'œufs non fécondés.

L'embryogénie des Insectes est des plus intéressantes. L'ovule, riche en vitellus nutritif, renferme dans son intérieur, après la fécondation, des petits noyaux provenant de la segmentation du nucléus primitif. Ces petits noyaux, disséminés ainsi dans l'intérieur de l'œuf, émigrent vers la périphérie en s'entourant à mesure de protoplasma; de telle sorte qu'après un certain temps la périphérie de l'œuf est occupée par une couche de cellules. C'est de cette manière originale que se forme le blastoderme. Ensuite, en un pôle de l'œuf se manifeste une invagination du blastoderme destinée à produire le tube digestif. Cette invagination se divise en trois parties : une médiane, et deux expansions latérales qui produisent le mésoblaste. La partie médiane s'enfonce dans le vitellus nutritif, son ouverture externe ou blastopore se ferme, et cette partie devient une vésicule close qui donnera naissance au tube digestif. Le vitellus nutritif contenu dans le reste de l'œuf servira à nourrir la larve pendant son développement. — Au-dessus de l'invagination première, le blastoderme pousse deux replis qui, en se soudant au-dessus de l'œuf, lui forment une enveloppe protectrice nommée *amnios*. Lorsque l'amnios et l'intestin sont ébauchés, la chaîne nerveuse ventrale et les ganglions sus-œsophagiens apparaissent par prolifération de l'ectoblaste, et les cellules mésoblastiques se disposent sur deux rangées de chaque côté de la ligne médiane, de manière à délimiter un mésoblaste pariétal et un mésoblaste viscéral. — En même temps, les diverses régions du corps s'ébauchent; d'abord la tête avec ses quatre paires d'appendices en forme de petits bourgeons, puis le thorax avec ses trois anneaux et ses trois paires de pattes, enfin l'abdomen. La première paire d'appendices céphaliques donnera les antennes; les trois paires suivantes formeront les organes de la mastication. Donc, en tout, la larve est munie d'abord de sept paires d'appendices.

Mais, chez la plupart des Insectes, et il est intéressant de remarquer que ces Insectes sont tous relativement élevés en organisation, chaque anneau de l'abdomen produit ensuite une paire de pattes, destinées à disparaître lorsque l'embryon passe à l'état adulte. Ces pattes, nommées fausses-pattes, diffèrent comme aspect des pattes thoraciques; elles sont en général plus courtes et moins nettement divisées en articles. Le plus souvent, l'embryon sort de l'œuf encore muni de ses pattes abdominales et persiste pendant quelque temps sous cet état; on donne alors à cette larve d'insecte le nom de *Chenille*. — Mais tous les Insectes ne passent pas par toutes ces phases de développement; aussi divise-t-on les Insectes en insectes sortant de l'œuf semblables aux parents, n'offrant aucune métamorphose, que l'on désigne à cause

de cela sous le nom de *Amétabola* par opposition aux insectes qui
subissent une métamorphose complète, c'est-à-dire qui présentent
d'abord le stade de Chenille avec des pattes abdominales, puis celui
de Chrysalide sur lequel nous allons revenir, et, enfin, d'insectes par-
faits ; c'est à ce groupe qu'on a réservé le nom d'insectes *Métabola*
ou à métamorphose complète. Entre les deux s'intercale le groupe
des Insectes à demi-métamorphoses ou *hemi-métabola*, qui sortent de
l'œuf avec les mêmes appendices que l'adulte, c'est-à-dire dépourvus
de pattes abdominales, mais sans ailes. Dans ces trois divisions d'In-

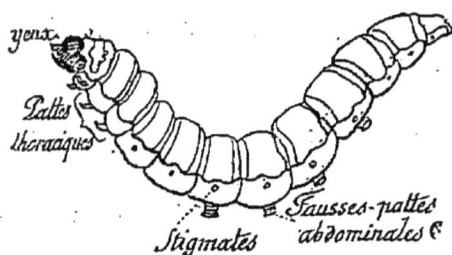

FIG. 277. — Chenille.

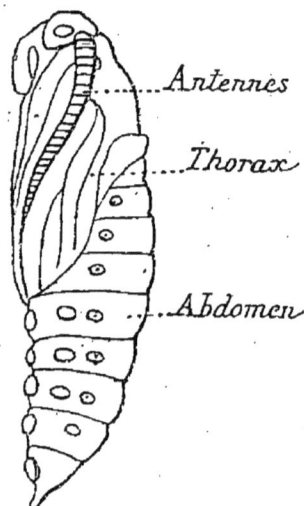

FIG. 278. — Chrysalide extraite
de son cocon.

sectes, établies au point de vue des diverses transformations embryonnaires, il est important de signaler ce fait que les moins développés en organisation, la plupart des Orthoptères par exemple, sont
amétabola ou sans métamorphoses, tandis que ceux qui possèdent une
organisation plus complexe appartiennent aux Insectes métabola ou à
métamorphose complète.

Lorsque la Chenille va passer à l'état adulte elle devient immobile,
s'entoure souvent d'un cocon préalablement tissé par elle, ses téguments chitineux lui forment une enveloppe protectrice, et elle persiste
pendant quelque temps dans cet état pendant que ses organes se transforment pour prendre l'aspect de ceux de l'adulte ; l'insecte, à cette
phase d'immobilité, est à l'état de *pupe* ou de *chrysalide*. Ensuite,

l'insecte sort de son cocon, lorsqu'il en existe un, et de son enveloppe
tégumentaire larvaire, car il se produit une nouvelle cuticule pendant
le stade de pupe, et il revêt la forme sexuée désignée par le nom
d'*imago*. Assez souvent, dans le cours de la vie larvaire, l'insecte
passe par plusieurs états d'immobilité successifs, accompagnés de
mues de la cuticule; mais le véritable stade de pupe est celui qui pré-
cède immédiatement la venue de l'animal parfait. — Chez les Méloïdes,
il existe divers états successifs d'immobilité; mais, en surplus, les
larves changent d'aspect entre tous ces états; l'ensemble de ces phénomènes est décrit sous le nom d'*hypermétamorphose*. Les larves
sortant des œufs sont munies de pattes; elles vivent ainsi pendant
quelque temps, passent par un premier état de pupe, après quoi elles
perdent leurs pattes, puis subissent une nouvelle mue des téguments;
elles revêtent alors une troisième et dernière forme larvaire assez
semblable à la seconde, mais plus grosse, passent par un dernier état
de pupe, et deviennent adultes ensuite.

Il est bon de remarquer que, chez les Insectes à métamorphoses,
il existe une tendance à ce que la partie la plus longue de la vie totale
de l'individu se passe à l'état de chenille. Chez la plupart de ces Insectes, la vie larvaire libre dure parfois deux et trois années, alors que
la vie adulte, celle de l'individu muni d'ailes et d'organes sexuels, dure
souvent quelques jours ou quelques heures. Lorsque la fécondation est
accomplie, les individus adultes meurent, de sorte que cette vie adulte
n'a pas d'autre raison d'être que la reproduction de l'espèce; la vie
nutritive de l'individu se passe tout entière à l'état de larve. Nous
trouvons donc ici ce fait particulier d'une tendance à la persistance de
la vie larvaire, que les autres groupes d'animaux tendent, au contraire, à supprimer le plus possible. Et, comme conséquence de cette
tendance à la persistance de la vie larvaire, il est des Insectes dont
les larves, ne différant souvent de l'adulte que par l'absence d'ailes et
considérées dès lors comme des adultes imparfaits, se reproduisent à
l'état de larves pendant un certain nombre de générations.

Ces larves sont toutes munies d'ovaires, dont les œufs évoluent sans
fécondation d'aucun spermatozoïde, et donnent naissance à de nouvelles larves, jusqu'au moment où les embryons de la dernière génération arrivent jusqu'à l'état parfait, deviennent les uns des mâles,
les autres des femelles, et se fécondent; après quoi le cycle recom-

mence. Les larves, qui se reproduisent ainsi sans le concours de sexes, c'est-à-dire par *parthénogénèse*, ne méritent pas trop, dans la plupart des cas, le nom de larves, car, sauf par l'absence d'ailes et la nature spéciale de leurs glandes sexuelles, elles ne diffèrent en rien de l'adulte. Ce sont des larves presque entièrement ébauchées et ayant peu à acquérir pour passer à l'état parfait; une telle succession de formes parthénogénétiques et de formes sexuées est souvent désignée sous le nom d'*hétérogonie* ou *hétérogamie*.

La reproduction parthénogénétique existe aussi parfois chez les adultes; ainsi les œufs des Abeilles femelles évoluent, même lorsqu'ils n'ont pas été fécondés ; mais, dans ce cas, ils ne donnent naissance qu'à des mâles.

Dans certains cas, la reproduction parthénogénétique se complique. Ainsi les larves des Cécydomies (Diptères), qui sortent de l'œuf fécondé, possèdent des ovaires dont les ovules se développent sans fécondation, dans l'intérieur même de la larve. Les embryons se nourrissent alors des viscères de la larve mère, puis deviennent libres, et recommencent le même cycle, jusqu'à une dernière génération qui évolue jusqu'à l'état parfait.

Pour arriver à la forme définitive, nous avons vu que la chenille devient immobile et passe par un état de pupe ou de chrysalide. Lorsque les larves ont revêtu cette forme, la plupart de leurs organes se désagrègent en leurs éléments constituants, qui se rassemblent de nouveau pour donner naissance aux organes de l'adulte. Cette désagrégation est du reste la cause de l'immobilité de la chrysalide ; étant dépourvue d'organes bien formés, elle ne peut plus se déplacer ni se nourrir, et elle reste inerte pendant toute la durée de ses transformations internes. Si, d'autre part, ces transformations sont aussi considérables, cela vient de ce que l'adulte diffère considérablement de la larve ; ainsi chez les Papillons (Lépidoptères), la chenille a les pièces de la bouche disposées pour mâcher les végétaux et le tube digestif conformé pour absorber cette nourriture. Or, l'adulte n'a plus qu'une trompe flexible pour sucer le nectar des fleurs, et un tube digestif en rapport avec ce mode de nutrition ; il est donc nécessaire que de grands changements interviennent pour aller du premier état au second.

Cette désagrégation cellulaire des organes est connue sous le nom d'*Histolyse*, et les organes prennent naissance aux dépens de quelques amas de cellules, nommés, à cause de leur forme et de leur présence au moment où l'individu va revêtir la forme adulte ou d'*imago*, disques *imaginaux*.

La classe des Insectes se divise en un certain nombre d'ordres qui sont : les *Orthoptères*, les *Névroptères*, les *Strepsiptères*, les *Hé-*

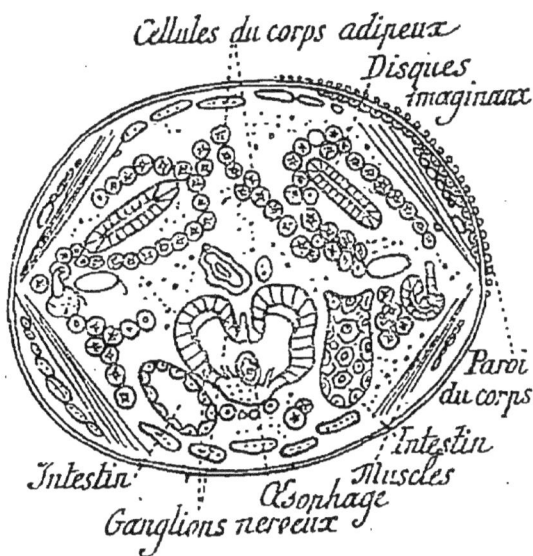

FIG. 279. — Coupe transversale d'une pupe d'insecte, pour montrer l'histologie et les disques imaginaux.

miptères, les *Diptères*. les *Lépidoptères*, les *Coléoptères*, et enfin les *Hyménoptères*.

Les deux premiers ordres se ressemblent assez ; ils possèdent deux paires d'ailes membraneuses et des pièces buccales disposées pour broyer ; d'habitude, et surtout chez les Orthoptères, la deuxième paire de mâchoires a les pièces entièrement séparées. Ils diffèrent en ce que les Orthoptères n'ont pas de métamorphoses ou n'ont que des métamorphoses bien minimes, tandis que les seconds en possèdent de complètes.

Les Strepsiptères sont caractérisés par la paire d'ailes postérieure se plissant longitudinalement, parallèlement à l'axe du corps. — Les Hémiptères possèdent quatre paires d'ailes, dont les antérieures, à demi-cornées (demi-élytres), sont plus résistantes que les postérieures qu'elles recouvrent au repos. Les pièces de la bouche sont disposées pour piquer et sucer. — Chez les Diptères, les pièces de la mâchoire sont disposées en une trompe; les ailes, ainsi que leur nom l'indique, sont au nombre de deux; celles de la seconde paire sont atrophiées. — Les Lépidoptères ou Papillons se caractérisent par la transformation des pièces buccales en une trompe, et par la présence de deux paires d'ailes couvertes de très fines écailles.

Les Coléoptères ont les pièces buccales disposées pour mâcher. De plus, les ailes antérieures sont très résistantes et très épaisses (élytres); en se rabattant en arrière, elles recouvrent les parties molles de l'animal et protègent les ailes postérieures qui sont membraneuses. — Enfin, l'ordre des Hyménoptères se caractérise par deux paires d'ailes membraneuses et par l'aspect des pièces buccales disposées pour broyer et lécher. Les mâchoires sont allongées en forme de trompe, tandis que les mandibules servent à la mastication. En outre, chez certains de ces animaux, les glandes sexuelles ne se développent pas dans le corps de quelques individus, *neutres* à cause de cela, et il se forme à la place un appareil venimeux; telles sont les Abeilles, par exemple. L'extrémité postérieure de l'abdomen est munie de pièces disposées pour piquer, ayant sans doute la valeur de vrais appendices, et servant, soit comme annexes de l'appareil venimeux lorsqu'il en existe un, soit comme tarières pour percer les animaux et les végétaux et introduire les œufs dans la piqûre.

ORTHOPTÈRES. — Les Orthoptères se divisent en plusieurs sous-ordres, qui sont: les *Thysanoures*, les *Orthoptères vrais*, les *Pseudo-névroptères*. Ces trois sous-ordres se distinguent les uns des autres en ce que les Thysanoures sont dépourvus d'ailes, tandis que les autres en possèdent; seulement, chez les Orthoptères vrais, les ailes postérieures se plissent longitudinalement, tandis que chez les Pseudo-Névroptères elles ne se plissent pas.

Le sous-ordre des **THYSANOURES** contient les Insectes les moins élevés en organisation, et possédant des petits appendices abdominaux, notamment deux longues soies postérieures, homologues des pattes abdominales des Myriapodes et des larves d'autres insectes. Parmi les Thysanoures, on peut citer le genre *Lepisme*, vivant dans les vieux livres et dans les bois; on le reconnaît très facilement à la forme allongée de son corps, et particulièrement aux écailles brillants qui le recouvrent.

Parmi les **ORTHOPTÈRES VRAIS**, on distingue aussi trois groupes : les *Marcheurs*, les *Coureurs* et les *Sauteurs*. Chez les Coureurs, les pattes sont longues et disposées pour la course ; chez les Marcheurs, elles sont longues aussi, mais servent autant à la préhension qu'à la marche, et sont modifiées en conséquence ; enfin chez les Sauteurs, les pattes postérieures sont grandes, fortes, et servent à l'animal pour sauter.

Parmi les **Coureurs**, il faut citer les *Forficula*, ou Perce-Oreilles, vivant dans les pierres, à ailes très petites. Leur abdomen porte en arrière deux appendices en forme de pinces, rappelant les deux soies postérieures des Thysanoures. On pensait autrefois que ces animaux, grâce à leurs pinces, pouvaient nuire à l'homme, d'où le nom de Perce-Oreille ; mais il n'en est rien, car ces pinces ne sont pas assez fortes pour traverser la peau. Signalons encore les *Blattes :* ces insectes vivent dans les boulangeries, les cuisines, et répandent une odeur désagréable quand on les touche avec les doigts.

Parmi les **Marcheurs,** on range un genre, le genre *Mantis*, dont une espèce entre autres, la *Mantis Religiosa,* ou Mante religieuse, vit dans nos contrées. Certaines espèces de Mantes ont tout à fait l'aspect de brins de mousse, de petites branches, et ce mimétisme sert beaucoup aux individus, en ce sens que les animaux dont ils font leur nourriture s'approchent d'eux sans défiance. Le mimétisme est surtout frappant dans un genre voisin, le genre *Phyllium*, dont le corps ressemble à une feuille sèche.

Parmi les Orthoptères **Sauteurs,** caractérisés par la longueur de la dernière patte thoracique, se rangent les Sauterelles et les Criquets. Les Sauterelles ou *Locustes*, appelées ainsi du nom latin *Locusta*, sont représentées chez nous par la Grande Sauterelle verte (*Locusta viridissima*). Les femelles portent, à leur extrémité postérieure, un grand appendice en forme de sabre, appelé *Oviscapte*, contenant un stylet intérieur pour perforer les différents corps dans lesquels les femelles déposent leurs œufs. Quand on va capturer cet animal et qu'on le saisit entre les doigts, il laisse couler par sa bouche un liquide rougeâtre, sécrété par des glandes dites salivaires, à cause de leur situation près de la bouche. Ce liquide pourrait déterminer une conjonctivite simple s'il venait à être introduit dans l'œil. Les Criquets,

(*Acridium*), constituent la famille des Acridiens ; par le frottement des membres postérieurs contre l'abdomen, les mâles produisent des bruits perçants. Dans quelques contrées, en Algérie par exemple, certaines espèces sont très prolifiques, et les individus, réunis en très grand nombre, s'abattent sur les champs cultivés et détruisent toutes les récoltes dans un espace de temps très court. Citons encore, à côté de ces deux principales familles, celle des *Gryllidés*, dans laquelle sont compris le *Gryllus Campestris* et le *Gryllus domestica*, vivant dans nos champs ; par le frottement des deux ailes cor-

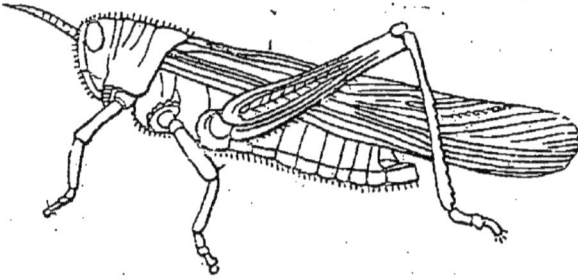

Fig. 280. — Orthoptère du genre *Acridium*.

nées l'une contre l'autre, le mâle produit un son particulier qui sert à appeler la femelle.

Le troisième sous-ordre des Orthoptères est celui des **PSEUDO-NÉVROPTÈRES,** qui possèdent deux paires d'ailes non plissables. Un des principaux genres est le genre *Termite* ou Fourmi blanche. Les Termites vivent en société et forment des associations curieuses d'individus divers, parmi lesquels il faut distinguer des neutres qui sont soldats ou ouvriers, des mâles et des femelles. — Les *Éphémères* entrent aussi dans ce sous-ordre. Ils passent trois ans à l'état de larve et seulement quelques heures à l'état parfait ; pendant ces quelques heures, le mâle vole à la recherche de la femelle pour la féconder et meurt aussitôt après. C'est principalement pendant l'été, au crépuscule, qu'on les rencontre sur les bords des ruisseaux. Ils sont parfois en si grand nombre qu'ils forment un petit nuage dans les airs. — Les *Libellulides,* ou Demoiselles, appartiennent aussi aux Pseudo-Névroptères. Leurs ailes sont grandes et égales, tandis que les ailes postérieures des Éphémérides sont plus petites que les antérieures.

NÉVROPTÈRES. — Les Névroptères, qui se distinguent des Orthoptères en ce qu'ils ont des métamorphoses complètes, se divisent en deux sous-ordres : les *Planipennes* et les *Trichoptères*. Les premiers possèdent des ailes ne se plissant jamais, tandis que chez les Trichoptères les ailes antérieures au moins sont plissables. De plus, chez les Planipennes, les pièces buccales sont disposées pour mâcher, tandis que chez les Trichoptères, elles sont disposées pour sucer.

Parmi les Plannipennes mentionnons les *Fourmilions* ; parmi les Trichoptères, les *Phryganes* dont la larve est aquatique.

STREPSISTÈRES. — Les Strepsistères, groupe un peu aberrant, sont caractérisés par leurs pièces buccales rudimentaires, leurs ailes

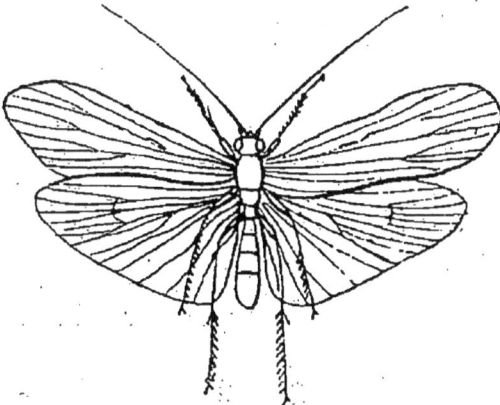

FIG. 281. — Phrygane.   FIG. 282. — *Stylops*.

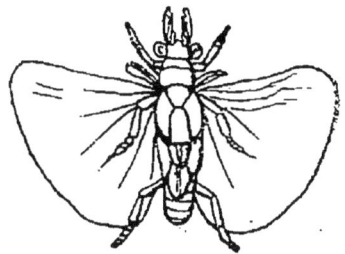

antérieures petites et enroulées sur elles-mêmes à leur extrémité. Leurs larves sont ecto-parasites sur divers Hyménoptères. Cet ordre contient une seule famille, celle des *Stylopides*.

HÉMIPTÈRES. — Les Hémiptères ou Rhyncotes forment le quatrième ordre des insectes ; ils sont caractérisés par leur paire d'ailes antérieures en forme de demi-élytres, par leurs métamorphoses incomplètes et par leurs pièces buccales disposées le plus souvent pour piquer et sucer. Ils se subdivisent en quatre sous-ordres, qui sont : les *Aptères*, les *Phytophthires*, les *Homoptères* et les *Hétéroptères*. Cet ordre contient un certain nombre d'individus qui nous intéressent au point de vue médical.

Les **Aptères** caractérisés, ainsi que leur nom l'indique, par l'absence complète d'ailes, renferment deux familles principales : celle des *Pédiculides*, parasites sur le corps des Mammifères, et celle des *Mallophages*, parasites sur le corps des Mammifères et des Oiseaux. La première famille comprend deux genres : le genre *Pédiculus* ou Pou, et le genre *Phthirius* connu vulgairement sous le nom de Morpion, qu'il est nécessaire de connaître.

Les Pédiculus et les Phthirius se distinguent l'un de l'autre par la forme de leur corps. Le corps est allongé chez le Pou et présente trois parties, une tête, un thorax assez volumineux et un abdomen

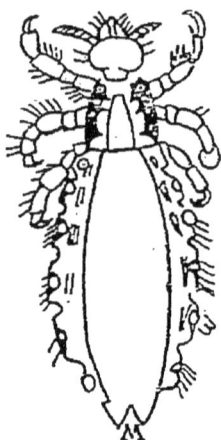

F

FIG. 283. — *Pediculus capitis* mâle (à gauche) et femelle (à droite).

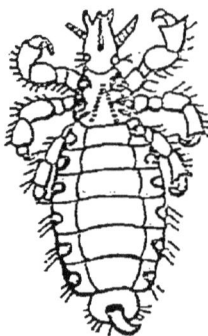

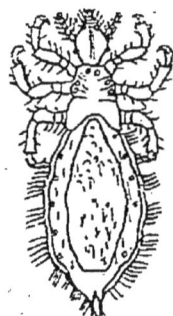

FIG. 284. *Pediculus vestimenti.*

distincts; les pattes, au nombre de trois paires, sont toutes terminées par des crochets recourbés. Chez le Phthirius, les deux dernières pattes seules sont munies de griffes; l'abdomen est court, confondu avec le thorax. Les Poux se reproduisent au moyen d'œufs ayant la forme d'une poire, attachés aux poils, et que l'on connaît bien sous le nom de *lentes*.

Deux espèces sont parasites de l'homme : le *Pediculus capitis* ou Pou de tête et le *Pediculus vestimenti* ou Pou de corps.

Le premier est de couleur grise ; le second est blanc jaunâtre et plus grand. Lorsque ce dernier est sur le corps en grande quantité, on le nomme *Pédiculus tabescentium* et il détermine la maladie connue sous le nom de Phthiriase. — Une seule espèce de Phthirius est parasite de l'homme ; c'est le *Phthirius pubis*, qui tire son nom de l'endroit où il se trouve en plus grand nombre, car il peut arriver jusqu'aux aisselles et même dans la barbe.

Le deuxième sous-ordre des Hémiptères est celui des **Phytoph-thires**, renfermant des types vivant en parasites sur les plantes, d'où leur nom. Ils se divisent en deux familles : les *Aphidiens* ou Pucerons auxquels appartient le Phyl-loxéra, et les *Coccidiens* ou Coche-nilles.

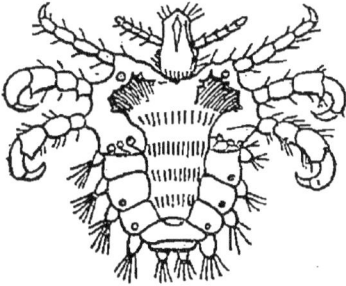

Fig. 285. — Phthirius pubis.

Les Aphidiens sont de petits insectes ecto-parasites des végétaux, pourvus de quatre ailes, et de pièces buccales trans-formées pour piquer et sucer. Ils sont intéressants par leur mode de reproduc-tion assez curieux, que nous avons décrit sous le nom de *Parthénogénèse*. Une femelle ailée pond à la fin de l'hiver des œufs qui se développent seulement à la belle saison, c'est-à-dire au printemps, en donnant naissance à des pucerons dépourvus d'ailes. Ces derniers sont des femelles parthénogénétiques, vivant en parasite sur les végétaux, et donnant naissance à leur tour à de nouvelles femelles parthénogéné-tiques. Toutes ces générations seront donc femelles, et pondent des œufs se développant sans fécondation. C'est vers l'automne d'habitude que la dernière ponte donnera des mâles et des femelles pourvus d'ailes. L'apparition de ces derniers organes est en rapport avec l'apparition des organes sexuels. Les mâles et les femelles s'accou-plent ; celles-ci pondent des œufs qui, à la belle saison suivante, pro-duiront des femelles parthénogénétiques, et le cycle recommencera. Ajoutons à cette particularité si intéressante du développement de ces êtres, que certains d'entre eux possèdent des glandes sécrétant un liquide sucré très apprécié des Fourmis, à tel point qu'ils sont l'objet de la part de ces derniers insectes, quand il les capturent, de soins très jaloux. Ceux-ci, en effet, les enferment pendant la mauvaise saison dans leur retraite, les nourrissent, et quand un rayon de soleil vient réchauffer leur habitation, elles emportent leurs prisonniers sur les antennes, hors de leur demeure, et là, à l'aide d'excitations particulières qu'elles exercent sur le corps du Puceron, elles déterminent la sortie des gouttelettes sucrées dont elles se nourrissent.

C'est parmi les Pucerons que l'on doit classer cet insecte qui, par sa présence dans nos vignobles méridionaux, a semé la ruine dans ces contrées jadis si riches et si prospères. L'espèce vivant sur la vigne est le *Phylloxera Vastatrix*. C'est un Phytopthire intéressant au point de vue du cycle de son évolution.

Pour bien le comprendre, partons de l'œuf d'hiver. Cet œuf est déposé en automne par une femelle fécondée sous l'écorce d'un cep de vigne, où il passe l'hiver. Au printemps suivant, son évolution commence, il éclot et donne naissance à une femelle parthénogéné-

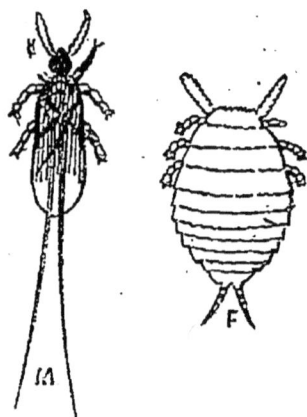

Fig. 286. — *Coccus cacti* ;
M. mâle ; F. femelle.

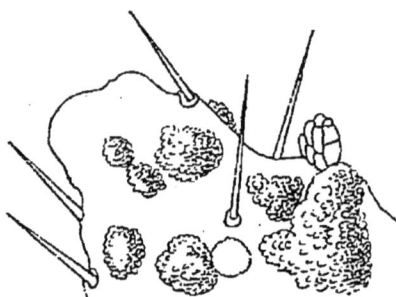

Fig. 287. — Portion de feuille de Nopal
recouverte de *Coccus cacti* femelles.

tique non ailée. Celle-ci descend d'abord le long du cep et des racines pour aller à la recherche des radicelles les plus jeunes et les plus tendres, qu'elle pique pour se nourrir de la sève. A son tour, cette femelle pond des œufs qui, eux aussi, donnent naissance à de nouvelles femelles parthénogénétiques qui iront détruire les jeunes racines. Toutes ces générations se succèdent avec une effrayante rapidité pendant l'été. A la fin de la belle saison, au commencement de l'automne, les pucerons abandonnent les radicelles sur lesquelles ils vivaient pour remonter jusqu'à la surface du sol. Les ailes poussent alors à cette dernière génération en même temps que les organes sexuels se développent, et les mâles fécondent les femelles. La femelle ailée pouvant alors s'envoler, va porter au loin l'œuf fécondé, source d'une nouvelle génération, qu'elle dépose sous l'écorce d'un nouveau cep. Nous arrivons ainsi au point où nous avons commencé le cycle, c'est-à-dire à l'œuf d'hiver. Il y a donc ici deux procédés de propagation, sous la terre et dans l'air, qui expliquent la rapidité de l'extension du Phylloxéra.

La deuxième famille des Phytopthires est celle des *Coccides*, renfermant le genre *Coccus* ou Cochenille, que l'on employait autrefois comme médicament, mais qui n'est plus guère usité aujourd'hui que comme matière colorante fournissant le carmin; on en distingue plusieurs espèces : le *Coccus cacti*, le *Coccus ilicis*, le *Coccus manniparus* et le *Porphyrophora polonica*.

La Cochenille la plus usitée est le *Coccus cacti* vivant sur l'*Opuntia coccinellifera*. Ce sont des insectes offrant un dimorphisme sexuel. Le

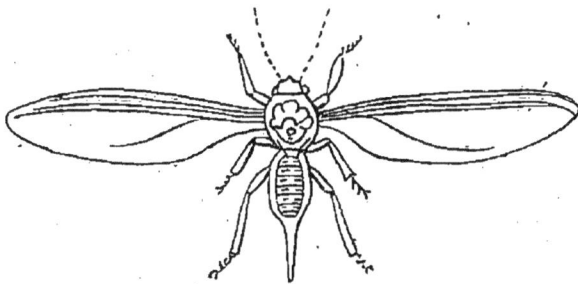

FIG. 288. — *Coccus sinensis*.

mâle, en effet, de beaucoup plus petit que la femelle, est muni d'une paire d'ailes, la deuxième étant atrophiée, et de longues soies postérieures ; la femelle est plus grosse, à corps ramassé ; peu agile, elle vit habituellement où elle naît, et pique les feuilles avec sa trompe. Ce sont ces femelles qui, recueillies et desséchées, fourniront la Cochenille de commerce.

Le *Coccus ilicis* vit sur le *Quercus coccifera;* les femelles desséchées donnent le kermès. Le *Coccus manniparus* vit sur les *Tamarix*, dont il pique les rameaux, et d'où il fait exsuder la sève qui se concrète et forme la substance connue sous le nom de manne. Le *Coccus lacca*, qui donne la laque par le même procédé, vit sur le *Ficus religiosa* de l'Asie orientale et méridionale. Enfin, pour terminer, mentionnons une autre espèce, le *Porphyrophora polonica*, vivant sur les racines du *Scleranthus perennis* et fournissant la Cochenille de Pologne, appelée encore Sang-de-Saint-Jean. Certains autres Coccus, notamment le *Coccus sinensis* et le *Coccus cocciferus* de l'Inde, sécrètent une substance analogue à la cire des abeilles qu'ils déposent sur les arbres (*Fraxinus sinensis, Hibiscus syriacus*) où ils vivent et où on la recueille; cette cire est nommée cire végétale.

Le sous-ordre des **Homoptères**, caractérisé en ce que les ailes sont toutes semblables, renferme plusieurs familles, dont la principale est celle des Cicadées. Elle comprend le genre *Cicada* ou Cigale vivant dans le Sud de la France, jamais dans le Nord. La tête est large, courte, le corps est épais, et les ailes sont d'inégale longueur; la paire antérieure est très longue, dépassant même l'abdomen. Le

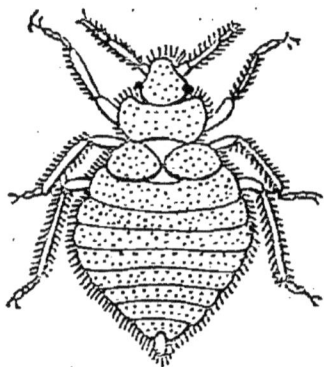

FIG. 289. — Punaise des lits
(*Acanthia tectularia*).

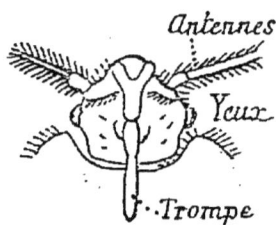

FIG. 290.
Trompe de l'*Acanthia lectularia*.

mâle est muni d'un appareil sonore, placé sur les parties latérales de l'abdomen, et ayant la forme d'un anneau sur lequel s'insère une membrane élastique qui est mise en vibration par un muscle puissant. Il est facile de se rendre compte du mécanisme quand on prend une Cigale. On applique le pouce et l'index sur les deux appareils sonores en exerçant une pression légère sur la membrane, de manière à la plisser. Si on supprime cette légère pression, le muscle ramène la membrane à sa position première en produisant un cri strident, que l'animal accomplit volontairement quand il est libre. La *Cicada orni* est l'espèce la plus fréquente dans notre Midi.

Le sous-ordre des **Hétéroptères** se caractérise par la dimension des ailes; la paroi antérieure est demi-cornée, la paire postérieure est membraneuse. Quelques espèces sont dépourvues de ces appendices par suite de l'adaptation à une vie sédentaire; telle est l'*Acanthia Lec-*

tularia ou Punaise de lit. On a supposé que cette absence d'ailes constitue pour ces animaux un état larvaire, mais c'est une erreur, parce que ces insectes sont pourvus d'organes sexuels mâles et femelles ; les ailes ont disparu, sans doute parce qu'elles sont inutiles à des animaux vivant dans les boiseries, les fentes des murailles, etc.

Les Punaises piquent l'homme avec leur stylet, déversent dans la piqûre un liquide irritant qui détermine un afflux de sang, et sucent ce sang avec leur trompe.

DIPTÈRES. — Ces insectes se caractérisent par la présence sur leur corps de deux ailes, d'où le nom de Diptères. Ce sont les ailes portées sur le mésothorax qui existent seules ; celles portées par le

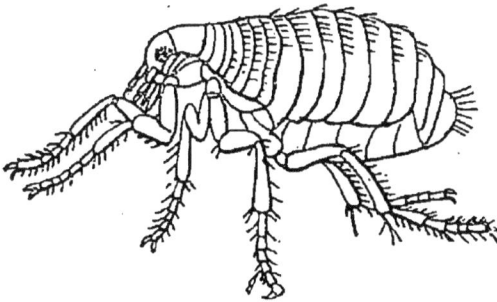

Fig. 291. — *Pulex irritans* (puce commune).

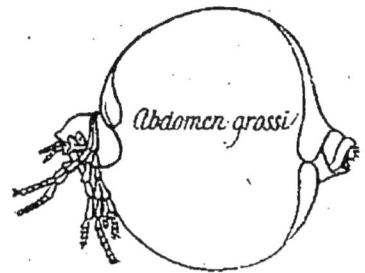

Fig. 292. — Femelle de *Sarcopsylla penetrans* (puce chique).

deuxième anneau ou métathorax sont très réduites et forment les organes désignés sous le nom de Balanciers.

Nous distinguerons trois sous-ordres : les *Aphaniptères*, les *Rhopalocères*, et les *Némocères*. Les Aphaniptères ne possèdent point d'ailes, les deux derniers en ont ; seulement ceux-ci se différencient en ce que les Rhopalocères ou Brachycères ont les antennes très courtes, en massue, et les Nemocères les ont très longues et très effilées. Les Diptères se nourrissent en suçant des sucs animaux ou végétaux à l'aide d'une trompe. Cette trompe est formée par la deuxième paire de mâchoires dont les bords se réunissent en un tube ou trompe dans laquelle sont contenues la première paire de mâchoires et les mandibules transformées en stylets. Lorsqu'ils ont piqué avec ces derniers appareils, ces insectes introduisent leur trompe et sucent le liquide de la plaie. Ils vivent comme endo-parasites à l'état de larves ; celles-ci possèdent alors des organes masticateurs. Nous devons donc étudier les Diptères à l'état larvaire et à l'état adulte.

Les **Aphaniptères** sont parasites seulement à l'état adulte ; ils comprennent deux genres intéressants : le genre *Pulex* ou Puce, et le genre *Sarcopsylla*, vivant dans l'Amérique méridionale, où une de ses espèces est désignée sous le nom de Puce chique.

Le premier genre renferme plusieurs espèces dont la plus importante est le *Pulex irritans* ou Puce commune. La Puce se présente avec un corps aplati transversalement, proéminent vers la face dorsale, ce qui lui donne un aspect bossu. La cuticule très dure produit un bruit particulier quand on l'écrase sur un corps résistant. Ce sont des insectes organisés pour le saut ; aussi la troisième paire de pattes est-elle très développée. La Puce nuit à l'homme par sa piqûre, nullement dangereuse dans nos pays, mais très désagréable. Les Puces, après l'accouplement, pondent les œufs dans des coins obscurs, dans les interstices des planchers ou des briques. Des œufs naissent des larves dépourvues de pattes, vivant dans les copeaux ou entre les planchers. Un certain nombre de mammifères, possédant d'autres espèces de Puces, les transmettent par hasard à l'homme. Ces nouvelles venues piquent alors la peau, se nourrissent de sang, mais ne tardent pas à revenir sur l'hôte de prédilection. Nous en avons un exemple par la Puce du chien.

Le *Sarcopsylla* ou *Rhyncoprion penetrans* est beaucoup plus redoutable que la Puce ; elle est désignée sous le nom de Puce chique. Le mâle et la femelle sont nuisibles à l'homme, mais principalement la femelle, qui se loge dans les doigts ou dans la plante des pieds. Elle y pénètre très facilement en piquant avec sa trompe la partie inférieure du membre quand on marche pieds nus, mais elle n'entame profondément la surface plantaire que lorsqu'elle a été fécondée. Elle introduit alors l'extrémité postérieure de son corps dans la plaie, la tête restant seule en dehors ; les œufs fécondés se développent, distendent l'abdomen de leur mère, qui peu à peu acquiert un volume considérable, et détermine par sa présence de l'œdème et une inflammation très grande. Les larves nées de ces œufs se nourrissent aux dépens des tissus de la mère ; quand elles sont développées, elles restent et vivent dans les tissus. Lorsqu'une femelle est ainsi introduite sous le derme, il est assez difficile de l'extraire sans amener la rupture de l'abdomen. C'est ce qui constitue la difficulté de l'opération, car si on brise l'abdomen, les larves se répandent immédiatement dans les tissus environnants et occasionnent des accidents assez graves.

Le sous-ordre des **Rhopalocères** ou des **Brachycères** se caractérise, outre la présence d'ailes, par des antennes très courtes et en forme de massue. Tous les représentants de ce groupe sont

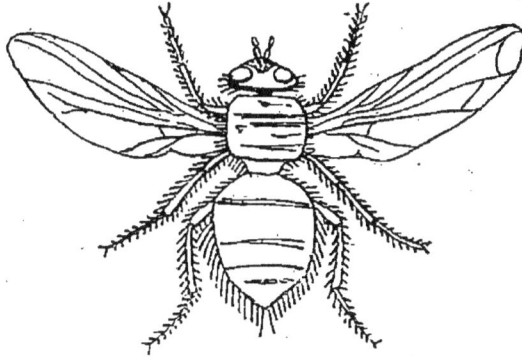

FIG. 293. — *Musca vomitoria.*

connus sous le nom vulgaire de Mouches. Un des principaux genres, le genre *Musca*, renferme deux espèces, la *Musca domestica* et la *Musca vomitoria*, qui nous intéressent. La tête est courte, terminée par une trompe charnue et protractile ; l'abdomen est ovalaire ; les

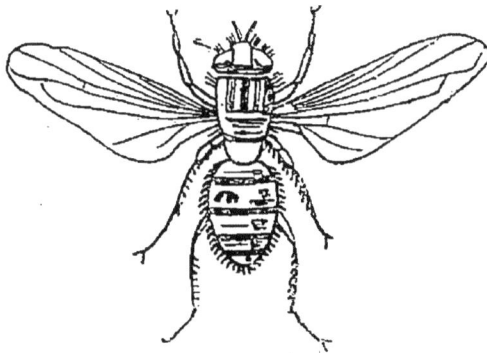

FIG. 294. — *Stomoxis calcitrans.*

pattes sont terminées par des crochets et des ventouses qui leur permettent de marcher sur des objets lisses, polis, et même renversés.

La Mouche commune, ou *Musca domestica*, de couleur gris cendré, est un Diptère peu dangereux : elle ne peut piquer que fort légèrement. Les larves vivent dans les viandes, le fromage, et tous les détritus organiques. La *Musca vomitoria* est une espèce répandue dans toutes les contrées du monde, vivant de préférence dans les endroits

où séjournent des viandes mortes ou en putréfaction. On la désigne
encore sous le nom de Mouche bleue, parce que son abdomen est d'un
bleu métallique. Elle pond ses œufs dans la viande ; il en naît de petites
larves blanches, vivant dans la viande où elles se sont développées. A
côté de ce genre se placent les genres *Stomoxis* et *Glossine*, tous les
deux intéressants à connaître. La Stomoxis, dont l'espèce *Stomoxis
calcitrans* vit dans nos pays, est très dangereuse, car ses pièces buccales peuvent porter des bacilles qu'elles vont puiser sur les cadavres
ou les viandes en putréfaction. Si cette mouche vient à piquer la peau

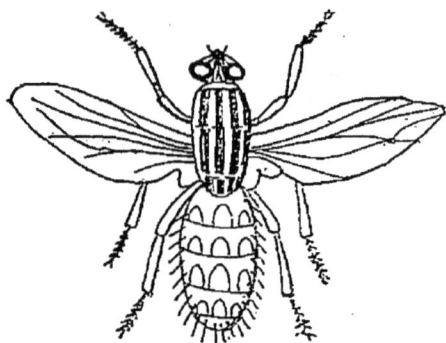

FIG. 295. — *Sarcophila Wolfark* .

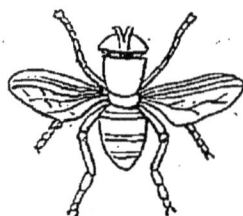

FIG. 296.
Lucilia hominivora.

de l'homme, elle introduit, par l'intermédiaire de cette piqûre, le
germe du charbon, le *Bacillus anthracis*, qui amène rapidement la
mort. — La *Glossine morsitans*, connue en Afrique sous le nom de
Glossine Tse-Tsé, s'attaque aux animaux domestiques. Lorsqu'un animal a été piqué par une Tse-Tsé, il meurt très rapidement, sans doute
parce que le germe du charbon a été introduit dans le corps de ces
animaux par l'intermédiaire de la trompe.

Les autres genres qu'il est nécessaire au praticien de connaître,
dans ce sous-ordre des Rhopalocères, sont très rares chez nous, excepté le *Sarcophylla Wolfarti*, qui habite surtout en Russie, et dont
la larve, vivant dans les cavités naturelles de l'homme et des animaux,
occasionne souvent des accidents terribles.

Les *Lucilia hominivora* et *Dermatobia noxialis* vivent dans l'Amérique du Sud, ainsi que le genre *Calliphora*. Ces trois types ne sont
généralement pas dangereux à l'état adulte ; mais il n'en est pas de
même à l'état larvaire. Vivant d'habitude sur des viandes en décomposition ou de mauvaise qualité, les femelles cherchent à déposer leurs

œufs soit sur des débris organiques, soit surtout sur l'orifice des cavités naturelles de mammifères vivants. L'espèce la plus redoutable
est la *Lucilia hominivora*, qui s'acharne surtout après l'homme. Elle
dépose ses œufs dans les fosses nasales ; la larve se développe, pénètre
dans le pharynx ; de là elle progresse, et sa présence détermine des
accidents mortels. L'homme peut aussi absorber ces larves, quand il
mange des viandes de qualité inférieure infestées d'œufs de Lucilie.
Les Œstres, les Hippobosques, les Taons, qui piquent les bestiaux,
sont aussi des Diptères Brachycères.

Le dernier sous-ordre des Diptères est celui des **Némocères,** se
distinguant des autres Diptères par deux antennes longues et filiformes.

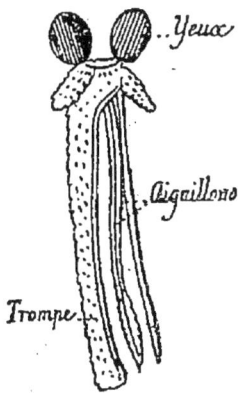

Fᵗ . 297.
Bouche de *Culex pipiens.*

Les Moustiques, (genres *Simulium* et *Culex*),
appartiennent à l'ordre des Némocères et à la famille des Culicidés. Les Culicidés, en général,
contiennent des animaux nuisibles à l'homme
par leurs piqûres. Ces piqûres sont cependant
peu dangereuses ; une simple solution ammo-
niacale enlève les démangeaisons provenant de
leur piqûre. Leurs antennes sont longues, plu-
meuses, et leurs ailes parcourues par des nervures longitudinales. Dans nos pays, il existe
plusieurs espèces qui piquent l'homme ; ce sont,
avec diverses espèces de Simulium, les *Culex
nemorosus* et les *Culex pulicaris* (Cousin) ; ce
dernier vit principalement dans le sud de la France. C'est le soir
qu'ils pénètrent dans les appartements, attirés par la clarté des lampes.

LÉPIDOPTÈRES. — Les Lépidoptères ou Papillons forment le
sixième ordre des insectes, et sont caractérisés, ainsi que leur nom
l'indique, par une infinité d'écailles, diversement colorées, répandues
comme une poussière très fine sur les ailes, qui sont au nombre de
quatre. Les pièces de la bouche, masticatrices chez la larve qui se
nourrit de végétaux, se transforment chez l'adulte en une longue
trompe pouvant s'enrouler en spirale, ou se dérouler, et qui sert à
puiser dans l'intérieur des corolles le nectar sécrété par les fleurs.
Cet ordre, très riche en espèces, n'offre que deux genres qui nous
intéressent directement ; ce sont les *Teignes* et les *Bombyx*, tous les

deux appartenant à deux sous-ordres différents ; les Teignes à celui des *Micro-Lépidoptères*, et les Bombyx à celui des *Bombycines*.

Les Teignes sont de petits Papillons très délicats ayant les ailes unies entre elles, dont les larves vivent dans le linge, les habits, les tapis, le blé, etc. Les principales espèces sont : la Teigne des grains ou *Tinea granella*, qui vit à l'état de larve dans l'intérieur des grains de blé dont elle dévore le contenu ; la Teigne qui vit dans les pelleteries ou *Tinea pellionella ;* celle qui habite les tapis ou *Tinéa taperella*, etc. Il en existe d'autres que nous ne citerons pas, étant sans aucune importance.

Les Bombycines renferment beaucoup de Papillons nocturnes, à corps ramassé, recouvert de poils serrés, et à ailes assez développées.

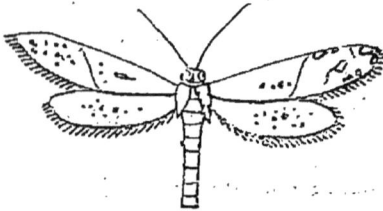

Fig. 298. — Microlépidoptère du genre *Tinea*.

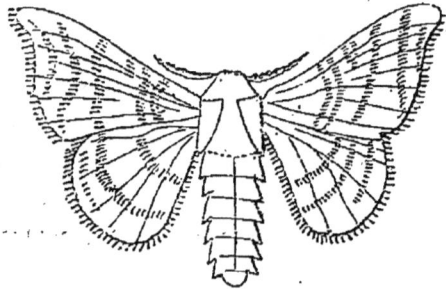

Fig. 299. — *Bombyx mori*.

Le genre le plus important est le genre *Bombyx*, qui renferme le *Bombyx mori*. Le Bombyx du mûrier ou Ver à soie a été appelé ainsi parce qu'il se nourrit des feuilles du mûrier, et que le cocon dont s'entoure la chenille est exploité dans l'industrie pour l'extraction de la soie. C'est un Lépidoptère nocturne, subissant trois métamorphoses avant d'arriver à l'état adulte. La larve du Bombyx est une chenille cylindrique, blanchâtre, pourvue de fausses pattes. Cette larve très vorace se nourrit avec avidité des feuilles du mûrier, et subit des mues successives. Avant de passer à l'état de chrysalide, il apparaît deux corps glanduleux, situés dans l'intérieur du corps et à son extrémité postérieure, et percés extérieurement d'une infinité de petits trous. C'est ce corps glanduleux qui est chargé de sécréter la soie, sortant sous forme de filaments mous et gommeux, durcissant rapidement au contact de l'air. A l'aide de cette sécrétion, la larve tisse un cocon à fils très serrés et fortement agglutinés, dans lequel elle s'enferme et où elle se transforme en pupe. Dans l'industrie, quand on veut obtenir la soie, on jette le cocon dans l'eau bouillante ; sous cette influence, la matière qui agglutinait les fils se désagrège, et les fils se déroulent. Le *Bombyx mori* est originaire du sud de l'Asie ; il est maintenant élevé dans le sud de l'Europe et en Chine.

A côté du *Bombyx mori*, mentionnons le Bombyx processionnaire, (*Cnethocampa processionea*) ainsi nommé de ce que les chenilles, lorsqu'elles se mettent en marche, se placent en file les unes à la suite des autres. Leurs cocons volumineux, formés de soies très fines, se brisant facilement, produisent, quand on les touche, des urtications analogues à celles que l'on ressent quand on se pique avec des orties.

COLÉOPTÈRES. — L'ordre des Coléoptères est un de ceux qui contient les espèces d'insectes les plus employées en médecine. Le nombre n'en est pas grand, mais leur importance est capitale ; pour en rendre compte, disons simplement que la Cantharide appartient à ce groupe.

Les Coléoptères sont des insectes à pièces buccales disposées pour broyer, possédant quatre ailes dont les deux premières s'encroûtent de chitine et forment un revêtement aux ailes postérieures ; ce sont les Elytres.

Les Coléoptères renferment quatre sous-ordres : les *Cryptotétramères*, les *Cryptopentamères*, les *Hétéromères*, et les *Pentamères*. Pour comprendre cette division, il faut rappeler que les pattes des insectes se composent de pièces placées bout à bout. La première s'insérant sur le corps a été appelée hanche ; elle est suivie d'une cuisse ou fémur, sur laquelle s'attache une jambe ou tibia terminée par une dernière région nommée pied ou tarse. Le tarse est parfois simple, mais le plus souvent il est formé d'une série de petits articles au nombre de quatre ou de cinq. La classification est basée sur cette dernière particularité, suivant le nombre d'articles que l'on rencontre sur le tarse. Les Cryptotétramères se caractérisent en ce que les articles du tarse sont au nombre de quatre, dont un reste rudimentaire ; il ne paraît donc y en avoir que trois. Les Cryptopentamères ont cinq articles aux tarses, dont un est atrophié et reste caché. Les Hétéromères se différencient des autres en ce que le nombre des articles varie suivant qu'on les examine aux pattes antérieures ou aux postérieures ; ainsi, les pattes antérieures ont un tarse formé de cinq articles, tandis que la paire postérieure n'en montre que quatre. Enfin, le dernier groupe, ainsi que le nom l'indique, possède cinq articles au tarse de toutes les pattes.

Dans le premier sous-ordre n'existe aucun insecte utilisé en médecine ; les *Coccinella*, ou bêtes à bon Dieu, entrent dans ce groupe. Parmi les Cryptopentamères, il existe un insecte attaquant les grains de blé, les feuilles des arbres, c'est le Charançon ; l'espèce vivant dans le blé est le *Calendra Granaria*.

Le sous-ordre des **Hétéromères** contient les genres les plus intéressants : ce sont les genres *Lytta*, *Mylabris* et *Meloë*. Le genre Lytta, ou Cantharide, renferme des insectes dont le corps, de forme allongée, est terminé antérieurement par une tête portant des antennes à onze articles aussi longues que la moitié du corps. La tête est séparée

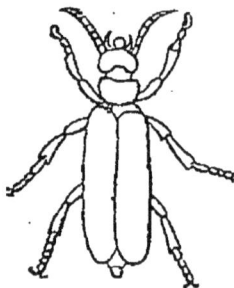

FIG. 300.
Lytta vesicatoria
(Cantharide).

du thorax par une partie rétrécie que l'on peut comparer à un cou. Les ailes supérieures ou élytres, très longues, se réunissent sur la ligne médiane et recouvrent toute la partie postérieure de l'abdomen ; elles

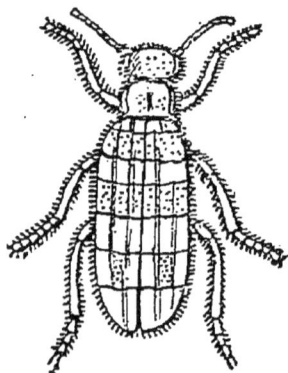

FIG. 301. — Mylabre.

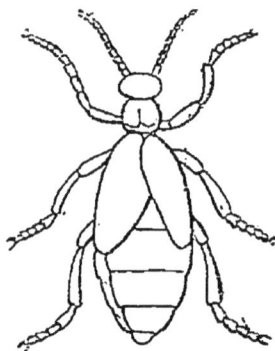

FIG. 302.
Meloe proscarabeus.

sont de forme presque rectangulaire et d'une belle couleur verte, pouvant varier jusqu'au vert doré, en passant par le bleu. La tête et le thorax tranchent par leur couleur plus sombre. La Cantharide, *Lytta vesicatoria*, vit dans le midi de la France, sur différents arbustes, comme le lilas, le jasmin, et sur des arbres comme le frêne. Pour les récolter, on étend au pied de l'arbre sur lequel elles vivent de grands draps blancs, et on secoue vigoureusement pour les faire tomber. Aussitôt après, on les plonge dans l'alcool ou l'eau vinaigrée pour les tuer, on les sèche, puis on les conserve dans des flacons : l'espèce de Cantharide que l'on récolte habituellement est la *Lytta vesicatoria*. Certaines autres espèces de *Lytta* (*Lytta dubia*, sur la luzerne, *Lytta segetum*), sont aussi employées.

Le deuxième genre, ou *Mylabris*, ressemble beaucoup à la Cantharide. Le corps est un peu plus large, et les antennes n'ont que neuf articles. La couleur varie suivant les espèces; tantôt elle est jaune,

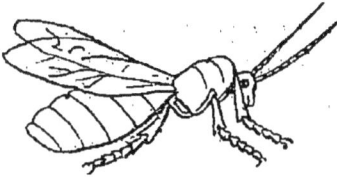

FIG. 303. — *Cynips gallæ-tinctoriæ.*   FIG. 304. — Noix de galle en place.

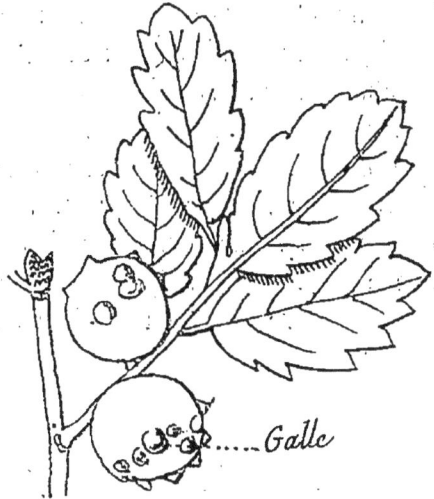

tantôt elle est bleue. Ces insectes vivent sur des plantes de la famille des Composées, et contiennent des principes vésicants qui, pour certaines espèces, sont aussi estimés que ceux de la Cantharide.

Les *Meloës* ont un corps allongé, de couleur bleu sombre, à abdomen plus gros, plus volumineux que celui des Cantharides, et, en outre, non recouvert par les élytres; celles-ci s'écartent l'une de l'autre vers le milieu de l'abdomen, au lieu de se réunir sur la ligne médiane. Quand on les prend avec la main, ils sécrètent entre les pattes postérieures un liquide jaunâtre répandant une mauvaise odeur. On les emploie comme les Cantharides; l'espèce usitée est le *Meloë proscarabeus*. Les Méloïdes sont intéressants par l'hypermétamorphose de leurs larves, dont nous avons déjà parlé.

Les Pentamères renferment le genre *Lampyris*, ou Ver luisant. C'est principalement la femelle qui possède cette propriété.

HYMÉNOPTÈRES. — Les Hyménoptères se caractérisent par la présence de deux paires d'ailes membraneuses semblables et par les pièces buccales disposées pour broyer et lécher. Dans ce dernier cas, les deux palpes de la mâchoire inférieure se développent beaucoup en prenant l'aspect d'un cueilleron. On les divise en *Hyménoptères térébrants* et *Hyménoptères porte-aiguillons*. Les Hyménoptères térébrants se distinguent en ce que la femelle est munie d'un long appendice cylindrique, creux, placé à l'extrémité de l'abdomen, terminé en pointe à une extrémité, et communiquant avec les organes génitaux. Les Hyménoptères porte-aiguillons sont munis d'un aiguillon en communication avec des glandes venimeuses, dont les produits sont déversés dans la plaie produite par la piqûre de l'aiguillon.

Un seul genre nous intéresse parmi les **Hyménoptères térébrants**; c'est le genre *Cynips*, dont plusieurs espèces produisent, par leur piqûre faite sur des chênes, des coques connues sous le nom de Noix de galle. Lorsque la femelle du *Cynips* (*Diplolepis*) *Gallœ tinctoriœ* veut pondre ses œufs, elle va à la recherche d'un chêne particulier, le *Quercus infectoria*. Comme l'époque de la ponte correspond au moment où cet arbre est en bourgeon, elle pique le bourgeon et y dépose ses œufs. La présence de ces derniers détermine un apport considérable de sève dans l'intérieur du bourgeon. Le bourgeon se gonfle, les écailles s'épaississent, adhèrent très intimement entre elles, et devient un corps charnu qui n'est autre que la noix de galle. Dans l'intérieur de ces galles, les larves se développent et se nourrissent aux dépens du suc de la plante. On récolte les galles assez hâtivement pour que les parois ne soient pas attaquées par les larves, car c'est pour le principe qu'elles

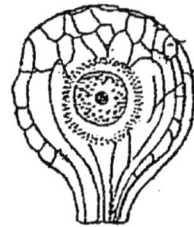

FIG. 305.
Coupe transversale
d'une galle.

contiennent, le tannin, qu'on les recueille ; plus on laisserait se développer les embryons, moins les Noix de galles seraient riches en tannin.

C'est principalement d'Asie que nous viennent ces produits. Dans nos pays, certains Cynips produisent bien des galles sur divers chênes et principalement sur les feuilles, mais ces galles sont peu riches en tannin. Un autre type, le *Rhodites rosæ* L., donne le bédéguar en s'attaquant aux rosiers.

Parmi les **Hyménoptères porte-aiguillons** sont comprises les *Abeilles*. Ces insectes fournissent la cire, le miel et le propolis. On sait que les Abeilles vivent en troupes nommées Essaims, qu'elles se bâtissent des ruches; nous n'insisterons pas sur des faits connus

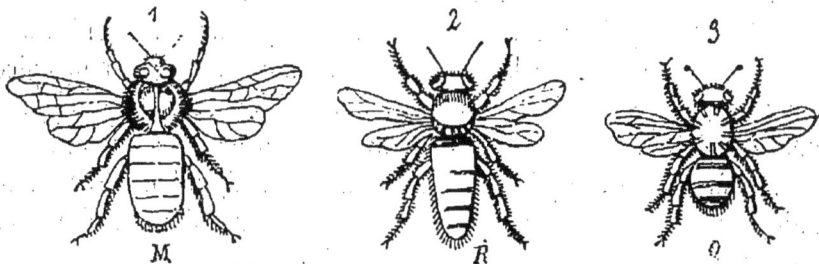

Fig. 306. — Abeille : 1. mâle ou faux-bourdon ; 2. femelle ou reine ; 3. ouvrière.

de tout le monde. Nous ne dirons rien non plus des mœurs de cet animal; cette description nous entraînerait trop loin. Rappelons qu'il existe trois catégories d'individus : une femelle, ou reine, unique, des mâles, et enfin des ouvrières, plus petites que les précédents, et que l'on appelle encore des individus neutres parce qu'elles sont des femelles dont l'ovaire s'est atrophié.

Les Abeilles ont un corps allongé, velu, c'est-à-dire couvert de poils noirs-rougeâtres; les ailes antérieures ne se replient pas, et l'abdomen est séparé du thorax par un petit pédicule. Les pièces de la bouche sont disposées pour lécher ; nous connaissons suffisamment la transformation des pièces buccales pour ne pas les rappeler.

Les Abeilles fabriquent une substance connue sous le nom de miel. Pour obtenir ce produit, elles vont à la recherche des nombreux grains de pollen qui existent sur les fleurs, les absorbent, leur font subir des modifications chimiques dans leur tube digestif et les transforment en une substance sucrée qui est le miel ; elles dégorgent ensuite ce miel, qu'elles accumulent dans la ruche. Il faut donc qu'elles soient pourvues, en vue de cette récolte, de certains appareils qui leur permettent de recueillir le pollen. Dans ce but, les pattes se modifient en certains points chez les ouvrières, et c'est principalement sur le tibia que l'on constate ces transformations; sur la face externe du tibia, existe une fossette que l'on a appelée corbeille et qui est entourée de poils; sur la face externe de la même partie des pattes sont disposées des rangées régulières de poils soyeux auxquelles on a donné le nom de brosses. C'est à l'aide de ces petits appareils très simples que l'Abeille récolte les grains de pollen. La corbeille et les brosses existent ensemble chez les ouvrières; les reines sont simplement pourvues de corbeilles, les brosses manquent; enfin, les mâles, appelés encore Faux-Bourdons, sont complétement privés de corbeilles et de brosses.

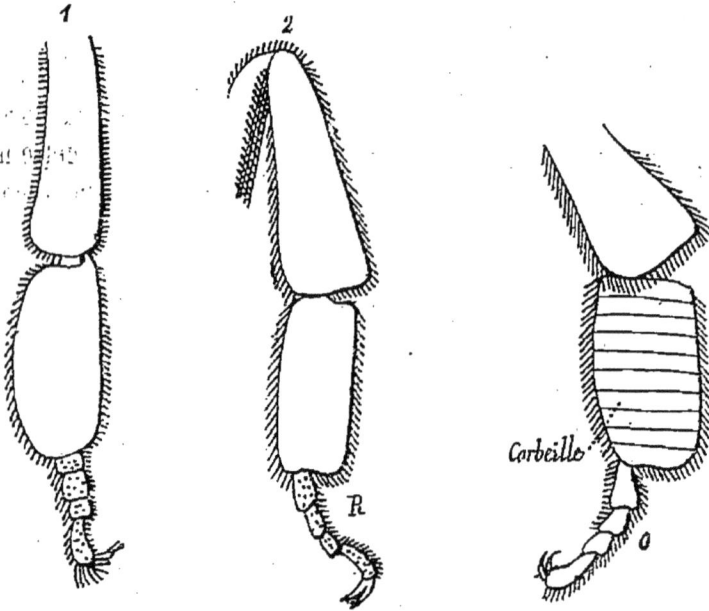

FIG. 307. — Pattes d'abeilles : 1. patte de mâle ; 2. patte de femelle ; 3. patte d'ouvrière.

De l'extrémité postérieure de l'abdomen sort, chez les neutres, un aiguillon rétractile. L'aiguillon se compose d'un gorgeret, dans lequel passe le venin, entouré d'une paire de poinçons aigus renfermés dans une rainure que présente le gorgeret, le tout entouré d'un fourreau bivalve. Au gorgeret fait suite une très grande dilatation destinée à jouer le rôle de réservoir pour le venin que sécrète une glande cylindrique, enroulée en spirale, et terminée à son extrémité par deux cœcums. Les blessures que produisent les Abeilles avec cet appareil de défense sont peu dangereuses, si un seul insecte pique ; elles deviennent plus graves si plusieurs Abeilles piquent ensemble dans la même région. Lorsqu'une Abeille implante son aiguillon, elle ne peut plus le retirer et est obligée de le laisser dans la plaie, à cause des barbules latérales que porte cet aiguillon ; aussi son abdomen se déchire-t-il par la perte de l'aiguillon, et l'Abeille ne tarde pas à mourir des suites de cette blessure.

Le miel est un produit sucré, réserve nutritive que les ouvrières déposent dans l'intérieur des alvéoles hexagonales des ruches. Lorsqu'elles ont recueilli le pollen, les ouvrières l'avalent et le font arriver dans leur estomac, où, soumis à l'action du suc gastrique, il se transforme et est dégurgité sous la forme de miel. La cire est cette matière qui entre dans la composition des parois des alvéoles de la ruche ; elle est sécrétée par des glandes situées sur la face ventrale de l'abdomen. Pour l'obtenir, on fond les gâteaux, ou ensemble des alvéoles d'une ruche, desquels on a eu le soin préalable de retirer le miel. Le Propolis est un produit récolté par les Abeilles sur certaines plantes, telles que les saules et les bourgeons des peupliers, et avec lequel elles ferment hermétiquement les parois de la ruche ; il ressemble à la cire ; on l'emploie quelquefois en pommades. L'espèce d'Abeille qui fournit tous ces produits est l'*Apis mellifica*.

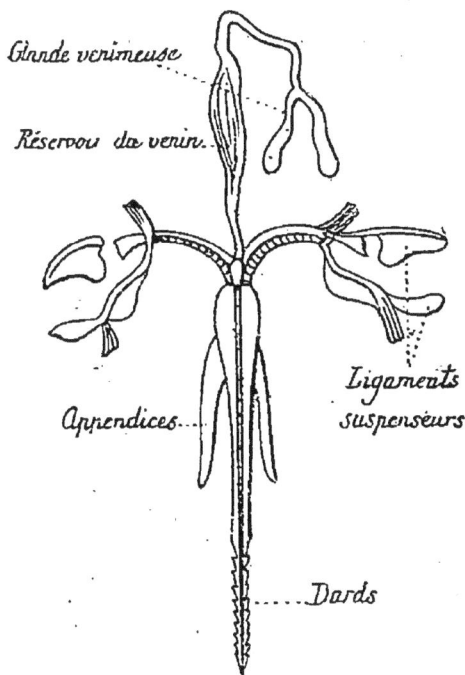

FIG. 308.—Appareil venimeux d'une abeille ouvrière.

A côté des Abeilles se placent les Bourdons ou *Bombus ;* leur corps est lourd, couvert de nombreux poils, et les tibias de la troisième paire de pattes sont terminés par deux épines. Les nids qu'ils fabriquent sont en général enfouis sous terre ; ils ne produisent point de cire, et se bornent simplement à accumuler des masses de pollen pour servir à la nourriture des larves. L'espèce la plus commune est le *Bombus terrestris*.

Les Guêpes appartiennent à la famille des Vespidés. Leur corps est mince, lisse, dépourvu de poils ; les ailes de la paire antérieure

sont peu larges, mais étroites et repliées dans le sens de la longueur..
Les espèces principales sont la *Vespa crabro* ou Grêpe frelon et la
Vespa vulgaris.

Pour terminer, mentionnons la famille des Formicides renfermant
les Fourmis.

Il y aurait beaucoup à dire sur les mœurs de tous ces insectes,
mais ces descriptions sortent du cadre de notre programme.

Tableau synoptique des Insectes.

INSECTES.	Orthoptères...	Thysanoures. Orthoptères vrais...	Marcheurs. Coureurs. Sauteurs.
		Pseudo-Nevroptères.	
	Névroptères...	Planipennes. Trichoptères.	
	Strepsiptères...		
	Hemiptères...	Aptères.........	Pediculus capitis, et P. vestimenti. Phthirius Pubis.
		Phytophtyres......	Aphidés.— Phylloxera vastatrix. Coccidés. — Coccus maniparus. Ilicis. Coccifera.
		Homoptères......	— Cicadées.
		Heteroptères.....	— Acanthia Lectularia.
	Diptères......	Aphaniptères......	Pulex irritans. Sarcopsylla penetrans.
		Rhopalocères ou Brachycères......	Musca domestica. Musca vomitoria. Stomoxis calcitrans. Lucilia Hominivora. Glossine morsitans. Dermatobia noxialis.
		Némocères........	Simulium. Culex irritans.
	Lépidoptères...	Microlépidoptères. — Tinea. Bombycines. — Bombyx mori.	
	Coléoptères....	Cryptotétramères. Cryptopentamères. Hétéromères......	Lytta Vesicatoria. Meloe proscarabeus. Mylabris.
		Pentamères.	
	Hyménoptères..	Térébrants...... — Cynips gallæ tinctoriæ. Porte-aiguillons.. — Apis mellifica.	

ÉCHINODERMES

Le système ambulacraire, qui est le trait essentiel de leur organisation, se compose d'un anneau circulaire ou *Anneau ambulacraire* entourant l'œsophage, d'où partent cinq canaux longitudinaux ordinairement doubles, les *canaux ambulacraires*, parcourant le corps et

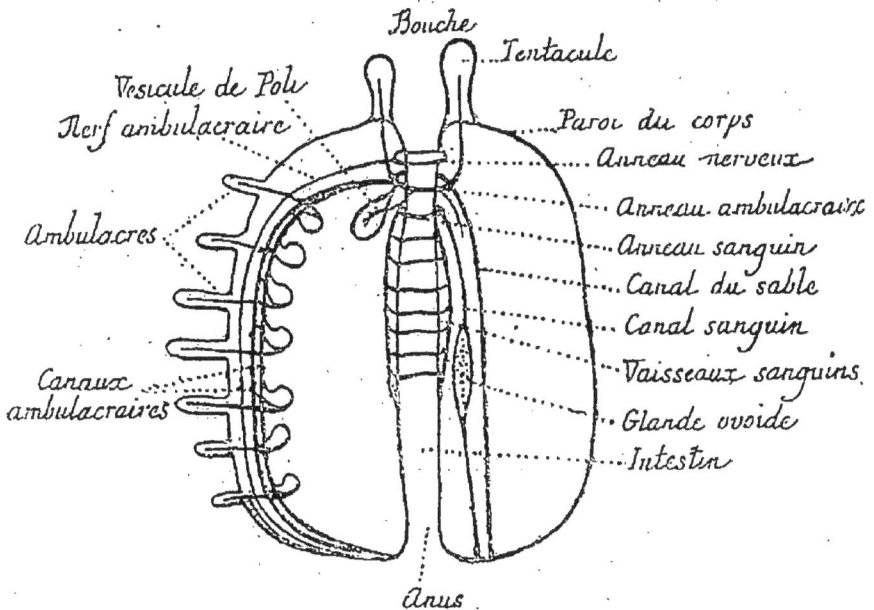

Fig. 309. Schema de l'organisation d'un Echinoderme.

envoyant à l'extérieur, à travers la paroi du corps, des diverticules à parois musculaires pouvant se contracter ou devenir turgides et servir ainsi d'organes de locomotion. Ces diverticules particuliers ont reçu le nom d'*Ambulacres*, dénomination qui montre bien leur rôle physiologique, et les canaux sont les canaux ambulacraires.

Les cinq régions du corps parcourues par ces canaux, et percées de pores pour laisser passer les ambulacres, sont nommées *Zones ambulacraires* ou *radius;* les cinq espaces laissés entre elles sont

appelés *Zones interambulacraires* ou *interradius*. De l'anneau ambulacraire part, en outre, chez la plupart des Échinodermes, un canal
se dirigeant à travers l'animal pour aller déboucher plus ou moins
directement à l'extérieur ; c'est le *canal pierreux* ou *canal du sablé*.
Autour de l'œsophage, on trouve fréquemment au-dessous de l'anneau ambulacraire un anneau sanguin communiquant avec des vaisseaux sanguins intestinaux et un vaisseau accolé au canal du sable ; et
au-dessus de l'anneau ambulacraire, un anneau nerveux émettant
cinq nerfs ou *nerfs ambulacraires,* qui accompagnent les canaux ambulacraires le long de la paroi du corps.

Le rôle médical de ces animaux étant presque nul, nous serons très
bref sur les détails de leur organisation ; nous ne les mentionnerons
qu'au point de vue des connaissances générales et de l'enchaînement
des êtres. — Les Échinodermes se divisent d'une manière très artificielle en deux sous-embranchements, suivant que le corps est plus ou
moins globuleux, ou bien suivant qu'il est lobé à la périphérie. Les
premiers ont été appelés *Cystomorphes*, et les seconds *Brachiés*. Les
Cystomorphes comprennent trois classes : les *Holothurides*, les *Cystidés* et les *Échinides*. Les Brachiés en renferment aussi trois : les
Crinoïdes, les *Astérides* et les *Ophiurides*..

Nous allons successivement passer en revue les caractères de ces
différentes classes. En réalité, dans une classification naturelle, il
faudrait, en partant des Holothuries, grouper ensemble les Cystidés
et les Crinoïdes, puis les Échinides avec les Astéries. Quant aux Ophiures, leurs relations sont encore assez obscures.

ÉCHINODERMES.	Cystomorphes....	Holothuridés. Cystidés. Echinides.
	Brachiés	Crinoïdes. Astérides. Ophiurides.

Tous les Échinodermes sont marins.

HOLOTHURIDÉS.

Les Holothuridés ont un corps allongé, cylindrique, terminé par des tentacules entourant la bouche ; à l'extrémité opposée se trouve l'anus. La paroi du corps est formée par l'ectoderme et le mésoderme pariétal ; dans le mésoderme sont disséminés des spicules calcaires, dont le nombre n'est pas suffisant pour constituer à l'animal un test calcaire semblable à celui que présentent les autres classes d'Echinodermes.

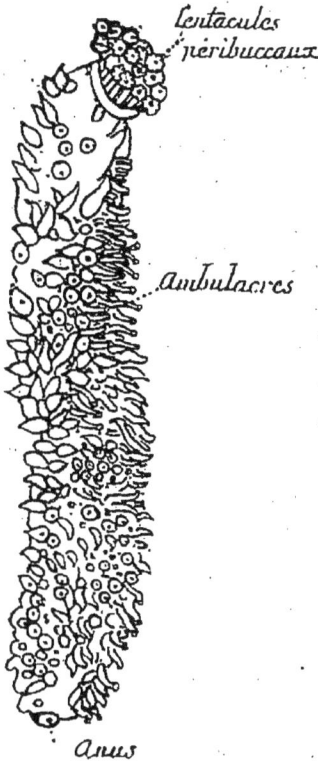

La cavité générale est très développée ; au centre flotte librement le tube digestif. Dans la partie inférieure ou rectale de ce dernier aboutissent, chez la plupart des Holothuries, deux tubes ramifiés que certains zoologistes considéraient comme les organes de respiration des Holothuries, d'où le nom de poumons donné à ces tubes.

Le système nerveux comprend un collier œsophagien placé au-dessus de l'anneau ambulacraire, d'où partent des nerfs accompagnant les canaux ambulacraires, et d'autres nerfs se dirigeant vers les tentacules. La description générale que nous avons déjà donnée de l'appareil ambulacraire reproduit fidèlement le plan de celui

Fig. 310. — Aspect extérieur d'une Holothurie du genre *Holothuria*.

des Holothuries : un canal annulaire, muni de dilatations ou vésicules de Poli sur son trajet, entourant l'œsophage, d'où partent cinq longs canaux venant s'appliquer contre la paroi du corps, et envoyant des ambulacres extérieurs. Il n'existe qu'une différence, et encore ne se trouve-t-elle pas chez toutes les Holothuries : c'est que le canal du sable ne communique pas toujours avec l'extérieur ; il se termine souvent par une ampoule flottant librement dans la cavité générale.

L'appareil sanguin est constitué par deux vaisseaux longeant la partie antérieure du canal digestif jusqu'à la région moyenne, en

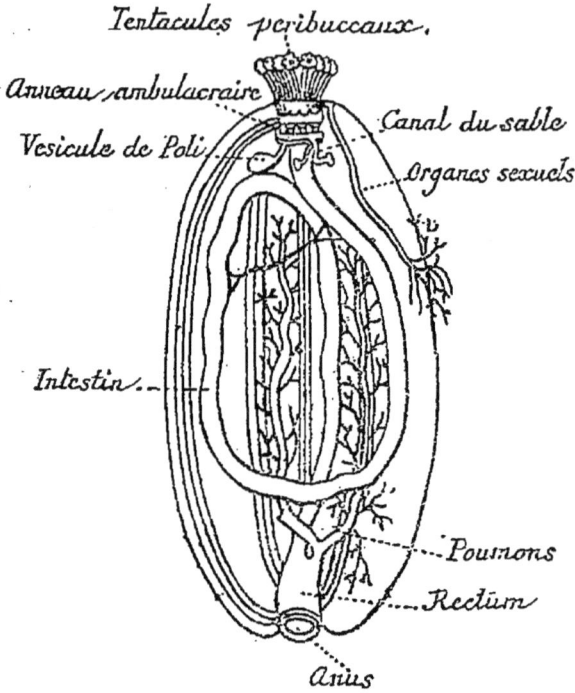

FIG. 311. Organisation générale d'une Holothurie.

émettant des branches nombreuses sur le tube digestif. C'est dans cette partie du tube digestif que se passent les phénomènes de la digestion, et les particules assimilées pénètrent dans l'intérieur de ces vaisseaux. L'un de ces derniers va se jeter dans un anneau sanguin qui entoure l'œsophage. Quant aux organes sexuels, ils sont représentés par de très longs filaments contenus dans la partie antérieure de la cavité générale et s'ouvrant au dehors, non loin de la bouche.

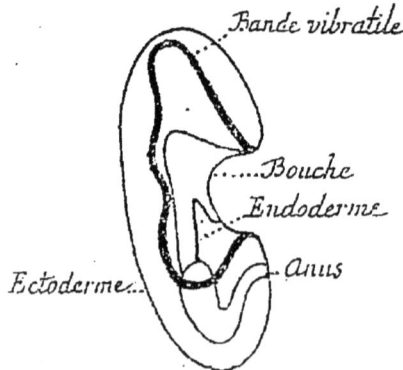

FIG. 312. — Larve *Auricularia*.

Le développement, assez complexe, est cependant très intéressant à connaître. La segmentation est égale, et produit une blastula, puis

une gastrula. Quelques cellules endoblastiques se détachent du blastoderme, et tombent dans la cavité de segmentation pour donner naissance à un mésenchyme. La larve présente, à ce stade, un ectoblaste
périphérique, une cavité de segmentation ou blastocœle, et un archentéron tapissé par l'endoblaste. Le feuillet endoblastique ne reste pas
stationnaire; il pousse un diverticule qui s'isole peu à peu de l'archentéron à mesure qu'il pénètre dans le blastocœle, et s'y divise en trois
parties. Lorsque cette division est effectuée, le blastocœle renferme
trois vésicules qui proviennent de l'archentéron. Deux de ces vésicules

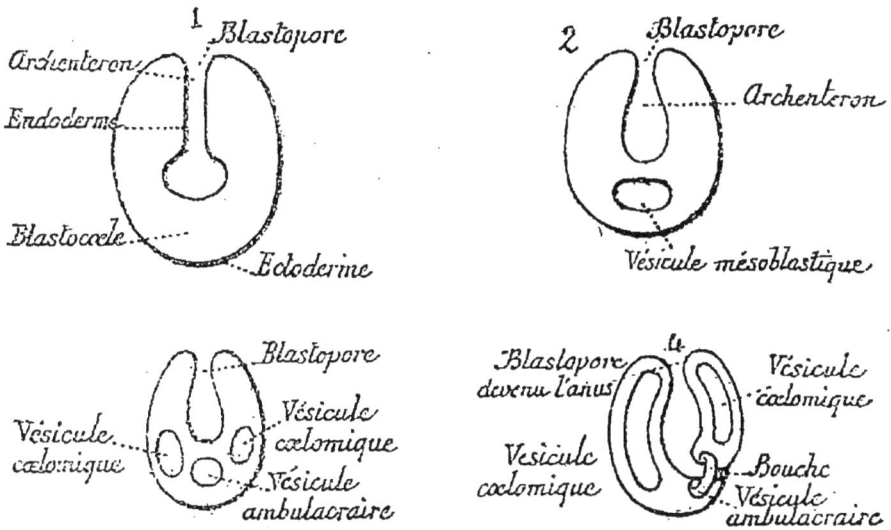

FIG. 313. — Schemas de l'embryogénie d'une Holothurie : 1. gastrula; 2. séparation de l'archentéron et de la vésicule mésoblatique enterocœlienne ; 3. division de cette dernière en trois
vésicules ; 4. évolution de deux de ces vésicules pour former le cœlome, et de la troisième pour
former l'appareil ambulacraire.

emplissent peu à peu, en grossissant, tout le blastocœle, et, fusionnant plus tard leurs cavités, donnent aussi naissance à la cavité générale du corps; leur paroi externe formera le mésoderme pariétal,
et l'interne le mésoderme viscéral. Quant à la troisième vésicule, elle
tend à entourer l'œsophage à la manière d'un anneau; puis, quand
l'anneau est formé, elle envoie un canal qui s'ouvre au dehors, et tout
le long du corps cinq canaux longitudinaux. C'est là l'ébauche du système ambulacraire, montrant déjà un anneau péri-œsophagien, un
canal du sable, et cinq vaisseaux ambulacraires. La bouche s'est
percée durant ces modifications, le blastopore devient l'anus, et la
larve s'est couverte de cils vibratiles disposés en une rangée sinueuse

tout le long du corps. Cette rangée sinueuse ressemble par son contour au pavillon d'une oreille, d'où le nom de larve *Auricularia* donné aux larves d'Holothuries.

Les Holothuries ne sont d'aucun usage ; en certains pays, dans le sud de l'Asie, on mange certaines espèces du genre *Holothuria*, connues sous le nom vulgaire de Trépang ou Trypang. Les animaux recueillis sont vidés, cuits à l'eau, puis desséchés et fumés ; il ne reste ainsi que la paroi du corps, et c'est elle qui est consommée. Cet aliment passe pour aphrodisiaque, ce qui est bien peu probable.

La classe des Holothurides se divise naturellement en deux sous-classes, suivant que le canal du sable débouche à l'extérieur ou bien débouche dans la cavité générale. Dans le premier cas, les Holothurides sont dites *exopores*, et dans le second *endopores*. Les Exopores renferment plusieurs genres qui habitent les grands fonds de la mer, et pour lesquels on a créé l'ordre des *Élasipodes*. Les Endopores comprennent deux ordres : les *Pédifères* et les *Apodes*. Les Pédifères possèdent des ambulacres, tandis que les Apodes n'en ont pas.

Le genre *Holothuria* appartient à l'ordre des Pédifères.

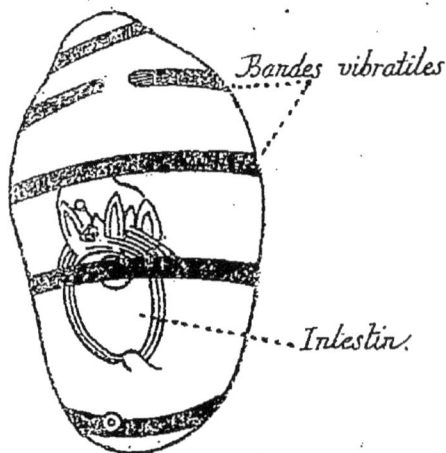

FIG. 314. — Larve âgée d'Holothurie.

HOLOTHURIDES...	Endopores..... — Elasipodes.	
	Exopores	Pédifères. — G. Holothuria.
		Apodes.

ÉCHINIDES.

Les Échinides, désignés vulgairement sous le nom d'Oursins ou Châtaignes de mer, à cause de la présence sur leur corps de piquants plus ou moins volumineux, ont donné leur nom à l'embranchement des Echinodermes.

Leur corps, d'aspect généralement globuleux, est recouvert par une enveloppe dure, formée par la réunion de spicules calcaires qui ont

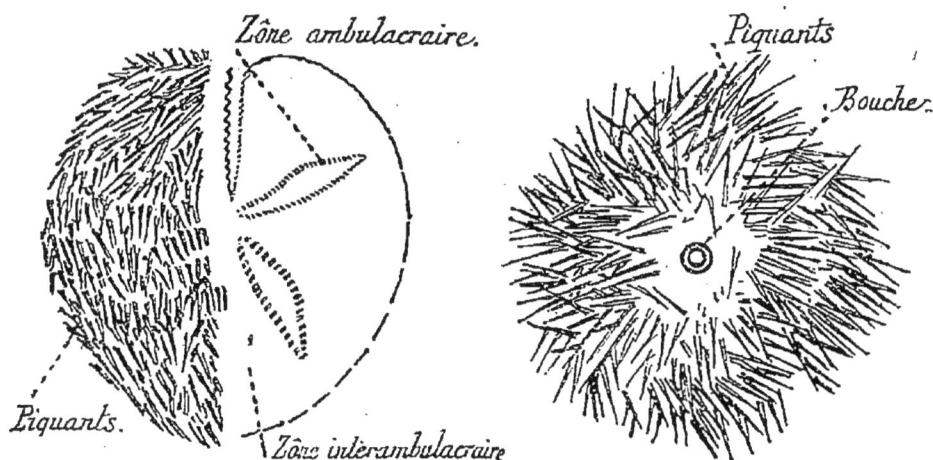

FIG. 315. — Aspect extérieur d'un Echinide régulier du genre *Echinus* (à gauche), et d'un Echinide irrégulier du genre *Spatangus* (à droite). Ce dernier est dépouillé en partie de ses piquants.

pris naissance dans l'intérieur du mésoderme, et que recouvre l'épithélium ectodermique. On donne généralement à cette enveloppe calcaire des Échinodermes le nom de *test*, et non de coquille, parce qu'elle n'est point une production externe de l'ectoderme comme les coquilles des Mollusques. Les spicules calcaires forment, par leur soudure, de petites plaques arrangées avec ordre en séries partant de l'extrémité supérieure du corps pour aller se terminer à l'extrémité inférieure, et décrivant ainsi chacune une demi-circonférence. — Parmi ces séries, au nombre de vingt chez les Échinides actuels, on doit distinguer celles dont les plaques sont percées de trous pour laisser passer les ambulacres, et celles dont les plaques ne possèdent pas de semblables ouvertures. Comme ces séries sont en nombre égal, il existe donc dix séries de plaques à ambulacres et dix séries de pla-

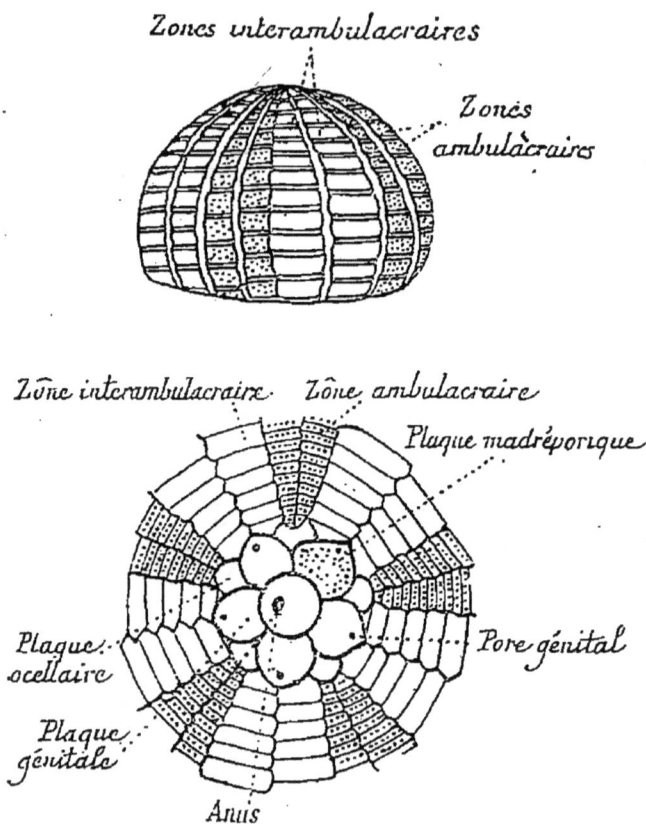

FIG. 316. — Test d'un Oursin régulier du genre *Echinus*, dépouillé de ses piquants; en haut, vue de profil; en bas, vue de la face inférieure ou anale, montrant l'appareil périproctal.

ques non munies d'ambulacres; de plus, les séries semblables sont groupées côte à côte deux par deux de manière à former cinq séries doubles de plaques à ambulacres, et cinq séries doubles de plaques sans ambulacres. — Les séries doubles de plaques à ambulacres, nommées *Zones ambulacraires* ou rayons (*radius*), alternent régulièrement avec les autres, de manière qu'à une zone ambulacraire succède une série double de plaques sans ambulacres, puis vient une deuxième Zone ambulacraire, et ainsi de suite. Les cinq séries doubles de plaques sans ambulacres sont nommées *Interradius* ou *Zones interambulacraires* à cause de leur situation. Il existe en surplus, autour de l'anus, de petites plaques connues sous la dénomination de plaques *ocellaires* et de plaques *génitales* et alternant entre elles. Aux plaques génitales aboutissent les zones interambulacraires, et les zones ambulacraires aboutissent aux plaques ocellaires qui sont très petites. — Une des plaques génitales se fait remarquer parmi les autres, grâce à ses dimensions plus grandes et à la présence sur elle d'une quantité de pores ; elle a été nommée *plaque madréporique,* et c'est par ces pores que pénètre peut-être de l'eau de mer dans l'intérieur du canal du sable.

Cette disposition si régulière disparaît chez quelques Échinides, nommés irréguliers à cause de cela ; les zones ambulacraires deviennent plus petites que les zones interambulacraires et se ramassent sur la face supérieure du corps.

Normalement, les Oursins vivants se tiennent la bouche en bas ; mais, pour la commodité des descriptions et pour mieux les comparer aux Holothuries, nous les étudierons avec la bouche en haut.

La bouche, située donc à la partie supérieure, porte d'ordinaire un appareil formé de bâtonnets calcaires résistants servant à l'animal pour broyer les parties dures ou les coquilles des petits mollusques dont il fait sa nourriture. A la bouche fait suite le tube digestif contourné sur lui-même et débouchant à l'anus. L'anus est diamétralement opposé à la bouche chez les Échinides dits réguliers ; chez la plupart des Échinides irréguliers, l'anus est placé sur les bords de la face supérieure du corps, non loin de la bouche. Le tube digestif est libre dans la cavité générale ; il est rattaché à la paroi du corps par des lames mésentériques. Dans tout son parcours, il n'offre pas la même consistance, en vue du rôle physiologique que jouent ses différentes parties. Dans une des moitiés, en effet (moitié supérieure), s'accomplissent les phénomènes physiologiques de la digestion, et le tube digestif y possède une épaisseur beaucoup plus grande que dans la seconde moitié où a lieu la respiration. Il existe un canal de communication se rendant directement de la première partie du tube digestif à la seconde ; ce canal, qui relie ainsi la partie antérieure du tube digestif à la partie postérieure, a reçu le nom de Siphon.

L'appareil ambulacraire ressemble beaucoup à celui des Holothuries. L'anneau ambulacraire, muni de vésicules de Poli, envoie cinq canaux ambulacraires, qui se divisent pour fournir une branche

aux tentacules péribuccaux, et se continuent ensuite dans les zones
ambulacraires sous forme de canaux doubles. Sur le trajet de ces
derniers sont insérés les ambulacres. Le canal du sable va déboucher
au dehors sous la plaque madréporique; à ce canal est accolé un
deuxième canal qui part de l'anneau sanguin et présente sur son trajet
une dilatation nommée glande ovoïde, dont le rôle est peu connu.

Le *système sanguin* est constitué par deux vaisseaux longeant la
paroi intestinale : l'un des deux se place au côté externe de la paroi

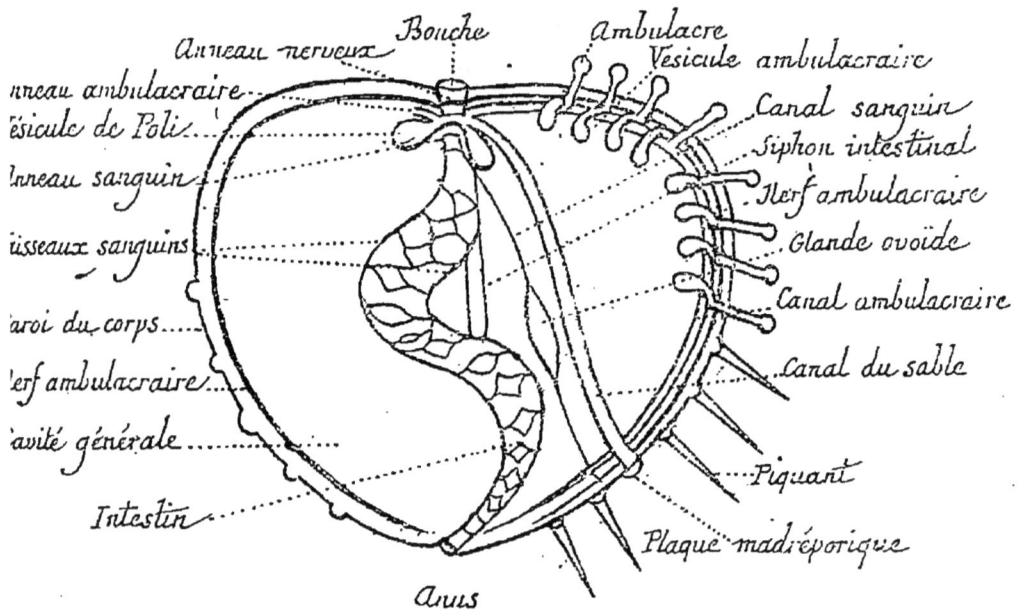

FIG. 317. — Schéma de l'organisation d'un Echinide régulier.

intestinale, c'est le vaisseau marginal externe ; le second, qui est le
vaisseau marginal interne, suit, ainsi que son nom l'indique, le côté
interne. Le rôle physiologique de ces vaisseaux est d'absorber les
produits digérés et de les transmettre à l'anneau sanguin periœso-
phagien. Pour cela, l'un de ces vaisseaux remonte jusqu'à l'œsophage,
et y débouche dans l'anneau sanguin. Cet anneau envoie de petites
ramifications dans les vésicules de Poli ; de même l'anneau ambulacraire envoie des ramifications dans ces vésicules, de sorte que peut-
être le sang passe par là dans le système ambulacraire. De plus,
l'anneau sanguin émet le canal mentionné plus haut, qui est accolé au

canal du sable, et porte la glande ovoïde sur son trajet. Le système nerveux ressemble à celui des Holothuries.

Les Échinides sont unisexués comme tous les Échinodermes, et les organes génitaux sont placés en dedans de la paroi du corps, dans les espaces correspondant aux zones interambulacraires ; ils se composent d'ordinaire de trois ou cinq glandes, émettant chacune un conduit aboutissant aux pores des plaques génitales.

On connaît bien les premiers stades du développement. L'œuf fécondé se transforme en blastula, puis en gastrula. La gastrula s'al-

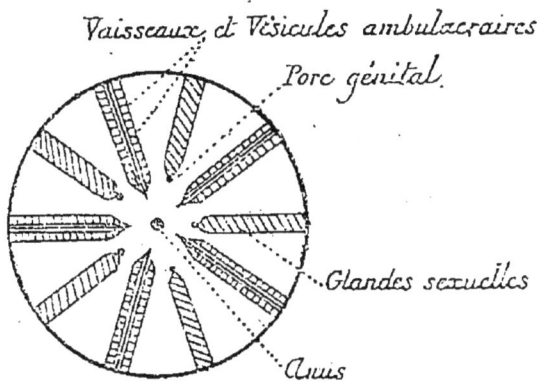

FIG. 318. — Schema de la disposition des glandes sexuelles chez un Echinide régulier du genre *Echinus.*

longe, pousse des bras soutenus par des spicules calcaires, et prend la forme d'une larve particulière à laquelle on a donné le nom de *Pluteus.* Nous ne suivrons pas dans tous les détails l'évolution du Pluteus ; nous nous bornerons à dire qu'une partie seule du corps de la larve donne naissance à l'adulte, les grands bras disparaissant au cours de l'évolution embryonnaire.

Les Echinides ont joué un rôle considérable dans les natures anciennes, et sont encore aujourd'hui très nombreux. De même que tous les Echinodermes, ils vivent dans la mer. Certaines espèces sont comestibles ; tel est l'*Echinus lividus,* fréquent sur tout le littoral méditerranéen, et dont on mange les organes génitaux.

Les Echinides se divisent en deux sous-classes : les *Palœchinides* et les *Euéchinides.* Les Palœchinides renferment des types disparus qui possédaient, sauf un seul genre, plus de vingt séries de plaques du test ; les Euéchinides, qui vivent dans la nature actuelle, possèdent tous vingt séries de plaques. Les Échinides comprennent deux ordres : les *Réguliers* et les *Irréguliers*. Chez les Réguliers, la bouche est diamétralement opposée à l'anus, les zones ambulacraires et interambulacraires sont égales ; chez les Irréguliers, la bouche et l'anus sont souvent placés sur la même face du corps, et les zones ambulacraires sont

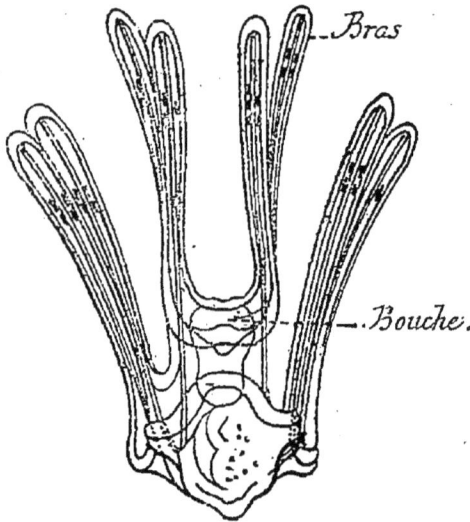

FIG. 319. — Larve *Pluteus*.

plus petites que les zones interambulacraires. Le genre Echinus appartient à l'ordre des Réguliers.

ECHINIDES..... { *Palæchinides*.
                  Euéchinides.. { Réguliers. — Echinus lividus.
                                      Irréguliers.

ASTÉRIES.

La troisième classe des Echinodermes semble au premier abord ne présenter aucune ressemblance avec la précédente ; mais après en avoir fait une description assez abrégée, nous retrouverons toutes les parties que nous connaissons déjà.

La forme du corps n'est pas globuleuse, mais aplatie, elle présente une partie centrale déprimée, d'où partent de longs bras, d'ordinaire au nombre de cinq, disposition qui permet de la comparer à une étoile, et qui leur a valu le nom d'Étoiles de mer sous lequel on les désigne. Sur la face dorsale n'existent jamais de plaques vraies, mais un très grand nombre de granulations calcaires soudées entre elles. A la face ventrale se trouve la bouche, d'où partent cinq sillons parcourant les bras dans toute leur longueur ; ce sont les sillons ambulacraires renfermant les vaisseaux et les nerfs ambulacraires, et limités de chaque côté par de vraies plaques qui correspondent aux plaques ambulacraires des Echinides. Toute la partie ventrale des bras est ainsi formée de plaques ambulacraires qui sont les homologues

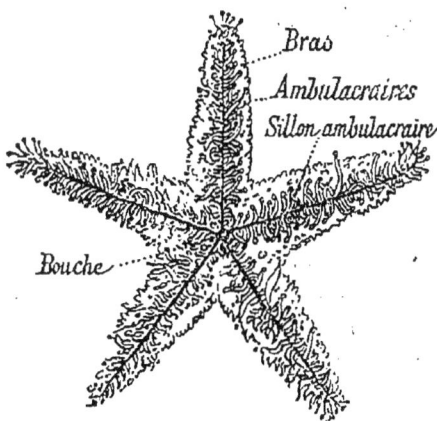

FIG. 320. — Astérie vue par sa face ventrale.

des plaques ambulacraires des Oursins ; quant aux plaques situées sur le bord des bras, et nommées plaques latérales ou marginales, elles

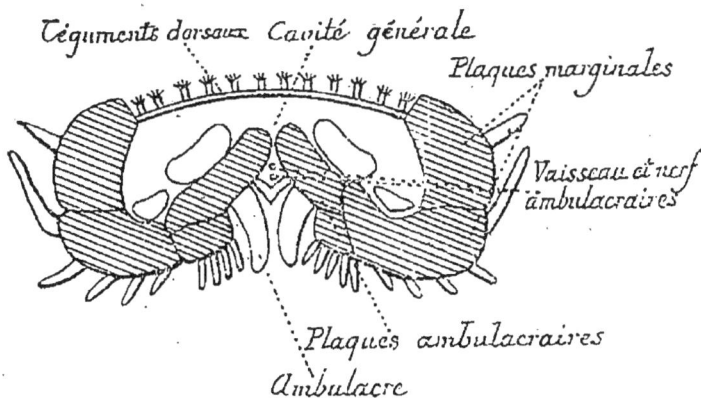

FIG. 321. — Coupe transversale schématique d'un bras d'Astérie.

sont les analogues des plaques interambulacraires. Sur la coupe d'un bras d'Astérie, on peut se rendre compte de la disposition des plaques ; au centre, on voit le sillon laissant passer les ambulacres, sur les côtés les plaques ambulacraires, à la partie externe les plaques marginales.

L'anatomie des Étoiles de mer peut se rapporter à celle du type précédent, avec de légères modifications dans la forme du tube digestif, modifications en rapport avec la forme du corps. La bouche donne accès dans un œsophage très court, auquel succède un estomac très volumineux, envoyant des diverticulums, au nombre de dix, dans l'intérieur des bras ; l'anus fait quelquefois défaut. Quant aux systèmes ambulacraires et nerveux, leur conformation est identique à celle des

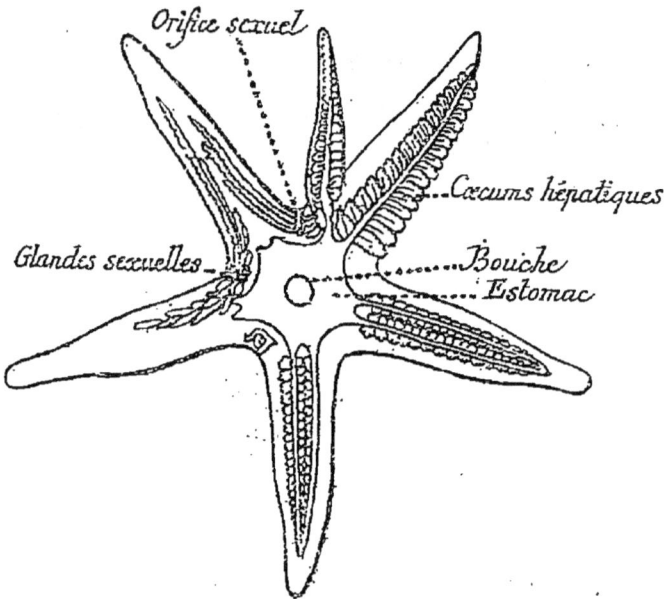

FIG. 322. — Tube digestif et organes sexuels d'une Astérie.

Echinides ; le canal du sable s'ouvre à l'extérieur sur la plaque madréporique, située sur le dos de l'animal. Les organes sexuels ont l'aspect de cinq bouquets localisés dans les espaces compris entre les bras et s'ouvrant directement au dehors. Les larves d'Astéries rappellent les larves *Auricularia* des Holothuries.

Nous pouvons maintenant chercher à établir les relations entre les parties d'un Oursin et celles d'une Astérie. Une Etoile de mer est un Oursin aplati, dont le corps s'est fendu en cinq branches dans les zones interambulacraires, dont la partie dorsale correspond à la petite membrane qui entoure l'anus chez les Echinides, mais qui est ici très élargie, dont les plaques ambulacraires et interambulacraires ont émigré vers les faces ventrale et latérale des bras, et dont les plaques ocellaires se sont portées à l'extrémité des bras, les plaques génitales restant dans les espaces compris entre deux bras.

OPHIURIDES.

Les Ophiurides réalisent au maximum le type étoilé ; leur corps, aplati, porte cinq longs bras flexibles, composé de disques calcaires empilés, formés par la soudure des plaques ambulacraires et margi-

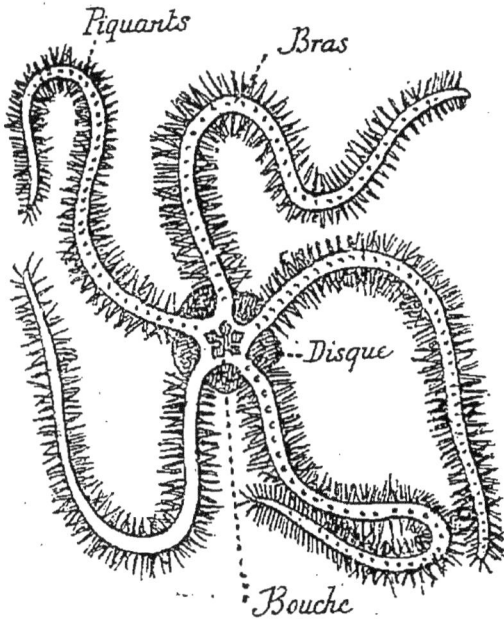

FIG. 323. — Ophiuride du genre *Ophiotrix*.

nales ; un long sillon ventral, renfermant les vaisseaux et les nerfs ambulacraires, les parcourt dans toute leur longueur.

Le tube digestif, très court, est dépourvu d'anus. La plaque madrépaïque est situ024e sur la face ventrale du corps. Les glandes sexuelles débouchent dans la cavité générale, et les produits sexuels passent au dehors par des pores dorsaux.

Les larves d'Ophiurides ressemblent aux Pluteus des Oursins.

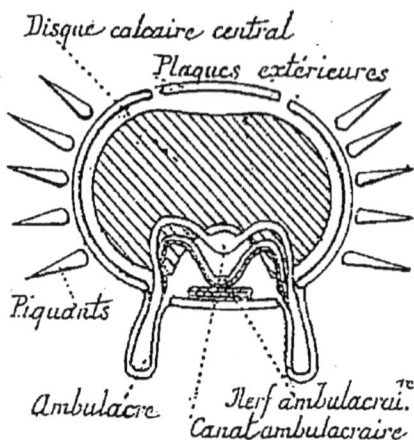

FIG. 324. — Coupe transversale du bras d'un Ophiure.

CYSTIDÉES.

Nous ne mentionnerons que pour mémoire cette classe, composée de genres fort anciens et tous fossiles, qui établissent une transition

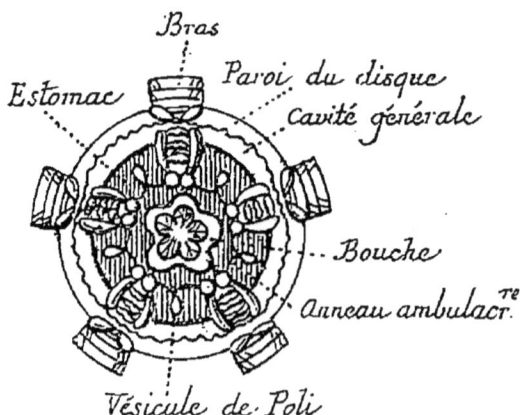

FIG. 325. — Anatomie générale du disque d'un Ophiure.

entre les Holothurides et les Crinoïdes. Certaines Cystidées même, appartenant à l'ordre des Blastoïdes, rappellent entièrement les Crinoïdes. D'autres Cystidées, à corps globuleux. se rapprocheraient des Echinides.

CRINOÏDES.

Cette dernière classe nous arrêtera très peu. Le corps a la forme d'un calice, dont la face supérieure, appelée plateau, porte au centre la bouche, excentriquement l'anus ; ce calice est tantôt libre (*Comatula*), tantôt porté sur un long pédoncule (*Pentacrinus*). La base du calice est une pièce unique, c'est la *plaque centrodorsale*. Sur les bords libres de cette plaque, autour du plateau, sont placés cinq ensembles

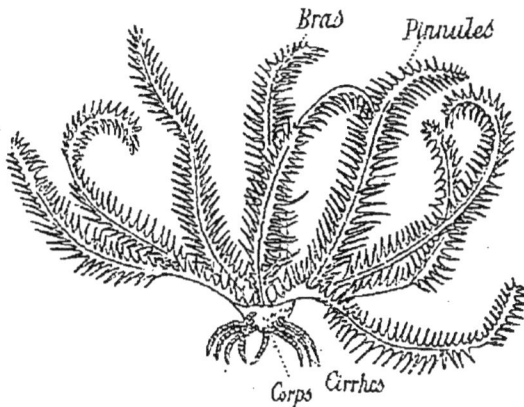

Fig. 823. — Comatule.

de plaques calcaires, formant autant de petits mamelons portant chacun une paire de bras flexibles et constitués par une série d'articles calcaires placés les uns sur les autres ; ces bras portent eux-mêmes des ramifications latérales nommées *pinnules*. Les bras sont parcourus par un sillon que l'on nomme dans cette classe sillon brachial ; c'est en réalité un sillon ambulacraire, qui porte des ambulacres, représentés ici par des papilles assez peu développées.

Les Crinoïdes possèdent un tube digestif, à œsophage très dilaté et à intestin recourbé deux fois sur lui-même, débouchant, comme nous l'avons dit plus haut, par un anus situé près de la bouche. Il est plongé dans la cavité générale, qui est subdivisée en petites cavités par des tractus conjonctifs, et qui communique avec l'extérieur par des pores, que l'on nomme entonnoirs vibratiles, s'ouvrant sur le plateau. L'appareil ambulacraire offre quelques différences avec celui des classes précédentes; il se compose, comme toujours, d'un anneau

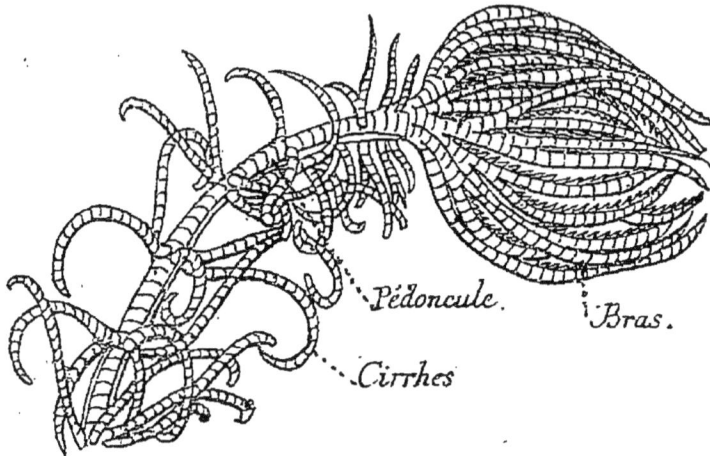

Fig. 327. — Aspect extérieur d'un Crinoïde du genre *Pentacrinus*.

ambulacraire péri-œsophagien, assez diffus, donnant naissance à cinq vaisseaux ambulacraires qui, arrivés au bord du plateau, se divisent

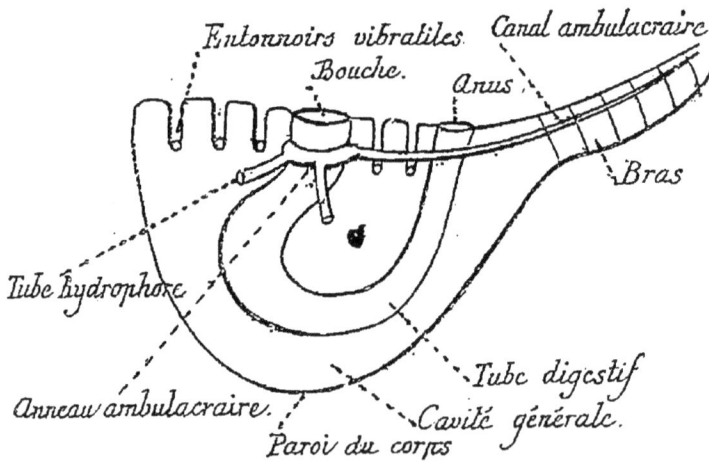

Fig. 328. — Schéma très simplifié de l'organisation d'une Comatule.

en deux pour pénétrer dans le sillon ambulacraire de chaque bras. L'anneau ambulacraire communique avec la cavité générale au moyen de tubes particuliers, les *tubes hydrophores*. Voici comment s'opère le mécanisme à l'aide duquel l'eau pénètre dans le système ambulacraire : elle n'y arrive que par un chemin détourné ; elle rentre d'abord dans les entonnoirs vibratiles, passe ensuite dans le tissu conjonctif de la cavité générale, puis dans les tubes hydrophorcs, et arrive enfin dans le canal péri-œsophagien.

Les organes sexuels se développent dans les pinnules, et sont rejetés au dehors par la rupture des pinnules.

Le développement des Crinoïdes s'écarte assez du développement des Échinodermes ; il se rapproche le plus de celui des Holothuries ; mais l'on ne peut trop préciser encore le mode de formation des organes. Les formes libres des Crinoïdes, c'est-à-dire dépourvues de pédoncule, passent dans leur embryogénie par un stade que caractérise la présence d'un pédoncule semblable à celui des Crinoïdes fixés.

Les Crinoïdes ont joué un grand rôle dans les terrains primaires, et les formes qu'ils y présentent ont de nombreux points de rapport avec les Blastoïdes et les Cystidées. Le principal genre actuel de Crinoïde est le genre *Comatula* ou *Antedon*.

ENTÉROPNEUSTES.

Les Entéropneustes, les Tuniciers et les Vertébrés se distinguent de tous les autres Cœlomates en ce qu'ils possèdent un organe particulier, la *notocorde, ou corde dorsale*, développé aux dépens de l'endoblaste, placé sur la ligne médiane dorsale au-dessus du tube digestif, et chargé de jouer un rôle de sustentation en supportant les centres nerveux disposés en un cordon longitudinal et dorsal parcourant le corps. La présence de la notocorde a valu à l'ensemble de ces trois embranchements le nom de Chordés. Cette notocorde apparaît constamment chez l'embryon ; elle persiste pendant toute la vie et donne naissance à un tissu cartilagineux chez les Enteropneustes ; elle disparaît chez la plupart des Tuniciers adultes ; enfin, chez les Vertébrés, elle est comme un centre autour duquel se forme le squelette cartilagineux ou osseux de l'adulte.

Au point de vue de l'importance prise dans l'organisme par la notocorde, les Enteropneustes représentent un type primitif et fort simple ; la notocorde, en effet, n'est développée chez eux que dans une région assez restreinte de l'animal, la région branchiale, et le tissu cartilagineux qu'elle produit sert à soutenir les canalicules branchiaux. Du peu d'importance relative de la notocorde vient le nom d'*Hémichordés* donné aux Entéropneustes. Un degré plus élevé est montré par les Tuniciers. La notocorde est, en effet, plus développée que chez les Entéropneustes, mais elle ne parvient pas dans la région antérieure du corps et occupe seulement la région postérieure, où elle sert de squelette à la queue : de là le nom d'*Urochordés* réservé aux Tuniciers. C'est enfin chez les Vertébrés que la notocorde atteint son maximum d'extension ; elle parcourt, au-dessus du tube digestif, le corps entier depuis sa région postérieure jusqu'à sa région antérieure, et s'étend dans la tête, d'où le nom de *Céphalocordés* accordé aux Vertébrés.

CHORDÉS	Hémichordés.	*Entéropneustes.*
	Urochordés.	*Tuniciers.*
	Céphalochordés.	*Vertébrés.*

L'embranchement des Entéropneustes est fort important au point de vue taxonomique en ce qu'il représente le type le plus simple des Chordés, et en ce qu'il montre des relations évidentes entre les Echinodermes et les Chordés. Ces deux grands groupes ont d'abord ce caractère commun que le blastopore de la larve devient d'une manière plus ou moins directe l'anus de l'adulte, alors que, chez la plupart des autres Cœlomates, l'anus n'a rien de commun avec le blastopore, ce dernier devenant assez fréquemment la bouche de l'adulte. Ensuite, es larves d'Entéropneustes possèdent un organe particulier qui manque aux autres Chordés, qui persiste chez l'adulte dans la région antérieure du corps, et qui ressemble entièrement par sa genèse et son

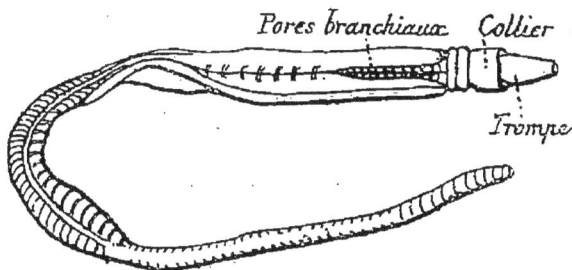

FIG. 329. — Aspect extérieur d'un *Balanoglossus*.

aspect à la vésicule ambulacraire primitive des larves d'Échinodermes. Seulement, chez ces derniers, la vésicule ambulacraire entoure l'œsophage à la manière d'un anneau et donne ensuite naissance aux cinq vaisseaux ambulacraires, tandis qu'elle reste indivise chez les Entéropneustes et ne subit aucune différenciation particulière.

En résumé, il est probable que les Entéropneustes représentent dans la nature actuelle la persistance de types anciens, disparus aujourd'hui, pourvus à la fois d'une ébauche de système ambulacraire et d'une ébauche de notocorde, et qui ont donné naissance d'un côté aux Échinodermes, et de l'autre aux Chordés. Chez les Échinodermes, le système ambulacraire s'est développé seul et s'est compliqué d'une manière excessive. Chez les Chordés, les plus simples d'entre eux, les Entéropneustes, sont les seuls à montrer une vésicule ambulacraire fort simple à côté d'un rudiment de notocorde ; chez les autres, la notocorde a pris une extension plus grande, et l'on ne trouve plus, à aucune phase du développement, des ébauches de vésicule ambulacraire.

Un second caractère commun à tous les Chordés porte sur la respiration ; les organes de la respiration proviennent toujours de la région antérieure du tube digestif. Et il est intéressant de remarquer que, chez les Échinodermes, une portion du tube digestif sert aussi à la respiration, mais sans qu'il y ait pour cela de région bien limitée et bien différenciée comme chez les Chordés.

L'embranchement des Entéropneustes n'est représenté dans la nature actuelle que par le seul genre *Balanoglossus*, dont les diverses espèces sont répandues dans presque toutes les mers. — Les Balanoglosses ont un corps allongé, vermiforme, aplati et divisé en trois régions : une partie antérieure très mobile et très contractile, la *trompe ;* une partie moyenne ou *collier*, qui entoure comme une collerette la base de la trompe ; et enfin, le *corps* proprement dit, qui est de beaucoup la région la plus longue. La bouche est percée sur la face ventrale de la base de la trompe ; l'anus est situé à l'extrémité postérieure du corps.

La région antérieure du tube digestif est modifiée en un organe de respiration. Sa paroi dorsale est percée de deux séries d'ouvertures placées l'une à droite et l'autre à gauche de la ligne médiane ; ces ouvertures communiquent avec des canaux fort courts qui débouchent au dehors sur la face dorsale du corps. L'eau est continuellement avalée par l'animal ; elle pénètre par la bouche dans la région branchiale, passe dans les canaux, et est rejetée au dehors par les pores dorsaux ; dans ce trajet, elle abandonne son oxygène au sang qui circule dans les parois des canaux. Ces canaux sont en outre soutenus par des pièces cartilagineuses qui proviennent de la notocorde ; de plus, il existe encore une autre pièce cartilagineuse plus grande qui s'avance dans la base de la trompe.

Le système nerveux est représenté par un amas de fibres et de cellules nerveuses placé, dans le collier et la région respiratoire, au-dessus de l'axe cartilagineux provenant de la notocorde, comme chez les autres Chordés ; ce centre nerveux envoie en arrière un nerf dorsal qui parcourt le corps entier. Il existe, en outre, un cordon nerveux ventral, réuni au premier par des commissures. — Le système circulatoire est développé aux dépens des lacunes de la cavité générale ; il existe cependant deux sinus ou vaisseaux, l'un dorsal et l'autre ventral, assez nets. — La trompe renferme un organe d'excrétion semblable à la glande ovoïde des Échinodermes ; la cavité de la trompe,

qui paraît provenir plus ou moins directement de la vésicule ambulacraire de la larve, communique avec l'extérieur par un pore situé vers
la base de la trompe. — Les organes sexuels se développent aux
dépens des lacunes de la cavité générale.

Le développement des Balanoglosses diffère suivant les espèces.
Chez les Balanoglosses de la Méditerranée, l'œuf fécondé donne naissance à une larve, dite larve *Tornaria*, tout à fait semblable à une
larve d'Échinoderme par son aspect extérieur. De même, la cavité

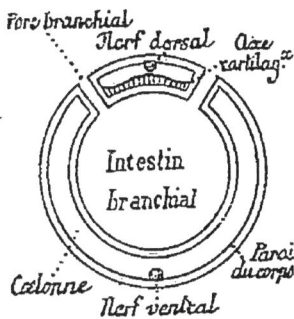

Fig. 330. — Coupe transversale
d'un *Balanoglossus*, dans la
région branchiale.

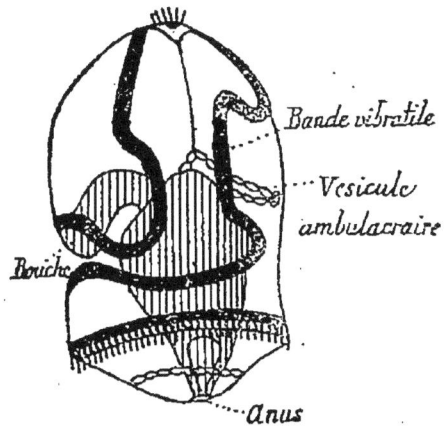

Fig. 331. — Larve *Tornaria*.

générale naît, par voie enterocœlienne, de la même manière que chez
les larves d'Échinodermes ; et l'enterocœle primitif donne aussi naissance à une vésicule d'abord close, qui s'ouvre ensuite à l'extérieur,
et ressemble ainsi tout à fait à la vésicule ambulacraire des Echinodermes lorsqu'elle apparaît. On n'a point signalé chez les *Tornaria*
l'existence d'une notocorde ; le tissu cartilagineux n'apparaît que plus
tard. — Par contre, chez les Balanoglosses de l'Océan, l'embryogénie
est plus condensée. Les cils vibratiles ectoblastiques de la larve sont
rares et ne forment pas des bandes sinueuses comme chez les *Tornaria*.
De plus, l'archentéron donne naissance à trois paires de diverticules
enterocœliens, qui s'isolent et deviennent des vésicules closes ; la
paire antérieure donne naissance à la cavité de la trompe, la paire
moyenne à la cavité du collier, et la paire postérieure à la cavité
générale du corps. La notocorde apparaît de bonne heure, aux dépens
de l'endoblaste, sur la ligne médiane dorsale, et soutient le centre
nerveux dorsal qui est produit par l'ectoblaste.

TUNICIERS.

Les Tuniciers ont été ainsi nommés à cause de la présence autour de leur corps d'une cuticule très épaisse, de consistance cartilagineuse, nommée *tunique ;* cette tunique est formée par une substance fondamentale que sécrète l'ectoderme, et dans laquelle sont contenues quelques cellules ectodermiques desquamées. La substance fondamen-

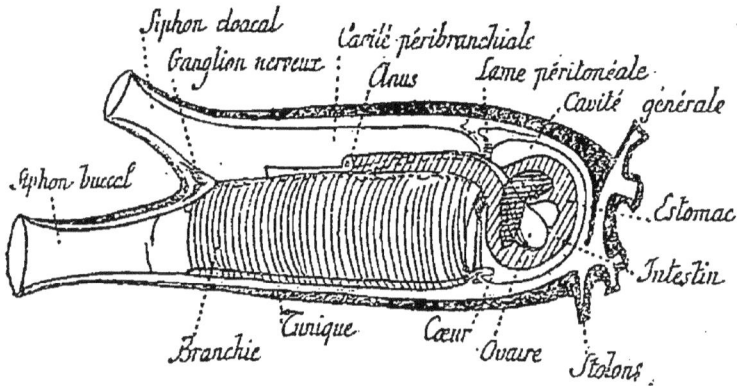

FIG. 332. — Organisation d'un Tunicier caducicorde du genre *Ciona.*

tale renferme un corps nommé *tunicine,* isomère de la cellulose végétale. Tous les Tuniciers sont marins.

Certains Tuniciers sont libres et nagent à la surface de la mer ; la plupart vivent fixés aux rochers, ou à demi-enfouis dans la vase et le sable des fonds. Le corps d'un Tunicier fixé a la forme d'un sac ou d'une outre, terminée, dans une région plus ou moins opposée à la région de fixation, par deux tubes cylindriques nommés *siphons* et servant à l'entrée ou à la sortie de l'eau pour la respiration.

La région antérieure du tube digestif est, comme chez tous les Chordés, modifiée en un organe de respiration. L'un des siphons ou *siphon buccal* sert à introduire l'eau dans le pharynx transformé en branchie, et correspond à la paroi buccale allongée en un tube plus ou moins développé suivant les espèces. La branchie, très volumineuse,. est entourée par une cavité ou *cavité péribranchiale* qui communique avec l'extérieur par le second siphon ou *siphon cloacal*. La paroi de la branchie est percée d'un grand nombre de petites ouvertures qui font communiquer la cavité branchiale avec la cavité péribranchiale ; l'eau du dehors pénètre par le siphon buccal dans la cavité branchiale, traverse les ouvertures de la paroi pour arriver dans la cavité péri- branchiale et finalement est expulsée par le siphon cloacal. Dans ce circuit, l'eau abandonne son oxygène au sang renfermé dans la paroi de la branchie. La région ventrale de la branchie porte sur la ligne médiane une gouttière longitudinale nommée *raphé ventral* ou *gout- tière hypobranchiale*.

Le tube digestif fait suite à la branchie ; il est recourbé sur lui-même en anse, présente souvent une dilatation stomacale sur son trajet, et vient s'ouvrir par l'anus dans la cavité péribranchiale, sur la ligne médiane dorsale de la branchie. Comme cette cavité communique avec l'extérieur par le siphon cloacal toujours ouvert et béant, on conçoit que les aliments non digérés puissent être rejetés. — Les téguments sont ici représentés par la cuticule externe ou tunique qui entoure l'ectoderme, et par une couche de tissu conjonctivo-musculaire cor- respondant au mésoderme pariétal ou somatopleure ; l'ensemble de l'ectoderme et de la somatopleure a été fréquemment désigné sous le nom de *manteau*.

Le système nerveux central est représenté par un petit cordon ner- veux situé, comme chez tous les Chordés, sur la ligne médiane dorsale et au-dessus du tube digestif. Ce cordon, fort mince, est placé au-des- sus de la branchie seule et ne s'étend pas sur l'anse intestinale ; il se dilate en avant en un ganglion assez volumineux placé au milieu de l'espace qui sépare les deux siphons. Les organes des sens sont sim- plement représentés par de petits ocelles disposés sur les bords des siphons. — La notocorde manque toujours chez l'adulte, excepté chez les Appendiculaires. — Le ganglion nerveux antérieur des Tuniciers est toujours accompagné d'une glande , ou *glande neurale,* dont le conduit excréteur débouche dans la cavité branchiale ; cette glande correspond peut-être à l'*hypophyse* des embryons de Vertébrés.

Le système circulatoire est formé par un lacis irrégulier de lacunes conjonctives. Parmi ces lacunes, deux principales, placées l'une sur la ligne médiane dorsale de la branchie, et l'autre sur la ligne médiane ventrale du même organe, constituent deux sinus à peu près réguliers, nommés l'un *sinus dorsal*, et l'autre *sinus ventral*. Une partie du sinus ventral s'élargit et devient contractile pour constituer un cœur, entouré par un péricarde, et surmonté par un organe clos dérivant de la branchie, et nommé *épicarde*. — La circulation offre ceci de particulier : que le cœur se contracte tantôt dans un sens, tantôt dans un autre, de telle sorte que le courant de la circulation change constamment et régulièrement de direction. Ce fait n'est pas particulier aux Tuniciers, on le retrouve chez quelques embryons de Vertébrés inférieurs et chez quelques Vers annelés ; mais, dans ce cas, il n'est pas

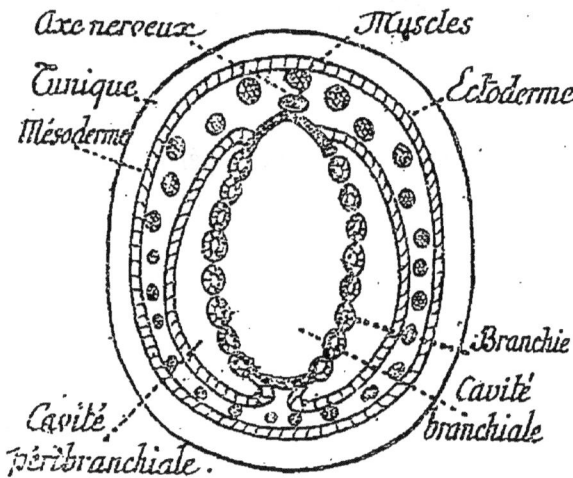

Fig. 333. — Coupe transversale schématique d'un Tunicier, passant par la branchie.

aussi régulier que chez les Tuniciers. Il est probable que ce changement alternatif est une condition primitive de la circulation, qui s'est conservée en se régularisant chez les Tuniciers grâce à une structure organique qui manque aux autres Cœlomates munis d'un cœur. Le corps des Tuniciers est, en effet, entouré par une cuticule épaisse qui empêche toute respiration cutanée ; d'autre part, le système circulatoire est formé de lacunes où le trajet du sang n'est nullement régularisé. Il en résulte que si le sang allait toujours dans la même direction, certaines régions du corps recevraient bien du sang oxygéné venant de la branchie, mais certaines autres ne recevraient que du sang ayant passé déjà dans d'autres organes et devenu veineux. Or, le changement alternatif du sens de la circulation a justement pour but et pour effet de répartir le sang oxygéné dans tous les organes d'une manière égale.

Les Tuniciers sont tous hermaphrodites. Les conduits sexuels débouchent d'habitude à côté du rectum, dans la cavité péribranchiale. L'ovule est entouré par un follicule à grandes cellules et possède d'ordinaire, au-dessous du follicule et de la membrane vitelline, une couche d'éléments nommés *cellules granuleuses*.

Les Tuniciers se reproduisent par voie sexuée et par bourgeonnement. Grâce au bourgeonnement qui n'existe pas chez tous, mais que l'on rencontre chez la majorité des Tuniciers actuels, les individus qui

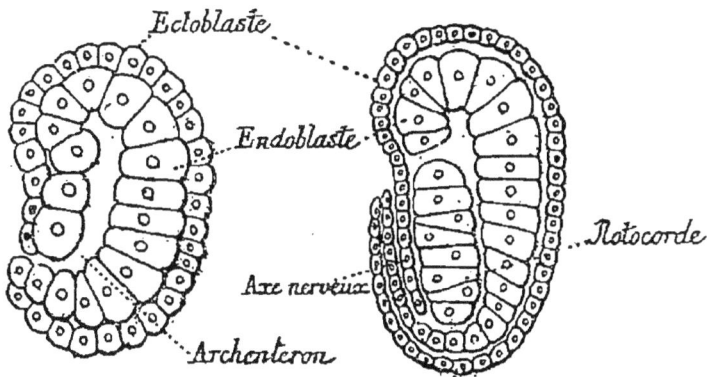

Fig. 334. — Embryogénie d'un Tunicier ; à gauche, larve jeune, au stade gastrula ; à droite, larve plus âgée, montrant la notocorde et le début de l'axe nerveux.

proviennent les uns des autres restent rapprochés et forment des colonies ; chez quelques Tuniciers, tels que les *Salpa* et les *Doliolum*, les individus qui naissent par bourgeonnement diffèrent comme aspect des individus qui proviennent de l'ovule fécondé.

Chez tous les Tuniciers, sauf certaines Molgulides et quelques autres rares types, le vitellus nutritif est en petite quantité dans l'ovule, et la segmentation est égale ou presque égale. Il se forme une blastula, puis une gastrula. Le blastopore de la gastrula ne conserve pas sa position centrale, mais tend à devenir terminal en même temps que la gastrula s'allonge. De la partie supérieure de l'endoblaste, et sur la ligne médiane dorsale, quelques cellules se détachent, grandissent, et constituent la notocorde. Au-dessus d'elles, un sillon longitudinal se creuse dans l'ectoblaste, en commençant à apparaître vers le blastopore — qui, à ce stade, se ferme peu à peu, — et donne naissance au cordon nerveux placé au-dessus de la notocorde. Les caractères spéciaux aux Chordés se manifestent donc d'une manière indiscutable chez les embryons des Tuniciers.

A mesure que la notocorde et l'axe nerveux prennent naissance, le mésoblaste apparaît. Il débute par la formation de deux amas cellulaires sur les côtés de l'endoblaste ; ces amas, bien qu'ils ne renferment pas de cavité, correspondent à des vésicules enterocœliennes dont les cellules se seraient tassées les unes contre les autres de manière à remplir la cavité centrale. A ce moment, le mésoblaste est donc constitué suivant le procédé épithélial. Mais ce stade dure peu ; les cellules mésoblastiques se séparent les unes des autres, devien-

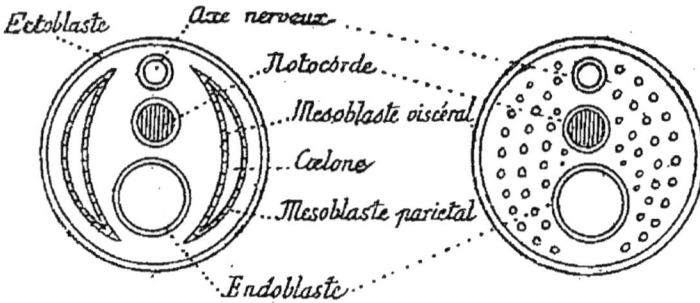

FIG. 335. — Coupes transversales schématiques de larves de Tuniciers pour montrer l'évolution du mésoblaste. A gauche, les deux vésicules enterocœliennes sont complètes ; à droite, elles n'existent plus, car les cellules de leurs parois se sont séparées les unes des autres pour devenir libres.

nent libres, et se répandent dans le blastocœle. Elles conserveront toujours cette disposition, de telle sorte que, l'ébauche du mésoblaste étant épithéliale, le mésoblaste de la larve bien formée et le mésoderme qui en dérive seront mésenchymateux.

Pendant cette évolution, la larve continue à grandir. La région postérieure de son corps s'allonge et constitue ainsi une queue. Dans la région antérieure du corps, l'archentéron s'est placé en avant de la notocorde, de telle sorte que celle-ci est refoulée dans la région postérieure, dans la queue, où elle existe seule. D'où le nom d'*Uro-chordés* donné aux Tuniciers par opposition à ceux d'Hémichordés et de Céphalochordés accordés aux Enteropneustes et aux Vertébrés.

L'archentéron lui-même se divise en deux parties : une partie anté-

rieure très vaste, ou pharynx, qui sera la branchie de l'adulte, et une
partie postérieure étroite ou intestin, qui débouche à l'extérieur par
l'anus en un point correspondant à celui où était le blastopore avant
qu'il ne se fermât. Le pharynx communique avec le dehors par une bouche très large qui vient de se percer dans la région antérieure de la
larve. Mais la bouche n'est pas la seule ouverture externe que possède
le pharynx ; il s'en perce encore deux autres plus petites, placées en
arrière de la bouche, et qui sont ainsi des pores branchiaux primitifs.
Le pharynx sert déjà à la respiration ; l'eau chargée d'oxygène entre
par la bouche, pénètre dans la cavité pharyngienne et sort par les
pores branchiaux (*Fig.* 338).

Les Tuniciers de la classe des *Perennichordes* sont, à ce moment,
arrivés à l'état adulte et persistent à ce stade ; mais il n'en est pas
ainsi pour les Tuniciers de la classe des *Caduchicordes*, et ce sont les
plus nombreux. Les larves de ces derniers, au lieu de continuer à
nager avec leur queue, se fixent par la région antérieure de leur
corps, voisine de la bouche, et subissent une évolution régressive. La

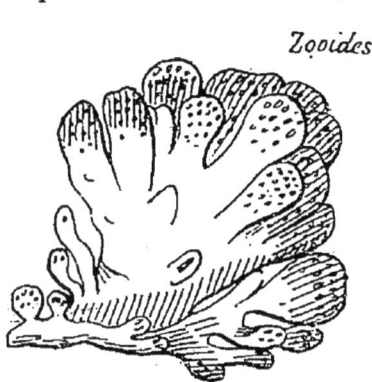

FIG. 336. — Colonne d'Ascidies composées ;
grandeur naturelle.

queue disparaît avec la notocorde et le
cordon nerveux qu'elle contient ; ce
dernier persiste seulement au-dessus
du pharynx branchial et s'épaissit en
avant en un ganglion. Les parois des
deux petits canaux qui font communiquer la branchie avec l'extérieur
s'élargissent considérablement, de
manière à envelopper la branchie ; la
cavité, primitivement tubulaire et
étroite de ces deux canaux, devient
ainsi fort grande, entoure la branchie

entière et constitue la cavité péribranchiale. De nouvelles ouvertures
se percent dans la paroi de la branchie pour faire communiquer la
cavité branchiale avec la cavité péribranchiale, et la paroi du corps
s'allonge, dans la région où débouchaient à l'extérieur les deux pores
branchiaux primitifs, pour constituer le siphon cloacal ; de même, le
pourtour de la bouche s'allonge pour former le siphon buccal. —
L'organisation de l'adulte a ainsi pris naissance.

On ne voit jamais, chez les Tuniciers, les vésicules enterocœliennes se segmenter transversalement en métamères ou protovertèbres, comme chez les embryons des Vertébrés; c'est là, avec la différence d'aspect de la notocorde, les deux principales différences à établir entre les Tuniciers et les Vertébrés. Cependant, il est bon de remarquer que, dans la queue des larves de Tuniciers, on remarque, dans la disposition des organes, une sorte de segmentation transversale assez nette; c'est ici le début de la structure propre aux Vertébrés.

L'enbranchement des Tuniciers renferme deux classes : celle des *Pérennichordes* et celle des *Caducichordes*.

Les **PÉRENNICHORDES** sont caractérisés en ce qu'ils possèdent pendant toute leur vie une queue munie de sa notocorde, et en ce qu'ils sont dépourvus de cavité péribranchiale. Les Pérennichordes

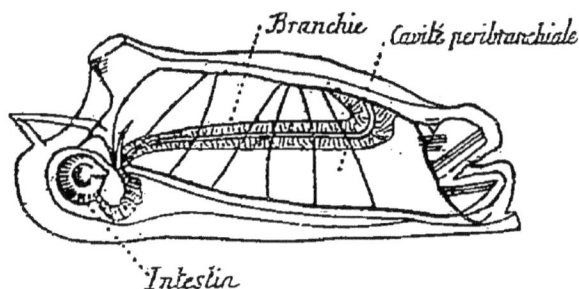

Fig. 337. — Salpe.

ressemblent ainsi entièrement à des larves de Caducichordes, et représentent, dans la nature actuelle, une persistance des types anciens dont les Caducichordes proviennent. Les Perennichordes sont des Tuniciers de fort petite taille, nageant à la surface de la mer; leurs principaux genres sont le genre *Appendicularia*, qui donne souvent son nom au groupe entier, et le genre *Fritillaria* (*Fig.* 338).

Les **CADUCICHORDES** sont, à l'état adulte, dépourvus de queue et de notocorde, d'où leur nom; ils possèdent tous une cavité péribranchiale. Les Caducichordes sont des Tuniciers de taille assez grande, dont quelques-uns sont libres et nagent à la surface des flots, et dont la plupart vivent fixés aux rochers. Ils renferment un très grand nombre de genres qu'il est permis de ranger provisoirement, d'une manière peu naturelle, en trois ordres : les *Ascidies simples*, les *Ascidies composées*, et les *Thaliacées*.

Les **Ascidies simples** se reproduisent seulement par voie sexuée, ne bourgeonnent pas et, par suite, ne forment jamais de colonies. Cet ordre renferme les Tuniciers qui atteignent la taille la plus grande.

Les **Ascidies composées** bourgeonnent toujours et donnent naissance à des colonies. Les cuticules ou tuniques de tous les indi-

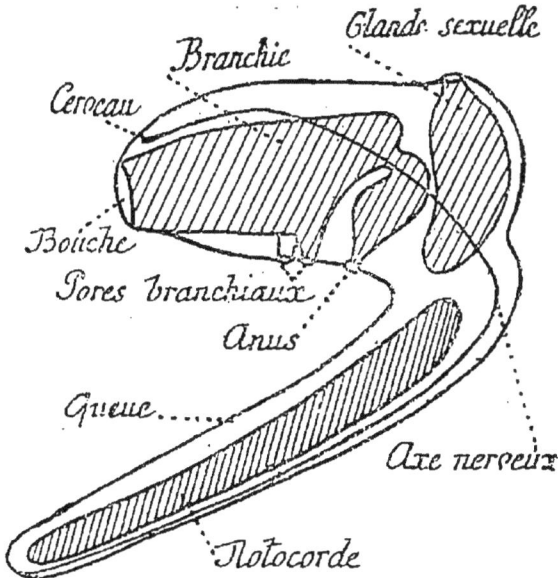

FIG. 338. — Organisation d'un Appendiculaire. En faisant abstraction de la glande sexuelle et en mettant les pores branchiaux avec l'anus sur la face dorsale du corps, cette figure montre aussi l'organisation d'une larve de Tunicier caducichorde.

vidus d'une même colonie se fusionnent, chez la plupart des types, les unes avec les autres pour former une masse commune dans laquelle le corps des individus est plongé. Chez certaines Ascidies par contre, telles que les *Clavelina*, les individus sont séparés les uns des autres, et seulement unis par des expansions basilaires. Enfin, certaines Ascidies composées, telles que les *Pyrosoma*, sont libres et nagent à la surface de la mer.

Les **Thaliacées** sont des Caducichordes libres, de forme cylindrique, et bourgeonnant de manière à former des colonies étalées en longueur ; les individus qui naissent par bourgeonnement diffèrent comme aspect de ceux qui proviennent d'un ovule fécondé. Les principaux genres de Thaliacées sont les *Salpa* et les *Doliolum*.

Certaines espèces d'Ascidies simples sont comestibles. Ainsi, sur le littoral méditerranéen, on mange les organes internes de certaines *Cynthia* (*C. Papillosa*) et de quelques *Microcosmus* (*M. vulgaris, M. Sabatieri* et *M. Polymorphus*).

VERTÈBRES

Les Vertébrés constituent le troisième embranchement des Chordés. Ils se caractérisent par la présence de protovertèbres, aux dépens desquelles se forme, chez la plupart d'entre eux, un squelette cartilagineux ou osseux, et, dans tous les cas, la majeure partie de la musculature.

Les Vertébrés se divisent en deux sous-embranchements : les **Acraniens** et les **Craniotes**. Les Acraniens ne possèdent jamais

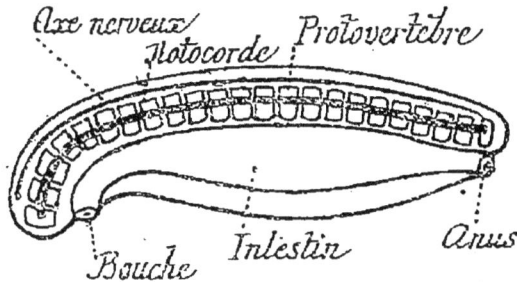

Fig. 339. — Schema sur une coupe longitudinale d'un Vertébré.

de squelette ; la notochorde est toujours persistante, et soutient l'axe nerveux non différencié en un cerveau et une moelle épinière. Les Craniotes sont toujours pourvus d'un système squelettique axial, divisé en arrière en vertèbres, et dilaté antérieurement en un crâne protégeant le cerveau. Ils comprennent deux groupes : les *Cyclostomes* et les *Gnathostomes*.

Les Cyclostomes se caractérisent par leur squelette axial dépourvu de prolongements ou arcs soutenant la région inférieure du corps.

Les Gnathostomes ont toujours le squelette axial muni de prolongements inférieurs ou arcs, dont la première paire se transforme en mâchoires. Ils se subdivisent en *Ichthyopsidés*, *Sauropsidés* et *Mammifères*.

Les **Ichthyopsidés** ou Anallantoïdiens, dont l'embryon est dépourvu d'amnios et d'allantoïde, renferment six classes : les *Sélaciens*, les *Ganoïdes*, les *Téléostéens*, les *Dipneustes*, les *Stégocéphales* et les *Amphibiens*. Les trois premières classes respirent par des branchies et sont souvent comprises sous le nom commun de Poissons. Les Sélaciens et les Ganoïdes ont un squelette cartilagineux, tandis que les Téléostéens ont un squelette osseux. Les Dipneustes se distinguent de tous les autres par leur double respiration, à la fois branchiale et pulmonaire.

Les Amphibiens possèdent, non plus des nageoires, mais de véritables pattes, et se caractérisent par une respiration branchiale à l'état larvaire, et pulmonaire à l'état adulte. De même que les Mammifères, ils ont deux condyles à l'occipital. — Les Stégocéphales sont des Ichthyopsidés très voisins des Amphibiens, de très grande taille, vivant lors de l'époque primaire, et possédant à leur crâne deux os qui manquent aux Amphibiens : le supratemporal et le postorbitaire.

Les **Sauropsidés** et les **Mammifères** sont des Allantoïdiens ou des Amniotes, c'est-à-dire que leur embryon possède une vésicule allantoïde et un amnios. La respiration est toujours pulmonaire. Les Sauropsidés, qui renferment les deux classes des *Reptiles* et des *Oiseaux*, ont le corps recouvert d'écailles ou de plumes, un seul condyle occipital, et un os carré reliant la mâchoire inférieure au crâne. — Les Mammifères, par contre, ont le corps recouvert de poils et deux condyles occipitaux comme les Amphibiens; la mâchoire inférieure s'articule directement avec le crâne ; les jeunes sont alimentés par du lait que sécrètent des glandes spéciales, les mamelles; le plus souvent il existe un placenta.

Dans les pages suivantes, l'organisation des Acraniens sera la première étudiée ; puis viendra un exposé succinct de la structure générale des Craniotes, avec des indications sur les modifications subies par les appareils organiques dans la série ; cet exposé sera suivi de la taxonomie des Craniotes.

ACRANIENS.

Le sous-embranchement des Acraniens est représenté par le seul
G. *Amphioxus*, ne renfermant qu'une seule espèce : l'*Amphioxus
lanceolatus*. C'est un petit animal vivant dans les mers tempérées,
long de deux ou trois centimètres, aminci aux deux extrémités;
l'extrémité postérieure est terminée par une nageoire s'étendant sur
les faces dorsale et ventrale jusqu'à la partie médiane du corps. La
bouche, assez grande, s'ouvre dans la région antérieure et ventrale
du corps; elle est garnie de cirrhes buccaux et conduit dans un pharynx
volumineux servant d'organe respiratoire.

Cette dernière région, comparable à la branchie des Tuniciers, a
ses parois percées de petits pores débouchant dans une cavité péri-

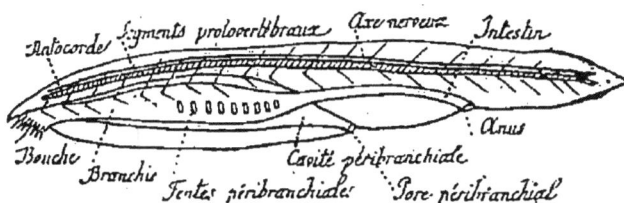

FIG. 340. — Schema de l'organisation d'un *Amphioxus*. Le *porc péribranchial*
de la figure correspond au *pore abdominal* du texte.

branchiale, qui s'ouvre au dehors par un pore, ou *pore abdominal*,
situé sur la face ventrale du corps. La partie inférieure de la branchie
est parcourue par une gouttière analogue à la gouttière hypobranchiale ou raphé ventral des Tuniciers. En arrière de la cavité pha-
ryngo-branchiale vient un tube digestif cylindrique, débouchant dans
un anus ventral situé entre le milieu et l'extrémité postérieure du
corps. Sur son trajet, il porte un court diverticule que l'on considère
comme un foie. — Le squelette est très rudimentaire; il est représenté par une notochorde, s'étendant de l'extrémité antérieure à l'extrémité postérieure du corps comme un cordon plein et uniforme. Elle
sert de soutien au système nerveux, qui ne se différencie pas en avant

en un cerveau, mais qui envoie de chaque côté de nombreuses paires de nerfs presque symétriques. Les organes des sens sont représentés par un ocelle et une fossette olfactive situés dans la région antérieure et terminale de l'individu, et en relation avec le système nerveux.

Le système circulatoire ne montre pas de cœur; il est formé par deux sinus, l'un dorsal, l'autre ventral, que l'on appelle aorte dorsale et ventrale; de celle-ci partent en avant des branches latérales se distribuant à la branchie, et qui se réunissent en haut à l'aorte dorsale. L'aorte ventrale émet une branche se rendant au diverticule hépatique. Ces deux grands sinus correspondent aux espaces blasto-cœliens supérieur et inférieur laissés entre les deux vésicules entero-cœliennes de l'embryon. Les organes excréteurs ne sont pas connus. Quant aux produits sexuels, ils se développent dans la cavité générale aux dépens de l'endothélium péritonéal; on ignore encore la manière dont ils sont expulsés.

Sur une coupe transversale faite en arrière de la branchie, un *Amphioxus* montre un ectoderme extérieur tapissé en dedans par un mésoblaste pariétal divisé en deux couches : une externe épaisse mus-culaire, et une interne mince correspondant à l'endothélium péritonéal limitant la cavité générale. En dedans de la cavité générale vient le mésoblaste viscéral, qui entoure le tube digestif.

Sur une deuxième coupe faite dans la région branchiale, on trouve l'ectoderme et le mésoblaste pariétal renfermant dans sa région dor-sale la notochorde avec l'axe nerveux; puis, en allant vers l'intérieur, la cavité péribranchiale, et enfin la branchie. La branchie porte sur sa ligne médiane ventrale une gouttière longitudinale ciliée, homologue de la gouttière hypobranchiale ou raphé ventral des Tuniciers.

Le développement a été très bien étudié par Kovalewsky et Hast-chek. La segmentation de l'œuf est à peu près égale, elle aboutit à la formation d'une blastula avec un volumineux blastocœle. Chaque cellule du blastoderme est munie d'un cil vibratile très long. En un point de la paroi, une invagination se produit, augmente peu à peu et vient s'appliquer exactement contre la paroi externe. Une gastrula s'est ainsi formée, composée d'un ectoblaste et d'un endoblaste, d'un archen-téron très grand et d'un large blastopore. Le blastopore se déplace bientôt, tend à devenir postérieur, et la gastrula, de symétrique qu'elle était, devient asymétrique, comme chez les Tuniciers.

29

Pendant ce temps, deux cellules endoblastiques volumineuses, voisines du blastopore, se différencient des autres par leur aspect ; on
les a appelées *cellules polaires* du mésoblaste quoiqu'elles ne partici-
pent nullement à sa formation. Le mésoblaste prend, en effet, naissance par deux invaginations latérales du tube digestif, par deux
vésicules enterocœliennes. Un embryon à cet état, examiné de face,
est formé d'un ectoblaste, d'un endoblaste et de deux vésicules méso-

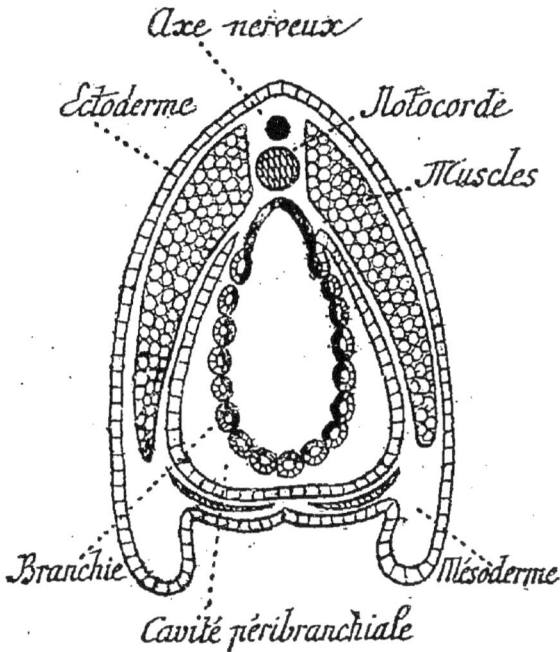

FIG. 341. — Coupe transversale schématique passant dans la région branchiale
d'un Amphioxus.

blastiques, qui s'intercalent entre les deux feuillets et se divisent
transversalement en segments ou *protovertèbres*. Les cellules des
protovertèbres donnent naissance à du tissu musculaire et à du tissu
épithélial, mains non à un tissu squelettique osseux ou cartilagineux,
comme les protovertèbres des Craniotes. Dès qu'une ou deux protovertèbres ont apparu, quelques cellules endoblastiques, placées sur la
ligne médiane dorsale, se séparent des autres, s'insinuent entre l'ectoblaste et l'endoblaste, et donnent naissance à la notocorde. C'est
toujours au voisinage du blastopore que cette formation débute. —
L'axe nerveux apparaît aussi aux dépens de l'ectoblaste, sur les bords

du blastopore, par un procédé tout spécial. Quant la notocorde prend naissance, quelques cellules ectoblastiques, situées sur la ligne médiane dorsale, se séparent de leur feuillet et s'enfoncent dans l'intérieur du corps, de manière à se placer au-dessus de la notocorde ; ces cellules se disposent ensuite en un canal, ou *canal neural*, pourvu d'une cavité centrale, et c'est ce canal qui devient l'axe nerveux.

La corde dorsale et l'axe nerveux prennent donc naissance sur les bords du blastopore, et se développent peu à peu en se dirigeant vers l'extrémité antérieure du corps où se produira la bouche de l'adulte, car le blastopore devient l'anus. Lorsque l'axe nerveux commence à se développer, sa cavité s'ouvre sur les bords du blastopore et communique ainsi avec la cavité de l'archentéron. Cette communication primitive de la cavité nerveuse avec la cavité archentérique existe aussi chez les embryons de tous les Craniotes ; elle s'effectue par un petit canal nommé *canal neurentérique*.

CRANIOTES.

Squelette. — Les Craniotes possèdent des protovertèbres dont la paroi interne donne naissance au système squelettique caractéristique de ce groupe. Ce système se compose de deux parties : l'une axiale et l'autre appendiculaire. La partie axiale comprend deux régions : une antérieure formant le *crâne* et une postérieure constituant la *colonne*

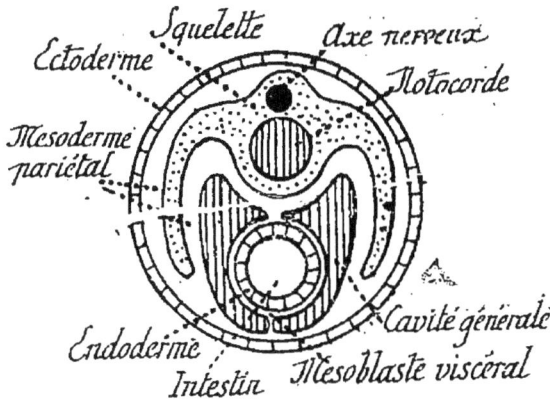

FIG. 342. — Schema, sur une coupe transversale, du corps d'un Craniote.

vertébrale. La partie appendiculaire est représentée par deux paires de prolongements latéraux ou *membres* divisés en membres antérieurs et membres postérieurs.

La colonne vertébrale est constituée par une série de pièces annulaires, cartilagineuses chez les Vertébrés inférieurs, osseuses chez les supérieurs et séparées les unes des autres par des cartilages intervertébraux : ce sont les *vertèbres*. Une vertèbre type se compose d'une partie centrale ou *centrum*, plus ou moins arrondie, envoyant supérieurement deux arcs ou *neurapophyses* entourant l'axe nerveux, et inférieurement deux autres arcs ou *hémapophyses*, protégeant les viscères et les vaisseaux sanguins. Les deux neurapophyses se soudent l'une à l'autre sur la ligne médiane pour donner naissance à une crête impaire ou *neurépine ;* les hémapophyses se réunissent aussi parfois sur

la ligne médiane ventrale pour former une *hémépine*. Toutes les vertèbres peuvent se rapporter à ce schema, mais il existe des aspects
différents dus aux formes qu'affectent les faces du centrum. Tantôt
ces faces sont biconcaves et les vertèbres sont dites *amphicœles;*
tantôt la face antérieure est concave, la postérieure convexe, les vertèbres sont alors *procœles;* et lorsque la concavité est postérieure,
elles sont dites *opisthocœles.*

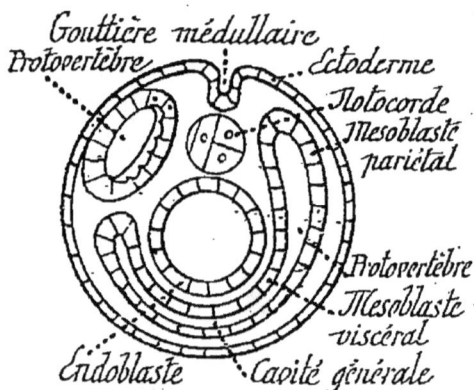

Fig. 343. — Schema, sur une coupe transversale,
d'un embryon de Vertébré.

Les hémapophyses sont développées, chez les Vertébrés inférieurs,
sur toute l'étendue de la colonne vertébrale, et forment des côtes immobiles que l'on distingue en antérieures et postérieures. Ces dernières manquent chez les Vertébrés supérieurs; mais les antérieures
persistent en devenant mobiles et se transforment en *côtes*. Les côtes
se réunissent sur la ligne médiane inférieure du thorax pour former
le *sternum*. Le sternum est un os impair manquant chez les Poissons;
il apparaît chez les Amphibiens. Chez les Reptiles et chez les Oiseaux
se développe au-dessus du sternum un deuxième os ou *épisternum*,
qui devient très volumineux dans le second groupe et constitue le
bréchet.

Le crâne est situé à l'extrémité antérieure de la colonne vertébrale;
il est constitué par un très grand nombre d'os dont l'ensemble forme
une capsule destinée à protéger les masses encéphaliques. Chez les
Craniotes inférieurs, il est très simple et jamais ossifié; c'est le crâne
primordial ou cartilagineux. Chez les Vertébrés supérieurs, il apparaît

sous forme cartilagineuse chez l'embryon, puis devient osseux, et de nouvelles parties entrent en plus dans sa constitution.

Les Cyclostomes possèdent un crâne des plus simples ; c'est une dilatation cartilagineuse assez peu développée, envoyant deux petits prolongements inférieurs tendant à entourer le pharynx et les fosses nasales.

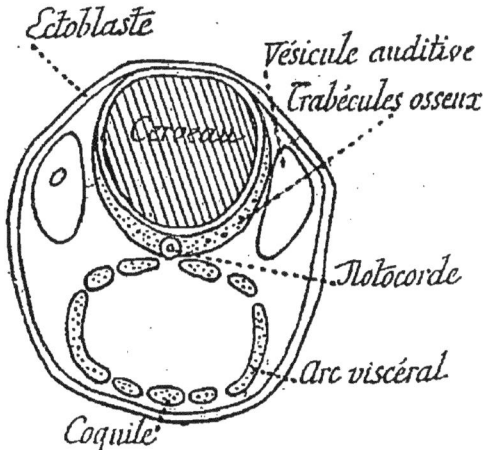

Fig. 344. — Coupe transversale schématique de la tête d'un Craniote gnathostome.

Chez les Gnathostomes, le crâne est plus vaste, et au-dessous de lui apparaissent des appendices pairs semblables aux arcs ou hémapophyses de la colonne vertébrale, au nombre typique de neuf paires : ce sont les *arcs viscéraux*. Entre les arcs viscéraux du même côté existent des fentes ou *fentes viscérales*, qui font communiquer la cavité buccale avec l'extérieur ; ces fentes existent chez la plupart des Ichtyopsidés pendant toute la vie ; elles apparaissent chez les embryons des Sauropsidés et des Mammifères, puis disparaissent ensuite, sauf la première, qui constitue l'oreille moyenne.

Le crâne cartilagineux se divise chez tous les Craniotes en trois parties : une antérieure, une moyenne et une postérieure. Celle-ci forme certains os nommés *os occipitaux*, situés en avant de la colonne vertébrale ; la partie moyenne donne naissance à d'autres os, dont les principaux, appelés *os otiques*, protègent l'oreille interne ; l'antérieure, formée surtout par les os *sphénoïdes* et *ethmoïdes*, sert de plancher à l'encéphale. Le *maxillaire supérieur*, qui limite la bouche en dessus, provient de cette région antérieure du crâne.

Chez tous les Gnathostomes autres que les Sélaciens, sur les parties antérieures du crâne primordial, apparaissent des productions osseuses

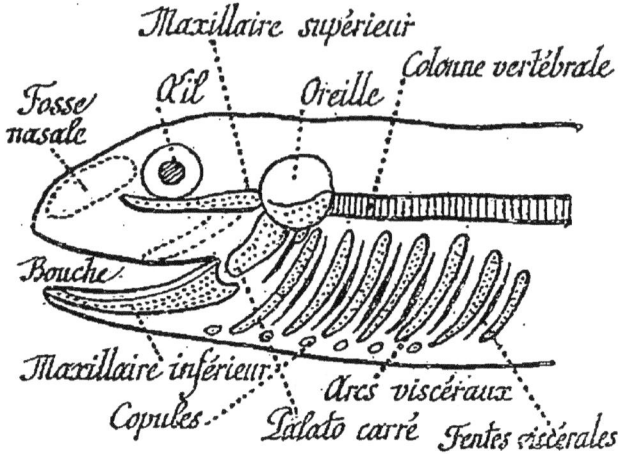

Fig. 345. — Schema, sur un plan longitudinal, de la région antérieure du corps chez un Craniote gnathostome.

aux dépens de la peau : ce sont les *os dermiques*. Chez les Ichthyopsidés supérieurs, les Sauropsidés et les Mammifères, ces os dermiques se mettent en rapport avec les os du crâne cartilagineux, entre lesquels ils s'intercalent, et finissent par constituer les parties latérales et supérieures de la voûte cranienne. Les principaux os dermiques ou os de membrane sont : le *frontal*, les *pariétaux*, le *squamosal* ou portion écailleuse du *temporal*, etc.

Les arcs viscéraux sont typiquement au nombre de neuf paires, mais quelques Sélaciens seuls les possèdent tous à la fois; le plus souvent, on n'en trouve que cinq à sept paires. Les deux premières paires d'arcs viscéraux subissent chez tous les Gnathostomes des transformations importantes. Le premier

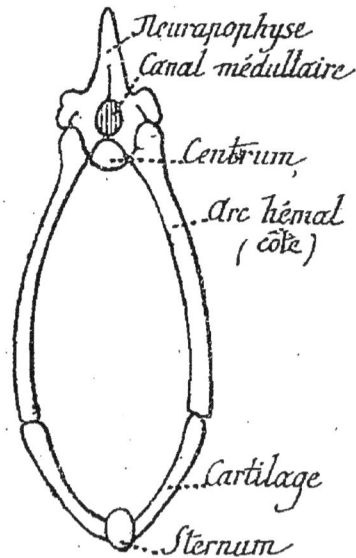

Fig. 346. — Schema d'une vertèbre et de ses appendices.

arc se divise par une scissure transversale en deux parties : une supérieure, en rapport avec la capsule cranienne, c'est l'*os carré* ou *palatocarré*, et une inférieure, qui est la *mandibule* ou *maxillaire inférieur.* Celle-ci s'articule par son extrémité supérieure avec le palatocarré ; son extrémité

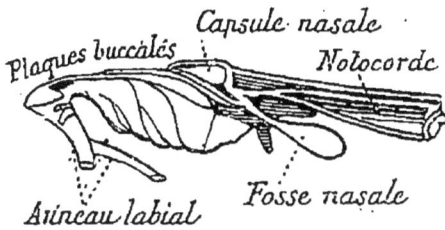

Fig. 347. — Squelette de la tête d'un Cyclostome.

inférieure se dirige en avant, s'unit à celle du côté opposé, et forme par cette réunion le *maxillaire inférieur.* Le deuxième arc viscéral se divise comme le premier en une partie supérieure qui est en rapport avec le crâne, c'est le *symplectique ;* et une inférieure non mobile qui se soude sur la ligne médiane à la branche opposée pour former l'*os hyoïde* qui supportera la langue.

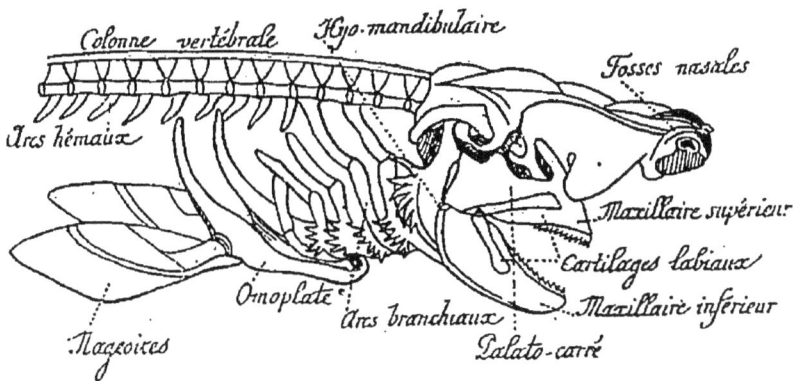

Fig. 348. — Squelette de la tête et de l'extrémité antérieure du corps chez un Sélacien.

Les autres paires d'arcs viscéraux portent des branchies chez les Gnathostomes inférieurs ; ils disparaissent en majeure partie chez les Craniotes à respiration aérienne. Les deux premiers arcs persistent toujours, mais en se modifiant. Chez les Vertébrés inférieurs le palatocarré et le symplectique s'unissent l'un à l'autre pour soutenir le maxillaire inférieur. Chez les Vertébrés supérieurs, le palatocarré et le symplectique se réduisent, et le maxillaire inférieur s'articule directement avec le crâne.

L'os carré pénètre dans l'oreille interne pour donner naissance au marteau, et le symplectique à l'étrier ou à la columelle.

Les membres sont produits par des proliférations locales du tissu squelettique axial. Ils se divisent en membres pairs et membres impairs; ceux-ci correspondent aux nageoires dorsale, caudale et anale des Poissons. Les membres pairs se distinguent en antérieurs ou postérieurs; ils sont rattachés à la colonne vertébrale par une série d'os, dont l'ensemble constitue une *ceinture*. On distingue donc deux ceintures : une *ceinture scapulaire* ou *thoracique* pour les membres antérieurs, et une ceinture *pelvienne* ou *abdominale* pour les membres postérieurs. — La ceinture scapulaire est formée de deux os : l'*omoplate* en rapport avec le membre, et le *coracoïde*. Les Vertébrés inférieurs ont ces deux os formés de plusieurs parties, qui tendent à se réduire

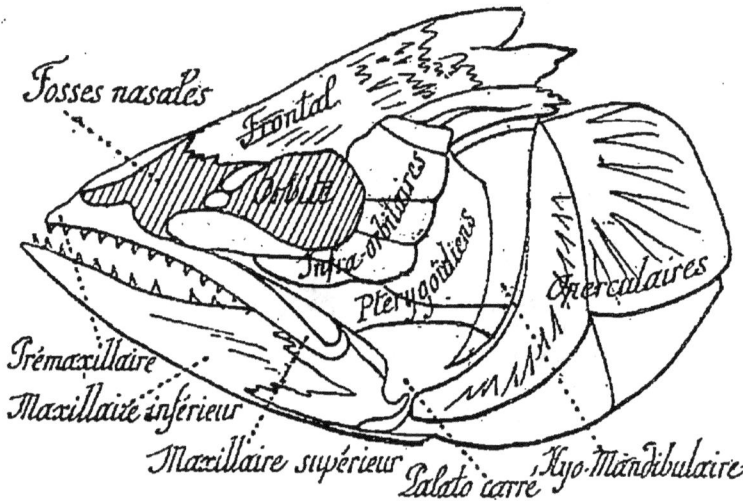

FIG. 349. — Squelette de la tête d'un Téléostéen.

et à se fusionner en deux os volumineux dans les groupes supérieurs. Chez ceux-ci, aux deux os précités, s'en ajoute un troisième, la *clavicule*. — La ceinture pelvienne est constituée par trois os, distincts dans les groupes inférieurs, plus ou moins soudés chez les supérieurs; ce sont : l'os *iliaque* en haut et en rapport avec la colonne vertébrale, en bas et en avant le *pubis*, et en arrière l'*ischion;* les membres postérieurs s'insèrent sur la région de jonction de ces trois os.

Les membres se distinguent en membres à nageoire et membres à doigts. Les Poissons possèdent des nageoires; le squelette des nageoires est constitué par un grand nombre de petits os parmi lesquels on distingue trois pièces basilaires en rapport avec la ceinture, ce sont le *propterygium*, le *mésoptérygium* et le *métaptérygium*. Chacune de ces pièces porte des files de pièces squelettiques. — Les membres des Vertébrés élévés en organisation sont formés de trois os principaux, un supérieur, et deux inférieurs placés côte à côte : l'*humérus,* le *radius* et le *cubitus,* pour le bras ; le *fémur,* le *tibia* et le *péroné,* pour la jambe. Les deux os inférieurs soutiennent une rangée de petits os, les os du *carpe* et du *métacarpe* pour le membre antérieur, les os du *tarse* et du *métatarse* pour le postérieur, supportant eux-mêmes des os allongés ou *doigts.*

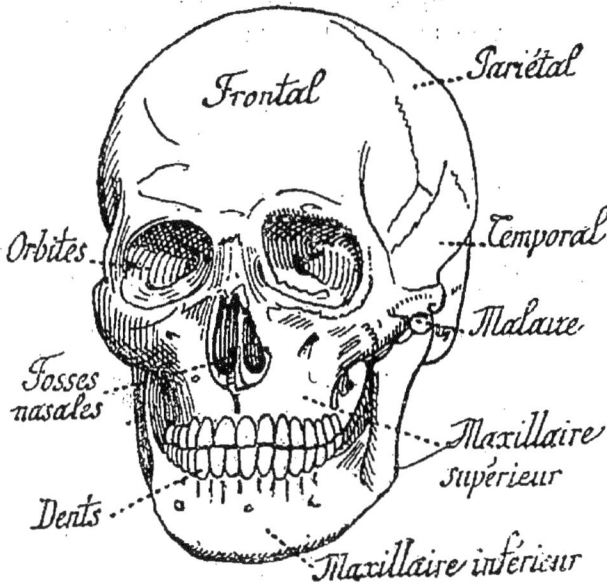

FIG. 350. — Squelette d'une tête humaine.

Gegenbaur a émis l'hypothèse que le membre à doigts, ou *chiropterygium,* dérive de la nageoire des poissons ou *archypterygium,* par l'atrophie qui se serait effectuée, pour la première fois chez les Stégocéphales, des propterygium et mésopterygium, et la disparition complète chez les Vertébrés supérieurs de ces deux pièces et des os qu'elles soutiennent. Le Métapterygium aurait seul persisté avec la série d'os en rapport avec lui ; il serait devenu en s'allongeant l'humérus ou le fémur ; parmi les os de la rangée inférieure, deux d'entre eux sont devenus beaucoup plus volumineux pour constituer le cubitus et le radius, ou le tibia et le péroné. Quant à la dernière rangée d'os, une sélection se serait produite parmi ceux-ci pour donner le carpe, le tarse et les doigts. Le chiropterygium ou membre à doigt des Vertébrés supérieurs aurait ainsi pris naissance.

Le chiropterygium est toujours composé typiquement de cinq doigts, nombre qui peut se réduire. La plupart des Reptiles et des Amphibiens ont quatre ou cinq doigts. Chez les Oiseaux, deux doigts disparaissent dans le membre antérieur, mais sur les trois restants, un seul est bien développé ; dans le membre postérieur existent quatre doigts, trois bien développés, un postérieur souvent rudimentaire. Chez les Mammifères, le type pentadactyle persiste le plus souvent, mais on pourrait distinguer parmi eux deux séries : une première relative aux membres servant à la locomotion et la préhension, chez lesquels les doigts sont très développés ; et une deuxième pour les membres exclusivement locomoteurs. Parmi ceux-ci, les uns servent à la locomotion terrestre et les autres à la nage (Phoque par exemple). Dans ce dernier cas, les membres se réduisent en longueur et rappellent quelque peu la nageoire des poissons. Quant aux membres à locomotion terrestre,

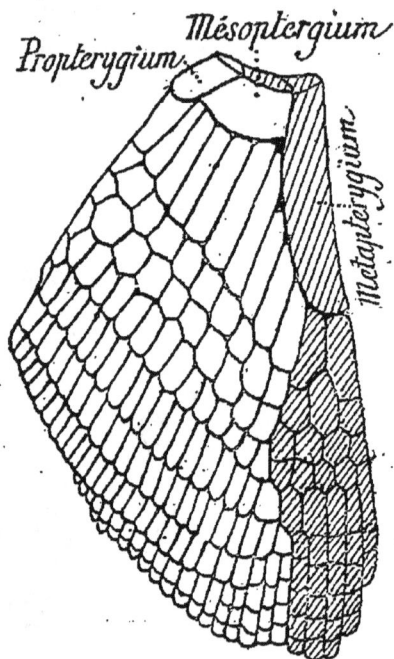

Fig. 351. — Schema d'un Archipterygium ; la portion ombrée correspond au chiropterygium des vertébrés terrestres. D'après Gegenbaur.

ils ont une tendance à la disparition des doigts, ainsi que des os du carpe et du tarse, par atrophie successive des os latéraux et persistance des os médians, et par là coalescence en une seule masse de ceux qui restent.

Chez l'homme, le squelette se divise en trois parties : la tête, le tronc et les membres.

La tête comprend deux régions : le crâne et la face. Le crâne est formé de huit os, quatre impairs situés sur la ligne médiane, et quatre symétriques deux à deux. Les quatre os impairs sont : en arrière, l'occipital ; en avant, le sphénoïde et l'ethmoïde formant la base du crâne ; et dans la partie antérieure et supérieure, le frontal. Les quatre os symétriques sont les deux temporaux et les deux pariétaux placés sur les parties latérales. L'occipital présente deux condyles s'articulant

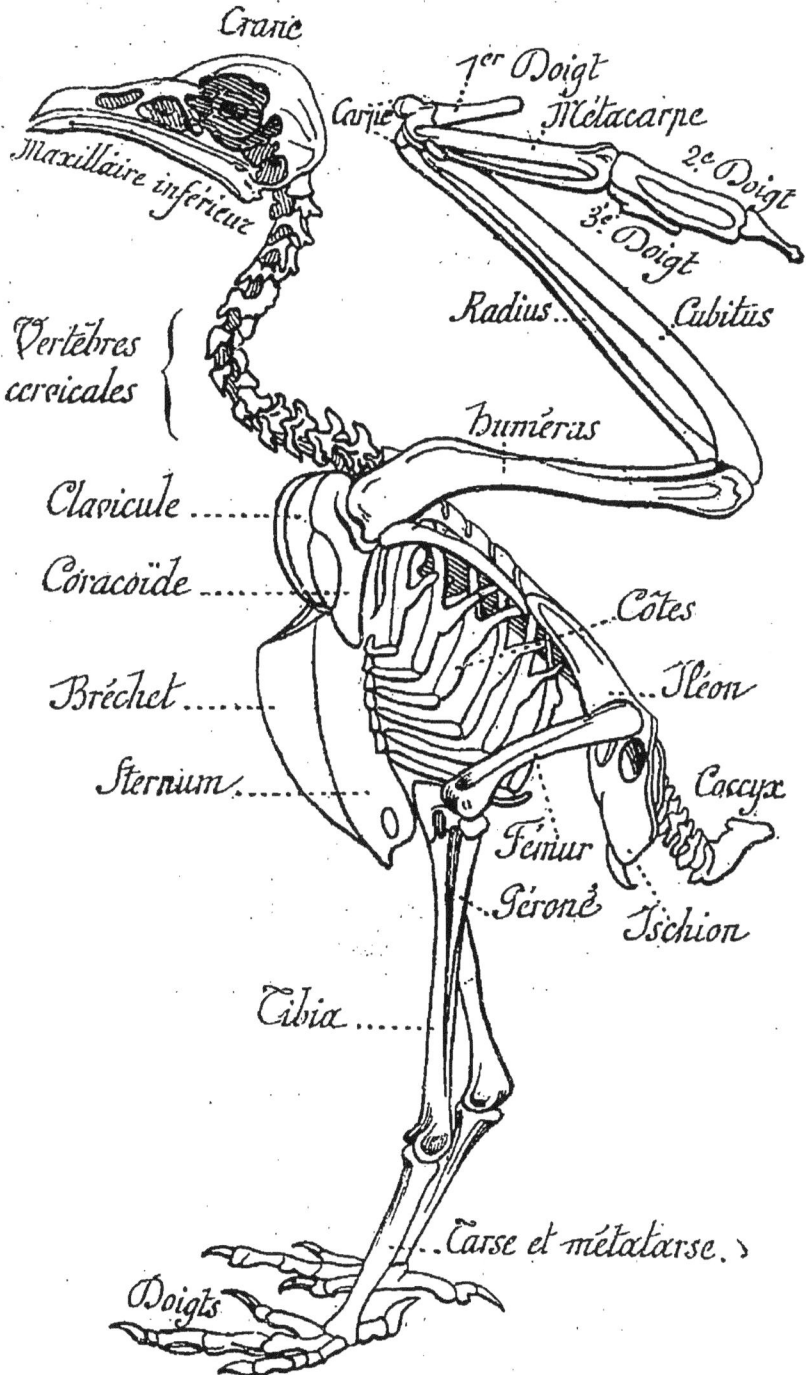

FIG. 352. — Squelette d'un oiseau carinate.

avec deux facettes correspondantes de la première vertèbre cervicale ou *atlas*.

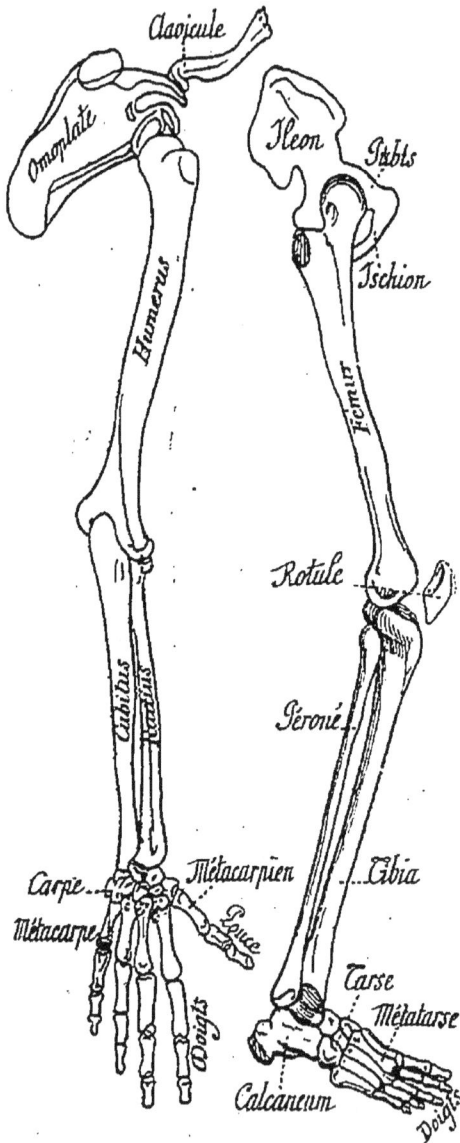

FIG. 353. — Squelette des membres antérieurs (à gauche) et postérieur (à droite) de l'homme.

Les os de la face sont au nombre de quatorze, à savoir : deux maxillaires supérieurs, deux cornets inférieurs, deux molaires, deux unguis ou lacrymaux, deux nasaux, deux palatins, un vomer et un maxillaire inférieur.

Le tronc est constitué par le sternum, les côtes et la colonne verté-brale. Le sternum est un os impair médian placé au-devant du thorax. Les côtes sont au nombre de douze paires ; on les divise en côtes vraies ou sternales au nombre de sept, s'articulant d'une part avec les vertèbres dorsales et de l'autre avec le sternum, et en fausses côtes au nombre de cinq, ne s'insérant pas sur le sternum. Les huitième, neuvième, et dixième paires sont libres.

Les membres se divisent en supérieurs et inférieurs. Le membre supérieur comprend une partie basilaire ou ceinture, (l'omoplate et la clavicule), et le membre formé du bras, de l'avant-bras et de la main. Le bras comprend l'humérus ; l'avant-bras, le radius et le cubitus ; la main se compose de trois parties, qui sont : le carpe, le métacarpe et les doigts. Le carpe comprend huit os disposés sur deux rangées ; les os de la première rangée sont : le scaphoïde, le semi-lunaire, le pyramidal et le pisiforme. Ceux de la deuxième rangée sont : le trapèze, le trapézoïde, le grand os et l'os crochu. Le métacarpe comprend cinq os portant les doigts, composés chacun de trois os, la phalange, la phalangine et la phalangette. Le pouce seul n'a que deux phalanges.

Le membre inférieur est formé

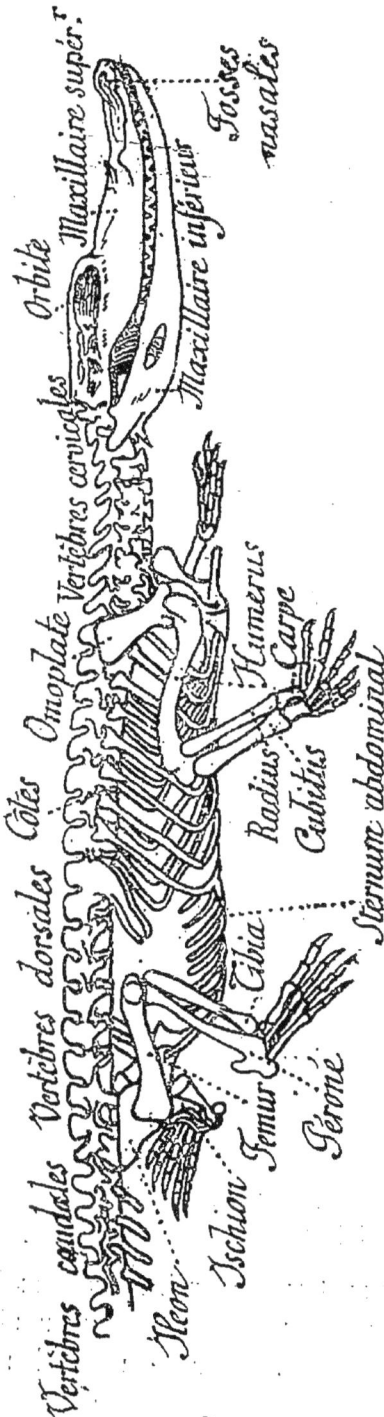

Fig. 354. — Squelette d'un Reptile (Crocodile).

d'une partie basilaire ou ceinture, l'os coxal, comprenant trois os, l'ischion, l'ilion et le pubis, et du membre divisé en trois parties : la jambe, la cuisse et le pied. L'os de la cuisse est le fémur ; la jambe est constituée par le tibia et le péroné ; enfin, le pied est composé de trois régions, qui sont : le tarse, le métatarse et les orteils.

Le tarse est formé de sept os disposés sur deux rangées, une postérieure, comprenant le calcanéum et l'astragale, et une antérieure, formée du scaphoïde, des trois cunéiformes et du cuboïde. Quant au métatarse, il se compose de cinq os métatarsiens portant les doigts.

Téguments. — Un embryon de Vertébré, mettant à part le squelette, se compose d'un ectoblaste, d'un mésoblaste pariétal formé de tissu conjonctif, de fibres musculaires et renfermant la corde dorsale avec l'axe nerveux, d'une cavité générale, d'un mésoblaste viscéral et d'un endoderme. Aux dépens de l'ectoblaste se développent les téguments, le système nerveux et les organes des sens.

L'*Épiderme*, ou couche épithéliale externe des téguments, dérive directement de l'ectoblaste ; mais il affecte chez les Vertébrés des connexions intimes avec une partie du tissu conjonctif mésodermique sous-jacent, connexions qui ont fait donner à l'ensemble de ces deux couches le nom de peau. Dans la peau, l'épithélium extérieur est l'*épiderme*, et le tissu conjonctif sous-jacent le *derme*. L'épiderme est formé d'un épithélium pavimenteux à plusieurs couches de cellules, dont les inférieures constituent la *couche muqueuse de Malpighi* et les supérieures la *couche cornée* de l'épiderme. Celles-ci sont des cellules mortes, provenant des cellules inférieures qui perdent leur vitalité à mesure qu'elles se rapprochent de la périphérie, par suite de l'apparition dans leur intérieur de l'*éléidine*, substance toxique pour le protoplasma et le noyau.

Le derme est uniquement formé par des fibrilles et des cellules conjonctives ; quelques fibres musculaires éparses constituent chez certains animaux des muscles peauciers.

L'Épiderme donne naissance à des productions particulières, parmi lesquelles les unes sont exclusivement épidermiques et les autres contiennent en plus quelques éléments dermiques. Les ongles, la corne, le bec des Oiseaux, appartiennent à la première catégorie. Les ongles prennent naissance aux dépens de la couche muqueuse de Malpighi, dont les cellules, très nombreuses et très serrées, constituent la matrice de l'ongle ; ces cellules s'aplatissent et s'épaississent, se kératinisent en un mot, pour former la substance cornée de l'ongle. Il en est de même pour la substance de la corne et pour celle du bec des Oiseaux.

Dans la deuxième catégorie, on distingue les organes extérieurs ou *Phanères*, et les organes internes ou *glandes* enfoncées dans le derme.

Les principales Phanères sont les écailles placoïdes des Sélaciens, les os dermiques des Ganoïdes, de certains Reptiles et de certains Mammifères, les dents, les écailles simples des Téléostéens, les écailles des Reptiles, les plumes et les poils.

Les *écailles placoïdes* sont surtout bien développées chez les Sélaciens ; elles sont formées d'un épiderme, dont les cellules se modifient en une substance dure ou émail, et d'un derme divisé en une partie centrale conjonctive contenant des vaisseaux et des nerfs, et une partie périphérique durcie qui correspond à l'ivoire des dents. Aux endroits où ces écailles naissent, les cellules conjonctives du derme se rassemblent en un amas, ou papille, que recouvrent les cellules de la couche muqueuse de Malpighi ; celles-ci deviennent cylindriques et se transforment en émail. La masse dermique comprend deux couches, une externe qui s'ossifie pour former l'ivoire, et une centrale, composée de tissu conjonctif, de vaisseaux et de nerfs.

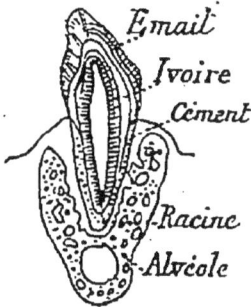

FIG. 355.
Coupe longitudinale d'une dent à racine.

Les *os dermiques*, qui apparaissent chez les Ganoïdes, diffèrent des productions précédentes par leur plus grande taille et par la plus grande quantité de substance osseuse qu'ils renferment. On les retrouve chez certains Reptiles, tels que les Chéloniens, et chez certains Mammifères de l'ordre des Édentés. Certains os dermiques de la tête s'unissent au crâne cartilagineux, et deviennent des os internes qui persistent chez tous les Vertébrés ; tels sont le frontal et les pariétaux.

Chez les Sélaciens, la cavité buccale est formée par une involution ectodermique garnie d'écailles placoïdes très nombreuses, semblables par leur structure à celles qui existent sur toutes les autres parties du corps, mais différentes comme forme. Ces écailles, fortes et pointues, jouent le rôle de *dents ;* ces dents existent avec la même forme, la même structure et le même rôle dans la bouche de la plupart des Vertébrés, et correspondent ainsi aux dents et aux écailles placoïdes des Sélaciens. Une dent possède une structure identique à celle d'une écaille placoïde; elle est formée à l'extérieur de l'émail, au-dessous de l'ivoire, et au centre de la pulpe, masse conjonctive munie de vaisseaux et de nerfs. Aux dépens de l'épiderme se développe l'émail ou organe adamantin, et aux dépens du derme se forment l'ivoire et la pulpe. Les dents sont très nombreuses chez les Poissons et implantées directement dans la gencive, chaque dent étant munie vers sa base de deux ou plusieurs petites dents en voie de développement. Quant la dent

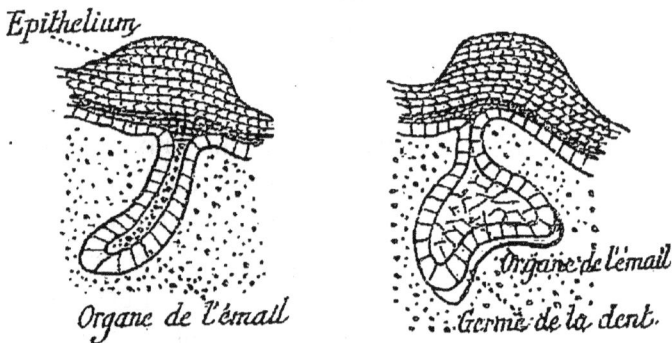

FIG. 356. — Développement des dents. — A gauche, première ébauche seulement épithéliale qui forme l'émail ; à droite, le fond de l'ébauche épithéliale se creuse en une cupule où pénètre le derme pour produire l'ivoire et la pulpe.

extérieure disparaît par une cause fortuite, la dent qui lui fait suite à sa base se montre à l'extérieur et la remplace. Ce phénomène de remplacement se manifeste encore chez les Mammifères d'une façon très régulière par l'apparition de deux sortes de dents : les dents de lait et les dents permanentes.

A mesure que l'on remonte la série des Craniotes, on voit les dents se mettre de plus en plus en rapport avec le maxillaire qui les porte; d'abord, celui-ci se creuse d'une gouttière continue, puis il se creuse de dépressions séparées ou alvéoles dans lesquelles s'implantent les dents par des racines.

Chez les Mammifères, les dents sont implantées dans des alvéoles du bord libre des mâchoires. Elles se composent de deux parties distinctes : une partie libre, la *couronne*, et une partie implantée, la *racine*. Ces deux parties sont séparées par un étranglement nommé collet. D'après leur forme et leurs usages, on divise les dents en *incisives, canines* et *molaires*. Les incisives sont au nombre de huit chez l'homme, quatre à la mâchoire supérieure, quatre à la mâchoire inférieure ($\frac{4}{4}$); leur couronne a la forme d'un cône et le tranchant est taillé en biseau. Les canines sont au nombre de quatre : deux supérieures, deux inférieures ($\frac{2}{2}$); leur couronne est conoïde et se termine en pointe mousse. Les molaires ont une couronne cuboïde surmontée de tubercules; on les distingue en prémolaires au nombre de huit : quatre en haut, quatre en bas ($\frac{4}{4}$), et grosses molaires dont le nombre est de six à chaque mâchoire ($\frac{6}{6}$). La *formule dentaire*, et l'on entend

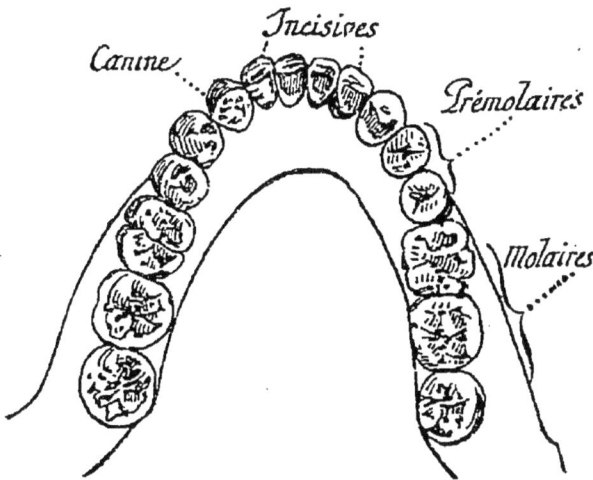

Fig. 357. — Dents de la mâchoire inférieure de l'homme.

sous ce nom une formule exprimant le nombre de dents de l'homme adulte, est donc I $\frac{4}{4}$, C $\frac{2}{2}$, Pm $\frac{4}{4}$, M $\frac{6}{6}$.

Les *écailles* des Téléostéens sont des écailles placoïdes peu développées et enfoncées dans des cryptes de la peau; elles sont ou rondes (cycloïdes), ou garnies de pointes sur les bords (cténoïdes).

Les *écailles* des Reptiles sont constituées par des papilles dermiques recouvertes d'un épiderme et imbriquées les unes sur les autres. Les *plumes* des Oiseaux sont des modifications des organes précédents. Quand elles apparaissent, elles ont la forme d'une écaille saillante; puis, celle-ci s'allonge, se divise, et chaque division pousse des ramifications latérales ou barbules, de telle sorte que chaque écaille correspond à un faisceau de plumes. Les plumes qui apparaissent en premier lieu, ou plumes primaires, ont les barbules flottantes; les plumes secondaires ont des barbules qui s'appuient les unes sur les autres. Les plumes primitives persistent toute la vie chez certains Ratites comme les Autruches ; chez les autres Oiseaux, elles tombent (duvet), et sont remplacées par des plumes secondaires.

Les *Poils* sont des organes n'ayant aucune homologie avec les plumes. Ils apparaissent par une dépression épidermique pleine s'enfonçant dans le derme, et non par une saillie semblable à une écaille. Cette expansion se renfle à sa base en une cupule ou bulbe du poil, qui se met en rapport avec les vaisseaux du derme. Les cellules du reste de l'organe continuent à se développer, se kératinisent à mesure, et finalement proéminent à l'extérieur pour former le poil.

Les glandes cutanées se divisent en glandes simples, glandes en grappe et glandes en tubes. Les glandes cutanées sont assez rares chez les animaux aquatiques, parce que toutes les cellules de la peau sécrètent du mucus. Les glandes les plus simples apparaissent chez les Amphibiens ; ce sont des dépressions formées de cellules allongées placées côte à côte et sécrétant un mucus. Ces glandes se conservent chez les Reptiles et les Oiseaux, mais dans des régions déterminées du corps. Il faut arriver jusqu'aux Mammifères, où la division du travail est très grande, pour rencontrer deux sortes de glandes, les glandes en grappe ou *sébacées*, et en tube ou *sudoripares*. Les glandes sudoripares sont formées par un tube rectiligne pénétrant dans le derme et s'enroulant sur lui-même ; cette partie est sécrétante, le tube est le canal excréteur. Ces glandes sécrètent la sueur. Les glandes sébacées sont des glandes en grappe ramifiées, presque toujours en relation avec les poils. Ces glandes sécrètent le sebum, matière grasse, visqueuse, qui lubrifie la base d'insertion des poils.

Les glandes à lait, ou *mamelles*, des Mammifères, ont été considérées comme des modifications des glandes sébacées. Chez les Monotrèmes, elles apparaissent chez la femelle au moment de la gestation, et semblent être des modifications des glandes sudoripares ; chez les autres Mammifères, elles paraissent être des modifications des glandes sébacées, et sont développées chez les deux sexes ; elles s'hypertrophient chez les femelles au moment de la gestation.

Système nerveux. — Le système nerveux dérive de l'ectoblaste, avec lequel il présente des connexions à l'état embryonnaire ;

connexions qui disparaissent à l'état adulte. Il se compose d'une partie centrale, formant la moelle épinière et l'encéphale, et d'une partie périphérique représentée par les nerfs.

Le système nerveux central naît de l'ectoblaste par une invagination allongée, appelée *gouttière médullaire*, placée au-dessus de la notochorde, s'étendant de la région postérieure du corps à la région antérieure, où elle se dilate en une plaque nommée *plaque médullaire*. Cette invagination se sépare de l'ectoblaste, qui se referme au-dessus d'elle; elle rapproche ses bords, les soude et délimite ainsi un canal, le *canal neural*. Aux dépens de la gouttière prend naissance la moelle

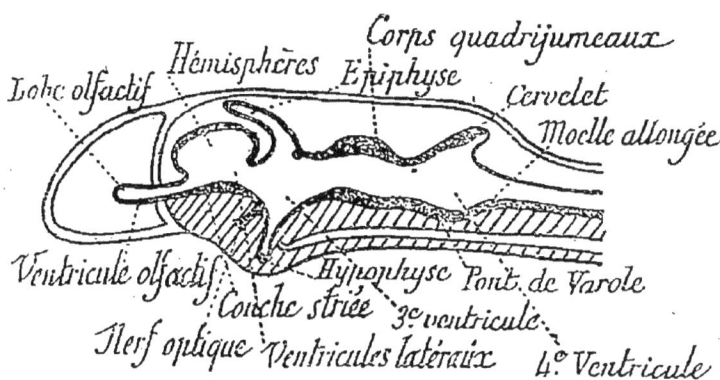

FIG. 358. — Schema, sur un plan longitudinal, de l'encéphale.

épinière, et aux dépens de la plaque naît l'encéphale. Complètement constituée, la moelle épinière présente une paroi dont les cellules se transforment en cellules nerveuses et fibres nerveuses; les cellules nerveuses se rassemblent surtout vers le centre pour constituer la *substance grise*, et les fibres nerveuses à la périphérie pour former la *substance blanche*. Cette paroi, ainsi constituée, entoure un petit canal, nommé canal de l'*Ependyme*, persistance du canal primitif, que tapisse un épithélium vibratile.

L'encéphale est la dilation antérieure de la moelle épinière. Dès que les bords de la plaque médullaire sont unis, un étranglement apparaît qui la divise en une cavité antérieure et une cavité postérieure; la postérieure se divise à son tour en deux autres cavités, de telle sorte qu'il existe trois cavités communiquant les unes avec les autres. La première est le *prosencéphale*, la moyenne est le *mésencéphale*, et la troisième le *métencéphale*. Ce dernier se divise en deux parties : une postérieure qui deviendra la *moelle allongée* ou Bulbe rachidien, et une antérieure qui donne le *cervelet*. La cavité que limite ses parois est le *quatrième ventricule*.

Le Mésencéphale se différencie très peu ; ses parois s'épaississent pour former les *lobes optiques* des Vertébrés inférieurs, lobes qui, en se divisant chez les Mammifères en quatre parties, constituent les *tubercules quadrijumeaux*. La cavité qu'il renferme est l'*aqueduc de Sylvius*, faisant communiquer le troisième ventricule avec le quatrième.

Le Prosencéphale se divise par une constriction transversale en deux parties, une antérieure ou Cerveau proprement dit, et une postérieure ou Thalamencéphale. La cavité de ce dernier forme le *troisième ventricule*, et ses parois donnent les fibres des nerfs optiques qui, s'entrecroisant sur la ligne médiane, constituent le *chiasma* des nerfs optiques. Ses faces supérieure et inférieure donnent encore naissance à deux organes, l'*épiphyse* et l'*hypophyse*.

L'épiphyse, appelée encore *glande pinéale*, est peu développée chez les Craniotes inférieurs ; chez les Reptiles et les Batraciens, elle est formée d'un pédicule terminé par une partie dilatée en rapport avec la peau du crâne. Les cellules de cette dernière partie s'allongent, se remplissent de pigment, et forment un *œil épiphysaire*. Cet œil était

Fig. 359. — Système nerveux central d'Ichthyopsidé. — En haut, d'un Sélacien ; en bas, d'un Amphibien.

très développé chez les Stégocéphales ; il s'est conservé par hérédité chez quelques Reptiles actuels, comme les Sauriens, et a complètement

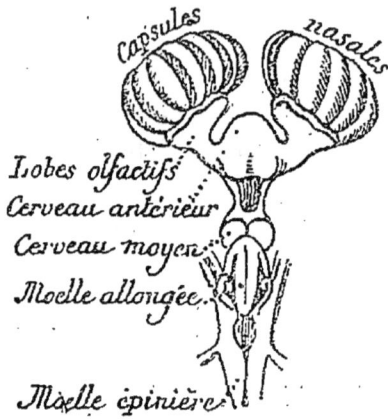

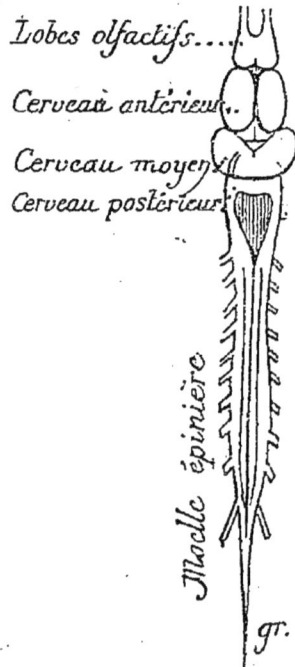

disparu dans les groupes supérieurs. La glande pinéale est donc, chez les Sauropsidés et les Mammifères, une réduction rabougrie de l'œil impair et médian des anciens Stégocéphales.

L'hypophyse est une expansion ventrale du thalamencéphale, se mettant en rapport avec une autre expansion de la paroi buccale, de manière à former ainsi un organe complexe à deux origines. Cette glande est encore une persistance atavique d'un organe ancien qui a existé chez les anciens Craniotes, et qui correspond peut-être à la glande neurale des Tuniciers.

Le cerveau antérieur donne les hémisphères cérébraux. Chez les Cyclostomes, il est simple et parcouru par un sillon médian. Chez les Sélaciens, les Ganoïdes et les Téléostéens, le sillon est plus profond et le cerveau est divisé en deux parties ou *hemisphères*, l'un droit et l'autre gauche. Chez les Sauropsidés, les hémisphères commencent à devenir volumineux; mais ils le sont bien plus encore chez les Mammifères. Le Cerveau antérieur s'étend en arrière, recouvrant ainsi la partie postérieure de l'encéphale ; ses faces supérieure et latérale constituent les hémisphères proprement dits, et sa face infé-

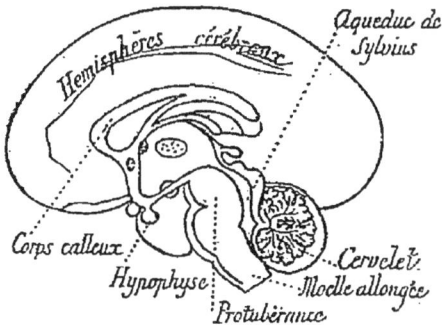

Fig. 360. — Schema de l'encéphale de l'Homme.

rieure forme le *corps calleux;* pont de substance blanche unissant les deux hémisphères. De plus, chez les Mammifères supérieurs, la paroi des hémisphères, au lieu d'être lisse, se plisse et se couvre de *circonvolutions* plus ou moins nombreuses, afin d'augmenter la surface de l'ensemble. Les cavités des hémisphères, fort petites, sont les *ventricules latéraux.*

De même que la moelle épinière, la paroi de l'encéphale est formée par de la substance blanche ou lacis de fibres nerveuses, et des îlots de substance grise, amas de cellules nerveuses d'où partent les nerfs; il existe aussi une couche de substance grise ou de cellules nerveuses sur la périphérie de la paroi de l'encéphale.

Parois.			Cavités.
Metencé-phale. {	Moelle allongée.		Quatrième ventricule.
	Cervelet.		
Mésencé-phale. {	Lobes optiques.		Aqueduc de Sylvius.
	Tubercules quadrijumeaux.		
Prosencé-phale. {	*Thalamencéphale*... {	Chiasma des nerfs optiques.	
		Epiphyse ou glande pinéale.	Troisième ventricule.
		Hypophyse.	
	Cerveau antérieur.. {	Hémisphères céré-braux.	Ventricules latéraux.
		Corps calleux.	

Le système nerveux périphérique est représenté par des nerfs qui partent du système nerveux central et se dirigent vers la périphérie du corps. Il comprend deux systèmes : le système de la vie animale ou de relation, et le système de la vie organique ou grand sympathique, se rendant aux principaux viscères.

Le premier se compose de deux sortes de nerfs : les nerfs rachidiens et les nerfs craniens. Les premiers viennent de la moelle épinière, et les secondes de l'encéphale.

Les nerfs rachidiens sont disposés par paires le long de la moelle épinière. Chaque nerf possède deux racines : une supérieure ou postérieure sensitive, présentent un ganglion sur son trajet, et une antérieure ou inférieure motrice. La réunion de ces deux racines constitue le nerf. Après un court trajet, chaque nerf se divise en plusieurs branches, dont les unes se rendent à la peau et aux muscles de la région dorsale du corps, et les autres à la peau et aux muscles des régions latérales et ventrale du corps, ainsi qu'aux membres. La plupart de ces dernières branches nerveuses se réunissent en certaines régions pour former des plexus, que l'on distingue en *plexus cervical* innervant l'épaule, le cou et la tête, en *plexus brachial* pour les muscles des membres antérieurs, et en *plexus lombaire* et *sacré* se rendant aux membres inférieurs.

Les nerfs rachidiens se développent aux dépens de la paroi du canal médullaire par deux épaississements appelés *crêtes neurales*, parcou-

rant toute la moelle épinière jusqu'à la partie postérieure de l'encéphale, de telle sorte que certains nerfs craniens naissent aussi aux
dépens de la crête neurale. Ce sont les nerfs pneumogastrique, spinal
et grand hypoglosse.

Les nerfs craniens sont très nombreux, on en distingue douze paires :
Nerf olfactif, — optique, — moteur oculaire commun, — pathétique,
— trijumeau, — moteur oculaire externe, — facial, — auditif, —

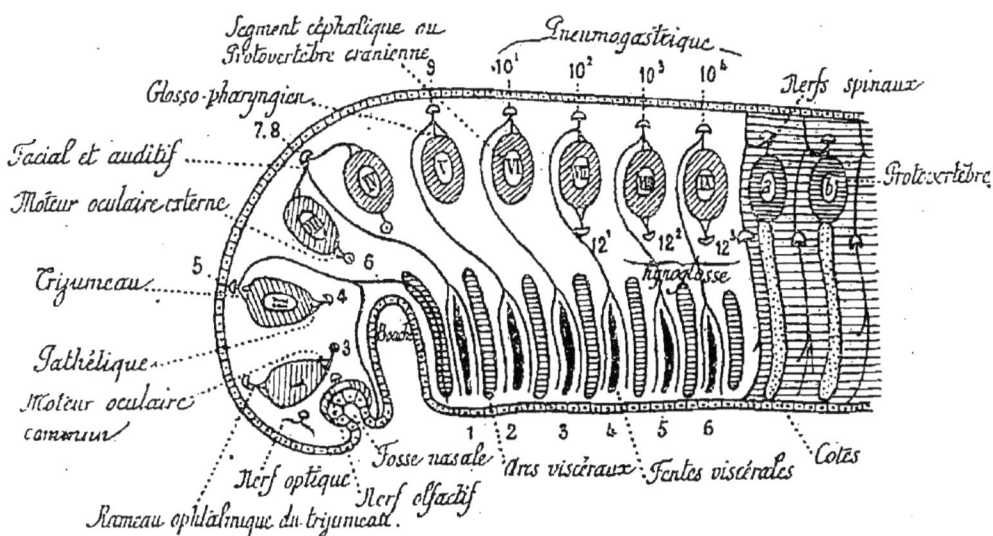

FIG. 361. — Schema des nerfs craniens et des cavités céphaliques. — Les chiffres inférieurs (1 à 6)
sont ceux des fentes viscérales ; les chiffres supérieurs (1 à 12) sont ceux des paires de nerfs craniens ;
les chiffres romains (I à IX) sont ceux des cavités céphaliques. (Schema d'après Wiedersheim).

glosso-pharyngien, — pneumogastrique, — spinal, — grand hypoglosse.

D'après leurs fonctions, on les divise en sensoriels, moteurs, et
mixtes. Les sensoriels se rendent à des organes de sensibilité spéciale;
ce sont les nerfs olfactif, optique et auditif. Les nerfs moteurs vont
aux muscles; ils comprennent le trijumeau se rendant à la peau et à
certains muscles de la tête, le glosso-pharyngien pour la langue et les
muscles de cette région, et le pneumogastrique pour le cœur, les poumons, l'estomac, le diaphragme, et la ligne latérale des poissons.
Les nerfs mixtes, qui renferment à la fois des fibres motrices et des
fibres sensitives, comprennent les six autres paires. Parmi tous ces
nerfs, on distingue les nerfs non segmentaires et les nerfs segmentaires.
Les premiers sont de simples expansions de l'encéphale; les se-

conds naissent de l'encéphale dans des régions qui correspondent aux espaces laissés entre les segments, ou protovertèbres, de la tête, ou *cavités céphaliques*. Les nerfs olfactif et optique sont rangés dans la première catégorie ; tous les autres nerfs sont segmentaires. Théoriquement, il existe neuf paires de cavités céphaliques, comme il existe neuf paires d'arcs viscéraux. Ces cavités présentent une face dorsale et une face ventrale ; chacune de ces faces fournit une racine, homologue des racines des nerfs rachidiens ; ces racines craniennes peuvent se fusionner en un seul nerf, ou rester indépendantes.

Le premier métamère donne par sa face ventrale le moteur oculaire commun ; par sa face dorsale, une partie (ophtalmique) du trijumeau.

Le deuxième métamère donne, par sa face ventrale, le pathétique ; par sa face dorsale, la majeure partie du trijumeau.

Le troisième métamère donne, par sa face ventrale, le moteur oculaire externe ; par sa face dorsale, le facial et l'auditif.

Le quatrième métamère ne donne rien par sa face ventrale ; par sa face dorsale, quelques fibres du facial et de l'auditif.

Le cinquième métamère ne donne rien par sa face ventrale ; par sa face dorsale, le glosso-pharyngien.

Les quatre derniers métamères donnent par leur face ventrale et dorsale le grand hypoglosse, le pneumogastrique, et le spinal, avec la crête neurale, qui s'étend depuis le sixième métamère cranien jusqu'à l'extrémité postérieure de la moelle épinière. Chez les Poissons, le pneumogastrique envoie deux grands nerfs latéraux se rendant aux organes de la ligne latérale des Poissons. Ces nerfs latéraux seraient la persistance à l'état adulte d'une bifurcation de la crête neurale.

Le Grand Sympathique est l'appareil nerveux des organes de la vie végétative. Il est formé par deux longs cordons accompagnant la colonne vertébrale, et présentant sur leur trajet de nombreux ganglions réunis par des anastomose avec des nerfs crâniens et rachidiens. Il est par conséquent intimément lié au système nerveux de la vie animale.

Ce système ganglionnaire contribue à former par ses cellules nerveuses, unies à du tissu conjonctif, des organes dont les fonctions sont peu connues et nommées *Capsules surrénales*.

La moelle épinière, chez l'Homme, est un long cylindre blanchâtre enfermé dans le canal vertébral, s'étendant du bulbe rachidien jusqu'à l'extrémité postérieure du canal, où elle se termine par un ensemble de nerfs destinés au bassin et aux jambes, constituant ce que l'on a appelé la queue de cheval. Elle présente deux sillons, un antérieur et l'autre postérieur, qui la divisent en deux parties symétriques ; elle est formée d'une substance blanche périphérique et d'une substance grise centrale disposée en forme de cornes, que l'on nomme cornes antérieures et cornes postérieures. La moelle est protégée par trois membranes ou *méninges rachidiennes*, qui sont de dehors en dedans : la *dure-mère*, l'*arachnoïde* et la *pie-mère ;* elles se continuent jusque dans le crâne, où elles forment aussi à l'encéphale des membranes protectrices ou *méninges craniennes*.

Le Bulbe rachidien est une partie de la moelle allongée ; il fait suite en avant à la moelle épinière. Il a la forme d'un cône à base dirigée vers le haut, portant en avant des éminences nommées *pyramides antérieures*, en dehors les *corps olivaires* et deux colonnes blanches, les *corps restiformes*. En arrière, il présente les *pyramides postérieures*, formées par un entrecroisement de fibres nerveuses.

La moelle allongée peut se diviser en deux plans : un inférieur et l'autre supérieur. L'inférieur est composé de la *protubérance annulaire*, des *pédoncules cérébelleux moyens*, des *pédoncules cérébraux* et du *bulbe rachidien* déjà étudié ; le plan supérieur comprend les *pédoncules cérébelleux supérieurs*, la *valvule de Vieussens* et les *tubercules quadrijumeaux*.

La Protubérance annulaire, ou pont de Varole, est une masse blanche placée entre le Cerveau et le Bulbe rachidien ; de cette masse partent deux cordons antérieurs s'enfonçant dans le Cerveau pour constituer les pédoncules cérébraux, et deux postérieurs se rendant dans le Cervelet. Le Cervelet est situé en arrière du Cerveau dont il est séparé par la tente du Cervelet ; il est formé de deux lobes latéraux et d'une partie médiane, le *vermis*.

Le Cerveau est une masse ovoïde formée de deux portions symétriques nommées *hémisphères*, reliées entre eux vers leur base par le corps calleux, et séparées en haut par la scissure interhémisphérique.

Leur face supérieure est parcourue par les circonvolutions cérébrales.

Le Cerveau est formé par une substance grise extérieure et une substance blanche intérieure. Dans celle-ci sont placées au centre des noyaux de substance grise : les couches optiques et les corps striés.

Terminaisons nerveuses. — Les terminaisons nerveuses sont de deux sortes : les unes sensitives, situées à la périphérie du corps ; les autres non sensitives, toujours internes, comprenant les terminaisons motrices et électriques (appareils électriques de certains Poissons).

Les terminaisons nerveuses sensitives sont spéciales aux organes des sens. Ceux-ci sont au nombre de six : les organes de la ligne latérale des Poissons, les organes du tact, les organes du goût, les organes de l'olfaction, les organes de la vision, et ceux de l'audition.

Les *organes de la ligne latérale* existent chez tous les Ichthyopsidés. Ils sont constitués par des enfoncements de la peau disposés sur une ligne continue allant de l'extrémité postérieure à l'extrémité antérieure du corps, et se bifurquant en avant pour contourner l'œil et l'opercule. Chaque organe correspond à une dépression tubuleuse de l'ectoderme ; elle est tapissée par des cellules dont la plupart sont munies d'un cil rigide et communiquent avec un filet du nerf latéral. Ce sont sans doute des organes de gustation et d'olfaction.

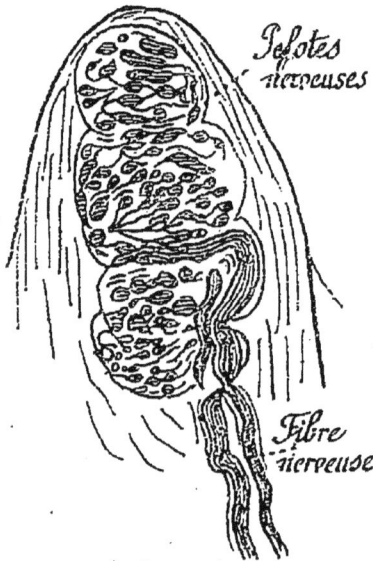

FIG. 362. — Corpuscule du tact ou de Meissner.

Les *organes du tact* des Vertébrés supérieurs sont de plusieurs sortes ; les plus simples sont les *ménisques tactiles* représentés par des cellules de la couche muqueuse de Malpighi autour desquelles s'élargit l'extrémité d'une fibre nerveuse. Dans certaines régions plus spécialement tactiles, des terminaisons nerveuses s'associent à certaines cellules du derme et de l'épiderme pour former des *corpuscules du tact* ou de *Meissner*. Un corpuscule du tact est une masse ovoïde de cellules, entourée en spirale par des filets nerveux présentant des dilatations variqueuses sur leur trajet. A côté de ces organes, il existe encore dans le derme des *corpuscules de Pacini ;* ce sont des corps ovalaires à couches concentriques, formées alternativement de cellules plates et d'une substance homogène. La fibre nerveuse traverse le centre du corpuscule et se prolonge jusqu'à son extrémité supérieure, où elle se termine par un bouton.

Les *organes du goût* sont toujours situés dans la bouche, principalement dans les papilles de la langue. Chez les Mammifères, ils sont

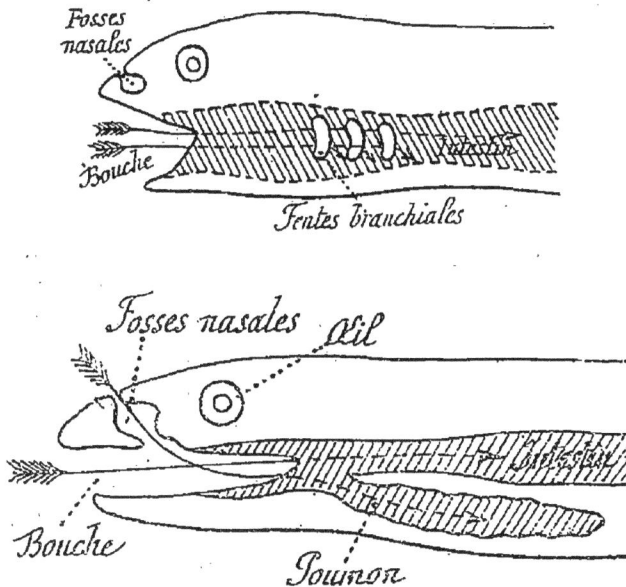

FIG. 363. — Schema des conduits respiratoires chez les Craniotes ; en bas, chez les Craniotes munis de poumons; en haut, chez la plupart des Ichthyopsidés.

représentés par les *bourgeons du goût* de forme ovoïde, et déprimés en un point que l'on nomme *pore du goût*. Ces bourgeons sont formés de cellules épithéliales ordinaires ou cellules de soutènement, et de cellules sensorielles portant à la périphérie un cil rigide. Cette forme de cellules rappelle la cellule à Cnidocil, que l'on peut considérer comme la cellule sensorielle primitive servant probablement aux Cœlentérés d'organes de tact, de sensation et de gustation.

Les *organes de l'olfaction* sont localisés, chez tous les Craniotes, dans les fosses nasales. Celles-ci sont de simples culs-de-sac chez les Ichthyopsidés ; elles se mettent en communication avec l'arrière-bouche chez les Vertébrés supérieurs. Dans leur partie supérieure, elles se replient en *cornets* pour augmenter la surface de la couche sensitive, ou *muqueuse pituitaire*. De même que dans les bourgeons du goût, on trouve dans l'épithélium de cette muqueuse des cellules ordinaires et des cellules sensitives munies d'un cil rigide.

Les *organes de la vue* sont des organes complexes, parce qu'aux parties sensorielles s'ajoutent d'autres organes particuliers servant à conduire les radiations lumineuses. Il existe trois yeux chez les Craniotes, un œil impair médian et deux yeux latéraux ; ceux-ci

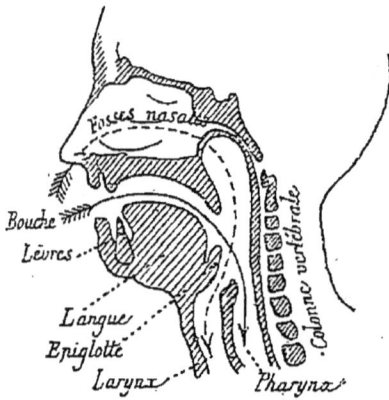

Fig. 364. — Schema, sur une coupe longitudinale, des conduits respiratoires supérieurs de l'homme.

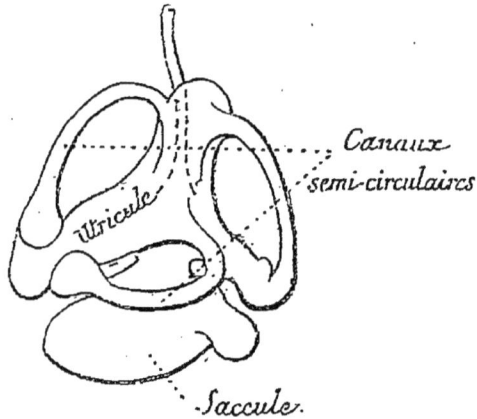

Fig. 365. — Schema de l'oreille d'un Ichthyopsidé.

existent chez presque tous les Vertébrés. Le troisième, appelé *œil épiphysaire* ou *pinéal*, manque chez les Ichthyopsidés inférieurs ; il apparaît chez les Dipneustes, atteint son maximum chez les Stégocéphales, et persiste dans les autres groupes à l'état d'organe rabougri (glande pinéale), assez développé encore chez les Sauriens.

L'œil pinéal émane du thalamencéphale, arrive jusque sous la peau du crâne, où il se termine par une masse arrondie qui est le véritable œil. Cet œil se compose d'une partie centrale, jouant le rôle d'un cristallin, et d'une partie périphérique divisée en une région postérieure rétinienne et une antérieure réfringente ou cornée. Chez les Sauriens, cet œil est caché sous la peau, transparente dans cette région. Chez les Stégocéphales, qui sont des Ichthyopsidés primitifs d'où sont sortis les Amphibiens, les Sauropsidés et les Mammifères, le crâne porte de chaque côté deux enfoncements volumineux ayant logé les yeux latéraux, et au centre un troisième trou, placé entre les os pariétaux, et faisant communiquer la cavité cranienne avec l'extérieur; ce trou pariétal était probablement la fosse orbitaire de l'œil pinéal, dont l'importance devait être aussi grande que celle des deux premiers. Cet œil a donc apparu chez les Vertébrés qui commençaient à vivre sur terre; il s'est développé chez les Stégocéphales; mais, chez la plupart des Sauropsidés et des Mammifères, il n'est plus qu'un organe dégénéré, caché sous les hémisphères cérébraux et ne servant plus à rien.

Les yeux latéraux existent chez tous les Craniotes. Ils sont placés

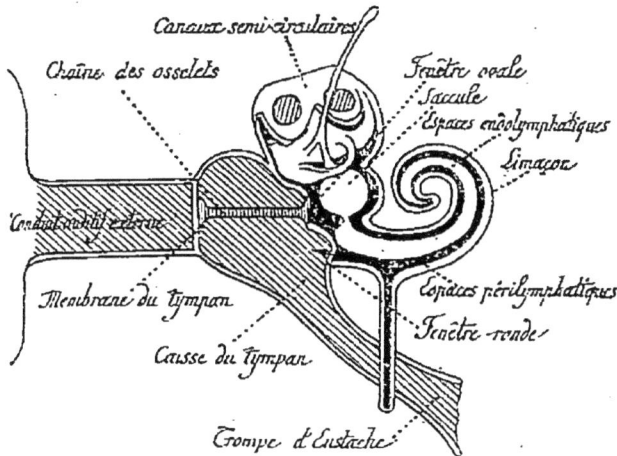

FIG. 366. — Schema de la structure de l'oreille humaine.

au point d'union de la face et du crâne, et présentent à peu près le même degré de complexité dans tous les groupes.

L'œil dérive de l'ectoblaste. Au point où il doit se former, l'ectoblaste s'invagine sous la forme d'une cupule; de l'encéphale provient une vésicule creuse et pédiculée, la *vésicule optique*, allant à la rencontre de la première. Lorsque celle-ci est presque au contact de la cupule ectoblastique, sa face antérieure s'invagine et se transforme en une cloche à double paroi, dont l'interne devient la *rétine* et l'externe la *couche pigmentaire* de la *choroïde*.

Quant au pédicule, il forme le *nerf optique*. L'espace compris entre ces deux invaginations se remplit de tissu mésodermique, aux dépens duquel prend naissance le *corps vitré*. L'invagination ectoblastique se ferme peu à peu et devient une capsule close qui formera le *cristallin ;* l'ectoblaste, s'étant ressoudé en avant, constituera une *cornée*. — L'œil, chez les Vertébrés supérieurs, est ovalaire ; il se compose, en avant, d'un appareil réfringent, la cornée ; en arrière, du cristallin, jouant le rôle d'une lentille biconvexe, du corps vitré ; et à la partie postérieure de la rétine recouverte en dehors par deux membranes, la *choroïde* et la *sclérotique*. Celle-ci se prolonge en avant jusqu'à la cornée, et la choroïde jusqu'au cristallin. Au-devant de ce dernier, la choroïde envoie une expansion circulaire, l'*iris*, percée d'une ouverture centrale, ou *pupille*, pour laisser passer les rayons lumineux. De plus, le cristallin est muni de muscles, ou *procès ciliaires,* servant à modifier les courbures de ses faces pour permettre l'accommodation. Le nerf optique traverse l'ensemble des membranes ; en s'épanouissant il constitue la rétine. Chez les Oiseaux principalement, la choroïde envoie une expansion dentelée dans le corps vitré : c'est le *peigne*.

L'œil de l'homme a une forme sphéroïdale. Il est entouré par une membrane épaisse blanche, la sclérotique, percée en arrière pour laisser passer le nerf optique ; en arrière de la cornée est placé l'iris, membrane circulaire plane tendue verticalement, diversement colorée suivant les individus, et percée en son centre par la pupille. L'espace compris entre la cornée et l'iris, appelé *chambre antérieure*, est rempli par l'humeur aqueuse. Au-dessous de la sclérotique est la choroïde. La choroïde est tapissée en dedans par la rétine. — La structure de la rétine est fort complexe ; on peut y distinguer deux parties, une partie cérébrale et une partie sensorielle. La partie cérébrale est la plus interne, directement en rapport avec la membrane hyaloïde qui entoure le corps vitré ; elle est constituée par les fibres du nerf optique qui forment un plexus au milieu duquel sont placées de grosses cellules nerveuses. Ces fibres et ces cellules envoient des prolongements anastomotiques à la partie sensorielle, constituée par un plexus de fibres nerveuses et de petites cellules visuelles proprement dites. Ces dernières sont munies de prolongements longs et épais, nommés *cônes* et *bâtonnets* suivant leur forme, et chargés de percevoir les radiations lumineuses. Ces prolongements sont directement en rapport avec la couche interne, chargée de granulations pigmentaires, de la membrane choroïde. La cavité de l'œil est remplie par le corps vitré, enfermé dans la membrane hyaloïde.

Les *organes de l'audition* varient considérablement chez tous les Vertébrés ; il existe cependant assez d'uniformité dans les stades embryonnaires. Chez les embryons de tous les Craniotes, dans la région postérieure et inférieure du temporal, apparaissent deux invaginations ectoblastiques, qui pénètrent dans l'ébauche cartilagineuse du crâne, s'isolent de l'extérieur, et forment deux grosses *vésicules auditives* complètement closes, analogues aux otocystes des Invertébrés. Elles

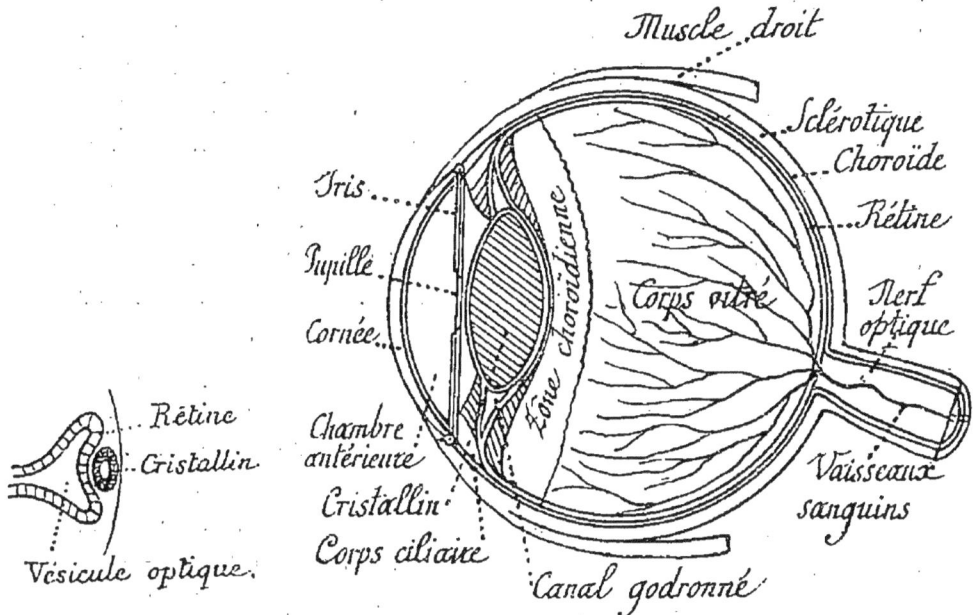

FIG. 367. — Structure de l'Œil. — A gauche, développement de l'œil ; à droite, schéma de la structure de l'œil humain.

sont formées de deux parois, une interne épithéliale et une externe cartilagineuse ou osseuse. L'ensemble constitue le *labyrinthe*, que l'on distingue en *labyrinthe membraneux* ou osseux interne, et *labyrinthe cartilagineux* extérieur. Ces labyrinthes emboîtés sont séparés l'un de l'autre par un espace rempli d'un liquide nommé *périlymphe*, par opposition à l'*endolymphe*, liquide renfermé dans le labyrinthe membraneux et qui baigne l'épithélium sensoriel. — Cet état primitif est réalisé chez quelques Cyclostomes. Chez d'autres Cyclostomes, la vésicule auditive augmente sa surface en produisant un diverticule creux recourbé en fer à cheval ou *canal semi-circulaire*. Chez tous les autres Vertébrés, elle produit en plus deux autres canaux semblables, d'où

la présence de *trois canaux semi-circulaires*. Ces productions nouvelles se logent dans des fossettes cartilagineuses ou osseuses, et sont
toujours formées d'une paroi épithéliale sensorielle et d'une paroi
externe cartilagineuse ou osseuse. Chez
les Sauropsidés, la vésicule primitive
pousse un nouveau prolongement en
forme de cœcum, qui s'allonge et se
contourne en spire chez les Mammifères
pour constituer le *Limaçon*.

Cette première partie, ou *oreille interne*, qui existe seule ou presque seule
chez les Ichthyopsidés, se complique chez
les Vertébrés aériens; la première fente
viscérale se met en rapport avec l'appareil de l'audition, et constitue l'*oreille
moyenne*. La vésicule primitive se perce
de deux trous, fermés par une membrane
ou par un os, et communiquant avec la
fente viscérale qui s'élargit et devient la
caisse du tympan. La caisse du tympan
communique indirectement avec l'atmosphère par l'intermédiaire d'un conduit
appelé *trompe d'Eustache*, qui s'ouvre
dans l'arrière-bouche. Les deux ouvertures qui font communiquer l'oreille
interne avec l'oreille moyenne sont la
fenêtre ronde et la *fenêtre ovale*. La
fenêtre ronde est fermée par une membrane, et est percée de telle sorte qu'elle
s'ouvre d'un côté dans l'oreille moyenne,
et de l'autre dans le labyrinthe osseux.
La fenêtre ovale communique directement avec le labyrinthe membraneux.

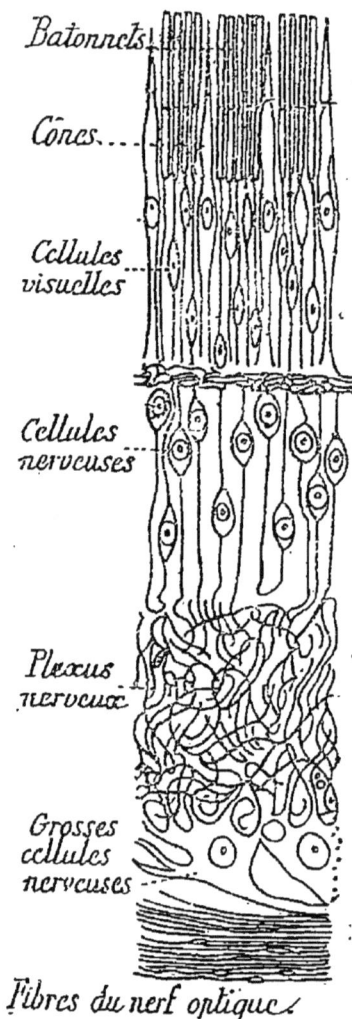

Fig. 368.
Structure histologique de la rétine.

L'oreille moyenne se complique de nouveaux organes, la *chaîne des
osselets*, servant à conduire les ondes sonores, et dérivant des arcs
osseux qui limitent la première fente viscérale; le palato-carré pénètre, chez les Mammifères, dans la caisse du tympan pour former l'*enclume;* une portion du maxillaire inférieur produit aussi le *marteau*

qui se met en rapport avec le premier. L'hyo-mandibulaire ou symplectique du deuxième arc forme la *columelle* des Sauropsidés qui s'applique
contre la fenêtre ovale, et l'*étrier* des Mammifères qui ferme également
ment la fenêtre ovale. La chaîne des osselets, conducteur des ondes
sonores, s'étend depuis la *membrane du tympan*, qui ferme l'oreille
moyenne du côté de l'extérieur, jusqu'à la fenêtre ovale. — Chez les
Sauropsidés, la membrane du tympan est à fleur de peau, et la chaîne
des osselets est simplement représentée par la *columelle*. Chez les
Mammifères, la membrane du tympan est placée au fond d'une dépression des téguments qui devient le *conduit auditif externe;* autour
de l'ouverture extérieure de cette dépression, la peau se modifie en
un pavillon, c'est l'*oreille externe*. La chaîne des osselets est ici
formée de quatre petits os : le marteau, en rapport avec la membrane
tympanique ; l'étrier, qui ferme la fenêtre ovale ; l'enclume ; et l'os
lenticulaire qui relie le marteau à l'étrier.

Les cellules sensorielles, ou *cellules de Corti*, de l'épithélium interne,
ressemblent schématiquement aux cellules à Cnidocils des Cœlentérés
et aux cellules sensitives des Otocystes des Invertébrés.

L'oreille externe de l'homme comprend deux régions, le pavillon
et le conduit auditif externe. Le pavillon porte en son centre une
excavation ou conque limitée par une série de saillies : l'hélix, l'an-
thélix, l'antitragus et le tragus ; en bas, il se complète par le lobule. Le
conduit auditif externe s'enfonce dans l'os temporal ; il est fermé au
fond par une membrane oblique, la membrane du tympan, qui le
sépare de l'oreille moyenne.

Les terminaisons nerveuses motrices des Vertébrés ressemblent à
celles de tous les autres animaux, et leur description a été faite dans
la première partie de ce Cours.

Les organes électriques existent chez certains Sélaciens (Torpille,
Raie) et certains Téléostéens (Gymnotes, Malaptérures). Ce sont des
corps volumineux, placés de chaque côté du tube digestif, formés de
lamelles foliacées, enchevêtrées régulièrement, et limitant des alvéoles.
Les nerfs électriques se terminent dans ces lamelles à peu près de la
même manière que dans les fibres musculaires.

Tube digestif. — L'appareil digestif se compose de la bouche, située à la face antérieure et ventrale du corps, du tube digestif proprement dit, de l'anus qui est presque toujours placé un peu en arrière de l'insertion des membres postérieurs, et des annexes glandulaires du tube digestif.

Le tube digestif se compose de trois parties : un *intestin antérieur*, un *intestin moyen* et un *intestin postérieur*. L'intestin moyen est physiologiquement le plus important, puisqu'il sert à l'absorption des aliments. L'intestin postérieur est un conduit servant à l'expulsion des produits non absorbés. L'intestin antérieur se divise en deux parties : une antérieure, qui est un véritable conduit, et une postérieure qui est

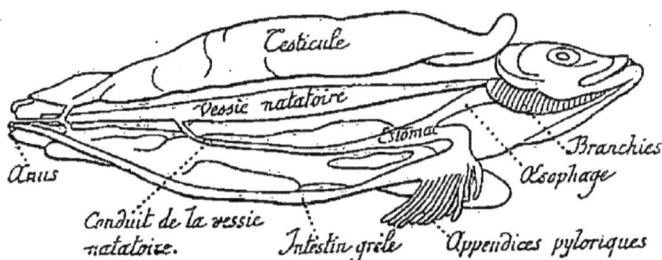

FIG. 369. — Organes digestifs et sexuels d'un Téléostéen.

l'*estomac,* chargé d'accumuler les aliments et de leur faire subir l'action de certaines glandes. A ces trois parties, il faut ajouter un refoulement antérieur ectoblastique nommé *stomodœum*, et un postérieur ou *proctodœum*. Le stomodœum donne naissance à la cavité buccale. Le proctodœum, chez la plupart des Craniotes, excepté les Mammifères, constitue une partie du *rectum*, et le cloaque, ouverture commune aux organes sexuels, aux organes urinaires et à la région postérieure du tube digestif.

L'intestin antérieur part du stomodœum ; il se divise en un conduit formant le *pharynx* et l'*œsophage*, et en un *estomac*. Celui-ci est un simple renflement longitudinal chez les Ichthyopsidés inférieurs. Chez les Sauropsidés et les Mammifères, son volume augmente et son axe devient perpendiculaire à celui de l'œsophage, avec lequel il communique par une ouverture, le *cardia;* l'ouverture intestinale de l'estomac a reçu le nom de *Pylore*. — Les Oiseaux ont un intestin divisé en plusieurs cavités, le jabot, le ventricule succenturié ou véritable estomac, et le gésier qui est une poche musculeuse. — Les Ruminants possèdent plusieurs poches, qui sont la panse, le bonnet, le feuillet, et la caillette, celle-ci représentant l'estomac. Quelles que soient les formes de l'estomac, son épithélium est toujours formé de cellules cylindriques, et sa muqueuse renferme des tubes glandulaires, dont les cellules supérieures sécrètent du mucus et les inférieures du suc gastrique.

L'intestin moyen se distingue des deux autres parties, en ce que l'absoption des aliments se fait dans son intérieur. Il est droit et court chez les Sélaciens', et présente dans son intérieur une lame ou *valvule spirale* destinée à retenir plus longtemps les aliments. Cette valvule disparaît chez les Téléostéens, et l'intestin se recourbe sur lui-même en S. Cette courbure mène aux Sauropsidés et aux Mammifères, où les replis, devenant plus nombreux, forment les circonvolutions intestinales. Les circonvolutions ont pour but de faire séjourner les aliments plus longtemps dans cette partie de l'intestin, appelée *intestin grêle* chez les Vertébrés supérieurs, par opposition au *gros intestin* ou intestin postérieur. — La paroi de l'intestin grêle est formée de trois couches : une interne épithéliale, une moyenne musculaire, et une externe endothéliale. La première possède un grand nombre de dépressions tubulaires ou *glandes de Lieberkühn*, sécrétant le liquide entérique. Ses cellules sont cylindriques, et terminées par un plateau percé de pores par lesquels les produits assimilables de la digestion pénètrent dans le protoplasma cellulaire. Chez les Vertébrés supérieurs, la paroi intestinale porte en surplus des replis ou *villosités*, tapissées par l'épithélium endodermique, et destinées à augmenter la surface d'absorption.

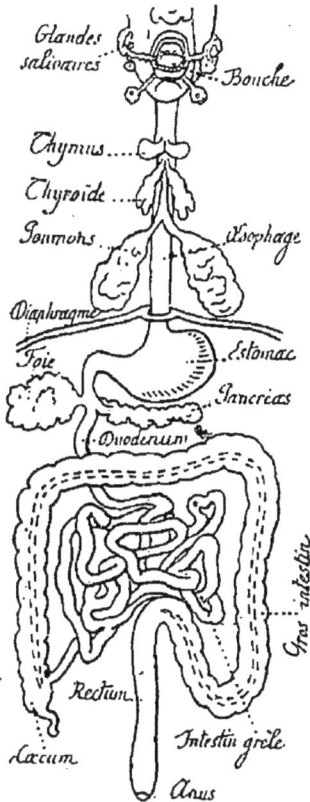

FIG. 370.
Schema du tube digestif de l'homme.

L'intestin postérieur ou *gros intestin* est très réduit chez les Ichthyopsidés ; chez les Sauropsidés et les Mammifères, il est plus long et décrit un cercle dans la cavité abdominale ; il communique avec le rectum et, par là, avec l'anus.

Les organes annexes du tube digestif sont : la *glande thyroïde*, le *thymus*, des *glandes en grappe*, et la *langue* pour la bouche et le pharynx ; le *foie*, le *pancréas* et les *appendices pyloriques* pour l'intestin moyen ; et des glandes particulières pour le proctodœum.

La langue apparaît chez quelques Poissons ; elle est cornée chez les Sauropsidés, molle et large chez les Mammifères.

La glande thyroïde est placée au-dessous du plancher de la bouche ; elle est formée, en général, de vésicules closes dépourvues de conduits excréteurs, réunies par du tissu conjonctif riche en vaisseaux et en nerfs.

Des recherches précises ont permis de reconnaître que cette glande est un organe atavique représentant la partie antérieure de la gouttière hypobranchiale ou raphé ventral de l'*Amphioxus* et des Tuniciers. Elle naît, en effet, du plancher buccal comme un sillon qui se sépare peu à peu du reste de l'organe, et constitue un corps isolé.

Le thymus est une dépendance des fentes viscérales au même degré que la glande thyroïde. Elle n'existe chez les Mammifères que pendant le jeune âge. Elle est placée au-dessous de la glande thyroïde, en arrière du sternum et en avant du péricarde. Sa signification morphologique est la même que pour la glande thyroïde.

Les glandes en grappes buccales sont très rares chez les Ichthyopsidés et apparaissent chez les Sauropsidés. C'est principalement chez les Mammifères qu'elles jouent un rôle particulier ; elles sont alors connues sous le nom de *glandes salivaires* et se subdivisent en glandes *parotidiennes,* glandes *submaxillaires* et glandes *sublinguales.* Elles sécrètent la salive, dont le rôle est de lubréfier les parois buccales, d'imbiber les aliments, et de transformer les féculents en dextrine et glucose.

Le foie existe chez tous les Craniotes ; il apparaît sous la forme d'un cœcum sur la paroi antérieure de l'intestin moyen. Ce cœcum grandit, se bifurque en deux lobes et chaque lobe se ramifie en nombreux petits lobules entourés par du tissu conjonctif. Lorsque ces lobules se ramifient, le tissu conjonctif creusé de vaisseaux sanguins pénètre dans les interstices laissés entre les ramifications et le tout forme une masse inextricable. Le foie adulte est ainsi constitué par un grand nombre de petits lobules placés les uns à côté des autres, et séparés par une mince couche de tissu conjonctif et de capillaires sanguins. Ils sont habituellement groupés trois par trois et entourent

un petit espace ou *espace porte,* dans lequel est placé un vaisseau
dépendant de la veine-porte. Chaque lobule est formé de cellules
juxtaposées très serrées, renfermant un noyau, et un protoplasma
contenant de la substance glycogène. Le vaisseau de l'espace-porte
envoie, dans le lobule, des capillaires qui entourent les cellules hépatiques; tous ces capillaires se rendent au centre du lobule dans un
autre vaisseau, branche de la veine sus-hépatique qui se jette dans la
veine cave inférieure. La veine-porte est formée par la réunion d'une
quantité de petites veines émanant de l'intestin et qui renferment du
sang contenant les produits de la digestion, auquel s'ajoute le glyco-

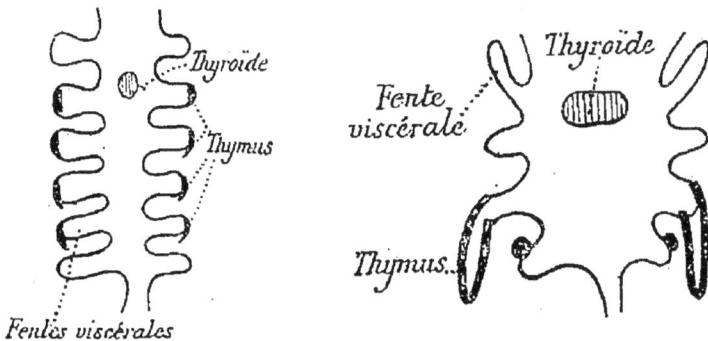

FIG. 371. — Schema de l'origine de la glande thyroïde et du thymus ; à gauche,
chez un Ichthyopsidé ; à droite, chez un Allantoïdien.

gène dans le foie. La glande hépatique a donc une importance considérable ; le glycogène qu'elle produit sert à la nutrition des fibres
musculaires.

Le foie produit aussi de la *bile* sécrétée par les cellules hépatiques.
La bile est déversée dans les espaces intercellulaires, et se rend de là
dans des canalicules biliaires situés dans l'espace-porte. Tous les
canalicules se rassemblent en un *canal hépatique* qui se rend à l'intestin. Sur son trajet se développe, chez certains Craniotes, un réservoir ou *vésicule biliaire.* La bile émulsionne les matières grasses.

Le pancréas est une glande en grappe se développant par une
invagination de l'intestin moyen. Sa structure rappelle celle des glandes
salivaires ; il est formé d'une agglomération de lobules s'accolant les
uns aux autres, et dont les canaux excréteurs se déversent dans l'intestin. Cette glande sécrète le suc pancréatique qui complète l'action
de la salive et du suc gastrique.

Les appendices pyloriques n'existent guère que chez les Téléostéens. Ce sont des diverticules restant à l'état de cœcums dépendant de la partie antérieure de l'intestin moyen, et n'ayant d'autre rôle probablement que d'augmenter la surface intestinale.

Dans le cloaque des Sauropsidés se développent des glandes en grappe sécrétant des produits odorants ou des substances destinées à former des enveloppes à l'œuf. Chez les Mammifères, où il n'y a pas de cloaque, il existe autour de l'anus des glandes de la peau sécrétant un sebum à caractères particuliers et à odeur forte (musc, castoreum, viverreum).

L'appareil digestif chez l'homme est un long canal ouvert aux deux extrémités, contourné sur lui-même, et présentant sur son trajet divers renflements. Il se compose de la bouche ; du pharynx, organe principal de la déglutition ; de l'œsophage, simple tube droit ; de l'estomac, vaste poche membraneuse présentant un bord supérieur ou petite courbure et un bord inférieur ou grande courbure. A l'estomac fait suite l'intestin que l'on divise en intestin grêle et gros intestin. L'intestin grêle décrit de nombreux replis ou circonvolutions. Le gros intestin forme la deuxième portion du canal digestif ; il commence dans la fosse iliaque droite par un cul-de-sac nommé *cœcum*, et se continue, en décrivant dans la cavité abdominale un cercle presque complet, sous les noms de *colon ascendant, colon transverse* et *colon descendant*. Il se termine par une partie rectiligne, le rectum, débouchant dans l'anus.

Les principales glandes salivaires, chez l'homme, sont les glandes parotides, les glandes sous-maxillaires et les glandes sublinguales. Les glandes parotides sont situées en avant et un peu au-dessous des oreilles ; elles s'ouvrent dans la bouche au niveau de la dernière grosse molaire par le *canal de Stenon*. La glande sous-maxillaire, située derrière le corps de la mâchoire inférieure, s'ouvre dans la bouche au voisinage du frein de la langue par le canal de *Warthon*. Les glandes sublinguales sont logées dans l'épaisseur du plancher buccal ; elles déversent leurs produits dans la bouche par les canaux de *Rivinus* et de *Bartholin*.

Le foie de l'homme, situé dans la partie droite de l'abdomen, est la glande la plus volumineuse du corps. Il a une forme ovoïde, à face supérieure convexe et à face inférieure concave. Cette dernière est parcourue par deux sillons longitudinaux, l'un droit et l'autre gauche, réunis par un sillon transversal. Cette face est ainsi divisée en quatre lobes : le *lobe droit*, le *lobe gauche,* et deux lobes moyens ; en avant du sillon transversal est le *lobe carré ;* en arrière du même sillon est le *lobe de Spigel.* Le sillon longitudinal gauche, bien marqué, loge en avant la vésicule biliaire et en arrière la veine-cave inférieure. Le sillon droit loge la veine ombilicale oblitérée. Le foie est entouré par une gaîne fibreuse, la *capsule de Glisson.* Sa structure est celle indiquée plus haut.

Le pancréas de l'homme est situé derrière l'estomac, en avant de la colonne vertébrale. Il est allongé transversalement et s'ouvre dans le commencement de l'intestin grêle par le *canal de Wirsung.*

Organes de la respiration. — Les organes respiratoires sont des dépendances de la partie antérieure du tube digestif. Il existe deux modes de respiration : la respiration branchiale et la respiration pulmonaire. Cependant il existe chez tous les Craniotes, sans exception, une respiration cutanée, surtout très développée chez les animaux à peau molle, et non recouverte d'écailles, de plumes et de poils.

La respiration branchiale s'opère à l'aide de branchies, puisant l'oxygène dissous dans l'eau. Chez l'*Amphioxus,* la région antérieure du tube digestif se transforme en un organe branchial, percé de petites ouvertures communiquant avec une cavité péribranchiale. Cette cavité disparaît chez les Ichthyopsidés, et le pharynx communique directement avec l'extérieur par l'intermédiaire des *fentes viscérales.* Il existe cependant quelques différences entre les Cyclostomes et les Ichthyopsidés proprement dits. Les Cyclostomes sont dépourvus d'arcs viscéraux, et la cavité bucco-pharyngienne communique avec l'extérieur par sept fentes branchiales dont six seulement fonctionnent chez l'adulte, la première n'étant jamais en relation avec l'extérieur. Ces fentes débouchent toujours, soit au dedans, soit au dehors, dans un canal commun ; seulement, chez les Myxines, ce canal s'ouvre à l'extérieur et les fentes viscérales débouchent séparément dans la cavité bucco-pharyngienne ; et, chez les Lamproies, le canal débouche dans la cavité bucco-pharyngienne, et les fentes viscérales s'ouvrent séparément à l'extérieur.

Les Ichthyopsidés possèdent des arcs viscéraux limitant des fentes faisant communiquer la bouche avec le dehors, et qui servent à la respiration. Les fentes viscérales sont schématiquement au nombre de neuf paires ; les deux premières ne portent jamais de branchies. Chez les Sélaciens et les larves d'Amphibiens, la première fente viscérale forme un canal ou *évent* faisant communiquer la région antérieure de la bouche avec l'extérieur. Les cinq ou six paires qui suivent portent des branchies formées par des plis des parois de la fente viscérale.

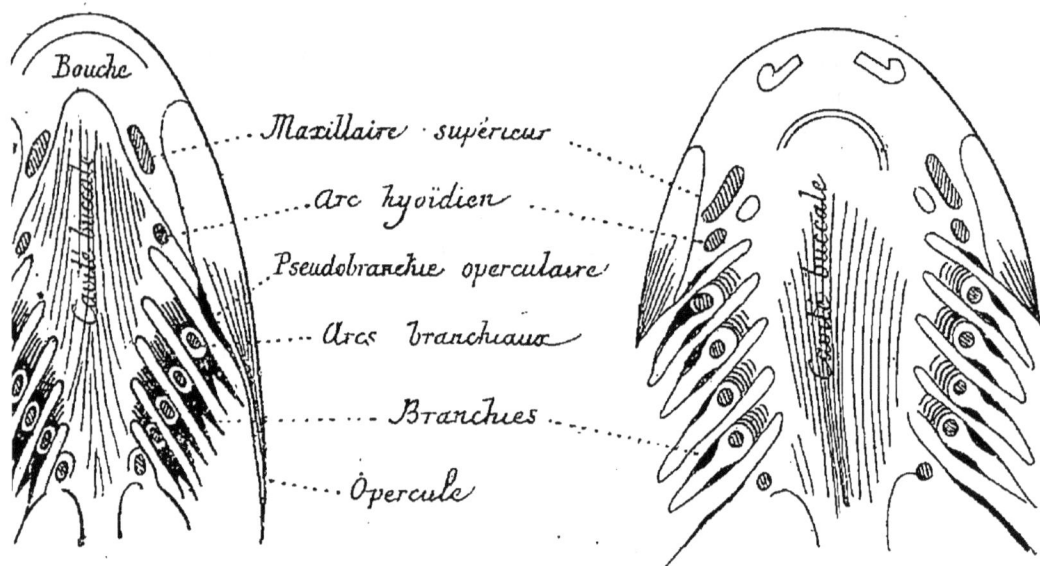

FIG. 372. — Schemas de l'appareil branchial chez les Sélaciens (à droite), et les Téléostéens (à gauche). D'après Wiedersheim.

Ces branchies sont toujours internes, excepté chez les Lophobranches qui les ont externes.

Primitivement, toutes les branchies étaient externes : elles se sont réduites peu à peu et sont devenues internes. L'aspect des branchies est assez variable ; chez les Sélaciens, les fentes viscérales sont placées les unes à la suite des autres et débouchent séparément au dehors. Chez les Ganoïdes et les Téléostéens, les fentes branchiales aboutissent dans une cavité commune que protège un *opercule* mobile ; l'ensemble de l'appareil branchial des Téléostéens est fréquemment nommé ouïes.

Les poumons sont les organes chargés de puiser l'oxygène dans l'air. Ils se développent toujours et constamment aux dépens de la face ventrale de l'intestin antérieur, par un cœcum qui grandit peu à peu. La première indication de cet organe s'observe chez les Ganoïdes. C'est alors un petit prolongement de la partie moyenne de l'intestin antérieur, qui s'allonge pour constituer une *vessie natatoire*. Dans ses parois assez épaisses sont placés de très nombreux vaisseaux. Les Ganoïdes, phylogénétiquement, sont le point de départ des Télostéens d'un côté, et des Dipneustes de l'autre ; de ceux-ci sont sortis les Stégocéphales qui conduisent aux Sauropsidés et aux Mammifères. Chez tous ces Gnathostomes, en mettant à part les Sélaciens, ce

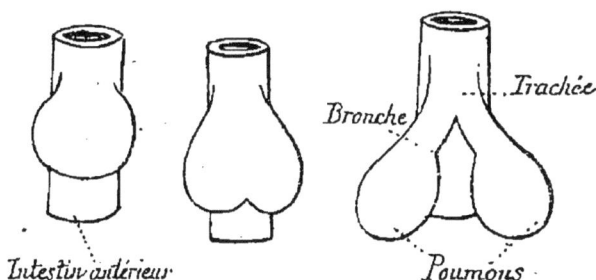

FIG. 373. — Développement des poumons chez les Vertébrés aériens. A gauche, début du développement ; au milieu, la vésicule grandit et tend à se bifurquer ; à droite, la vésicule s'est divisée en deux poumons.

diverticule des Ganoïdes (vessie natatoire) s'est conservé, et est devenu l'appareil pulmonaire, ou la vessie natatoire des Téléostéens.

Chez les Téléostéens, la vessie natatoire peut manquer ; lorsqu'elle existe, elle est très volumineuse, ses parois sont très minces, dépourvues de vaisseaux, et sa cavité contient de l'oxygène, de l'acide carbonique et de l'azote. Ses fonctions sont encore assez peu connues ; elles sont cependant en rapport avec la locomotion de l'animal. Sa forme est très variable ; tantôt elle est simple, ou tantôt elle est double, parfois elle se ramifie latéralement, etc.

L'appareil pulmonaire des Vertébrés aériens se compose en général d'un appareil conducteur de l'air, la *trachée*, entouré de pièces cartilagineuses, et conduisant aux poumons. Dans sa partie antérieure elle se modifie en un organe phonateur, le *larynx*. La trachée se bifurque en *bronches* qui pénètrent chacune dans un poumon. Chez les Dipneustes, les poumons ressemblent à la vessie natatoire des Ganoïdes, avec cette différence que la cavité a pris plus d'extension et que la

paroi est plus vascularisée. Ces animaux sont de véritables Poissons respirant tantôt par des branchies et tantôt par leur vessie natatoire, que l'on peut considérer comme un poumon primitif. Les Amphibiens ont des poumons très volumineux, à peine découpés en quelques larges alvéoles par des tractus se rendant d'une paroi à l'autre. Les poumons des Reptiles et des Oiseaux sont divisés complètement en petits lobules dans lesquels se rendent les ramifications des bronches. Les Oiseaux possè-
dent deux larynx, un supérieur en rapport avec l'arrière bouche, et un inférieur
ou *syrinx* placé à la bifurcation de la
trachée; ce dernier est très développé
chez les Oiseaux chanteurs.

Les Mammifères possèdent un appareil très complet, composé d'un larynx,
d'une trachée et de deux poumons. Le
larynx est volumineux, formé de cartilages donnant attache à des replis membraneux qui sont les cordes vocales.
Au-dessous du larynx est la trachée
artère, à paroi soutenue par des anneaux
cartilagineux le plus souvent incom-
plets. Les poumons sont très développés
et renferment les ramifications bronchiques qui se terminent dans de petits
lobules à parois plissées. La réunion de
ces lobules forme le poumon. La paroi
des lobules consiste en un épithélium
pavimenteux simple, au-dessous duquel

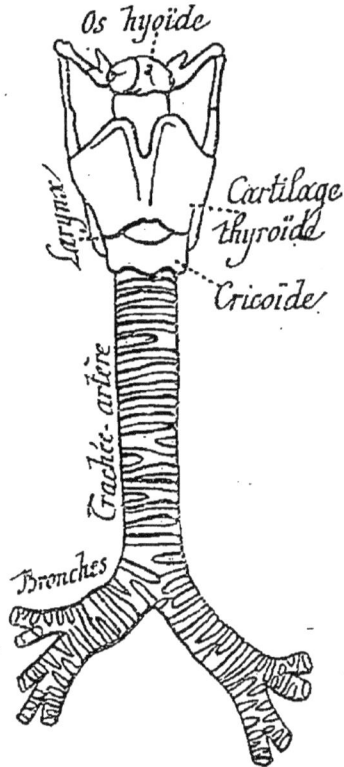

FIG. 374.
Conduits respiratoires de l'homme.

est placée une couche de vaisseaux sanguins très nombreux et à paroi très mince; le reste de la paroi est un tissu conjonctif composé surtout de fibres élastiques.

Chez l'homme, la trachée est un long conduit demi-cylindrique, formé d'arcs cartilagineux en avant, membraneux en arrière, descendant le long du cou jusqu'à la hauteur du point de jonction de la première côte et du sternum; là, elle se bifurque en deux branches qui pénè-trent dans les poumons et se ramifient en diminuant de calibre. Les ramifications aboutissent à de petits sacs ou lobules pulmonaires subdi-

visés eux-mêmes. La trachée porte en haut le larynx, dont la cavité
est étranglée en son milieu pour ne laisser qu'un espace étroit ou
glotte; la glotte est limitée en haut et en bas par les deux paires de
cordes vocales. La paroi du larynx, comme celle de la trachée, est soutenue par des pièces cartilagineuses, dont une seule, le *cricoïde*, a la
forme d'un anneau. Le larynx est recouvert en haut par une lame que
soutient un cartilage, l'*épiglotte;* lorsque dans la déglutition, la base
de la langue appuie sur l'épiglotte, celle-ci s'applique sur l'orifice
supérieur du larynx et le ferme, de sorte que les aliments ne peuvent
pénétrer dans l'appareil respiratoire.

Système musculaire. — Le mésoblaste se développe typiquement aux dépens de deux invaginations endoblastiques, qui s'avancent dans le blastocœle sous la forme de deux vésicules entérocœliennes. Les entérocœles se divisent horizontalement en deux parties,
une supérieure formant les protovertèbres, et une inférieure, indivise (*Fig.* 343). Pendant que les vésicules entérocœliennes se développent, quelques-unes de leurs cellules tombent dans l'espace blastocœlien, compris entre leurs parois et l'endoblaste, et forment un
mésenchyme aux dépens duquel se développent les systèmes sanguin
et lymphatique. Quant aux parois des entérocœles, la somatopleure
produit surtout la musculature du corps, et la splanchnopleure produit
la musculature des viscères et le squelette. — Le mésoblaste pariétal
ou somatopleure donne naissance à des muscles striés ; chez les Craniotes inférieurs, ceux-ci se divisent en masses, ou *myomères*, correspondant aux protovertèbres et séparés par des bandes conjonctives.
Cette division en myomères est un fait primitif. Chez les Sauropsidés
et les Mammifères, la division en myomères n'existe plus guère et les
muscles se modifient suivant la forme des différentes parties du corps.
On distingue alors les muscles ventraux et les muscles dorsaux ; les
ventraux se divisent en abdominaux très peu développés, et thoraciques en rapport avec les côtes et les membres antérieurs. Les muscles dorsaux se divisent en antérieurs et postérieurs; ceux-ci se subdivisent en muscles extenseurs et en muscles fléchisseurs de la jambe.

Cœlome ou cavité générale. — La cavité générale est
formée aux dépens de la partie ventrale de la cavité des vésicules entérocœliennes. Elle est très vaste chez les Ichthyopsidés et s'étend de

la région antérieure à la région postérieure du corps ; elle débouche à l'extérieur chez quelques poissons par deux *pores abdominaux*. Chez les Sauropsidés et les Mammifères, elle est petite, dépourvue de pores abdominaux, et se divise en trois cavités ne communiquant pas entre elles chez l'adulte ; une postérieure, entourant l'intestin, c'est la *cavité péritonéale* ou *abdominale*, et deux antérieures, la *cavité péricardique* et la *cavité pleurale*. Ces deux cavités sont séparées de la postérieure par un muscle transversal, le *diaphragme*.

La cavité péritonéale entoure l'intestin grêle et le gros intestin, c'est-à-dire l'intestin moyen avec ses dépendances et l'intestin posté- rieur. Les circonvolutions intestinales sont rattachées à la colonne ver- tébrale par une lame conjonctive, le *mésentère*. Cette cavité est tapis- sée par l'endothélium péritonéal. — La cavité pleurale, qui entoure les poumons, est séparée de la cavité péricardique par un plancher qui se développe en même temps que les principaux vaisseaux san- guins. Cette cavité est tapissée par un endothélium ou *endothélium pleural* ; cet endothélium uni à une couche de tissu conjonctif sous- jacent constitue la *plèvre*. — La cavité péricardique est celle qui entoure le cœur ; cette cavité est limitée par un *endothélium péricardique* qui, joint à une couche de tissu conjonctif, constitue le *péricarde*.

Système circulatoire. — Aux dépens du mésenchyme des espaces blastocœliens se développe le système circulatoire, composé des systèmes sanguin et lymphatique. Ce dernier appareil est constitué par des lacunes conjonctives communiquant toutes entre elles ; quel- ques-unes deviennent volumineuses et sont parfois contractiles (cœurs lymphatiques des Batraciens). Tous ces sinus sont tapissés par un endothélium dont les cellules ont des parois plissées, et dans leur inté- rieur circule la lymphe. — Le système sanguin est plus complexe ; il se divise en un système artériel, transportant le sang du cœur à la péri- phérie, et un système veineux, ramenant le sang des organes au cœur. Les vaisseaux sanguins ont une forme plus régulière que les sinus lymphatiques ; dans leur paroi se développent des éléments muscu- laires et élastiques. Les artères ont une structure plus complexe que celle des veines. — Le sang se compose d'un plasma et d'éléments figurés nommés globules rouges, colorés par l'hémoglobine ; il y existe aussi des globules blancs qui sont de véritables cellules lymphatiques, chargées de se transformer plus tard en globules rouges.

Le cœur est l'organe central de la circulation. Il apparaît chez

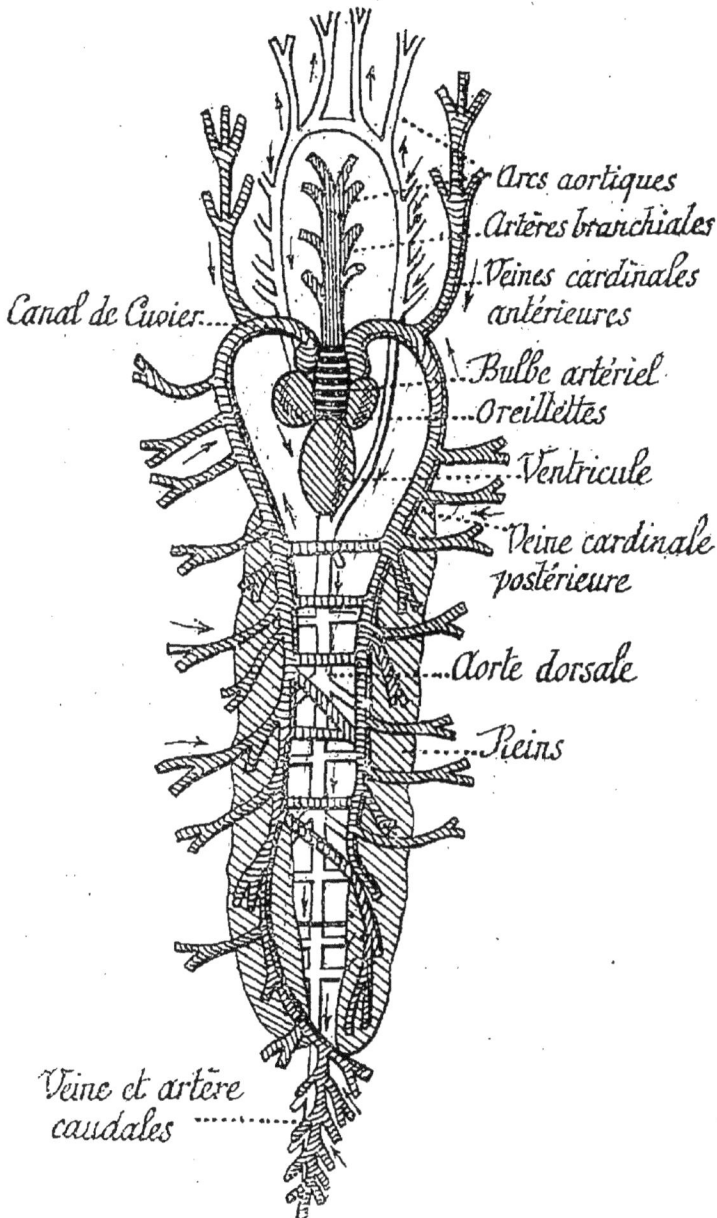

Fig. 375. — Schema de l'appareil circulatoire d'un Téléostéen.

l'embryon, entre le pharynx et la cavité péricardique, sous la forme
d'un seul tube chez les Vertébrés inférieurs, et de deux tubes accolés

chez les Téléostéens et les Vertébrés supérieurs. Lorsque le cœur est constitué, la cavité péricardique l'entoure et l'isole peu à peu du pharynx ; chez les Vertébrés inférieurs, il est toujours placé au-des-

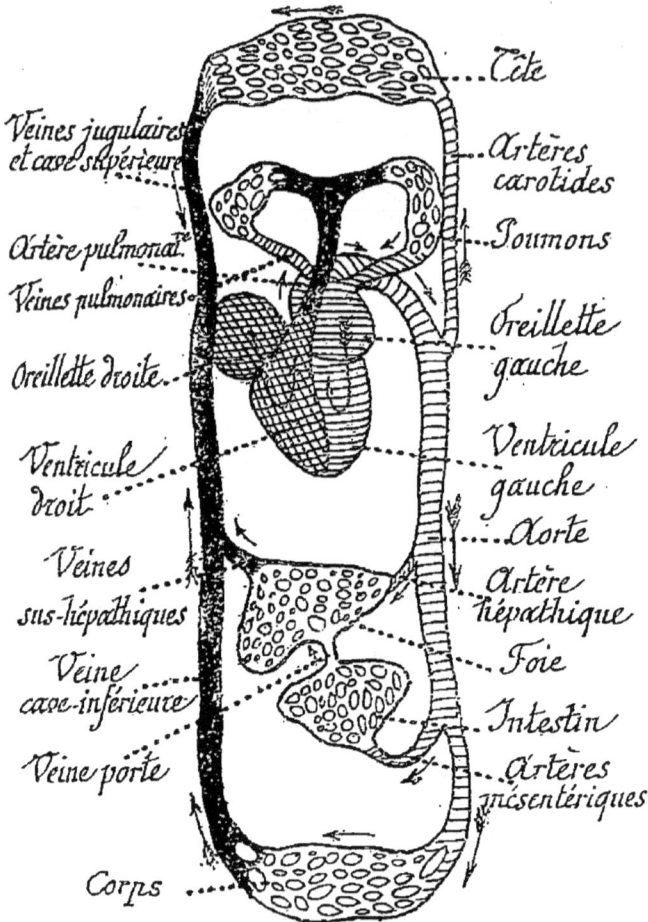

Fig. 376. — Schema de l'appareil circulatoire d'un Mammifère, d'après Wiedersheim.

sous du pharynx, en arrière des fentes viscérales ; chez les Craniotes, il devient plus postérieur.

Le cœur des Ichthyopsidés est un tube longitudinal divisé en une oreillette postérieure et en ventricule antérieur. Le ventricule se continue en avant par le *bulbe aortique* ou portion élargie de l'artère aorte qui naît du ventricule.

Chez les Amphibiens, l'oreillette se divise en deux parties, division qui est liée à l'apparition de la respiration pulmonaire, de telle sorte qu'une oreillette reçoit le sang artériel venant du poumon, et l'autre le sang veineux qui arrive de toutes les parties du corps. Chez les Reptiles, les deux oreillettes sont nettement séparées, et le ventricule

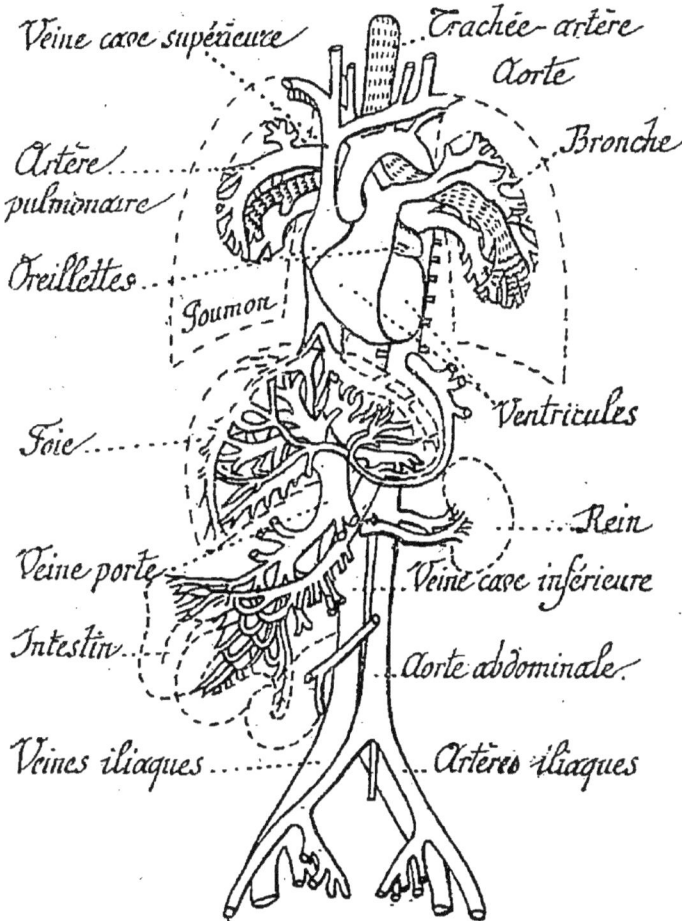

Veine cave supérieure
Trachée-artère
Aorte
Artère pulmonaire
Bronche
Oreillettes
Poumon
Foie
Ventricules
Rein
Veine porte
Veine cave inférieure
Intestin
Aorte abdominale
Veines iliaques
Artères iliaques

FIG. 377. — Schéma de l'appareil circulatoire de l'homme.

présente aussi un commencement de séparation, que l'on voit se réaliser entièrement chez les Crocodiliens.

Chez les Oiseaux et chez les Mammifères, la séparation est complète, et le cœur se compose de quatre cavités : deux oreillettes et deux ventricules. A l'oreillette droite aboutissent les veines caves supérieure et inférieure ramenant de la périphérie le sang veineux; ce dernier passe dans le ventricule droit, d'où il est envoyé aux poumons par l'artère pulmonaire. Au contact de l'air, le sang veineux se transforme en sang artériel, passe dans les veines pulmonaires qui le ramènent à l'oreillette gauche et, de là, il arrive dans le ventricule gauche qui le lance dans tout le corps par l'artère aorte. — La paroi du cœur est constituée par des fibres musculaires; il est tapissé à l'intérieur par l'endocarde, et à l'extérieur il est entouré par le péricarde. Les fibres musculaires sont des fibres striées différentes de celles des muscles du corps en ce que les cellules musculaires s'anastomosent les unes avec les autres.

Artères. — Chez les Ichthyopsidés aquatiques, du bulbe aortique part une artère se divisant en deux branches, une droite et l'autre gauche; chacune d'elles se subdivise de nouveau en rameaux ou *arcs aortiques* pour les fentes viscérales, au nombre de un arc par fente: Ces arcs sont ordinairement au nombre de cinq de chaque côté, mais pouvant être de six (Hexanchus) ou de sept (Heptanchus). Les arcs aortiques envoient un très grand nombre de ramifications aux branchies, dans lesquelles le sang se transforme en sang artériel. Le sang artérialisé est reçu dans des vaisseaux supérieurs qui se réunissent tous en un seul vaisseau nommé *aorte*, d'où le sang oxygéné est répandu dans le corps entier.

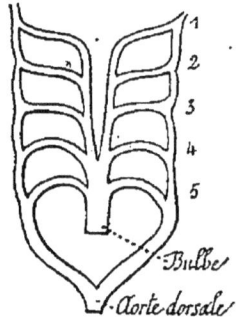

FIG. 378. — Schema des arcs aortiques d'un Ichthyopsidé.

Chez les Dipneustes et les Amphibiens, il se développe, concurremment avec les poumons, une artère pulmonaire qui part du cinquième arc aortique pour se rendre aux poumons; le sang s'artérialise dans les poumons et, de là, est ramené à l'oreillette gauche par des veines spéciales.

Chez les Sauropsidés et les Mammifères, la respiration devenant complètement pulmonaire, une partie des arcs aortiques de l'embryon disparaît chez l'adulte, et quelques-uns seuls persistent en totalité ou en partie pour constituer le système artériel définitif.

Chez les Sauriens, le cinquième arc aortique disparaît dans sa partie externe et se conserve dans sa partie interne pour former les deux artères pulmonaires. Le quatrième arc aortique gauche se réunit avec le troisième du même côté, ainsi que le troisième et le quatrième arc de droite, pour former deux crosses aortiques, l'une droite et

l'autre gauche, menant le sang dans l'aorte. Le troisième arc donne
naissance à la *carotide primitive*, qui se divise en *carotide externe*,
formée par les branches externes de communication du deuxième et

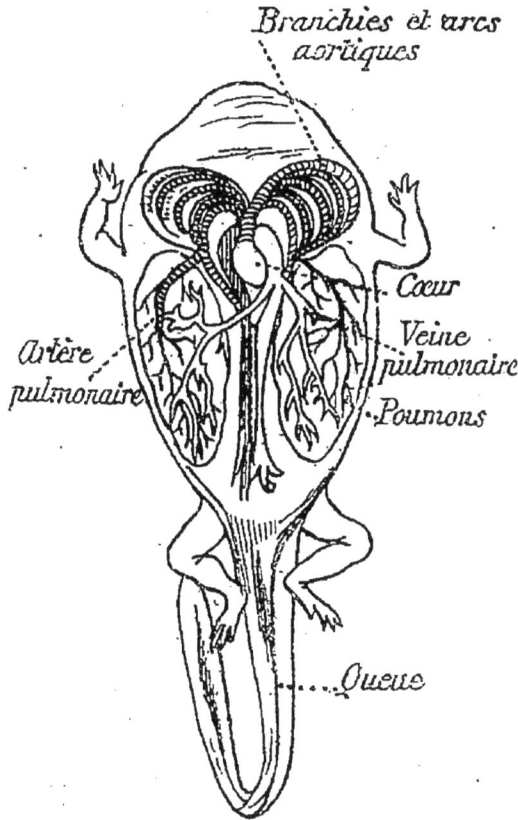

FIG. 379. — Appareil circulatoire d'une larve d'Amphibien.

du premier arc, et en *carotide interne*. Les carotides sont chargées
d'envoyer le sang dans les artères de la tête.

Chez les Ophidiens, le cinquième arc gauche disparaît, et une partie
de l'arc droit forme l'unique artère pulmonaire. Le quatrième arc subsiste des deux côtés; il donne naissance à deux crosses aortiques.

Chez les Oiseaux, le cinquième arc gauche se transforme en artère
pulmonaire, comme chez les Reptiles. Le quatrième arc aortique droit
donne seulement ici l'unique crosse de l'aorte; celui du côté gauche
forme le tronc de l'artère *sous-clavière gauche*, chargée de distribuer
le sang dans le membre antérieur gauche; la *sous-clavière droite*
provient de l'aorte. Le troisième arc persiste, et les deux premiers

disparaissent dans leur partie médiane; les portions persistantes donnent naissance aux carotides.

Chez les Mammifères, le cinquième arc droit disparaît complètement; celui de gauche donne l'artère pulmonaire. Quant au quatrième arc droit, il donne naissance, à l'inverse des Sauropsidés, à l'artère sous-clavière droite, et c'est le quatrième arc gauche qui fournit ici la crosse de l'aorte. Les portions persistantes des trois premiers arcs donnent aussi naissance aux carotides.

Les artères sont formées de trois couches : une interne endothéliale, une moyenne musculaire et élastique, et une externe surtout conjonctive. La couche moyenne diffère dans les grosses artères et dans les petites ; chez ces dernières, la couche est essentiellement musculaire, et chez les premières elle est surtout formée de fibres élastiques.

Les capillaires artériels sont constitués par une couche endothéliale, entourée par une mince zone de tissu conjonctif.

Les artères et les capillaires se développent, chez l'embryon, aux dépens d'amas cellulaires dont les éléments les plus externes donnent la paroi des vaisseaux, et dont les éléments internes se transforment en globules sanguins.

Veines. — Le système veineux est très simple chez les Poissons; il se compose de quatre veines, deux antérieures et deux postérieures, les veines *cardinales* antérieures et postérieures, qui se jettent dans deux canaux transverses, les *canaux de Cuvier*, se rendant à l'oreillette. Dans celle-ci débouche encore une veine *ventrale* ou caudale. Cette veine reçoit, en outre, les rameaux qui viennent du foie et du rein ; ces rameaux naissent non pas de capillaires artériels, mais des branches veineuses du système porte hépatique ou d'un système analogue développé dans le rein. (*Fig.* 375.)

Chez les Sauropsidés, le système veineux de l'embryon est en tous points semblable au précédent; mais chez l'adulte, quelques veines s'atrophient et d'autres persistent en prenant plus d'importance. Chez les Reptiles, le système veineux déjà décrit se complique par l'apparition de deux *veines vertébrales* partant des canaux de Cuvier et se dirigeant vers la région postérieure du corps. A mesure qu'elles se développent, les cardinales postérieures s'atrophient; en même temps apparaît la *veine cave inférieure* qui se rend aussi aux canaux de Cu-

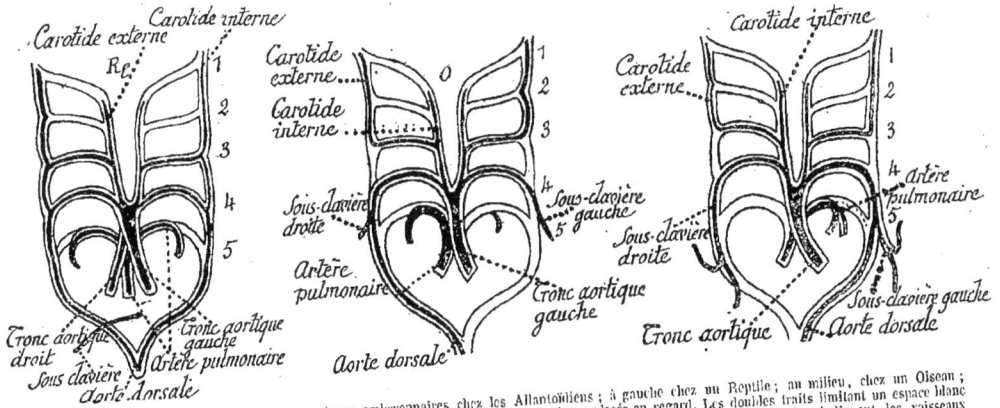

FIG. 380. — Transformation des arcs aortiques embryonnaires chez les Allantoïdiens ; à gauche chez un Reptile ; au milieu, chez un Oiseau ; à droite, chez un Mammifère. Les chiffres indiquent les numéros des arcs aortiques placés en regard. Les doubles traits limitant un espace blanc indiquent les vaisseaux embryonnaires qui disparaissent chez l'adulte ; les doubles traits bordant une ligne noire indiquent les vaisseaux embryonnaires qui persistent chez l'adulte.

vier, et reçoit le sang veineux des membres postérieurs et de la région postérieure du corps.

Chez les Oiseaux et les Mammifères, les veines vertébrales persistent sous le nom de veine Azygos et de veine hemiazygos. La veine cave inférieure prend une importance considérable et constitue, dans le système veineux, le pendant de l'aorte. Des deux veines cardinales antérieures, l'une s'atrophie, et l'autre constitue le tronc des veines *jugulaires*, qui reçoivent le sang venant de la tête, et se rendent à un tronc unique, la *veine cave supérieure*, qui reçoit aussi les veines des membres antérieurs ou *veines sous-clavières*. — La structure des veines a beaucoup de ressemblance avec celle des artères ; seulement, la couche moyenne est réduite et ne contient presque pas de fibres musculaires ou élastiques. Le développement est semblable à celui des canaux artériels.

Les vaisseaux lymphatiques sont représentés, chez les Vertébrés inférieurs, par de très grandes lacunes lymphatiques. Chez les Sauropsidés et les Mammifères, il est formé de réseaux capillaires et de grands troncs, dont le plus important est le *canal thoracique*, qui longe à droite la colonne vertébrale et va se déverser dans la veine sous-clavière gauche. Il rassemble dans son intérieur la lymphe qui provient de la plupart des organes, de telle sorte qu'il y a communication constante entre le système sanguin et le système lymphatique. Sur le trajet de ces vaisseaux sont disposés des groupes de lacunes conjonctives, que l'on appelle des *ganglions lymphatiques*. La *rate* est une agglomération locale de ces ganglions lymphatiques.

Le cœur, chez l'homme, est ovoïde, et, comme chez tous les Oiseaux et les Mammifères, on peut le considérer comme formé par un cœur droit et un cœur gauche séparés par une cloison longitudinale. Chaque cœur se compose d'une oreillette et d'un ventricule ; l'oreillette est superposée au ventricule qui lui correspond et dont elle est séparée par une cloison nommée *cloison auriculo-ventriculaire*, qui présente un repli valvulaire nommé *valvule tricuspide* pour le cœur droit, et *valvule mitrale* pour le cœur gauche ; ces valvules empêchent le sang de refluer vers l'oreillette quand le ventricule se contracte. Aux oreillettes aboutissent les veines, et des ventricules partent deux artères. A l'oreillette gauche arrivent quatre *veines pulmonaires*, revenant deux par deux du poumon droit et du poumon gauche. L'oreillette droite ne reçoit que deux veines : les veines caves inférieure et supérieure. Du ventricule droit naît l'artère pulmonaire, qui se divise en deux grosses branches se rendant l'une au poumon droit et l'autre au poumon gauche. Du ventricule gauche naît l'aorte, qui se recourbe en crosse, passe en arrière du cœur, et redescend verticalement le long de la colonne vertébrale. Elle se termine, en se bifurquant au niveau de la quatrième vertèbre lombaire, par les *artères iliaques primitives.*

L'aorte se divise en trois parties : la *crosse de l'aorte*, l'*aorte thoracique* et l'*aorte abdominale*. De la crosse de l'aorte naît à droite le *tronc brachio-céphalique;* à gauche, l'artère *carotide primitive* et la *sous-clavière gauche.* L'aorte thoracique donne les *artères bronchiques* et *intercostales;* l'artère abdominale donne les artères *diaphragmatiques inférieures,* le *tronc cœliaque (coronaire stomachique, hépatique, splénique* pour la rate), les artères *rénales, spermatiques, ovariennes,* et *mésentériques supérieure* et *inférieure* pour l'intestin. L'aorte abdominale se divise en artère iliaque primitive droite et artère iliaque primitive gauche. Ces deux artères se divisent chacune en *iliaque interne* ou *hypogastrique* pour l'abdomen, et *iliaque externe.* Celle-ci se continue dans la cuisse sous le nom de *fémorale,* et dans le quart inférieur de la cuisse prend le nom d'*artère poplitée;* celle-ci se divise en *tibiale antérieure* pour la région antérieure de la jambe, et *tronc tibio-péronier* pour la région postérieure. La tibiale antérieure se continue par l'*artère pédieuse* et se termine par les *collatérales* des doigts. Le tronc tibio-péronier se divise en *artère tibiale postérieure* et en artère *péronière.* L'artère tibiale postérieure arrive à la face plantaire du pied, prend le nom d'*artère plantaire,* et se divise en *plantaire interne* et *plantaire externe.*

Le tronc brachio-céphalique droit donne naissance à l'artère *carotide primitive droite* et à la *sous-clavière droite.* La sous-clavière donne l'artère *axillaire,* qui se continue dans le bras sous le nom d'artère *humérale,* et se bifurque dans l'avant-bras en *cubitale* et *radiale.* L'artère carotide primitive se bifurque en *carotide interne* et *carotide externe,* qui se divisent dans la tête et le cou en une infinité de branches.

Les veines suivent le même trajet que les artères et portent en général le même nom. Du membre inférieur partent les veines *plantaires,*

tibiales postérieures, péronières, tibiales antérieures, poplitée, fémo-
rale, iliaque externe, iliaque interne, et iliaque primitive qui va se
jeter dans la *veine cave inférieure* pour arriver dans l'oreillette droite.

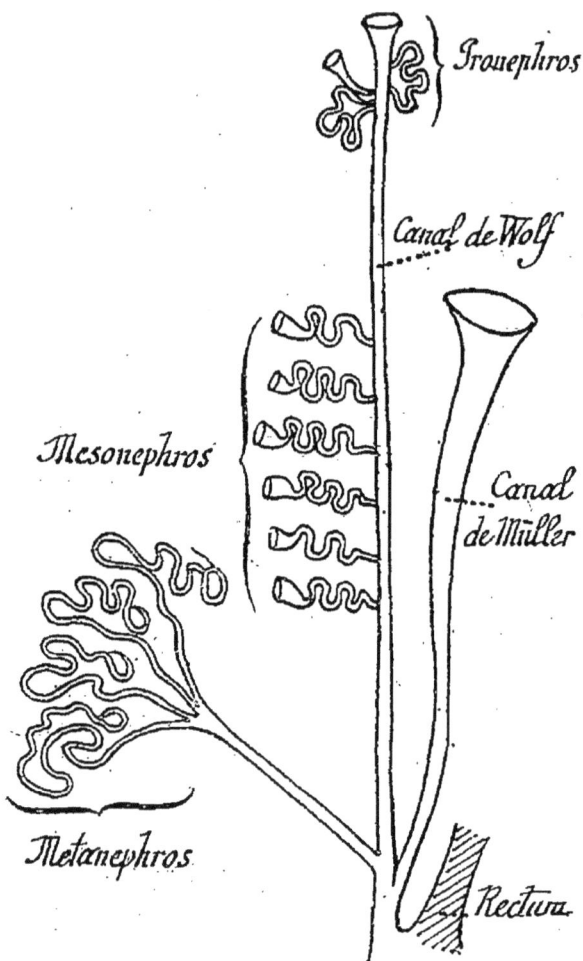

FIG. 381. — Schema montrant les rapports des trois sortes d'organes urinaires
des Craniotes.

Du membre supérieur partent les *radiales, cubitales, humérale,*
axillaire et *sous-clavière, tronc brachio céphalique* et *veine cave*
supérieure. Le sang veineux de la tête est ramené par les veines
jugulaires aux troncs brachio-céphaliques.

SYSTÈME EXCRÉTEUR. — Le système excréteur existe chez
tous les Craniotes, et est intimement lié au système sexuel. L'ensemble

de l'appareil excréteur est composé de trois parties : le rein primitif ou *rein céphalique*, ou *pronéphros*, le rein secondaire ou *mésonéphros*, et le rein définitif des Sauropsidés et des Mammifères ou *métané-phros*. Ces trois parties n'existent jamais ensemble chez aucun Craniote.

Le Pronéphros est formé, dans chaque moitié du corps, d'un petit nombre de canalicules s'ouvrant d'un côté dans la cavité générale, et de l'autre dans un canal excréteur appelé canal du Pronéphros. Ce pronéphros persiste toute la vie chez certains Poissons tels que le *Fiérasfer*, mais il est transitoire chez la plupart des Craniotes, où il existe seulement chez l'embryon. De suite après l'apparition du pronéphros chez l'embryon, se forme le mésonéphros qui persiste pendant toute la vie chez les Ichthyopsidés ; mais chez les Sauropsidés et les Mammifères, le mésonéphros n'est lui-même qu'un organe embryonnaire, qui ne sert nullement d'organe excréteur à l'adulte, et est remplacé dans cette fonction par le métanéphros.

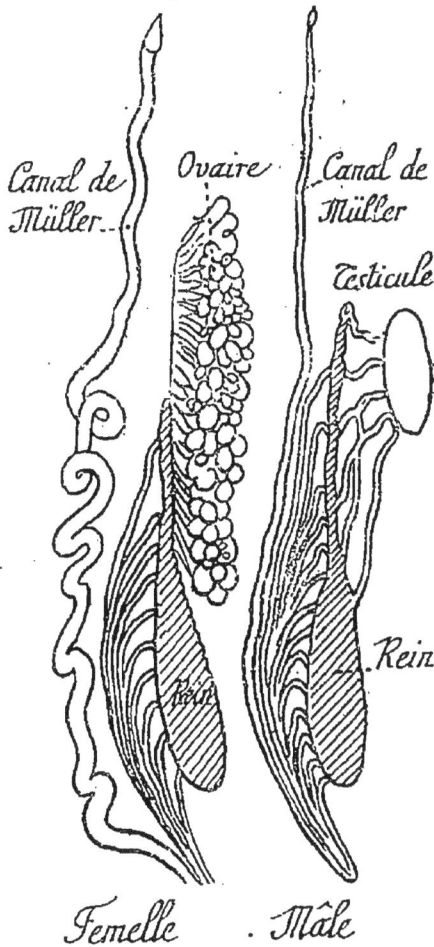

Fig. 382. — Organes génito-urinaires d'un Amphibien.

Le mésonéphros est constitué d'abord comme le pronéphros, c'est-à-dire par des canalicules terminés d'un côté par un pavillon vibratile s'ouvrant dans la cavité générale, et d'un autre côté débouchent dans un canal longitudinal qui paraît être la suite du canal du pronéphros. Chez la plupart des Craniotes, ce canal se divise en deux canaux juxtaposés : le *canal de Woolf* et le *canal de Müller*. Le canal de Woolf, chez tous les Ichthyopsidés, est le conduit excréteur du rein secondaire ; le rein lui-même est constitué par une série d'ampoules déve-

loppées sur le trajet des canalicules, en même temps que les entonnoirs vibratiles se ferment et perdent leurs connexions avec la cavité
générale. — Ces ampoules, ou *glomérules de Malpighi*, présentent
une double paroi limitant une cavité centrale où sont placés les capillaires sanguins unissant l'artère rénale à la veine rénale; l'urine
tombe dans la cavité qui sépare les deux feuillets de la double paroi,
et arrive dans des canalicules qui la mènent au canal de Woolf faisant
fonction d'*uretère*. Quant au canal de Müller, il devient le canal
excréteur des organes sexuels mâles et femelles chez un certain nombre d'Ichthyopsidés.

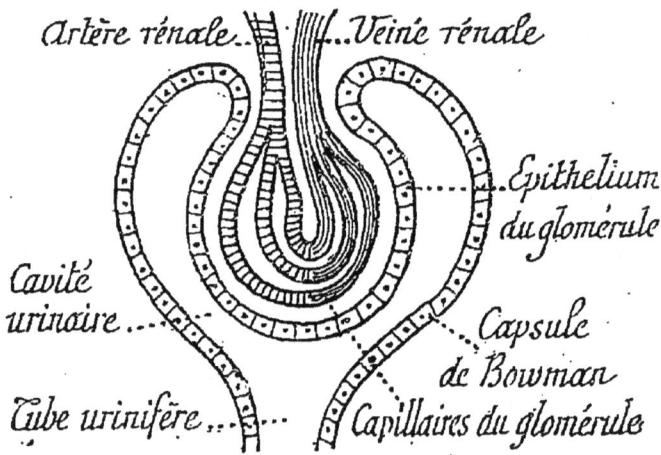

FIG. 383. — Schema d'un glomérule de Malpighi.

- Chez les Amphibiens, le canal de Müller sert seulement à rejeter
les produits sexuels femelles, et l'appareil sexuel mâle se met en rapport avec une partie du canal de Woolf, de sorte que ce canal sert à
la fois d'urétère et de conduit sexuel mâle ou de *conduit déférent*.
Chez les Sauropsidés et les Mammifères, le canal de Woolf se transforme en canal excréteur des produits mâles, et le canal de Müller en
canal excréteur femelle ou *oviducte;* alors apparaît le rein définitif, ou
métanéphros, comme un diverticule latéral du canal primitif du mésonéphros, qui se divise en tubes pourvus de glomérules de Malpighi.
Chez les embryons de ces Allantoïdiens, les pronéphros et mésonéphros apparaissent chez l'embryon ; le premier disparaît entièrement,
le deuxième persiste chez l'adulte pour se transformer en conduits sexuels, et le métanéphros sert seul d'organe excréteur. — En

suivant la série ascendante des Craniotes, on voit donc ce fait curieux d'organes primitivement excréteurs se transformant en conduits
sexuels, et étant remplacés dans leurs fonctions par de nouveaux organes excréteurs. — Primitivement, les orifices extérieurs des organes

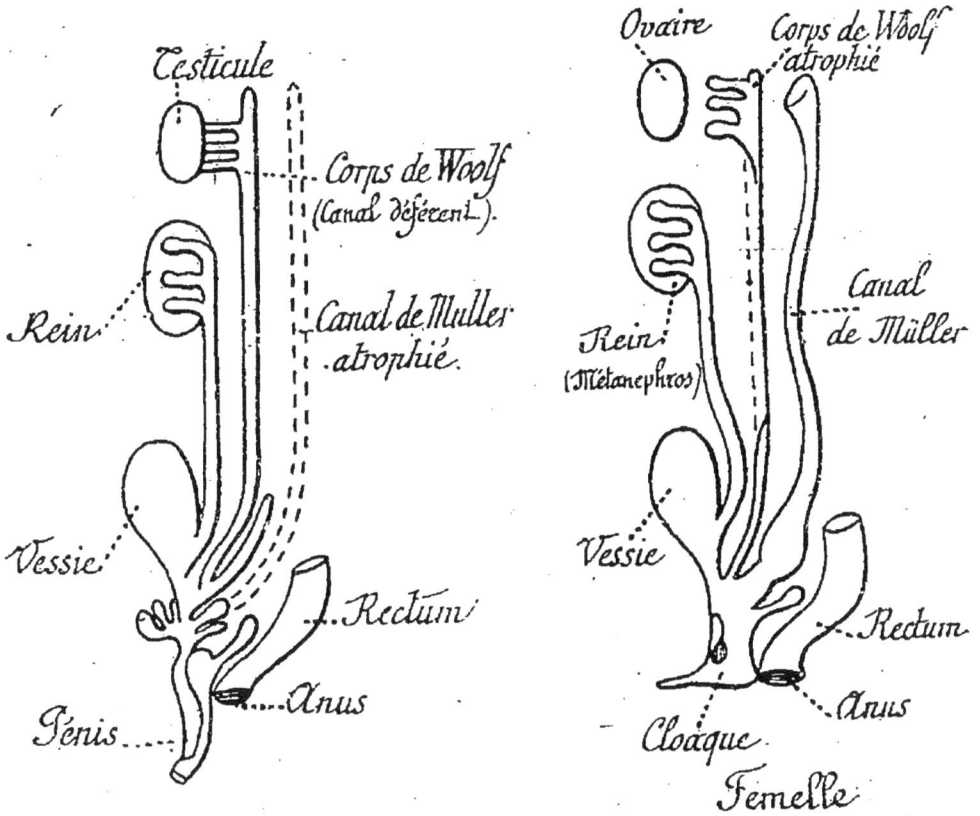

FIG. 384. — Schema des organes génito-urinaires mâles
d'un Allantoïdien.

FIG. 385. — Organes génito-urinaires femelles
d'un Allantoïdien.

excréteurs et sexuels sont confondus; le cloaque reçoit à la fois les
produits de la génération, les corps excrétés et les résidus de la digestion. Le cloaque manque chez la plupart des Mammifères; mais, chez
le mâle, il n'existe encore qu'une seule ouverture externe commune
aux organes sexuels et urinaires, tandis que chez la femelle les ouvertures sont parfaitement séparées.

L'appareil urinaire chez l'homme se compose d'organes excréteurs,
les *reins*, de conduits excréteurs, les *uretères*, et d'un réservoir, la
vessie. Les reins sont au nombre de deux, placés dans la région lom-

baire de chaque côté de la colonne vertébrale. Ils présentent un bord externe convexe, et un bord concave ou *hile* par lequel pénètrent les gros vaisseaux. C'est aussi de ce point que naît, pour chaque rein, l'uretère. Sur une coupe, le rein est formé d'une subtance corticale

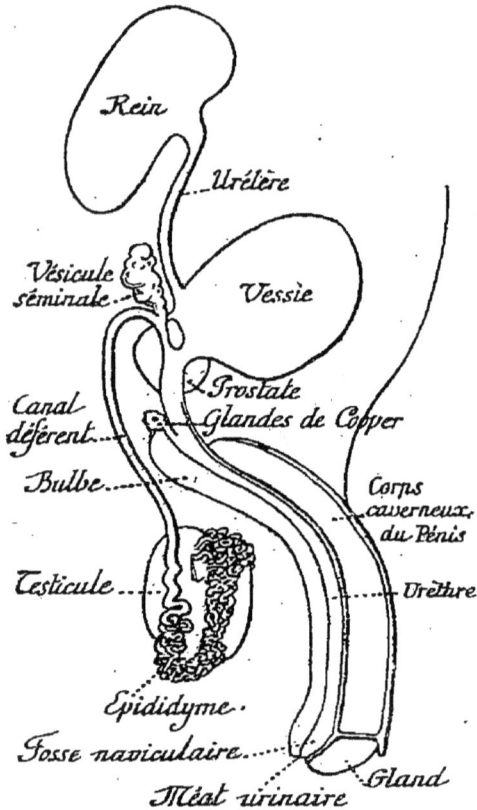

FIG. 386. — Schema des organes génito-urinaires de l'homme.

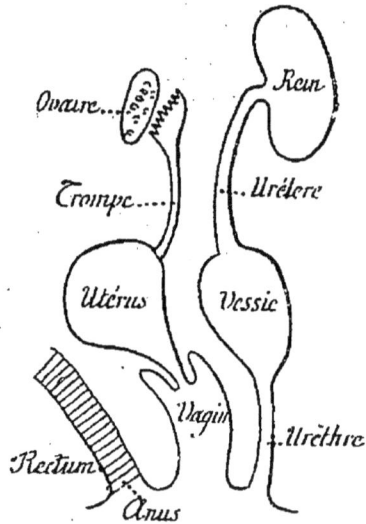

FIG. 387. — Schema des organes génito-urinaires de la Femme.

externe et d'une substance interne médullaire. La substance corticale contient un grand nombre de petits corpuscules rouges, les glomérules de Malpighi. La substance médullaire, de couleur plus foncée, est composée d'un nombre variable de parties pyramidales, formées par les *tubes urinifères* provenant des glomérules, et dont les sommets sont embrassés par des espèces de courts entonnoirs membraneux, les *calices*, chargés de recueillir l'urine et de les porter dans un réservoir, le *bassinet*.

Le rein est essentiellement constitué par les tubes urinifères; ils s'étendent du sommet des pyramides jusqu'à la substance corticale et aboutissent chacun à un glomérule de Malpighi. Du bassinet partent les urétères, qui se dirigent vers la vessie dans laquelle ils pénètrent obliquement.

La vessie est un vaste réservoir, situé dans la partie la plus basse de l'abdomen ; de la vessie part le canal de l'*urèthre,* qui débouche à l'extérieur par le *méat urinaire*, et qui sert à l'expulsion de l'urine.

APPAREIL SEXUEL. — L'appareil sexuel se compose de glandes et de canaux excréteurs. Les glandes, qui naissent toujours aux dépens de l'endothélium péritonéal, sont schématiquement au nombre d'une paire et sont portées par des individus différents. Quelques genres de Téléostéens et d'Amphibiens sont seuls hermaphrodites.

Les testicules sont formés par de nombreux canaux souvent ramifiés dans lesquels naissent les spermatozoïdes.

Les ovaires sont des masses cellulaires formées d'une trame conjonctive dans laquelle pénètrent des cellules endothéliales destinées à donner les ovules. Ceux-ci ne se développent pas directement aux dépens de ces cellules ou ovoblastes ; mais les ovoblastes se segmentent d'abord, et constituent une masse cellulaire, creusée d'une cavité centrale, nommée le *follicule de Graaf.* En un point de ce follicule, l'amas cellulaire devient plus épais, plus compacte : c'est le *cumulus proligère.* Une des cellules du cumulus grossit et devient l'ovule ; lorsque l'ovule commence à être mûr, le follicule crève et l'ovule est rejeté dans la cavité générale, d'où il passe dans les canaux de Muller.

Les canaux de Woolf poussent des ramifications, s'abouchent avec la glande sexuelle mâle, et deviennent les canaux déférents qui se jettent dans le canal de l'urèthre. Chez la femelle ils s'atrophient ; les canaux de Muller deviennent l'oviducte, et persistent sous là forme d'un long tube terminé par un pavillon dans lequel tombent les ovules, qui de là sont conduits à l'extérieur. Chez les Sauropsidés et les Mammifères, le canal de Muller se complique de glandes annexes, glandes de l'albumen, glandes de la coque, etc.

Chez les Mammifères tels que les Monotrèmes, les deux canaux de Muller sont distincts l'un de l'autre ; à mesure que l'on s'élève dans la série, ils tendent à se fusionner l'un avec l'autre depuis leur ouverture externe jusqu'à leur extrémité terminale. Chez les Mammifères supérieurs ou Primates, leur réunion antérieure constitue le *vagin;* en arrière du vagin vient une partie renflée où se produit la gestation, l'*utérus*, suivi des restes des deux conduits de Muller, appelés *trompes de Fallope*, se terminant chacune par un pavillon en contact avec l'ovaire. Entre cet état et celui des Monotrèmes, il existe une série de gradations dues à ce que la soudure des canaux est plus ou moins complète. C'est ainsi que l'on a d'abord un vagin et *deux utérus;* lorsque les extrémités inférieures de ces deux utérus se soudent, leur extrémité supérieure étant libre, on a les *utérus bicornes* et les *utérus bipartites*. A un degré plus élevé les utérus sont entièrement soudés, l'utérus unique se termine en avant par un vagin

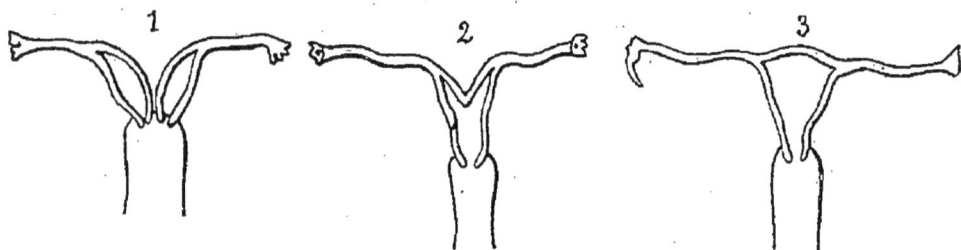

FIG. 388. — Diverses formes d'utérus de Mammifères. — 1. Uterus bipartite ; 2. uterus bicorne ; 3. uterus indivis.

et en arrière par les deux trompes de Fallope, seules persistances non fusionnées des canaux de Muller.

Les ovaires, chez la femme, sont des organes ovoïdes attachés à l'utérus par le ligament de l'ovaire, et réunis à la trompe de Fallope par le ligament de la trompe. Les trompes sont au nombre de deux, et forment chacune un petit canal à peine flexueux, commençant sur l'ovaire par un pavillon découpé en franges inégales et s'ouvrant dans la partie supérieure de l'utérus. L'utérus est situé entre le rectum et la vessie; il a la forme d'une gourde aplatie présentant un corps et un col. Le corps est triangulaire, terminé en avant par le col; ce dernier fait saillie dans le vagin, saillie nommée museau de tanche. Le vagin est un canal membraneux, adossé au rectum, et en rapport en avant avec le canal de l'urèthre et la vessie. Il fait suite à l'utérus. Sa face interne présente des replis longitudinaux et transversaux; au-dessous de l'orifice de l'urèthre se trouve l'entrée du vagin, ouverture fermée en partie chez les femmes vierges par la membrane *hymen*. La *vulve* est l'orifice extérieur du vagin; elle est bordée par deux replis, l'un cutané (*grandes lèvres*), l'autre muqueux (*petites lèvres*). Les grandes lèvres se réunissent en bas en formant un angle nommé fourchette ; elles sont couvertes de poils sur leur partie externe. Les petites lèvres partent de la fourchette, s'élèvent contre les bords de l'entrée du vagin, et s'unissent au-dessus du clitoris en formant le prépuce de cet organe. Le clitoris est un petit organe érectile correspondant à la verge de l'homme et logé dans la commissure supérieure de la vulve ; sa pointe est dirigée en bas surtout pendant l'érection. Deux glandes vulvo-vaginales déversent leurs produits sur les parois de l'entrée du vagin.

L'appareil sexuel mâle se compose chez l'homme de deux testicules chargés de sécréter les spermatozoïdes, émettant chacun un conduit excréteur, appelé tour à tour *épidyme, canal déférent* et *canal éjaculateur*, aboutissant au canal de l'urèthre. Sur son parcours sont placées les *vésicules séminales*, la *prostate* et les *glandes de Cowper*.

Les testicules sont des glandes ovoïdes suspendues de chaque côté de la verge et enfermées dans des enveloppes nommées *bourses*. Ces glandes sont formées par des canalicules séminifères se déversant dans les *canaux éfférents*. Ces derniers, en petit nombre, se rendent dans un canal très flexueux, l'épididyme, auquel fait suite le canal déférent qui remonte dans la cavité abdominale pour aller aboutir à la face inférieure de la vessie. Là, il croise l'urèthre, se rapproche du canal déférent du côté opposé auquel il s'accole, et, arrivé à la base de la prostate, s'unit sous un angle aigu au conduit excréteur de la vésicule séminale pour constituer les canaux éjaculateurs. Ceux-ci sont très courts et vont s'ouvrir dans le canal de l'urèthre. — L'urèthre est un conduit impair commençant au col de la vessie, et se terminant à l'extrémité de la verge par le méat. Ce canal présente une partie libre et une partie fixe adhérente ; la partie fixe se divise en une portion prostatique et une portion membraneuse. La partie libre est appelée portion spongieuse ou verge ; elle est érectile, et se compose de deux *corps caverneux* et d'un *corps spongieux*. Les deux corps caverneux, formés par un tissu lacunaire dans lequel le sang peut s'accumuler, sont adossés et limitent ainsi une gouttière destinée à loger le canal de l'urèthre. La verge se termine en avant par une extrémité arrondie, le *gland*, séparée du reste de l'organe par un rétrécissement ou col. La verge est entourée par une enveloppe cutanée, le *fourreau*, formant autour du gland un repli nommé *prépuce*.

Les vésicules séminales sont deux diverticules glandulaires s'ou-

vrant dans la prostate par un conduit mince et court. La prostate est
un corps glandulaire, situé en avant des vésicules séminales, et traver-
sée par les conduits éjaculateurs et le canal de l'urèthre. Les glandes

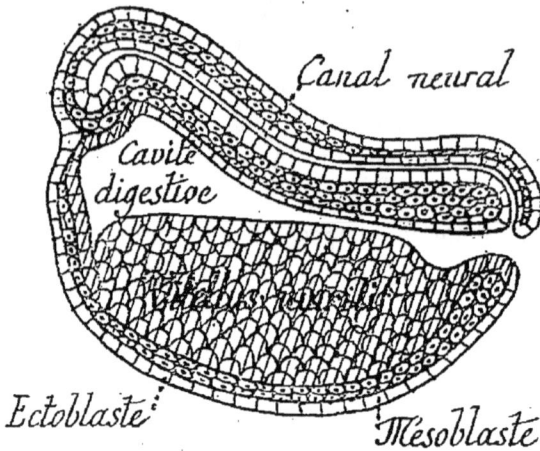

Fɪɢ. 389. — Embryon d'Amphibien au début de son évolution.

de Cowper sont deux glandes annexées à la partie spongieuse de l'urèthre ; leurs conduits excréteurs s'ouvrent sur la paroi inférieure de
l'urèthre.

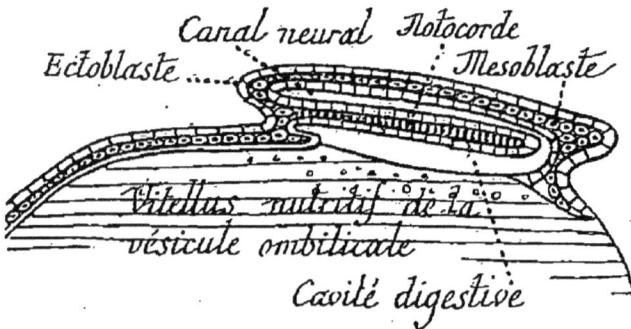

Fɪɢ. 390.. — Feuillets blastodermiques chez un embryon de Sélacien.

Développement. — Les Craniotes, par leur développement, se
divisent en *Anamniotes* ou *Anallantoïdiens*, comprenant les Cyclostomes et les Ichthyopsidés, et *Amniotes* ou *Allantoïdiens*, renfermant
les Sauropsidés et les Mammifères.

L'œuf des Craniotes est généralement riche en vitellus nutritif et
sa segmentation ne produit pas de gastrula vraie, excepté chez les

Cyclostomes et certains Amphibiens, et encore la gastrula n'est-elle pas régulière.

Chez tous les autres Ichthyopsidés, l'œuf, très riche en vitellus nutritif, donne naissance à une planula renfermant une petite cavité de segmentation. Dans certains cas, chez les Sélaciens par exemple, les deux vitellus se séparent; le vitellus évolutif est représenté par une petite cicatricule dans laquelle s'opèrera la segmentation, et le vitellus nutritif constitue une volumineuse vésicule (*vésicule ombilicale*), appendue à la face ventrale de l'embryon. Chez certains Sélaciens, la paroi de la vésicule ombilicale se met en rapport avec la paroi utérine ma-

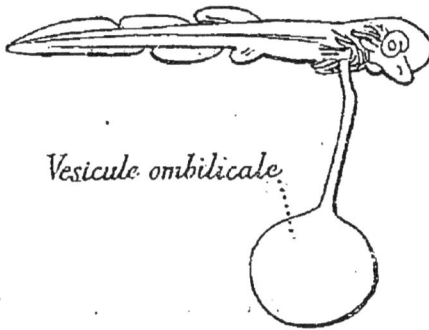

FIG. 391. — Schema d'un embryon
d'Ichthyopsidé.

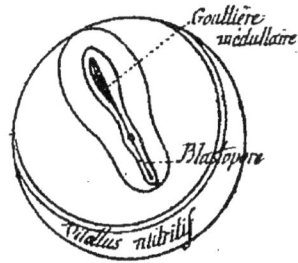

FIG. 392.
Début de l'apparition de l'embryon
dans un œuf de Sauropsidé.

ternelle qui s'hypertrophie, et les sucs nutritifs maternels peuvent passer chez l'embryon. Cet organe, ou *placenta*, existe aussi chez les Mammifères, mais alors il est beaucoup plus complexe.

Les Allantoïdiens se caractérisent par la présence d'un amnios et d'une vésicule allantoïde. Après la segmentation, un embryon se compose schématiquement de l'ectoblaste, du mésoblaste, de l'endoblaste, et d'une cavité centrale renfermant parfois du vitellus nutritif (*vésicule ombilicale*). Lorsque l'axe nerveux et la notocorde sont formés, en un point de l'embryon, ou *aire primitive*, la paroi embryonnaire se divise en deux couches, une externe, comprenant l'ectoblaste et le mésoblaste pariétal, et une interne, correspondant au mésoblaste viscéral et à l'endoblaste. L'embryon descend peu à peu dans la cavité de la vésicule ombilicale. La couche externe se soulève et se recourbe de manière à surplomber et à entourer l'embryon à la manière d'un capuchon; il apparaît ainsi deux capuchons, l'un placé autour de la tête de l'embryon ou *capuchon céphalique*, et l'autre autour de l'extrémité postérieure ou *capuchon caudal*. Ces deux capuchons se rapprochent, se soudent l'un à l'autre, et limitent ainsi une cavité, qui est la *cavité amniotique*, dans laquelle est plongée l'embryon. — De plus, se développe, sans doute aux dépens du proctodœum, une vésicule formée d'une partie interne qui se transforme chez l'adulte en vessie

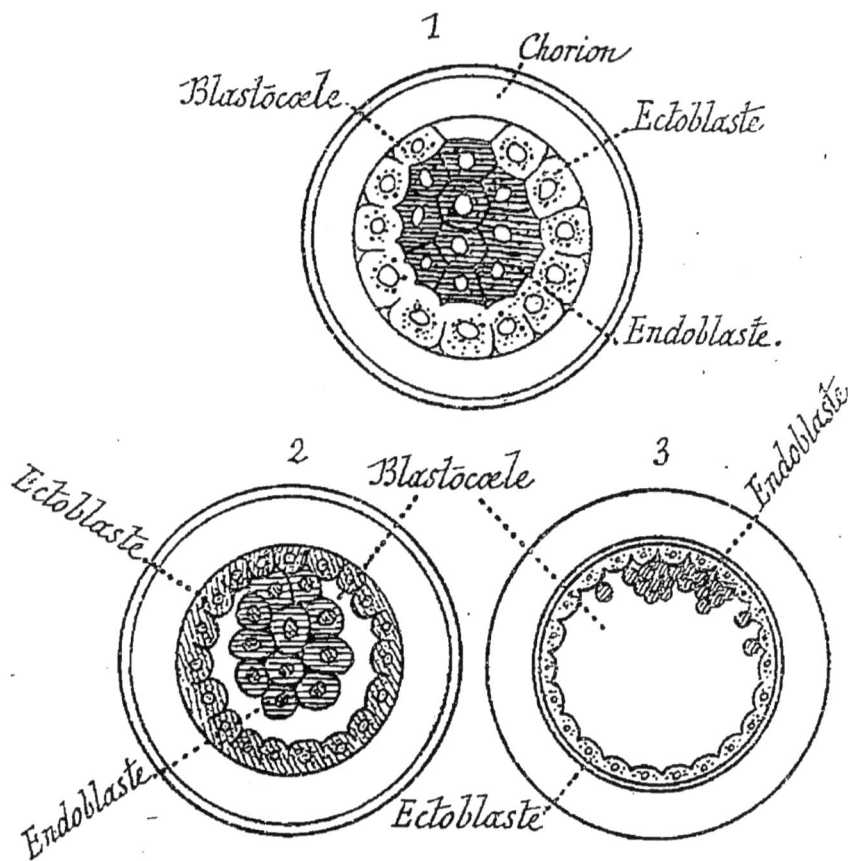

FIG. 393. — Segmentation d'un œuf fécondé de Mammifère.

urinaire, et d'une partie externe très grande, la *vésicule allantoïde*, organe de nutrition et de respiration pour l'embryon.

Chez les Sauropsidés, la vésicule ombilicale est très volumineuse et riche en vitellus nutritif; l'allantoïde sert seulement à la respiration de l'embryon. Chez les Mammifères, il faut distinguer entre les Monotrèmes et les autres Mammifères. Les Monotrèmes possèdent un vitellus nutritif très abondant et se rapprochent des Sauropsidés par leur développement; les autres Mammifères ont des œufs très

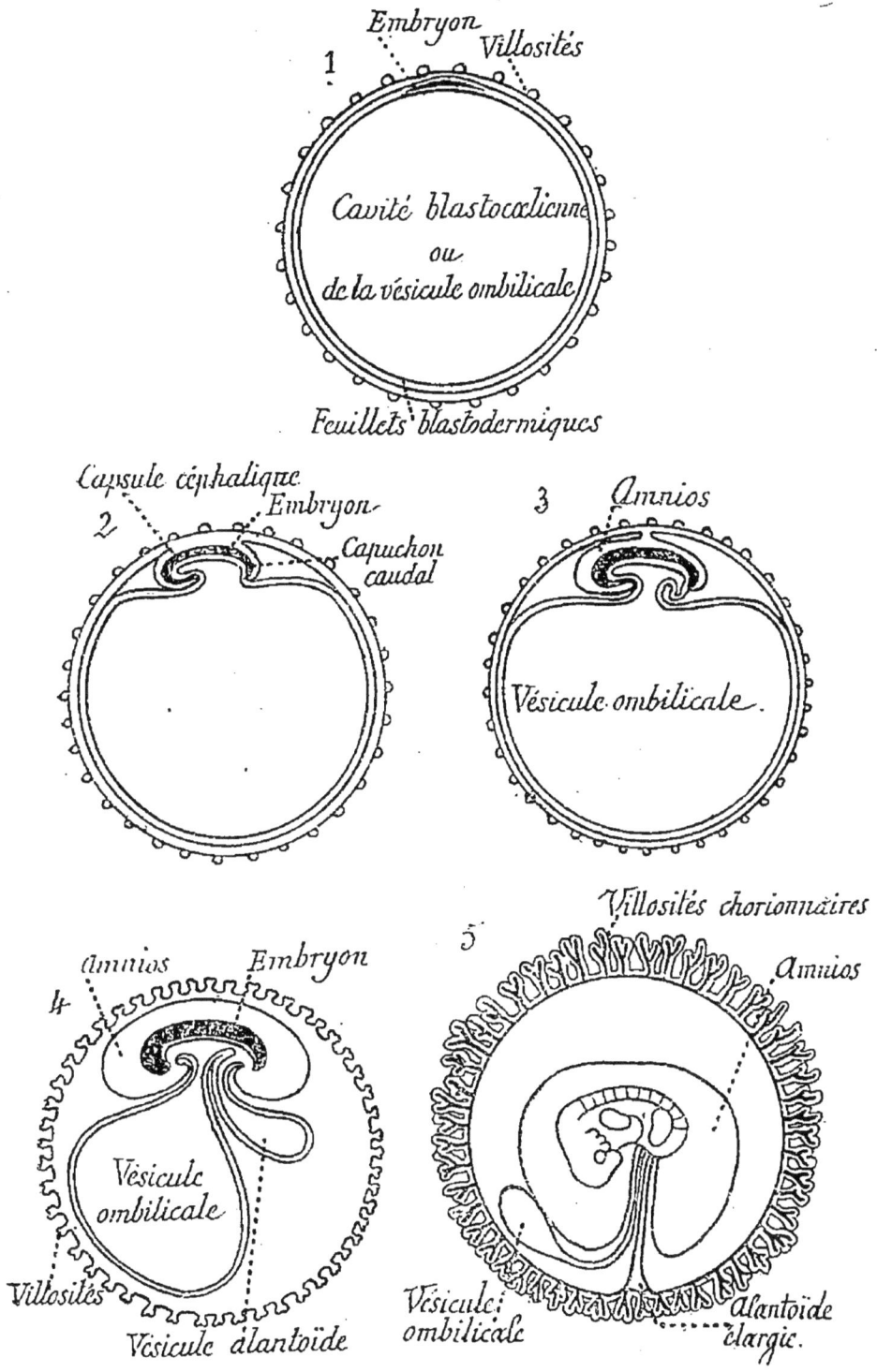

FIG. 394. — Développement d'un embryon de Mammifère. — 1. Fin de la segmentation ; 2 et 3, formation de l'amnios ; 4. achèvement de l'amnios et formation de l'allantoïde ; 5. achèvement de l'allantoïde.

petits et dépourvus de vitellus nutritif, par suite de l'existence du placenta. Lorsque l'œuf d'un Mammifère se segmente, il donne naissance à une planula formée à la périphérie d'un ectoblaste, et au centre d'un amas de cellules endoblastiques dans lequel se produit une cavité correspondant à la cavité de la vésicule ombilicale. Cette cavité s'agrandit, et l'œuf finit par être formé d'un ectoblaste périphérique, portant en un pôle l'amas endoblastique, et limitant la cavité

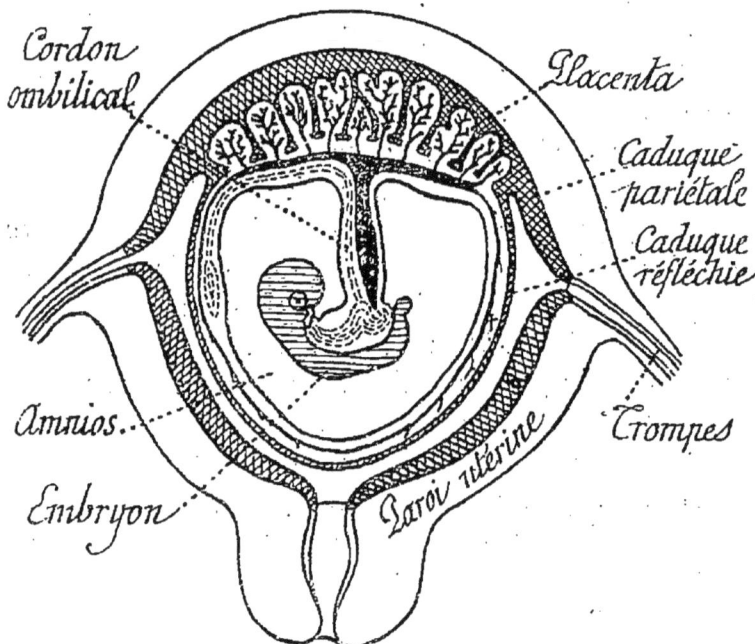

FIG. 395. — Schema d'un embryon de Mammifère, renfermé dans l'utérus maternel.

correspondant à la vésicule ombilicale qui contient un liquide sans rôle, mis à la place du vitellus de la vésicule ombilicale des Sauropsidés. Pour subvenir à l'absence de ce vitellus, les embryons restent dans les conduits sexuels de la mère et se mettent en rapport avec les parois de ces conduits pour absorber, par osmose, les matériaux nutritifs renfermés dans le sang maternel. L'organe qui établit ces rapports est le *placenta*.

Chez les Marsupiaux, il y a un essai de placentation, car la vésicule ombilicale de l'embryon tend à se mettre en rapport avec l'utérus maternel. Chez les autres Mammifères, c'est la vésicule allantoïde qui se développe beaucoup et s'étale en forme de disque. Ses parois se rapprochent de celles de l'utérus maternel, se festonnent et se plissent, de manière que les saillies pénètrent dans des plis de la paroi utérine. Les deux parois se fusionnent alors et forment ainsi le placenta, qui renferme de nombreux vaisseaux sanguins par le moyen desquels s'établit l'osmose entre le sang maternel et le sang fœtal. Il n'existe aucune communication directe, les échanges se faisant par osmose. Cependant, les cas de contagions de la mère à l'enfant s'expliquent par des globules de lymphe passant à travers les tissus et pouvant être infestés de microbes.

Chez certains Mammifères, la vésicule allantoïde s'hypertrophie en certains points seulement pour former plusieurs petits placentas distincts, que l'on nomme placentas cotylédonaires, et l'allantoïde s'hypertrophie seule. Ces animaux ne possèdent donc pas de *caduque utérine*, c'est-à-dire des portions hypertrophiées des parois utérines maternelles ; ils sont dits *adécidués* par opposition aux autres Mammifères nommés *décidués*. Chez ces derniers, l'allantoïde tout entière donne naissance au placenta, qui est, suivant sa forme, ou un placenta zonaire, ou un placenta discoïde. Le placenta s'engrène avec des plis correspondants de l'utérus maternel ; l'ensemble de ces plis, qui proviennent de la muqueuse utérine hypertrophiée, est dit *placenta maternel*. Lorsque le jeune est expulsé, les deux placentas sont rejetés. Il y a donc ici une *caduque utérine* et les Mammifères qui en sont pourvus sont dits *décidués*.

TAXONOMIE DES CRANIOTES.

Les Craniotes comprennent deux groupes : les Cyclostomes et les Gnathostomes.

Les Cyclostomes possèdent un squelette cartilagineux dépourvu d'arcs viscéraux ; leur bouche est circulaire et n'a jamais de mâchoire. Ils renferment deux ordres : les Myxinidés et les Pétromyzonidés. Les Gnathostomes ont un squelette axial muni d'arcs viscéraux, dont le premier se transforme en une mâchoire inférieure ; ils se subdivisent en Ichthyopsidés, Sauropsidés et Mammifères.

Les Ichthyopsidés, ou Anallantoïdiens, ou Anammiotes, se caractérisent en ce que leur embryon ne possède jamais d'amnios ni d'allantoïde, par opposition aux Sauropsidés et aux Mammifères, dont les embryons sont toujours pourvus d'une vésicule allantoïde et d'un amnios. Les Sauropsidés ont le corps recouvert d'écailles ou de plumes ; leur occipital ne possède qu'un seul condyle ; la mâchoire inférieure s'articule au crâne par l'intermédiaire d'un os carré ; ils ont un cloaque ; leur embryon n'a jamais de placenta, et il n'y a point de glandes mammaires.

Les Mammifères ont le corps recouvert de poils ; jamais de cloaque ; deux condyles occipitaux ; la mâchoire inférieure s'articule directement avec le crâne ; leur embryon est muni le plus souvent d'un placenta, et les jeunes sont alimentés par le lait que sécrètent les glandes mammaires.

CYCLOSTOMES.

Les Cyclostomes sont donc caractérisés par la forme circulaire de la bouche, toujours dépouvue de mâchoires et disposée pour la succion. Dohrn, de Naples, considère les Cyclostomes comme des Vertébrés dégénérés, provenant de types ancestraux plus élevés en organisation.

E. Van Beneden les regarde, avec plus de justesse, comme des types primitifs de Craniotes, intermédiaires aux Acraniens et aux Gnathostomes.

Les Cyclostomes ont un corps allongé, cylindrique, vermiforme, dépourvu de membres; leur peau est lisse, nue et visqueuse. — Leur squelette est cartilagineux, soutenu par la chorde dorsale qui est persistante et offre des traces de segmentation. — L'encéphale est petit, divisé en cerveau antérieur, moyen, et postérieur. Les yeux sont au nombre de deux, cachés sous la peau. L'organe de l'odorat est représenté par une fosse nasale impaire, située sur la ligne médiane, terminée en cul-de-sac chez les Lamproies, et percée d'un orifice postérieur, chez les Myxines, qui la met en communication avec la cavité buccale; cet orifice est muni de valvules. Les organes de l'audition sont placés sur les côtés du crâne dans des capsules cartilagineuses; ils se composent d'un simple labyrinthe membraneux renfermant le vestibule, et de un ou deux canaux semi-circulaires.

La bouche est ronde, entourée de lèvres charnues; la cavité buccale est armée de nombreuses dents cornées. Le tube digestif est rectiligne jusqu'à l'anus et présente sur son trajet une valvule spirale. L'appareil respiratoire est constitué par six ou sept sacs branchiaux dont la disposition a été décrite plus haut. — Le cœur est placé au-dessous et en arrière des organes de la respiration; il est suivi d'un bulbe aortique non musculeux muni de deux valvules seulement. Les reins sont formés de glomérules de Malpighi débouchant séparément dans le canal des reins primitifs, qui fonctionne comme uretère. — Les uretères se réunissent en un tronc commun, qui aboutit à un pore situé derrière l'anus. — Les glandes génitales sont impaires dans les deux sexes; leurs produits, œufs ou spermatozoïdes, rompent les parois des glandes qui les ont formés, tombent dans la cavité générale, et sont expulsés au dehors par le pore génital placé derrière l'anus.

Les Cyclostomes renferment deux ordres : les *Myxinidés* et les *Petromyzonidés*.

Les **Myxinidés** ne renferment que le seul genre *Myxine*, vivant en parasite sur les téguments d'autres poissons.

Les **Pétromyzonidés** renferment les Lamproies (*Pétromyzon*) à corps cylindrique, un peu déprimé, et à nageoire dorsale bien développée. On connaît trois principales espèces de Lamproies : la Lamproie marine (*Pétromyzon marinus*), la Lamproie fluviatile (*Pétromyzon fluviatilis*) et la Lamproie de Planer (*Pétromyzon Planeri*). — La Lamproie marine, encore appelée grande Lamproie, vit dans la mer, et remonte à l'époque du frai les fleuves et les rivières ; elle est fort estimée pour la table et était très abondante sur les marchés de Paris ; elle est aujourd'hui plus rare. — La Lamproie fluviatile est plus petite que la précédente, et ne vit pas, comme son nom l'indique, d'une manière permanente, dans les eaux douces. — La Lamproie de Planer, ou petite Lamproie de rivière, appelée encore Sucet, Chatouille, ne

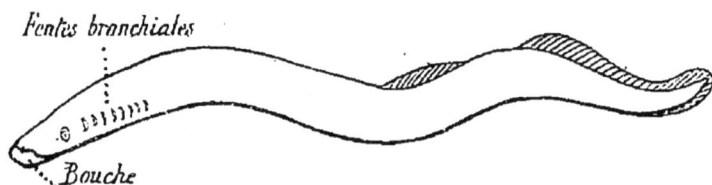

Fig. 396. — Aspect extérieur d'une Lamproie.

quitte jamais les eaux douces. Elle est plus petite que la précédente ; elle paraît se rencontrer dans les eaux douces de toute l'Europe ; elle vit dans les ruisseaux peu profonds, au milieu des pierres. Les jeunes de cette dernière espèce étaient jadis considérés comme appartenant à un genre particulier, connu sous le nom d'*Ammocœtes branchialis* (Lamprillon des pêcheurs).

SÉLACIENS.

Les Ichthyopsidés renferment, on le sait, six classes : les Sélaciens, les Ganoïdes, les Téléostéens, les Dipneustes, les Stégocéphales et les Amphibiens. Les trois premières classes sont souvent comprises sous le nom commun de **Poissons.**

Les Sélaciens sont des poissons à squelette cartilagineux, à peau recouverte d'écailles dermiques petites et pointues (écailles placoïdes), toujours dépourvus de vessie natatoire. La colonne vertébrale est com-

posée de vertèbres biconcaves ou amphicœliques, avec les restes de
la corde dorsale au centre. La capsule cranienne cartilagineuse, tantôt
s'articule par sa portion basilaire avec la colonne vertébrale, et tantôt
ne présente pas d'articulation avec l'axe vertébral. La bouche est d'or-
naire transversale, située à la face inférieure de la tête; elle est soutenue par deux mâchoires, dont l'inférieure s'articule avec le crâne
au moyen d'une pièce généralement mobile, l'os hyo-mandibulaire.
La mâchoire inférieure et la mâchoire supérieure, bien que de nature
cartilagineuse, portent en général des dents nombreuses, qui varient
beaucoup par le nombre et par la forme, mais ne sont jamais implantées dans des alvéoles. — Les écailles placoïdes qui caractérisent cette
classe peuvent aussi varier de forme: tantôt, en effet, elles sont petites, très rapprochées les unes des autres, et donnent à la peau un
aspect chagriné; tantôt elles ont la forme de plaques portant des appendices pointus et épineux servant d'organes de défense, cela particulièrement dans la région caudale (boucles des Raies). Les peaux
chagrinées ou peaux de chagrin servent dans la tabletterie comme
polissoirs.

Tous les Sélaciens possèdent des nageoires abdominales et des
nageoires pectorales très grandes; celles-ci sont suspendues à une
ceinture cartilagineuse placée en arrière du crâne, et affectent des
formes très variables suivant les types. Les nageoires abdominales ou
ventrales sont plus rapprochées de l'anus et, chez le mâle, portent
des appendices cartilagineux se transformant en organes copulateurs. Les nageoires impaires sont aussi parfois bien développées; la
nageoire caudale est toujours *hétérocerque,* c'est-à-dire formée de
deux lobes inégaux.

Les hémisphères cérébraux sont, relativement aux autres classes de
Poissons, très développés; le cervelet recouvre à peu près presque tout
le quatrième ventricule (*Fig.* 359). Les deux nerfs optiques forment
un chiasma et présentent un entrecroisement partiel de leurs fibres.
Les yeux sont protégés par une paupière libre et possèdent une membrane nictitante mobile. — L'appareil respiratoire est constitué par cinq,
parfois six ou sept sacs branchiaux débouchant au dehors par autant
de fentes situées, chez les Squales, sur les faces latérales du corps, et,
chez les Raies, sur la face ventrale. Chez les Chimères, il n'y a qu'une
seule fente branchiale externe, recouverte par un repli cutané remplissant le rôle d'un opercule. Cette dernière disposition est donc sem-

blable à celle des Ganoïdes et des Téléostéens. D'ordinaire, la cavité de l'arrière-bouche communique avec l'extérieur par des ouvertures, ou évents, correspondant à la première fente viscérale, destinées à l'expulsion de l'eau, et placées à la face supérieure de la tête, derrière les deux yeux. (*Fig.* 372.)

Le canal digestif s'élargit en un vaste estomac, et l'intestin qui lui fait suite est court, muni d'une valvule spirale; le rectum débouche dans un cloaque. — Le cœur possède un bulbe aortique renfermant de deux à cinq rangs de valvules. — Les reins, avec les différentes transformations du canal segmentaire, ont été décrits dans les considérations générales sur les Vertébrés (Voir p. 504). Les urétères s'unissent en un canal commun débouchant dans le cloaque. — Les oviductes se différencient en avant de manière à former des réservoirs incubateurs (utérus); ils débouchent dans le cloaque, derrière les urétères. Parmi les Sélaciens, les uns sont ovipares et les autres sont vivipares; chez ces derniers, le développement de l'embryon s'accomplit dans l'utérus; quelquefois même il s'établit des connexions assez intimes entre la mère et l'embryon par l'intermédiaire de la vésicule ombilicale, qui forme dans ce cas un placenta ombilical. Ce fait avait été observé déjà par Aristote chez l'Émissole lisse (*Mustelus lœvis*).

Les Sélaciens sont des animaux presque tous marins; quelques-uns cependant habitent les grands fleuves de l'Amérique et de l'Inde. Tous sont carnassiers; certains, comme les Torpilles, sont munis d'organes électriques. Ces Poissons ont laissé des restes fossiles depuis l'époque silurienne. Beaucoup de ces animaux fournissent une chair susceptible d'être mangée sans inconvénient et qui est même agréable au goût; les Raies sont préférées à tous les autres Sélaciens; mais divers autres genres, tels que les Roussettes, fournissent aussi un bon aliment

Les Sélaciens se divisent en deux sous-classes : les *Holocéphales* et les *Plagiostomes*.

Les **HOLOCÉPHALES** sont des Sélaciens caractérisés par leur os palato-carré soudé au crâne. Ils renferment la seule famille des **Chiméridés,** dont le principal genre est le *G. Chimera*, à museau saillant, habitant la mer du Nord et la Méditerranée.

Les **PLAGIOSTOMES** ont leur os palato-carré mobile sur le crâne ; la bouche est inférieure et a la forme d'une fente courbe transversale. La peau est rarement nue, le plus souvent elle est chagrinée. En général, il existe des évents. Les Plagiostomes se divisent en deux ordres : les *Squalidés* et les *Rajidés*.

Les **Squalidés** sont des Plagiostomes à corps allongé, fusiforme, et terminé par une forte queue charnue. On les divise en plusieurs

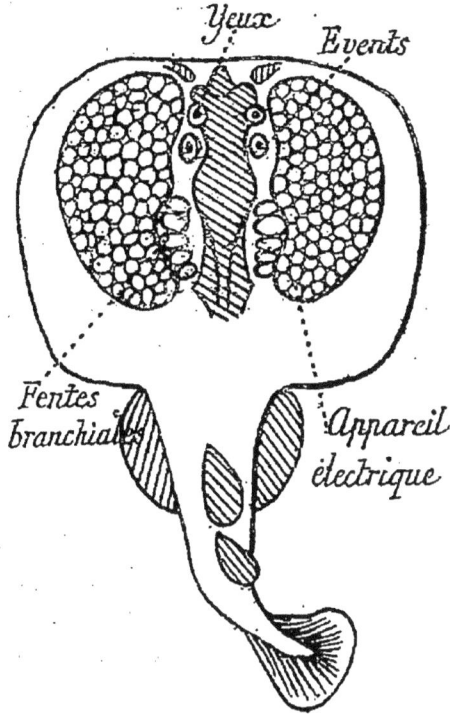

Fig. 397. — Organes électriques d'une Torpille.

familles, dont les principales sont : les **Carcharidés**, renferman les Requins ; les **Spinacidés** ou Aiguillats, renfermant certaines espèces qui fournissent à la matière médicale l'huile de foie de Requin. Cette huile est obtenue par expression, en comprimant les foies fraîchement extraits des individus.

Les **Rajidés** sont des Plagiostomes à corps plat, discoïde, muni d'évents, terminé en arrière par une longue queue grêle armée fréquemment d'épines. Une des principales espèces est la Raie bouclée (*Raja clavata*), dont la chair est estimée comme aliment, et dont les foies servent à la fabrication de l'huile de foie de Raie. — Les Torpilles (*Torpedo*) appartiennent à ce groupe ; elles sont pourvues d'un appareil électrique logé de chaque côté du corps, entre la tête, les branchies, et le bord interne des nageoires. Elles vivent dans la Méditerranée et l'Océan.

GANOIDES.

Les Ganoïdes constituent la deuxième classe des Ichthyopsidés, et ont, comme les Sélaciens, un squelette cartilagineux d'ordinaire ; d'où le nom de **Chondroptérygiens** qui est souvent accordé à l'ensemble de ces deux classes.

La peau est rarement nue ; le corps est recouvert le plus souvent d'écailles ossifiées que l'on appelle os dermiques, et qui forment à ces animaux une véritable cuirasse. Un caractère particulier à la plupart des Ganoïdes, c'est la présence de fulcres, espèces d'écailles osseuses en forme de chevrons, situées principalement à la nageoire caudale sur un ou deux rangs.

Le système nerveux n'a rien de remarquable ; les nerfs optiques constituent un chiasma avec échange partiel de leurs fibres. Les branchies sont libres dans la cavité branchiale et tendent à se plisser en lamelles ; elles sont recouvertes par un opercule qui porte souvent, en outre, une grande branchie accessoire. Il existe aussi en général des évents. Comme chez les Sélaciens, le corps présente un bulbe artériel muni de plusieurs rangées de valvules, et l'intestin est pourvu d'une valvule spirale, très rudimentaire chez les Lépidostées. Il y a toujours une vessie natatoire, à parois très épaisses, et en communication avec l'œsophage. Les organes génitaux ressemblent beaucoup à ceux des Sélaciens ; les spermatozoïdes et les œufs tombent dans la cavité abdominale, d'où ils sont expulsés par un canal correspondant au canal de Müller, fonctionnant comme oviducte chez la femelle, et comme canal déférent chez le mâle. Ces conduits débouchent le plus souvent dans les voies urinaires.

Les Ganoïdes représentent un groupe important d'où sont sortis les Téléostéens, les Stégocéphales et les Amphibiens, et même les Sauropsidés et les Mammifères par l'intermédiaire des Stégocéphales.

Une seule famille nous intéresse dans cette classe, c'est la famille des **Acipenséridés**. Elle renferme le *G. Acipenser* ou Esturgeon. Les Esturgeons sont des poissons de grande taille, présentant dans la longueur du corps cinq séries de plaques osseuses. Ce sont des poissons de mer, remontant périodiquement les grands cours d'eau. Les Esturgeons habitent la Méditerranée entière, mais ils abondent surtout dans la mer Noire et dans la mer d'Azow ; et c'est dans les deux plus grands fleuves de l'Europe, le Volga et le Danube, qu'on observe surtout les différentes espèces de ce genre. Ils sont recherchés pour leur chair délicate, pour leurs œufs avec lesquels on prépare ce mets fort estimé et célèbre sous le nom de Caviar, et pour

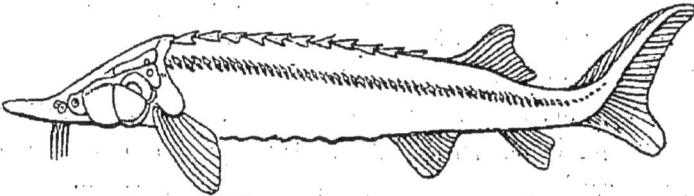

Fig. 393. — Aspect extérieur d'un Esturgeon.

leur vessie natatoire qui fournit à la matière médicale une substance gélatineuse connue sous le nom d'*Ichthyocolle* ou *colle de poisson*. Les espèces principales sont l'*Acipenser Sturio* ou Esturgeon commun, l'*Acipenser Huso* ou grand Esturgeon, et l'*Acipenser Ruthénus* ou Sterlet.

L'Esturgeon commun a une tête large à la base, se rétrécissant graduellement de manière à former un long museau conique ; la bouche est très large, et située en arrière de l'extrémité du museau. Il est répandu à la fois dans la mer du Nord, l'Océan et la Méditernée. L'*Acipenser Ruthénus* est très commun dans la mer Noire et la mer Caspienne.

TÉLÉOSTÉENS.

Les Téléostéens représentent la troisième classe des Ichthyopsidés. Ils se distinguent des classes précédentes par leur squelette toujours osseux, et leur corps recouvert de petites et minces écailles cycloïdes ou cténoïdes, enfoncées dans des cryptes de la peau et imbriquées comme les tuiles d'un toit. Quelquefois ces écailles sont très petites et ne font pas saillie, de sorte que la peau paraît nue (Anguille). Ils possèdent un bulbe aortique simple, non contractile, pourvu à sa base de deux valvules. On ne rencontre jamais d'évents, ni de valvule spirale dans l'intestin. — Les nerfs optiques se croisent simplement, sans jamais constituer de chiasma. Les branchies, pectinées pour la plupart, sont libres dans la cavité branchiale, et protégées par un opercule. Le squelette présente toujours des vertèbres distinctes, en général ossifiées, et une boîte cranienne osseuse, en dedans de laquelle persistent les restes du crâne primordial cartilagineux. Tous les os qui entourent la cavité buccale et le pharynx peuvent porter des dents. — Presque tous les Téléostéens possèdent une vessie natatoire; quand elle existe, elle renferme peu de vaisseaux et ne sert pas à la respiration (*Fig.* 349 *et* 369). Les Téléostéens renferment la majorité des poissons; on divise cette classe en quatre sous-classes : les *Lophobranches*, les *Plectognathes*, les *Malacoptérygiens* et les *Acanthoptérygiens*.

LOPHOBRANCHES. — Les Lophobranches sont des Téléostéens à corps recouvert d'écussons osseux formant une cuirasse, à museau allongé en tube et dépourvu de dents, à branchies en houppes externes, et à orifice branchial très étroit. La vessie natatoire manque parfois; quand elle existe, elle est close. Les mâles conservent les œufs pondus par la femelle jusqu'au moment de l'éclosion des embryons; tantôt ces œufs sont fixés sur leur thorax et leur abdomen, tantôt ils sont reçus dans une sorte de poche formée par deux replis de la peau et placée sous le ventre. L'*Hippocampus* ou Cheval-Marin appartient à cette sous-classe.

PLECTOGNATHES. — Les Plectognathes sont des Poissons osseux, à corps globuleux ou comprimé latéralement; ils tirent leur nom de la disposition de la mâchoire, dont les os sont soudés au crâne. L'ouverture buccale est petite, et son bord supérieur est constitué par l'intermaxillaire qui est très développé. La peau, épaisse, est recouverte tantôt de grosses plaques osseuses et d'écussons, tantôt de plaques minces surmontées d'épines triangulaires, tantôt d'écailles dures et rhomboïdes. L'appareil operculaire est caché sous la peau et ne laisse à l'extérieur qu'une seule fente branchiale. Il existe presque toujours une vessie natatoire close.

Ils se divisent en *Sclérodermés* et *Gymnodontes.* — Les **SCLÉRO-DERMÉS**, caractérisés par des mâchoires portant des dents séparées, renferment les *Ostracions,* Poissons connus sous le nom de Coffres.

— Les **GYMNODONTES** sont caractérisés par les mâchoires transformées en bec, garnies d'une plaque dentaire tranchante, et par l'absence de piquants dorsaux. Les Gymnodontes sont représentés par les Môles (*Orthagoriscus*), nommés Poissons-Lunes à cause de la forme de leur corps, et par les *Diodons* à corps globuleux. Ces poissons sont pourvus d'une vaste poche extensible, dépendant de l'œsophage, qu'ils peuvent remplir d'air, ce qui leur permet de se gonfler comme des ballons. Ils sont appelés vulgairement Orbes épineux, Hérissons de mer, etc.

MALACOPTÉRYGIENS. — Les Malacoptérygiens constituent, avec les Acanthoptérygiens, deux sous-classes artificielles. Les Malacoptérygiens ont les rayons de la nageoire dorsale mous, tandis que la plupart des Acanthoptérygiens ont les rayons de la nageoire dorsale épineux. On divise les Malacoptérygiens en deux ordres : les *Physostomes* et les *Anachantines.* Les Physostomes possèdent toujours une vessie natatoire pourvue d'un canal communiquant avec le tube digestif, tandis que les Anachantines ont toujours la vessie natatoire close, du moins chez l'adulte.

Les **PHYSOSTOMES** se subdivisent en deux sous-ordres : les *Physostomes apodes* et les *Physostomes abdominaux.* Les Physostomes apodes sont dépourvus de nageoires ventrales, et les Physostomes abdominaux possèdent des nageoires ventrales situées derrière les nageoires pectorales.

Les **PHYSOSTOMES APODES** (*Malacoptérygiens apodes* de Cuvier) renferment un certain nombre de familles dont les principales sont les *Murénidés* et les *Gymnotidés.*

Les **Murénidés** sont représentés par trois principaux genres : les Murènes (*Murœna*), les Congres (*Conger*), les Anguilles (*Anguilla*).

Les Murènes, qui ont donné leur nom à la famille, sont exclusivement marines et communes dans la Méditerranée ; elles manquent de nageoires pectorales. Les Romains appréciaient beaucoup leur chair et les élevaient en grand nombre dans de vastes viviers. — Les Anguilles, dont l'espèce commune est l'*Anguilla vulgaris*, sont des animaux serpentiformes, comprimés vers la queue, à mâchoire inférieure dépassant la mâchoire supérieure, et à nageoire dorsale située très en arrière de la tête. L'Anguille se trouve à peu près dans toutes nos eaux douces, courantes et stagnantes; on la voit partout en Europe, excepté dans le Danube. En automne, les Anguilles se rendent à la mer pour y frayer; au printemps, pendant les mois de mars et d'avril, des myriades de jeunes Anguilles, à peine plus grosses que des fils, remontent nos fleuves, se tenant en masses compactes près des rives, et se dispersant bientôt dans tous les cours d'eau secondaires. C'est ce qu'on appelle la montée des Anguilles. Bien des points sont encore inconnus dans la reproduction de ces animaux.

Les **Gymnotidés** renferment les Gymnotes (*Gymnotus*), poissons électriques propres à l'Amérique méridionale.

PHYSOSTOMES ABDOMINAUX. — Les Physostomes abdominaux (*Malacoptérygiens abdominaux* de Cuvier) renferment un grand nombre d'espèces comestibles et se partagent en plusieurs familles dont nous ne mentionnerons que les principales.

Les **Clupéidés**, ainsi nommés du genre *Clupea*, renferment des poissons de mer à corps fortement comprimé latéralement et vivant surtout à la surface des flots. Les Harengs (*Clupea harengus*) habitent les mers du Nord, et arrivent chaque année en bancs innombrables sur diverses parties des côtes de l'Europe, de l'Asie et de l'Amérique. Pendant les mois de septembre et d'octobre, ils se répandent sur les côtes de l'Écosse et de l'Angleterre, et y donnent lieu à de grandes pêches. — La Sardine (*Clupea sardina*) appartient aussi à cette famille. Elle est péchée sur les côtes de la Méditerranée et de l'Atlantique, en Bretagne et en Vendée. — L'Anchois (*Engraulis encrasicholus*) vit dans l'Océan et la Méditerranée, et est également l'objet de nombreuses pêches. — Les Aloses sont les seuls Clupéidés qui remontent les fleuves et les rivières; l'Alose commune (*Alosa vulgaris*), remarquable par sa bouche fendue jusqu'en arrière des yeux, et par ses yeux couverts en avant et en arrière par un cercle cartilagineux en demi-lune, est un poisson comestible. Elle fait son apparition au printemps dans la plupart de nos cours d'eau; on la pêche surtout dans l'Isère, la Saône, et la Gironde.

Les **Esocidés** composent une famille dont le Brochet, l'unique représentant dans les eaux douces de l'Europe, doit être considéré

comme le type. L'*Esox locius* ou Brochet commun, appelé parfois
Requin des eaux douces à cause de son extrême voracité, a le corps
long, presque aussi élevé près de la nageoire caudale que dans la
partie antérieure. La tête, fortement aplatie, se prolonge en un large
museau en forme de spatule. La mâchoire inférieure dépasse notable-
ment la mâchoire supérieure; la gueule, extrêmement vaste, est fendue jusqu'à la hauteur de l'œil, et les dents qui la garnissent sont de
taille diverse. Le Brochet abonde particulièrement sous les froids
climats de la Scandinavie, de la Russie et de la Sibérie. Il est fort
commun dans l'Europe centrale. A l'époque du frai, les femelles laissent échapper leurs œufs en se frottant le ventre sur les plantes
aquatiques et même sur la vase.

· Les **Salmonidés** représentent la troisième famille de ce groupe,
et renferment un certain nombre de genres dont le principal, le genre
Salmo, a donné le nom à la famille. Ils se caractérisent par leur corps
fusiforme, portant une seconde nageoire dorsale adipeuse; leur denture est très variable, et l'intestin est muni de nombreux appendices
pyloriques. Le genre *Salmo*, dont l'espèce commune est le *Salmo
salar* ou Saumon commun, est un beau Poisson, tour à tour fluviatile
et marin. Il naît dans les eaux douces, y passe au moins la première
année de son existence, et, après avoir fait un voyage à la mer, il
revient bientôt aux lieux où il est né pour y frayer. Au moment de la
ponte, un mâle et une femelle se réunissent, se mettent à creuser dans
le gravier un trou d'une profondeur de vingt-cinq centimètres environ.
Les œufs et la laitance sont déposés successivement dans ce trou et
les deux individus abritent leur dépôt sous une couche de gravier.
Une eau bien courante est absolument nécessaire au développement
des œufs de Saumon. Le Saumon appartient en propre à la mer du
Nord et à l'Océan et à presque tous les cours d'eau qui se déchargent
dans ces mers. La chair du Saumon est rouge.

La Truite de mer, ou *Salmo trutta*, ou *Trutta argentea*, paraît avoir
des habitudes analogues à celles du Saumon. Elle naît dans les rivières; parvenue à une certaine taille, elle descend à la mer et remonte
ensuite les eaux douces pour y frayer. Ce Poisson, l'un des plus estimés
pour la table, dont la chair a une teinte rose, dite couleur saumonée,
atteint une assez forte taille. Elle se pêche principalement dans les
eaux des départements de l'Est. — La Truite commune, *Trutta fario*,
se trouve dans presque toutes les eaux douces de la France. La Truite

des lacs, *Salmo lacustris*, et l'Ombre-Chevalier, *Salmo savelinus*, appartiennent à ce genre.

Parmi les Salmonidés, mentionnons encore les Feras et les Lavarets ; les premiers abondent dans le lac Léman, et les seconds dans le lac du Bourget. L'Éperlan commun, *Osmerus eperlanus*, est un petit Poisson de mer d'une blancheur éclatante, exhalant un parfum de violettes et pénétrant dans les fleuves ; il est très abondant dans la Seine, qu'il remonte jusqu'à Rouen.

La famille des **Cyprinidés** appartient encore à ce groupe et renferme le plus grand nombre de poissons qui peuplent nos cours d'eau. Les Cyprinidés sont des poissons d'eau douce, à corps épais et fortement comprimé, à ouverture buccale pourvue souvent de barbillons. Les dents sont portées sur les os pharyngiens. Ils possèdent tous une nageoire dorsale et une nageoire anale qui sont souvent armées d'un rayon antérieur osseux. — Parmi les espèces principales, mentionnons d'abord la Carpe commune (*Cyprinus carpio*), un des poissons les plus répandus en Europe ; elle est partout, dans les fleuves, les petites rivières, dans les lacs aux eaux limpides et dans les étangs vaseux. — Le Barbeau (*Barbus fluviatilis*), qui est, comme la Carpe, un poisson répandu dans toutes les eaux de l'Europe centrale et méridionale, habite toutes les régions de la France ; les œufs de Barbeau sont réputés comme dangereux. — La Tanche commune (*Tinca vulgaris*) est assez peu estimée par suite des nombreuses arêtes, de sa chair fade, ayant souvent contracté un goût de vase. — Les Goujons (*Gobio fluviatilis*), caractérisés par leur tête large, sont abondants dans toutes nos rivières de France. Ils vivent dans les eaux courantes claires et peu profondes ; au printemps, ils remontent les rivières.

Les **Siluridés** appartiennent encore à ce groupe. Ils renferment des poissons électriques, tels que les Silures et les Malaptérures. Une seule espèce existe encore en Europe, c'est le *Silurus Glanis* ou Silure Saluth.

ANACANTHINES. — Les Anacanthines (*Malacoptérygiens subbrachiens* de Cuvier, plus quelques-uns des *Apodes*) se caractérisent pour la plupart par des nageoires ventrales placées immédiatement en arrière de la tête, et par l'absence du canal aérien à la vessie natatoire.

On les divise en plusieurs familles. — Les **Ophididés** sont dépourvus de nageoires. — Les **Gadidés** ont le corps allongé, revêtu d'une peau visqueuse et souvent de petites écailles molles. Le type de la famille est fourni par la Morue (*Gadus morrhua*). La Morue se caractérise par trois nageoires dorsales et deux nageoires anales ; d'ordinaire, il existe un barbillon à la mâchoire inférieure. Elle est l'objet d'une pêche très productive, à laquelle de nombreux bâtiments sont occupés, principalement dans les eaux de Terre-Neuve et dans la mer du Nord, au voisinage de la Norwège. On conserve ce poisson en le salant et en le faisant sécher. Il arrive parfois que la Morue s'altère et renferme un grand nombre de petits champignons de couleur rouge (Morue rouge) dont les spores existent dans le sel qui sert à la salaison. Lorsque ces taches commencent à apparaître, elles ne tardent pas à gagner toute la cargaison ; ainsi altérée, la Morue rouge est vénéneuse. On remédie à cet inconvénient en ajoutant au chlorure de sodium une faible quantité de sels antiseptiques. Outre son importance alimentaire qui est considérable, la Morue est d'une grande utilité à cause d'un produit qu'on retire de son foie, l'huile de foie de morue, dont l'emploi en médecine est très répandu. — Parmi les autres types, il faut citer le Merlan (*Gadus Merlangus*) qui vit dans la mer, et la Lotte (*Lota vulgaris*), seul représentant de cette famille dans nos eaux douces.

Les **Pleuronectidés,** ou Poissons plats, ont leur corps fortement comprimé latéralement, discoïde et asymétrique, en ce sens que les deux yeux émigrent sur un des côtés du corps. Le côté supérieur, qui regarde la lumière, est fortement coloré, tandis que le côté inférieur est dépourvu de pigment. Ce sont des poissons voraces, vivant dans les mers et affectionnant les fonds sablonneux et vaseux. Les principales espèces de cette famille sont le Turbot, la Sole, etc.

Les **Scombresocidés** renferment les *Exocetus* ou Poissons volants ; leurs nageoires pectorales sont très longues et développées en manière d'ailes.

ACANTHOPTÉRYGIENS (*Acanthoptérygiens* de Cuvier). — Les Acanthoptérygiens sont caractérisés, ainsi que leur nom l'indique, par la présence de rayons épineux aux nageoires dorsales ; les ventrales sont situées sur la poitrine, rarement sous la gorge ou l'abdomen ; la vessie natatoire est close. Ils renferment un très grand nombre de familles dont nous ne citerons que les principales.

Les **Chromidés,** auxquels appartient le curieux poisson nommé

Chromis niloticus, dont la bouche paraît servir de chambre incubatrice pour le développement des jeunes.

Les **Percidés** renferment la Perche de rivière (*Perca fluviatilis*), les Loups (*Labrax lupus*), vivant dans la Méditerranée, et très estimés pour la délicatesse de leur chair.

Les **Mullidés** sont aussi très estimés ; on les appelle Rougets sur les bords de la Méditerranée. Ils sont célèbres par les changements de couleur qu'ils présentent en mourant.

Les **Triglidés** ont les os sous-orbitaires très développés ; l'espèce principale, dans nos eaux douces, est le Chabot de rivière (*Cottus gobio*), caractérisé par la grosseur énorme de sa tête. On place aussi dans cette famille les Hirondelles de mer (*Dactylopterus*), ainsi nommées de leurs grandes nageoires pectorales, qui leur permettent de se soutenir quelques instants dans l'air.

Les **Gastérostéidées** ou Epinoches sont intéressantes par leurs mœurs. Le mâle construit un nid pour recevoir les œufs, et veille sur sa progéniture.

Les **Scombéridés** renferment plusieurs poissons précieux pour l'alimentation, tels que les Maquereaux et les Thons. Le Thon (*Thynnus vulgaris*) habite la Méditerranée et le golfe de Cadix. Les migrations lointaines que l'on attribuait à ce poisson se bornent probablement à des migrations depuis les grands fonds de Cadix et de la Méditerranée jusqu'aux côtes, et *vice versa*. Le Thon n'entre que très rarement dans l'Océan ; sa chair est rouge. — Le Maquereau vulgaire (*Scomber Scombrus*) est un poisson de passage qui abonde en été sur les côtes de l'Océan et de la Méditerranée, où il est l'objet d'une pêche très importante.

DIPNEUSTES.

Les Dipneustes constituent la quatrième classe des Ichthyopsidés ; ils sont caractérisés par leur double respiration, à la fois branchiale et pulmonaire. Ils doivent être considérés comme provenant de types primitifs de Ganoïdes, à squelette cartilagineux, dont la vessie natatoire jouerait le rôle du poumon.

Leur conformation extérieure est celle d'un poisson ; le corps

allongé est couvert jusqu'au-dessus de la tête d'écailles rondes ; il se
termine par une queue, dont la nageoire est renforcée par des rayons
mous, et se prolonge en avant jusque vers le milieu du corps. La tête
large et aplatie porte de petits yeux latéraux ; immédiatement derrière la tête sont deux nageoires pectorales, et plus en arrière deux
nageoires ventrales. En avant des nageoires pectorales existe de chaque côté une ouverture branchiale semblable à celle des Téléostéens
et des Ganoïdes ; sur l'opercule qui les recouvre, chez le G. africain
Proptoterus, sont portées trois branchies externes persistant jusque
dans un âge avancé. Le squelette est cartilagineux, et le crâne, quoique cartilagineux aussi, se recouvre de quelques pièces osseuses. Les
fosses nasales communiquent avec l'arrière-bouche ; la vessie natatoire

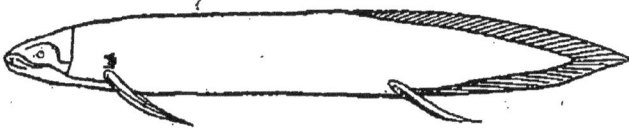

Fig. 399. — Aspect extérieur d'un Dipneuste.

prend une grande extension, les nombreux vaisseaux qui parcourent
ses parois contribuent à faire jouer à cette vessie le rôle de poumon.
Grâce à ce double appareil respiratoire, ces animaux, durant la
saison sèche de l'année, s'enfouissent dans la vase, et respirent par
leurs poumons ; pendant la saison humide, au contraire, ils vivent
dans les rivières et les marais et respirent par leurs branchies.

Les Dipneustes se divisent en deux ordres, d'après la présence
d'un ou de deux poumons ; les *Monopneumones* et les *Dipneumones*.

Les **MONOPNEUMONES** sont caractérisés par l'existence d'une
poche pulmonaire unique, représentant ainsi le premier état du développement du poumon des Vertébrés aériens ; ils renferment le genre
Ceratodus, vivant en Australie.

Les **DIPNEUMONES** sont caractérisés par une double poche pulmonaire, représentant le deuxième état du développement des poumons des Vertébrés aériens. Ils sont représentés par le *G. Proptoterus*, vivant dans l'Afrique tropicale, et le *G. Lepidosiren* vivant au
Brésil.

STEGOCÉPHALES.

Les Stegocéphales sont des types très anciens, vivant lors de l'époque primaire, et formant la cinquième classe des Ichthyopsidés. Ils sont caractérisés par un squelette commençant à s'ossifier, par une notocorde persistante, et par la présence de deux condyles occipitaux comme chez les Amphibiens et les Mammifères. Ce sont des ani-

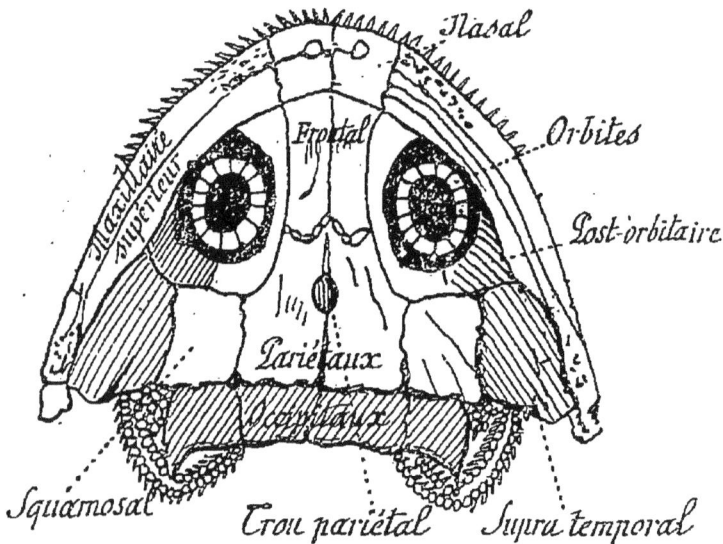

Fig. 400. — Squelette de la tête d'un Stégocéphale.

maux de très grande taille, voisins des Amphibiens, dont ils diffèrent en ce qu'ils possèdent deux os craniens manquant aux Amphibiens actuels : le supratemporal et le postorbitaire ; sur le crâne est percé le trou pariétal, servant probablement au passage du troisième œil ou œil pinéal. Chez eux, on voit aussi pour la première fois les membres des poissons (*archiptérygium*) se transformer en membres pentadactyles (*chiroptérygium*).

Il est très probable que par leur mode de vie, les Stegocéphales devaient se rapprocher des Dipneustes. Ce sont des types intermédiaires entre les Ganoïdes et les Vertébrés supérieurs ; on peut les considérer comme la souche des Amphibiens, des Sauropsidés et des Mammifères. Les principaux types sont les *Archegosaurus*, les *Anthracosaurus*, etc.

AMPHIBIENS

Les Amphibiens ou Batraciens constituent la dernière classe, la plus élevée des Ichthyopsidés. Ils se caractérisent par une respiration branchiale à l'état larvaire et pulmonaire à l'état adulte ; ce dernier fait cependant ne se manifeste que chez les plus élevés d'entre eux ; chez les autres, les branchies persistent toute la vie concurremment avec les poumons, comme chez les Dipneustes. La peau, organe de sécrétion et aussi de respiration chez ces animaux, est généralement nue. Chez les espèces aquatiques, on trouve sur la peau les organes des sens de la ligne latérale et cela principalement chez les larves. Les glandes cutanées sont très abondantes chez les Crapauds et les Salamandres ; elles se réunissent en masses sur les côtés de la tête, pour former les glandes dites *parotidiennes*.

Le squelette est formé par des vertèbres osseuses amphicœliques, procœliques ou opisthocœliques, renfermant des restes de la corde dorsale et séparées les unes des autres par des cartilages intervertébraux, que l'on ne voit jamais chez les Poissons. Le nombre des vertèbres est variable suivant les types ; il varie de dix à deux cent trente ; chiffre observé chez les Cécilies. La première vertèbre se transforme en un *atlas* creusé de deux fossettes correspondant aux deux condyles occipitaux du crâne. Les côtes sont très réduites ou manquent complètement.

Les membres sont toujours reliés à la colonne vertébrale par une ceinture thoracique et une ceinture pelvienne. Chez les Urodèles, la ceinture thoracique est incomplète, c'est-à-dire qu'elle est interrompue sur la ligne médiane ; chez les Anoures, la ceinture est complète, les deux moitiés latérales étant réunies par un sternum. Chez ces derniers, la ceinture pelvienne affecte une forme particulière, les os iliaques sont très longs, se mettent en rapport par leur extrémité antérieure avec la colonne vertébrale, et en arrière se réunissent avec les os ischio-pubiens qui sont soudés ensemble. Les Urodèles ont le bassin très réduit.

Le crâne est formé en partie par des os cartilagineux, en partie par des pièces osseuses provenant soit de l'ossification de la capsule cartilagineuse primitive (prootiques, occipitaux latéraux), soit d'os dermiques ou de membrane (frontaux, pariétaux, vomer). L'appareil maxillaire supérieur est soudé avec le crâne ; la mâchoire inférieure est reliée au crâne par l'intermédiaire de l'os carré. Le squelette viscéral présente des modifications correspondant aux modes respiratoires ; les

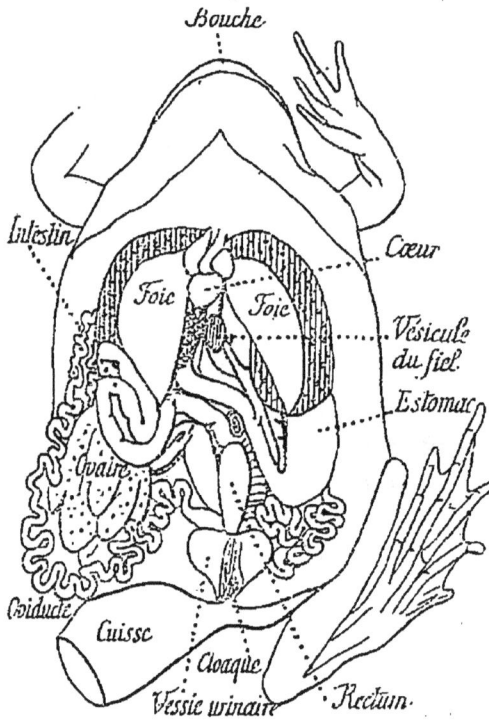

FIG. 401. — Principaux organes d'une Grenouille

arcs viscéraux persistent chez les Amphibiens à respiration branchiale continue ; elles sont transitoires chez les types possédant une respiration pulmonaire à l'état adulte.

Le système nerveux se compose d'un encéphale divisé en cerveau antérieur, moyen et postérieur ; les hémisphères sont plus grands que chez les poissons (*Fig.* 359). Les lobes optiques sont très volumineux et la moelle allongée est creusée d'une cavité appelée sinus rhomboïdal ou quatrième ventricule. Les yeux sont petits, dépourvus de paupières chez quelques types ; chez d'autres, il existe une membrane nictitante mobile ; chez certains Amphibiens à vie souterraine, les yeux sont atrophiés et cachés sous la peau. L'ouïe se compose d'une oreille interne et d'une oreille moyenne ; l'oreille interne est formée d'un labyrinthe et de trois canaux semi-circulaires ; lorsque l'oreille moyenne existe, elle est constituée par une caisse du tympan communiquant avec l'arrière-bouche par une trompe d'Eustache, et fermée en dehors par une membrane du tympan, tantôt visible, tantôt cachée sous la peau. La membrane du tympan est reliée à la fenêtre ovale par une petite tige osseuse, nommée columelle, qui représente la chaîne des osselets des Vertébrés supérieurs. Les fosses nasales communiquent avec la bouche ; la langue est grosse et fixée au plancher de la bouche par sa partie antérieure ; elle n'existe pas chez toutes les espèces. — L'appareil digestif est simple, la bouche est garnie de dents pointues, recourbées en crochet, insérées sur la mâchoire et le palais. L'intestin est sillonné de plis longitudinaux.

Les organes de la circulation et de la respiration offrent des modifications corrélatives les unes des autres. Pendant le jeune âge, tous les Batraciens respirent par des branchies, soit externes, soit internes ; celles-ci sont portées sur les arcs viscéraux. Le sang se rend à ces organes par des arcs aortiques qui suivent le bord inférieur des arcs viscéraux, et se réunissent à la partie supérieure en se jetant dans l'aorte dorsale comme chez les Poissons. Les Perennibranches conservent toujours leurs branchies et cette disposition de l'appareil circulatoire ; mais il n'en est pas ainsi chez les types dont les branchies sont transitoires et dont les adultes possèdent des poumons. Ces derniers organes consistent en deux sacs, assez grands, symétriques, sur les parois desquels sont placés des vaisseaux capillaires, et divisés en larges alvéoles. Les mouvements respiratoires sont peu étendus par suite de l'absence des côtes ; ils s'effectuent en partie à l'aide des muscles abdominaux.

Dans la respiration branchiale, la circulation s'effectue à l'aide du cœur composé d'une oreillette, d'un ventricule, d'un bulbe aortique, et d'un gros tronc artériel se divisant en arcs aortiques se rendant aux branchies, puis se réunissant sur la ligne médiane pour former une aorte dorsale. Chez l'embryon et pendant la période larvaire, il existe quatre paires d'arcs aortiques entourant l'œsophage et se réunissant au-dessus de lui pour constituer l'aorte dorsale. (*Fig. 379*). Les trois premières paires d'arcs fournissent seules des anses vasculaires aux branchies, le quatrième arc se rend directement dans l'aorte dorsale. Mais, lorsque les branchies disparaissent et lorsque les poumons se développent chez les types à respiration aérienne, le quatrième arc ne reste pas simple, il donne naissance à un rameau se rendant aux poumons, et forme ainsi l'origine de l'artère pulmonaire. Avec l'apparition des poumons le cœur se modifie, l'oreillette se divise en deux parties par une cloison intérieure : l'oreillette droite reçoit les veines caves venant du corps et l'oreillette gauche reçoit les veines pulmonaires. — Les vaisseaux lymphatiques sont bien développés et accompagnent les vaisseaux sanguins; ils se déversent dans le canal thoracique. Dans les régions scapulaire et iliaque existent quatre réservoirs lymphatiques contractiles disposés par paires, que l'on nomme des *cœurs lymphatiques*.

Les organes sexuels et urinaires débouchent dans un cloaque. (*Fig. 382*).

Les sexes sont séparés. L'accouplement s'effectue par simple rapprochement des sexes ; il n'y a pas de copulation, les mâles étant dépourvus de pénis. Le mâle se cramponne sur le dos de la femelle qu'il tient étroitement serrée à l'aide de ses membres antérieurs, il féconde les œufs en les arrosant de sa semence au moment où ils sont expulsés au dehors. — Les œufs subissent une segmentation totale, l'évolution de l'embryon dans l'œuf est courte (*Fig.* 382) ; les larves éclosent de bonne heure et sont munies de branchies externes et d'une queue ; ces larves ont reçu le nom de *Têtards*. Chez les Amphibiens les plus élevés, après la vie larvaire, les branchies disparaissent, la queue s'atrophie et les membres apparaissent ainsi que les poumons.

Les Amphibiens se divisent trois ordres : *Gymnophiones* ou *Apodes*, *Urodèles* et *Anoures*.

Les **GYMNOPHIONES** sont des Amphibiens assez peu connus, à corps recouvert de petits os dermiques et dépourvu de membres; leurs vertèbres sont biconcaves. Ils ne comprennent que la seule famille des Cécilidés, représentée par quatre genres, dont le principal est le G. *Cœcilia*.

Les **URODÈLES** sont caractérisés, ainsi que leur nom l'indique, par la présence d'une queue persistante. Ils sont munis le plus souvent de quatre membres courts ; ils se divisent en deux sous-ordres : les *Ichthyoïdes* et les *Salamandrines*. — Les **Ichthyoïdes** se distinguent par l'existence de trois paires de branchies externes et d'une fente branchiale permanente ; tels sont les *Sirènes* et les *Protées*. — Les **Salamandrines** sont caractérisées par leurs vertèbres opisthocœliques, par la présence de paupières horizontales et par l'absence de fente branchiale chez l'adulte. Ils renferment les *Salamandrinés* et les *Tritonidés*. Les Tritons sont des animaux à corps grêle, terminé par une queue et comprimé latéralement ; ils sont dépourvus de glandes parotidiennes. L'espèce la plus répandue en Europe est le *Triton cristatus*, ainsi nommé d'une crête dentelée qui se développe sur son dos au moment de la reproduction. — Les Salamandres ont un corps lourd, terminé par une queue cylindrique, et sont pourvues de glandes parotidiennes très développées. La Salamandre tachetée (*Salamandra maculosa*) se trouve dans presque toute l'Europe et même dans l'Afrique septentrionale. La Salamandre noire (*Salamandra atra*) se rencontre en France.

Les **ANOURES** sont des Amphibiens privés de queue, ayant des membres bien développés et des vertèbres procœliques. Chez le mâle, le larynx sert d'organe vocal et produit des sons éclatants, surtout à l'époque de la reproduction, grâce au développement de poches vocales qui jouent le rôle d'appareil résonnateur.

Ils se divisent en **Aglosses**, dépourvus de langue, et **Oxydactyles,** pourvus de langue, de doigts pointus, et d'orteils. Les premiers comprennent les *Pipas* ou Crapauds de Surinam. — Les seconds comprennent les *Ranidés* ou Grenouilles, à orteils unis par une membrane natatoire ; les *Bufonidés* ou Crapauds, à peau verruqueuse et à glandes parotidiennes très développées ; les *Hylidés* ou Rainettes, à doigts munis de pelottes discoïdes, jouant le rôle de ventouses.

Tableau synoptique des Ichthyopsidés.

ICHTHYOPSIDÉS.

- *Séla-ciens...*
  - Holocephales. .... Chiméridés. ... Chimera.
  - Plagios-tomes..
    - Squalidés. { .. Carcharidés.... Requins.
      { .. Spinacidés..... Squales.
    - Rajidés.. { .. Rajidés....... Raies.
      { .. Torpedinidés... Torpilles.
- *Ganoïdes* .... Acipenséridés... Esturgeon.
- *Téléos-téens...*
  - **Malacoptérygiens.**
    - Lophobranches.. .... Hippocampe.
    - Plecto-gnathes. { Sclerodermés. .... Coffres.
      { Gymnodotes.. .... Môles.
    - Physos-tomes....
      - Apodes. { Murenidés..... Murènes. — Anguilles.
        { Gymnotidés.... Gymnote.
      - Abdo-minaux.
        - Clupéidés...... Hareng. — Sardine. — Anchois. — Alose.
        - Esocidés...... Brochet.
        - Salmonidés.... Saumon. — Truite. — Feras. — Lavarets. — Eperlan.
        - Cyprinidés.... Carpe. — Barbeau. — Tanche. — Goujon.
        - Siluridés......
    - Ana-canthines.
      - ...... Ophidiïdés.....
      - ...... Gadidés....... Morue. — Merlan. — Lotte.
      - ...... Pleuronectidés.. Turbot. — Sole.
      - ...... Scombresocidés. Exocets ou Poisson volant.
  - **Acanthoptérygiens.**
    - .... Chromidés.....
    - .... Percidés..... Perche. — Loup.
    - .... Mullidés..... Rougets.
    - .... Triglidés...... Chabot. — Hirondelle de mer.
    - .... Gasterostéridés.
    - .... Scomberidés... Thon. — Maquereau.
- *Dip-neustes.*
  - Monopneumones. .... Ceratodus.
  - Dipneumones... .... { .... Protoptère.
    { .... Lepidosiren.
- *Stégocéphales* ....
- *Amphi-biens..*
  - Gymno-phiones.. { Cécilidés... .... Cécilies.
  - Urodèles.
    - Ichthyoïdes.. { .... Sirènes.
      { .... Protées.
    - Sala-mandrines.. { .... Salamandres.
      { .... Tritons.
  - Anoures..
    - Aglosses... .... Pipas.
    - Oxydactyles. { Rajidés....... Grenouilles.
      { Bufonidés..... Crapauds.
      { Hylidés....... Rainette.

REPTILES.

Les Sauropsidés sont des Craniotes gnathostomes dont les embryons possèdent, comme ceux des Mammifères, une vésicule allantoïde et un amnios. — Les Sauropsidés ne possèdent qu'un seul condyle occipital. — Ils renferment deux grands groupes, les Reptiles et les Oiseaux, entre lesquels il est facile d'établir une différence bien marquée lorsqu'on ne considère que les types vivant aujourd'hui. Les Reptiles ont le corps couvert d'écailles, les Oiseaux l'ont couvert de plumes ; les premiers ne volent jamais contrairement aux seconds ; mais ces deux groupes présentent un très grand nombre de carac-tères communs d'autant plus nets que l'on s'adresse à des types plus anciens. Dans les temps géologiques, quand on étudie les Reptiles et les Oiseaux, on trouve toute une série de groupes intermédiaires reliant intimement ces deux classes l'une à l'autre, et montrant que les Oiseaux sont issus des Reptiles, dont ils sont la culmination organique.

Les Reptiles constituent la première classe des Sauropsidés. La forme de leur corps est très variable ; elle est le plus souvent allongée, excepté chez les Tortues. Les membres sont au nombre de deux paires, tantôt rudimentaires, tantôt absents, comme chez les Serpents par exemple. La peau des Reptiles est résistante par suite de l'existence d'os dermiques ; les glandes cutanées se localisent en certaines régions du corps : chez les Lézards, à la face inférieure des cuisses ; chez les Crocodiles, sous la gorge et au voisinage de l'anus.

La corde dorsale n'est jamais persistante ; le crâne est complètement ossifié ; les vertèbres sont en général opisthocœliques. Il existe des côtes sur toutes les vertèbres du tronc, excepté sur l'atlas. Les côtes dorsales se fixent à un sternum allongé, auquel fait suite, chez les Crocodiles, un sternum abdominal qui s'étend jusque dans la région pelvienne. Les Ophidiens et les Sauriens serpentiformes n'ont pas de sternum. La mâchoire inférieure s'articule avec le crâne par l'intermédiaire de l'os carré ; cet os, ainsi que l'appareil maxillo-palatin, est solidement fixé au crâne chez les Tortues et les Crocodiles, tandis

que chez les Serpents il présente une mobilité très grande. Le squelette viscéral est réduit à l'os hyoïde, lequel porte la langue. Les
membres et leur ceinture basilaire manquent complètement chez la
plupart des Serpents. Quand les membres sont développés, ils sont
pourvus de cinq orteils, rarement unis par une membrane natatoire
(Crocodile) ; quelquefois, comme chez les Tortues marines, les membres se transforment en nageoires (*Fig.* 354).

Les Hémisphères recouvrent en partie le cerveau moyen ; le cervelet offre un développement progressif depuis les Serpents jusqu'aux
Crocodiles. L'ouïe se montre développée à divers degrés. Chez les
Serpents, l'oreille moyenne manque, mais elle existe chez les autres
ordres, et elle est limitée en dehors par la membrane du tympan, qui
est généralement visible ; à sa face interne s'applique la columelle en
partie cartilagineuse. L'oreille interne se compose de trois canaux
semi-circulaires et d'un limaçon ; la première trace de l'oreille externe
est représentée par un repli cutané, situé au-dessus de la membrane
du tympan chez les Crocodiles.

Les yeux manquent d'appareil palpébral chez les Serpents ; ils sont
recouverts par la peau, formant une capsule transparente. Dans tous
les autres cas, les yeux sont recouverts par une paupière inférieure
très réduite et une paupière supérieure très grande et mobile, auxquelles s'ajoute une troisième paupière, ou paupière nictitante, située
dans l'angle interne de l'œil. Le globe oculaire est de forme sphérique
et de grosseur variable ; la cornée est généralement plate, entourée
par un anneau osseux provenant de la sclérotique. La pupille est ordinairement ronde ; elle est verticale chez les Crocodiles. Chez beaucoup de Reptiles, il existe des replis de la choroïde correspondant au
peigne des oiseaux.

Les dents existent chez tous les Reptiles, excepté chez les Tortues,
où les mâchoires sont bordées d'un revêtement corné qui forme une
sorte de bec. Les dents sont coniques et souvent recourbées en arrière ; ce sont surtout des organes préhensibles. Elles sont tantôt soudées à la face interne du bord alvéolaire des mâchoires (Pleurodontes),
tantôt fixées au sommet de ce même bord (Acrodontes), tantôt enfin,
chez les Crocodiles, elles sont implantées dans des alvéoles particulières. Dans certains cas, il existe des dents mises en communication
avec les canaux de glandes à venin situées au-dessous et en arrière
de l'œil, et recouvertes par le muscle temporal. Ces dents sont ou

sillonnées par une cannelure conduisant le venin (**Proteroglyphes**), ou sont tubulaires et parcourues dans leur intérieur par un canal servant à conduire le liquide toxique dans la plaie qu'elles ont faite. (**Solénoglyphes**). Il existe des glandes salivaires chez les Serpents et les Lézards ; les Tortues présentent même une glande sublinguale.

La langue est tantôt large, courte et épaisse, tantôt étroite et bifide. L'œsophage est long et très extensible ; l'estomac est droit, excepté chez les Tortues ; l'intestin ne décrit que quelques circonvolutions chez les types carnivores ; ces circonvolutions sont très nombreuses chez les herbivores. Le gros intestin est large et aboutit à un cloaque. Au tube digestif sont toujours annexés un foie et un pancréas.

La respiration est toujours pulmonaire. Les poumons communiquent avec l'extérieur par une trachée formée d'anneaux cartilagineux ou osseux. Les poumons sont des poches au nombre de deux, excepté chez les Ophidiens, où l'une des deux s'atrophie et même disparaît totalement. Les mouvements respiratoires s'effectuent à l'aide des côtes, excepté chez les Tortues, qui absorbent l'air en l'avalant par la bouche.

Le cœur se compose de deux oreillettes et d'un ventricule unique ; mais celui-ci est divisé en deux loges par une cloison qui est le plus souvent incomplète et ne devient complète que chez les Crocodiles. La loge droite reçoit un sang veineux qui doit aller dans le poumon, et elle porte aussi les orifices des aortes, de telle sorte que le sang artériel renfermé dans la loge gauche doit traverser la loge droite pour pénétrer dans les orifices aortiques ; il se produit ainsi dans la loge droite un mélange de sang artériel et de sang veineux ; mais, en vertu de dispositions organiques spéciales, les courants artériel et veineux restent en majeure partie distincts. Chez les Crocodiles, les ventricules sont complètement séparés, et de chacun d'eux part une crosse aortique ; les deux sangs ne se mélangent donc pas dans le cœur ; ce n'est que plus loin que le mélange a lieu par suite de la communication des deux crosses aortiques par un canal intermédiaire, et aussi par une ouverture, nommée foramen de Panizza, placée à la base des deux troncs artériels.

Dans le cas où le ventricule est incomplètement divisé, du ventricule droit partent les artères pulmonaires et les troncs aortiques. Chez les Crocodiliens, il se produit une inversion dans l'origine des gros troncs vasculaires, de telle sorte que les troncs aortiques prennent naissance dans le ventricule gauche. Le système veineux ressemble à celui des Amphibiens.

Les reins débouchent par les urétères dans le cloaque; chez les Serpents, les urétères forment un petit réservoir urinaire. — L'urine chez les Serpents est solide et d'aspect blanchâtre. — Les organes génitaux sont formés de glandes sexuelles et de conduits excréteurs, le canal de Woolf pour le mâle, le canal de Müller pour la femelle. Ces conduits s'ouvrent isolément dans le cloaque. Les mâles possèdent toujours des organes copulateurs, auxquels correspondent chez les femelles des organes rudimentaires analogues (clitoris). La plupart des Reptiles sont ovipares; quelques-uns, comme la Vipère par exemple, sont vivipares.

Les Reptiles actuels se distinguent en quatre ordres : les *Lacertiens*, les *Ophidiens*, les *Crocodiliens* et les *Chéloniens*. Les ordres des Reptiles anciens sont plus nombreux, mais nous ne signalerons que les principaux, c'est-à-dire ceux qui effectuent la transition entre les Reptiles et les Oiseaux.

Les quatre ordres de Reptiles actuels peuvent se diviser en deux groupes : le premier, comprenant les Ophidiens et les Lacertiens ; le second, les Chéloniens et les Crocodiliens. Les différences entre ces deux groupes sont très nettes; elles portent sur tous les organes, mais principalement sur le cœur. Les Lacertiens et les Ophidiens ont un cœur composé d'un ventricule et de deux oreillettes, tandis que les Chéloniens et les Crocodiliens ont deux ventricules et deux oreillettes. Les Lacertiens ont deux poumons, les Ophidiens en ont un atrophié; les Lacertiens possèdent en outre des membres, tandis que les Ophidiens n'ont ni membres, ni ceinture scapulaire. Les Crocodiliens et les Chéloniens possèdent des os dermiques, qui sont très développés chez les Chéloniens et forment autour du corps une carapace très épaisse et très résistante.

OPHIDIENS. — Les Ophidiens ou Serpents se divisent en quatre sous-ordres : les *Opotérodontes*, les *Colubriformes*, les *Protéroglyphes* et les *Solénoglyphes*.

Opotérodontes. — Les Opotérodontes sont des Serpents de très petite taille, à bouche non extensible, et n'ayant de dents qu'à l'une ou à l'autre des mâchoires, d'où leur nom. Ils renferment le

G. Typhlops, dont une espèce, le *Typhlops vermicularis*, vit en Grèce.

Les **Colubriformes** ont le corps revêtu de larges écailles, excepté à la tête où elles sont remplacées par des plaques. Les deux mâchoires sont armées de dents crochues, dont les postérieures sont parfois en communication avec une glande venimeuse. Ce sous-ordre comprend réunis l'ancien ordre des *Aglyphodontes* et celui des *Opisthoglyphes*. Il renferme un très grand nombre de familles dont nous ne mentionnerons que les principales. — Les *Colubridés* sont des Serpents à tête distincte, peu large et revêtue de plaques, à denture complète, et à queue munie d'une double rangée de plaques à sa partie inférieure. Cette

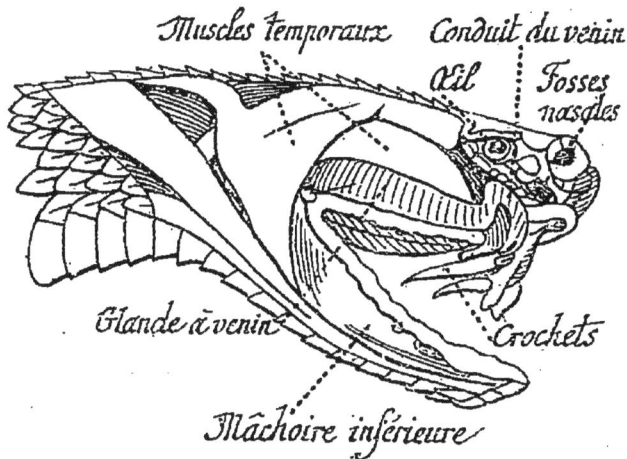

FIG. 402. — Appareil venimeux d'un Ophidien solénoglyphe.

famille comprend un grand nombre de genres. La Couleuvre à collier (*Tropidonotus natrix*), la Couleuvre viperine (*Tropidonotus viperinus*), vivent en Europe ; on les rencontre en France. La Couleuvre lisse (*Coronella lœvis*) est aussi très répandue en Europe. Les principaux types exotiques sont le Python (*Python*) à tête revêtue de plaques frontales et aux yeux entourés d'un anneau de plaques, et les Boas (*Boa constrictor*) à tête dépourvue de plaques.

Les **Protéroglyphes** sont des serpents toujours munis de glandes à venin qui communiquent avec de grosses dents cannelées placées en avant sur la mâchoire supérieure (d'où leur nom) ; le venin glisse dans la cannelure de la dent pour parvenir dans la plaie. Ce sont des animaux appartenant aux contrées chaudes, et remarquables par l'éclat de leurs couleurs ; il n'en existe en Europe aucun représentant. Ce sous-ordre renferme, entre autres genres, les *Najas ;* le *Naja tripudians* ou Serpent à lunette, ainsi appelé parce qu'il offre sur la tête une tache en forme de lunette, vit dans l'Inde. Une espèce africaine est le *Naja Haye* ou Aspic.

Les **Solénoglyphes** se caractérisent par leur tête triangulaire, par leurs dents venimeuses tubulaires placées en avant de la mâchoire,

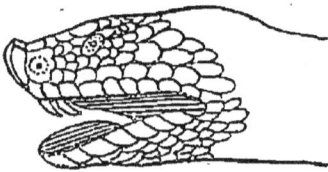

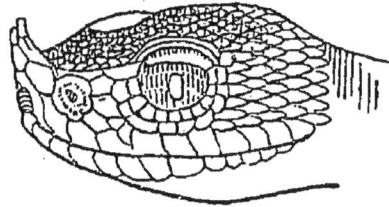

Vipera aspis   *Vipera ammodytes.*

FIG. 403. — Têtes de *Vipera aspis* et de *Vipera ammodytes.*

et que l'animal redresse quand il veut mordre sa proie. Le venin passe dans la cavité tubulaire dont la dent est creusée pour parvenir dans la plaie. Ce sous-ordre renferme la famille des **Viperidés**. Les

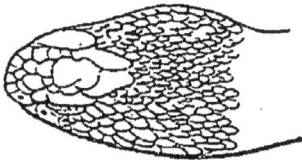

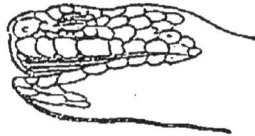

Pelias berus

FIG. 404. — Tête de *Pelias berus*. — 1. Vue en dessus ; 2. vue de profil.

Viperidés ont une tête large, très distincte, recouverte supérieurement d'écailles et de petites plaques ; la pupille est allongée et verticale. Cette famille est représentée chez nous par trois espèces : la Vipère commune (*Vipera aspis*) caractérisée par un museau tronqué ; elle habite les contrées montagneuses boisées du sud-ouest de l'Europe. — La Vipère ammodyte ou à museau cornu (*V. Ammodytes*), ainsi nommée de la saillie molle portée sur son museau ; chez ces deux espèces, les plaques de la surface supérieure de la tête sont toutes égales ou à peu près. — La troisième espèce, enfin, est le *Pelias berus* ou petite vipère, moins grande que les premières, et dont les écailles de la

35

surface supérieure de la tête sont toutes petites et presque égales, sauf trois qui sont grandes et placées sur la ligne médiane. — Parmi les types exotiques, citons les *Crotales* ou Serpents à sonnettes, le *Bothrops lanceolatus* ou Fer de lance, ou Vipère jaune de la Martinique, etc.

LACERTIENS. — Les Lacertiens ou Sauriens constituent le deuxième ordre des Reptiles. Leur bouche n'est pas dilatable; ils sont munis d'une ceinture scapulaire, d'un sternum, et le plus souvent de deux paires de membres. Ils possèdent une caisse du tympan, des paupières mobiles et une vessie urinaire.

On les divise d'après la forme de leur langue. Tantôt la langue est courte et peu protractile (*Brévilingues*); tantôt elle est très épaisse, à peine échancrée, et non protractile (*Crassilingues*); tantôt mince, longue, bifide (*Fissilingues*); tantôt enfin vermiforme et recouverte d'un mucus abondant (*Vermilingues*). A ces quatre sous-ordres s'ajoute celui des *Annelés* dont la peau présente des sillons, les uns longitudinaux, les autres transversaux, la divisant en une série d'anneaux.

Le sous-ordre des **Annelés** renferme des animaux serpentiformes dépourvus de membres, n'ayant ni paupière, ni membrane du tympan; leur langue est courte et épaisse. Cet ordre comprend un certain nombre de familles dont les principales sont celle des *Amphisbénidés*, et celle des *Chirotidés* dont un genre, le *G. Chirotes*, possède par exception deux membres antérieurs.

Brévilingues. — Les Brévilingues renferment une série de formes établissant le passage entre les Serpents et les Lacertiens. Ce sous-ordre renferme deux familles : les *Scincidés* et les *Ptychopleurés*.

Les *Scincidés* rappellent plus ou moins les Serpents par la forme de leur corps; quelques-uns même d'entre eux sont apodes. La membrane du tympan est souvent cachée sous la peau. La forme apode d'Europe est l'Orvet (*Anguis fragilis*). A côté se range une espèce exotique, le Scinque des Boutiques (*Scincus officinalis*), pourvu de quatre membres terminés par cinq doigts frangés sur les côtés.

Les *Ptychopleurés* ont le corps tantôt semblable à celui des Serpents, tantôt à celui des Lézards; ils offrent deux replis cutanés, revêtus de petites écailles, qui vont de l'oreille jusqu'à l'anus, et marquent la limite du dos et de l'abdomen. Le seul représentant européen de cette famille est le *Pseudopus Pallasii*, habitant le sud de la Russie et de l'Autriche.

Vermilingues. — Les Vermilingues sont des animaux à langue très longue, vermiforme, et protractile. Ils renferment la famille des *Caméléonidés*. Leurs pattes sont terminées par cinq doigts formant deux groupes opposés, de façon à pouvoir agir comme des pinces. Leur corps est comprimé latéralement; leur tête, de forme pyramidale, leur donne une physionomie spéciale. Le corps est revêtu d'une peau chagrinée. Le principal genre est le Caméléon (*Chamœleo*), vivant en Asie, en Afrique et dans le sud de l'Espagne.

Crassilingues. — Les Crassilingues ont une langue courte, épaisse et charnue, à peine échancrée à la pointe, non protractile. Ils se divisent en trois familles : les *Ascalabotes*, les *Iguanidés* et les *Humivagues*. — Les Ascalabotes possèdent des pelottes visqueuses aux doigts, et des vertèbres biconcaves. Les espèces principales sont le *Platydactylus (Gecko) muralis*, l'*Hemydactylus vermiculatus*, vivant sur notre littoral méditerranéen, à Cette, à Marseille, etc. — Les Iguanidés ont un corps peu comprimé latéralement, porté sur de longues pattes grêles; le palais est armé de dents implantées sur les os ptérygoïdes; les uns sont pleurodontes et les autres acrodontes. Parmi les Pleurodontes signalons les Iguanes (*Iguana*) habitant le Nouveau-Monde. Parmi les Acrodontes, le Dragon volant (*Draco volans*) qui vit à Java, et présente sur les côtés du corps deux replis membraneux lui permettant de se soutenir dans l'air. — Les Humivagues ont le corps rond ou large porté par des pattes courtes. Tels sont les Agames qui vivent en Amérique.

Fissilingues. — Les Fissilingues ont une langue mince, longue, protractile et fourchue; ils renferment trois familles : les *Lacertidés*, les *Ameividés* et les *Monitoridés*. — Les Lacertidés ou Lézards ont une queue longue, aux couleurs vives; la tête est couverte de plaques; au cou il existe un pli transversal couvert de grosses écailles (collier). Les principales espèces vivant en France sont le Lézard des murailles (*Lacerta muralis*), le Lézard vert (*Lacerta viridis*), le Lézard ocellé (*Lacerta ocellata*), et le Lézard des souches (*Lacerta agilis*). — Les Ameividés sont des Lézards du Nouveau-Monde pourvus de dents fortes, dirigées obliquement en dehors, mais privés ordinairement de dents palatines. Les Monitoridés sont de grands Lézards à tête longue, à langue profondément bifide, rétractile dans un fourreau; leurs dents sont longues et triangulaires, implantées sur la face interne du sillon alvéolaire. Un des principaux représentants de cette famille est le *Varanus arenarius* ou Varan du désert.

CHÉLONIENS. — L'ordre des Chéloniens renferme les Reptiles connus sous le nom de Tortues. Leur corps est court et ramassé ; ils possèdent un bouclier osseux sur le dos et un sous le ventre ; les mâchoires sont dépourvues de dents et entourées d'une gaîne cornée. La surface externe de la boîte osseuse formée par le bouclier dorsal (*carapace*) et par le bouclier ventral (*plastron*), est recouverte d'épaisses plaques épidermiques régulièrement disposées et constituées par la substance connue sous le nom d'*écaille*. La tête, le cou et les membres sont les seules parties du corps qui sortent de la carapace, et encore peuvent-elles d'ordinaire y rentrer complètement. Les vertèbres cervicales, au nombre de huit, sont très mobiles ; il en est de même des vertèbres caudales ; le cou et la queue sont donc flexibles, tandis que toutes les autres parties de la colonne vertébrale sont unies avec la carapace. L'os carré, avec lequel s'articule la mâchoire inférieure, est soudé au crâne. Les ceintures scapulaire et pelvienne sont situées à l'intérieur de la carapace.

Les yeux des Chéloniens sont pourvus, outre les paupières, d'une membrane nictitante. L'oreille possède toujours une caisse du tympan dont la membrane est recouverte extérieurement par une plaque squameuse un peu différente des autres. — Les Tortues sont ovipares.

Cet ordre renferme plusieurs familles : les *Chelonidés* ou Tortues marines, les *Tryonycidés* ou Tortues fluviatiles, les *Émydidés* ou Tortues palustres, et les *Chersidés* ou Tortues terrestres.

Chez les **Chélonidés,** la tête et les membres ne peuvent rentrer dans la carapace ; les pattes ont la forme de nageoires. Cette famille renferme les Tortues qui fournissent l'écaille, et en particulier le Caret (*Chelonia imbricata*), vivant dans l'Océan Indien et l'Atlantique ; à côté se range la *Chelonia esculenta* ou Tortue franche, dont la chair délicate constitue un aliment recherché.

Les **Tryonycidés** ont la carapace et le plastron incomplètement ossifiés et recouverts d'une peau dépourvue de lames cornées. Les pattes portent des doigts libres et mobiles, mais unis par une membrane natatoire. Le *Tryonix ferox* de l'Amérique du Nord appartient à cette famille et est très recherché pour sa chair savoureuse.

Les **Émydidés** ont les pattes terminées par cinq doigts libres, mais plus ou moins palmés.

Les **Chersidés** ont la carapace très bombée, et le plastron est complètement ossifié. Il en existe trois espèces en Europe, dans la région méditerranéenne : la Tortue Grecque (*Testudo Græca*), la Tortue mauresque, *Testudo mauritanica*), et la Tortue bordée (*Testudo marginata*).

CROCODILIENS. — Les Crocodiliens sont caractérisés par leurs vertèbres procœles, leurs pattes antérieures munies de cinq orteils libres, et leurs pattes postérieures pourvues de quatre orteils plus ou moins réunis par une membrane natatoire. Les os dermiques ne forment jamais de carapace semblable à celle des Chéloniens.

Cet ordre se divise en trois familles : les *Crocodilés*, les *Gavialidés* et les *Alligatoridés*. — Les **Crocodilés** ont les dents antérieures de la mâchoire inférieure reçues dans des fossettes correspondantes intermaxillaires. Le genre *Crocodilus* appartient à cette famille. — Les **Gavialidés** ont un museau très allongé, avec des dents longues, situées à peu près à égale distance les unes des autres. Cette famille renferme les Gavials (*Gavialis*). — Les **Alligatoridés** ont un museau long, dépourvu de fossettes pour les dents canines inférieures. Les *Alligators* ou Caïmans sont rangés dans cette famille. Ces animaux habitent les fleuves des pays tropicaux et se nourrissent de proies vivantes.

Parmi les Reptiles anciens, intermédiaires aux Oiseaux et aux Reptiles, les **PTÉRODACTYLIENS** montrent le premier essai des Reptiles à vivre d'une vie aérienne. Les os du squelette sont pneumatiques, le doigt externe de la main est très long ; entre ces doigts et les côtés du corps s'étendait une vaste membrane qui permettait à l'animal de voler. Les Ptérodactyles ne possédaient pas de plumes.

Les **DINOSAURIENS** ou *Iguanodontes* étaient des Reptiles herbivores, dont les dents ressemblaient à celles des Mammifères herbivores actuels. Les membres postérieurs prennent un développement considérable, et les membres antérieurs sont très courts ; leur station était bipède comme celle des Kanguroos. Ce groupe renferme toute une série d'intermédiaires entre les Reptiles et les Oiseaux. Ainsi, les

Compsognathus sont encore de véritables Reptiles par les os du squelette ; mais, par la disposition de leur ceinture pelvienne et de leurs
membres postérieurs, ils se rapprochent des Oiseaux. La transition
est effectuée par les *Archéopteryx*, qui sont déjà des Oiseaux puisqu'ils ont des plumes, mais qui ont encore une queue et des dents
comme des Reptiles.

OISEAUX.

Les Oiseaux forment la deuxième classe des Sauropsidés. Ils ont le
corps couvert de plumes, les deux ventricules complètement séparés,
une crosse aortique droite, et les
membres antérieurs transformés
en ailes. La présence des plumes
à la surface du corps forme donc
le trait le plus saillant de leur
organisation.

Les plumes sont des formations
épidermiques dans lesquelles on
distingue deux parties : une tige
axiale et des barbes latérales. Les
barbes sont elles-mêmes garnies
de barbules. On distingue deux
sortes de plumes : les plumes
primaires, qui existent seules
chez les Ratites et qui recouvrent
le corps des jeunes Oiseaux (duvet), à barbules non séparées ; et
les vrais plumes, à barbules se
soutenant mutuellement ; celles-ci,

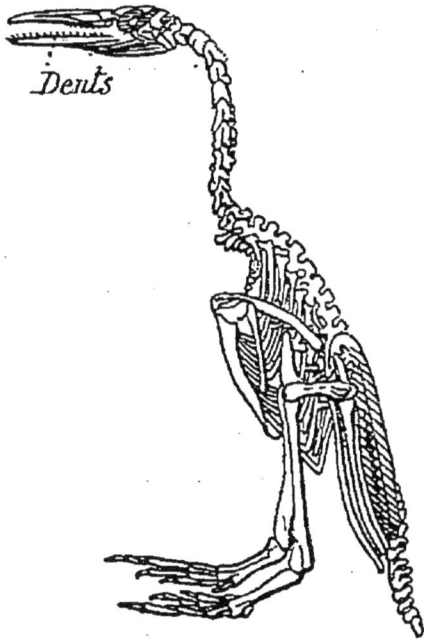

FIG. 405. — Squelette d'Odontornithe.

suivant leur forme et leur situation, se divisent en pennes, rémiges,
rectrices, etc. — Les téguments des Oiseaux sont dépourvus d'organes
glandulaires, mais il existe le plus souvent une glande bilobée, placée
sous le croupion, la *glande uropygienne*, qui sécrète une matière
huileuse servant à enduire les plumes ; cette glande est particulièrement développée chez les Oiseaux aquatiques.

Le squelette est curieux en ce sens que les os sont creusés de cavités dans lesquelles s'introduit une certaine quantité d'air ; cette pneumaticité sert à diminuer le poids du corps et à permettre aux Oiseaux de s'élever dans les airs. Le crâne est, en général, petit ; les mâchoires sont allongées en un bec corné. La mâchoire inférieure est suspendue au crâne par un os carré. L'occipital, comme chez tous les Sauropsidés, ne porte qu'un seul condyle.

Les vertèbres cervicales sont très mobiles les unes sur les autres, ce qui explique la facilité avec laquelle les Oiseaux ploient leur cou ; les vertèbres dorsales sont, au contraire, tout à fait immobiles. Les vertèbres lombaires et sacrées se réunissent toutes en un seul os pour constituer un sacrum, qui s'unit latéralement aux os iliaques et forme

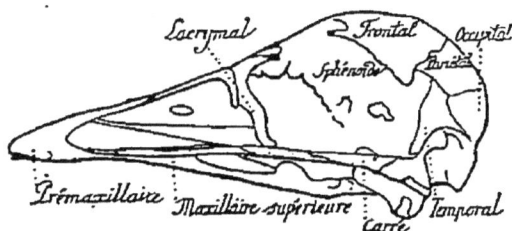

FIG. 406. — Squelette de la tête d'un Oiseau (euornithe).

avec eux le bassin. Celui-ci est très développé, mais il reste ouvert en dessous par suite de l'écartement du pubis, excepté chez les Ratites. Les côtes sont portées par les vertèbres dorsales ; les deux premières sont généralement libres ; les suivantes s'articulent avec le sternum, non par l'intermédiaire d'un cartilage, mais par des os sterno-costaux. Chaque côte porte à sa partie moyenne une apophyse aplatie qui se dirige obliquement en arrière au-dessus de la côte suivante, de façon que tous ces os prennent des points d'appui les uns sur les autres. Le sternum, servant à donner insertion aux muscles du vol, est relativement très grand. Il est muni le plus souvent d'une carène saillante externe appelée *bréchet*. Ce bréchet est très réduit chez les Oiseaux qui ne volent pas, et manque chez les Ratites.

La ceinture scapulaire est formée de trois os : l'omoplate, le coracoïde et la clavicule. L'omoplate est étroit. L'os coracoïde s'étend de l'articulation scapulo-humérale au bord antérieur du sternum. La clavicule se soude en avant avec celle du côté opposé, et forme avec elle, une pièce en V qu'on nomme la *fourchette*. — Le membre antérieur est remarquable par la réduction de la main. L'humérus est long ; l'avant-bras est formé par le radius et le cubitus ; il est suivi par deux petits os carpiens, avec lesquels s'articule une pièce osseuse résultant de la soudure plus ou moins complète de trois métacarpiens. Les doigts sont seulement au nombre de trois : un pouce rudimentaire placé du côté radial, un autre doigt également rudimentaire situé sur le côté interne du métacarpe, et un doigt médian principal et volumineux. (*Fig.* 352.)

Le membre postérieur est composé de quatre parties : la cuisse, la jambe, le tarse et les doigts. Le péroné est atrophié et soudé au tibia ; le tarse est représenté par un seul os long, avec lequel s'articulent les doigts, au nombre de trois ou de quatre ; le quatrième doigt est habituellement dirigé en arrière quand il existe. — Les muscles des membres postérieurs affectent une disposition spéciale qui permet aux Oiseaux, quand ils sont perchés, de fléchir les doigts sans aucun effort musculaire. Le muscle droit antérieur de la cuisse suit la face interne du fémur, et se continue avec un long tendon grêle qui passe en avant du genou pour s'insérer sur la partie externe de la jambe en se confondant avec le muscle fléchisseur des orteils. Par suite de cette disposition, chaque flexion de l'articulation du genou est accompagnée de celle des doigts, ce qui permet aux Oiseaux de se maintenir pendant leur sommeil sur les branches des arbres sans le concours de la volonté, par la seule action du poids du corps.

Les hémisphères cérébraux sont dépourvus de circonvolutions. Les lobes optiques sont très développés et se montrent toujours à découvert, en arrière et en dehors des lobes cérébraux. En avant des hémisphères cérébraux se trouvent les lobes olfactifs. Le cervelet correspond au lobe médian du cervelet des Mammifères ; il est sillonné transversalement par des replis de substance blanche. Le bulbe rachidien est assez volumineux ; sa face supérieure, où se trouve le quatrième ventricule, est recouverte par le cervelet. La moelle épinière est en général très longue. — Le tact s'exerce par des corpuscules tactiles situés dans le bec d'un grand nombre d'Oiseaux, ou dans la langue, ou dans la peau des doigts (Perroquet). — Le goût paraît peu développé, ainsi que l'odorat. — Les yeux sont volumineux, pourvus de trois paupières, une supérieure, une inférieure, et une troisième transversale ou membrane nictitante, semi-transparente d'ordinaire et insérée à l'angle interne de l'œil ; dans l'angle externe de l'œil est située la glande lacrymale. Il existe dans le corps vitré un organe particulier nommé *peigne*, présentant à sa surface des plis en nombre variable, et formé par un prolongement de la choroïde. — L'organe de l'ouïe est constitué par une oreille interne et une oreille moyenne. Celle-ci communique d'un côté avec les cavités des os du crâne, et d'un autre avec le pharynx par la trompe d'Eustache ; la membrane du tympan, qui la limite au dehors, est reliée à la fenêtre ovale par la columelle. Il existe aussi une fenêtre ronde qui fait communiquer la caisse tympanique avec l'oreille interne. Celle-ci se compose d'un vestibule, de trois canaux semi-circulaires, et d'un limaçon.

L'appareil digestif offre des particularités intéressantes. Les mâchoires sont dépourvues de dents et recouvertes par un étui corné qui constitue le bec ; la langue est ordinairement dure et cornée, charnue seulement chez quelques-uns d'entre eux. L'os hyoïde est muni de deux longues cornes dirigées en arrière, donnant chacune attache à un muscle, qui s'insère d'autre part sur la mâchoire inférieure. Par leur contraction, ces muscles portent en avant l'os hyoïde et avec lui la langue. Le foie est volumineux, partagé en deux

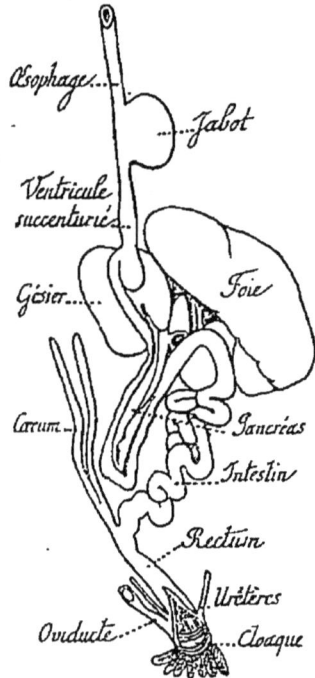

FIG. 407. — Tube digestif d'un Oiseau.

lobes à peu près égaux. Le pancréas est allongé et composé ordinairement de deux lobes. L'intestin antérieur présente une série de dilatations successives aux rôles divers : le *jabot*, le *gésier* aux parois musculeuses servant à broyer les aliments, et le *ventricule succenturié* ou véritable estomac.

Le cœur des Oiseaux est volumineux, divisé en quatre cavités : deux oreillettes et deux ventricules. Il n'existe qu'une seule crosse aortique recourbée à droite.

L'appareil pulmonaire se compose d'une trachée, des bronches, des poumons, et d'appendices nommés sacs aériens. La trachée porte deux larynx : un supérieur ou vrai larynx, l'autre inférieur ou *syrinx*, qui est l'organe vocal des Oiseaux. — Les poumons sont au nombre de deux, accolés à la paroi dorsale de la cavité thoracique. Parmi les canaux bronchiques, les uns traversent directement les poumons sans s'y ramifier et vont se rendre dans les sacs aériens, les autres donnent naissance à une série de canaux plus petits, qui se terminent dans les alvéoles pulmonaires. Les sacs aériens sont au nombre de neuf et communiquent avec les cavités aériennes des os. L'ensemble de ces sacs et des cavités aériennes constitue un vaste réservoir d'air qui donne au corps des Oiseaux sa grande légèreté.

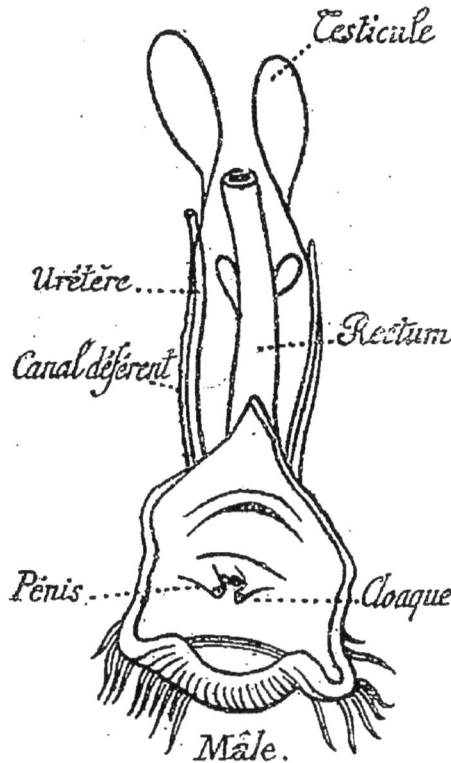

FIG. 408. — Organes sexuels mâles d'un Oiseau.

Les reins sont grands, allongés, au nombre de deux ; ils se continuent chacun par un urè–tère débouchant dans le cloaque en dedans des orifices des organes génitaux. — Les testicules sont au nombre de deux, placés dans la cavité abdominale au-dessous des reins ; ils sont inégalement développés. Les conduits spermatiques qui leur font suite forment un épididyme peu marqué, se continuant par un canal déférent flexueux allant déboucher à la partie postérieure du cloaque. — L'appareil femelle est impair, par suite de l'avortement de l'ovaire droit ; l'ovaire gauche, qui existe seul, est suivi par un large oviducte. L'oviducte débute par une région évasée ; plus bas, l'oviducte sécrète l'albumine de l'œuf ; enfin, dans sa dernière portion, il se dilate en une chambre nommée chambre coquillière, dans laquelle est sécrétée la coquille de l'œuf. L'oviducte s'ouvre dans le cloaque un peu en dehors du conduit urinaire.

L'œuf d'un Oiseau, celui d'une Poule, par exemple, se compose de deux parties : une centrale jaune ou vitellus, et une extérieure blanche ou albumineuse, le tout étant entouré par la coquille. Le Vitellus ou véritable œuf se forme dans l'ovaire ; il a l'aspect d'une sphère et se compose d'une volumineuse masse de vitellus nutritif jaune, portant à un de ses pôles le noyau de l'œuf ou vésicule germinative, de forme lenticulaire ou discoïdale, entouré par une mince couche de vitellus évolutif ; l'ensemble du noyau et du vitellus évolutif constitue le *disque germinatif*, ou *disque proligère*, ou *cicatricule*. La cicatricule apparaît comme une tache opaque à la surface du globe vitellin, et il en part un petit cordon de vitellus évolutif qui plonge dans le vitellus nutritif. L'ensemble du vitellus est enveloppé par la membrane vitelline.

Lorsque l'œuf est complètement développé et fécondé par des spermatozoïdes qui ont remonté l'oviducte, il se détache de l'ovaire et tombe dans l'oviducte où il s'entoure du blanc ou *albumine*. Le blanc de l'œuf est formé de couches concentriques ; la première couche qui se dépose est plus dense que les autres et forme la membrane chalazifère qui présente à chacun de ses pôles un prolongement spiralé nommé *chalaze ;* cette torsion est

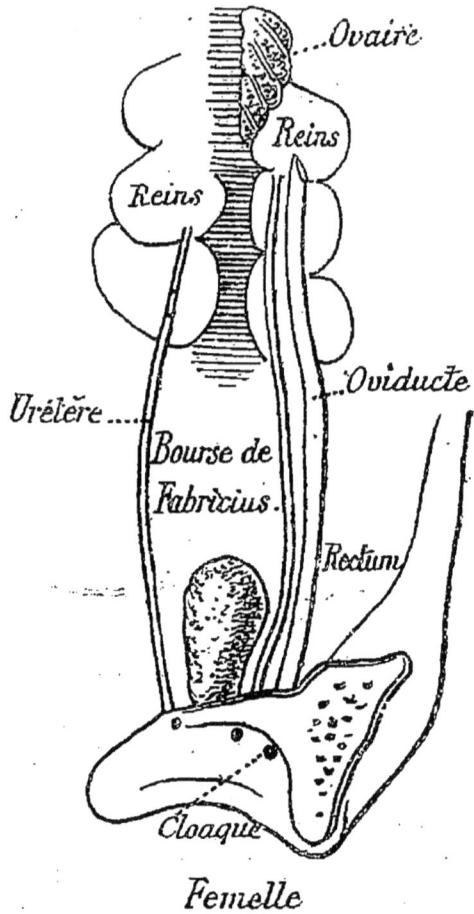

F.IG 409. — Organes génito-urinaires femelles d'Oiseau.

due au mouvement de rotation que subit l'œuf pendant sa descente dans l'oviducte. L'albumine est entourée extérieurement par une membrane composée de deux feuillets. Sur cette membrane se dépose le produit sécrété dans la chambre coquillière, produit qui, en se solidifiant, devient la coquille calcaire. — Vers la plus grosse extrémité de l'œuf, les deux feuillets de la membrane périphérique se séparent

pour laisser en s'écartant un espace nommé *chambre à air*. Les contractions de l'oviducte chassent l'œuf entièrement formé, et l'expul-
sent à travers le cloaque hors du corps de la mère.

Tous les Oiseaux sont ovipares. La fécondation a lieu dans l'intérieur
du corps, et ce sont les œufs fécondés qui sont rejetés de l'ovaire et s'entourent de l'albumine et de la coque en passant par l'oviducte. Le blanc
de l'œuf de poule est employé en matière médicale, ainsi que le jaune.

La classe des Oiseaux renferme deux sous-classes : les *Palæornithes*
ou Oiseaux fossiles, et les *Euornithes* ou Oiseaux actuels. — Les

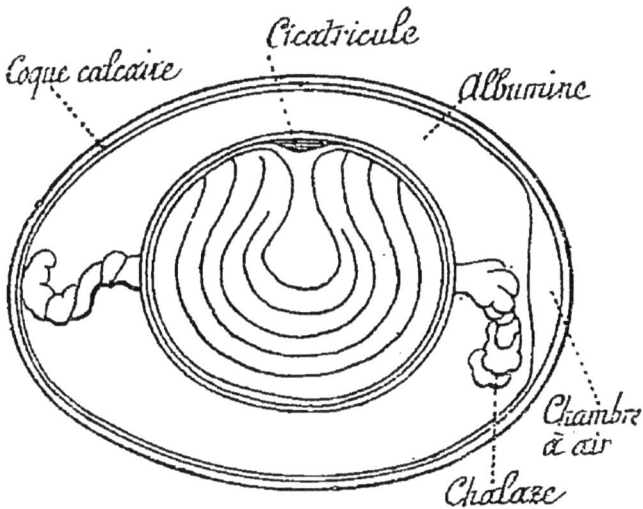

Fig. 410. — Coupe schématique d'un œuf d'Oiseau.

PALÆORNITHES montrent encore des caractères de Reptiles et se
divisent en *Saururés* et *Odonthornithes*. Les **Saururés** ont une queue
comme les Reptiles, queue munie de plumes sur les côtés; ils renferment un seul genre, le genre *Archæopteryx*. Les **Odonthornithes**,
ou Oiseaux dentés, sont de véritables Oiseaux, dépourvus de queue,
mais dont le bec est encore muni de dents comme les mâchoires
des Reptiles; ils vivaient vers la fin du crétacé et le commencement
du tertiaire, et ont été le point de départ des Euornithes. — Les
EUORNITHES sont les vrais Oiseaux dépourvus de queue et de
dents; ils se divisent en *Ratites* et *Carinates*. Les **Ratites** ont
toujours des plumes primaires et sont dépourvus de bréchet. Les

Carinates ont toujours un bréchet très développé. Les Carinates renferment un certain nombre d'ordres qui sont les *Palmipèdes*, les *Échassiers*, les *Gallinacés*, les *Colombins*, les *Grimpeurs*, les *Passereaux*, les *Rapaces*.

RATITES. — Les Ratites ou Coureurs sont caractérisés par un sternum aplati, dépourvu de carène ou bréchet, et par des ailes rudimentaires impropres au vol. Le type de ce groupe est l'Autruche (*Struthio camelus*); dans plusieurs contrées de l'Afrique, les indigènes se nourrissent de la chair, de la graisse, des œufs d'Autruche ; ils recueillent les plumes pour les vendre. A côté de l'Autruche se placent les Casoars, les Émeus et les Nandous.

PALMIPÈDES. — Les Palmipèdes sont des animaux aquatiques, à corps couvert d'un plumage épais, serré, à cou long, à pattes placées souvent très en arrière et à doigts palmés. Leur marche à terre est lourde ; quelques-uns sont incapables de voler, tandis que d'autres ont un vol très puissant. Le bec varie de forme suivant le genre de nourriture. Parmi ces oiseaux, un assez grand nombre sont utiles à l'homme, les uns à cause de leur duvet, les autres à cause de leur chair et de leurs œufs ; d'autres, enfin, à cause de leurs excréments employés comme engrais (Guano).

Cet ordre comprend un certain nombre de familles dont les principales sont les *Alcidés*, les *Lamellirostres*, les *Steganopodes*, et les *Laridés*.

Les **Alcidés** comprennent un genre intéressant, le *G. Uria* ou Guillemot, dont l'espèce Guillemot Grylle (*Uria Grylle*), ou Colombe de mer, est chassée pour sa chair, pour ses plumes que l'on emploie pour la literie, et pour ses œufs que l'on estime beaucoup. Ils vivent dans la mer du Nord en troupes considérables.

Les **Lamellirostres**, à bec lamelleux, sont représentés chez nous par des espèces domestiques, telles que les Canards, les Oies. Le Canard (*Anas*) occupe aujourd'hui une grande place dans nos basses-cours; ses plumes, quoique moins estimées que celles de l'Oie, sont un objet de commerce considérable; on recherche surtout son duvet qu'on substitue à l'édredon. La Sarcelle, le Souchet sont également chassées pour leur chair. Dans le même genre se range encore l'Eider commun (*Anas mollissima*), très recherché pour son duvet (*édredon*) qui est très estimé ; il habite tout le nord de l'Europe. — Le *G. Anser* renferme les Oies, parmi lesquelles l'Oie grise (*Anser cinereus*) est la souche de notre Oie domestique. L'Oie est élevée pour sa chair, pour ses plumes et son duvet. — A côté de ces espèces se rangent encore les *Cygnes* (*G. Cycnus*), etc.

Les **Stéganopodes** sont de grands palmipèdes au corps allongé, aux pieds terminés par quatre doigts réunis par une membrane ; leurs ailes sont bien développées, pointues, et souvent longues. Ils sont représentés par les Fous, oiseaux très communs dans l'hémisphère nord, en Islande, aux îles Feroë. Leurs excréments sont tellement abondants dans les régions qu'ils habitent, qu'ils forment de véritables montagnes de Guano.

Les **Laridés** présentent de grandes ailes pointues, une queue souvent fourchue, des pieds à trois doigts palmés et un doigt postérieur libre. Les ailes fournissent un vol rapide. Dans cette famille se rangent les Sternes ou Hirondelles de mer (*Sterna*), les Goëlands (*Larus*) ; et les Mouettes (*Lestris*) ; ce sont des oiseaux vivant sur presque toutes les parties de notre globe. Ils sont très estimés pour leurs œufs et leurs plumes.

ÉCHASSIERS. — Les Échassiers constituent le deuxième ordre des Carinates. Ils sont caractérisés par un cou long et grêle, un bec allongé, des pattes très longues et emplumées jusqu'à la moitié du tarse. Les pattes ont les doigts tantôt séparés, tantôt unis à la base par une membrane peu étendue. Ce sont des oiseaux de rivage ; ils se divisent en cinq principales familles : les *Charadridés*, les *Rallidés*, les *Scolopacidés*, les *Ardeidés* ou Hérodiens, et les *Alectoridés*.

Les **Charadridés** ont une tête assez épaisse, un cou court, un bec de moyenne longueur et à bords très durs. Ils renferment les Pluviers et les Vanneaux.

Les **Rallidés** possèdent un bec fort, pas très long, élevé et comprimé latéralement ; les ailes sont courtes ; les pattes sont également courtes et emplumées jusqu'au pied. Les doigts sont longs et grêles, armés d'ongles longs, tantôt entièrement séparés, tantôt entourés d'un rebord membraneux. Cette famille comprend le Râle d'eau (*Rallus aquaticus*), la Poule d'eau (*Gallinula chloropus*), principalement chassée dans le midi de l'Europe, et les Foulques, qui sont l'objet d'une chasse intéressante en Italie et en Provence.

Les **Scolopacidés** ont un bec mou, beaucoup plus long que la tête ; l'extrémité de la mandibule supérieure est renflée, recourbée, dépassant l'extrémité de la mandibule inférieure. Les Bécasses (*Scolopax*), les Bécassines (*Gallinago*), sont rangées dans cette famille.

Les **Ardeidés** ou Hérodiens sont de grands échassiers dont le bec est fort et tranchant. Ils comprennent le *Héron*, les *Ibis*, Oiseau sacré de l'Égypte, et les Grues, dont l'espèce *Grus cinerea* ou Grue cendrée est célèbre par ses migrations. Elle passe dans nos contrées à la fin de mars et au commencement d'octobre.

Les **Alectoridés** ont un bec fort, court et bombé. Les ailes sont courtes, et le pouce est souvent armé d'un ongle en forme d'ergot. L'Outarde (*Otis*), appartient à cette famille.

GALLINACÉS. — Les Gallinacés forment le troisième ordre des Carinates. Ce sont des Oiseaux terrestres, de taille moyenne, aux formes lourdes et au corps ramassé. Les ailes sont courtes et arrondies, le bec est fort, court, généralement convexe, plus ou moins recourbé à la pointe ; la tête est petite et souvent armée chez le mâle de crêtes ou de houppes colorées ; les jambes sont fortes et couvertes de plumes ; les doigts antérieurs sont réunis par une courte membrane ; le doigt postérieur (ergot) est généralement petit, sauf chez les mâles. Les doigts sont terminés par des ongles un peu recourbés et propres à gratter le sol. Cet ordre est généralement partagé en six familles : les *Crypturidés*, les *Pénélopidés*. les *Mégapodidés*, les *Phasianidés*, les *Tétraonidés* et les *Ptéroclidés*.

Les **Crypturidés** sont de petits Gallinacés qui ressemblent aux Rales ; leur bec est long et mince, leur queue presque nulle. Ce sont des Oiseaux indigènes de l'Amérique du Sud.

Les **Pénélopidés** sont des types dont les tarses sont longs et dépourvus d'ergot ; leur doigt postérieur est bien développé et inséré au même niveau que les autres. Les Pénélopidés habitent aussi les forêts de l'Amérique du Sud. Les Dindons (*Méléagris*) sont rangés dans cette famille ; ils sont originaires d'Amérique, d'où ils ont été importés vers le milieu du seizième siècle, et sont aujourd'hui un de nos Oiseaux domestiques les plus communs.

Les **Mégapodidés** ont des pieds élevés armés de fortes griffes. Le doigt postérieur est long et placé au même niveau que les autres.

Ils habitent la Nouvelle-Hollande et l'Océanie. Ils sont remarquables en ce qu'ils enfouissent leurs œufs dans un amas de feuilles et de substances végétales mêlées avec de la terre, et dont la fermentation doit produire la chaleur nécessaire à l'incubation.

Les **Phasianidés** sont, de tous les Gallinacés, ceux qui réalisent le mieux les caractères de l'ordre. La tête est en partie nue, les ailes sont de grandeur médiocre ; la queue est bien développée. Les pattes sont fortes avec les trois doigts antérieurs réunis à la base et portant des ongles ; le doigt postérieur est petit, placé plus haut que les autres. Le mâle a souvent la tête surmontée soit d'une crête charnue (Coq), soit d'une huppe ou d'une aigrette (Paon). Les principaux genres sont : Le Coq (*Gallus*), dont le Coq Bankiva paraît être l'espèce souche de notre Poule domestique ; les Faisans (*Phasianus*), qui ont donné le nom à la famille et qui furent importés par les Romains dans le midi de la France et en Allemagne ; les Paons (*Pavo*), et les Pintades (*Numida*), originaires d'Afrique, etc.

Les **Tétraonidés** ont un corps ramassé, un cou court, des pattes courtes emplumées jusqu'aux doigts. Ils renferment un certain nombre de genres très recherchés pour leur chair savoureuse et délicate. Le Coq de bruyère (*Tétrao Urogallus*), est l'un des plus gros oiseaux terrestres ; il habite principalement les forêts de pins des contrées montagneuses de l'Europe et de l'Asie Orientale. Le petit Coq de bruyère vit aussi dans les forêts montagneuses coupées de pâturages. On place également dans cette famille les Perdrix (*Perdix*), les Cailles (*Coturnix*), etc.

Les **Ptéroclidés** forment la transition des Gallinacés aux Colombins ; leur tête est petite, leur bec est court ainsi que les jambes. Les tarses sont courts, d'ordinaire emplumés, le doigt postérieur est placé très haut et rudimentaire. Ils se distinguent des autres Galinacés en ce qu'ils sont bons voiliers. Ils vivent dans les déserts et les steppes arides de l'Afrique, de l'Asie et de l'Europe.

COLOMBINS. — Le quatrième ordre est représenté par les Colombins ou Pigeons. Ce sont des Oiseaux à bec long et faible recourbé à l'extrémité, aux ailes propres à fournir un vol rapide et prolongé, aux pattes courtes terminées par quatre doigts ordinairement complètement libres. Ils alimentent les jeunes à l'aide d'un liquide crémeux sécrété par leur jabot. Les Colombins sont des Oiseaux monogames vivant dans toutes les parties du monde. Ils se divisent en deux familles : les *Columbidés* et les *Didunculidés*.

Les **Columbidés** comprennent les Colombes ou Pigeons (*Columba*), dont les nombreuses espèces domestiques descendent toutes du Pigeon Biset, ou pigeon de roche, ou pigeon des champs. Le Biset habite les côtes de l'Europe et des pays méditerranéens. Les Pigeons donnent une chair délicate et un engrais précieux, la *colombine*. Les Pigeons ramiers ou Palombes sont l'objet, dans la basse Navarre, le Béarn et le Bigorre, de chasses très productives. Les Pigeons voyageurs, les Tourterelles, appartiennent encore à cette famille.

Les **Didunculidés** se caractérisent par un bec comprimé, une mandibule inférieure dentelée, terminée en crochet. Cette famille ne renferme qu'un seul genre, le G. *Didunculus*. On a rapproché encore de cette famille les Drontes, qui vivaient autrefois aux Mascareignes, mais qui sont aujourd'hui complétement éteints.

GRIMPEURS. — Les Grimpeurs ou Déodactyles sont des Oiseaux à bec robuste, pauvres en duvet, à pieds formés de deux doigts antérieurs et deux doigts postérieurs (d'où le nom de Déodactyles). Ils comprennent un certain nombre de familles renfermant des genres sans aucune utilité directe pour l'homme : ce sont les Toucans, les Jacamars, les Coucous, les Pics, les Perroquets, etc.

PASSEREAUX. — Les Passereaux comprennent un nombre considérable d'oiseaux de petite taille, au vol rapide et aux allures vives et gracieuses. Les jambes sont courtes et les tarses recouverts de petites écailles ; les doigts faibles, au nombre de quatre, sont quelquefois tous dirigés en avant, mais d'ordinaire il en existe trois en avant et un arrière ; l'externe et le médian sont parfois soudés ensemble jusqu'au milieu de leur longueur. On les divise habituellement, d'après la forme de leur bec, en cinq groupes : Les *Levirostres*, les *Tenuirostres*, les *Fissirostres*, les *Dentirostres* et les *Conirostres*, renfermant beaucoup de familles.

Les **Lévirostres** ont un bec grand, de forme variable, mais très léger. Les Martins-pêcheurs (*Alcedo hispida*); le Guêpier vulgaire (*Mœrops apiaster*), du midi de l'Europe, appartiennent à cet ordre.

Les **Ténuirostres** ont un bec long, grêle, tantôt droit, tantôt arqué. C'est dans ce groupe que se trouvent les oiseaux les plus élégants pour la forme et les plus brillants par l'éclat de leurs couleurs. Ils sont presque tous exotiques, et vivent dans les contrées chaudes de l'Ancien et du Nouveau Monde. — Les Colibris ou Oiseaux-Mouches, les Méliphages, les Grimpereaux, etc., se rangent dans cet ordre. Dans nos pays, on en rencontre un représentant : la Huppe vulgaire (*Upupa epops*), qui arrive au printemps et repart en automne.

Les **Fissirostres** sont des Oiseaux au bec aplati, fendu presque jusqu'aux yeux ; on les divise en trois familles : les *Caprimulgidés*, les *Gypsélidés* et les *Hirundinidés*. — Les Caprimulgidés, ou Engoulevents, sont des oiseaux nocturnes au plumage souple, aux pattes courtes et très faibles. Cette famille n'est représentée en Europe que par le seul Engoulevent. — Les Gypsélidés ont pour type le Martinet ; ils renferment aussi les Salanganes (*Collocalia esculenta*) vivant dans l'Asie orientale et célèbres par leurs nids qui constituent un aliment très recherché dans certains pays ; dans quelques contrées de l'Orient, ils sont l'objet d'un commerce très important. Ces nids sont formés de débris végétaux réunis par une substance particulière sécrétée par des glandes salivaires. — Cette famille se rapproche beaucoup de la suivante, celle des Hirundinidés ou Hirondelles, qui diffère de la précédente par l'existence de douze rectrices à la queue, au lieu de dix que possèdent les Gypsélidés.

Les **Dentirostres** sont caractérisés par l'échancrure que présente de chaque côté et près de son extrémité la mandibule supérieure. Ils habitent les pays froids ou tempérés, mais en général émigrent l'hiver. Ce sont des oiseaux chanteurs, tels que les Rossignols, les Merles, les Rouge-Gorges, les Mésanges, les Grives, les Loriots, etc. Les Corbeaux, les Etourneaux se rangent aussi dans ce groupe.

Les **Conirostres** sont également des oiseaux chanteurs de petite taille ; ils sont caractérisés par un bec fort et conique. Ils renferment les Alouettes, les Moineaux, les Bouvreuils, les Pinsons, etc.

RAPACES. — L'ordre des Rapaces comprend des oiseaux au bec puissant et crochu, à pattes robustes portant quatre doigts armés d'ongles solides et formant ce qu'on appelle des *serres*. Ils se nourrissent principalement de vertébrés à sang chaud. Ils se divisent en quatre familles : les *Strigidés*, les *Vulturidés*, les *Accipitridés* et les *Gypogéranidés*.

Les **Strigidés** ont une tête volumineuse et un cou court ; les yeux sont grands, dirigés en avant, et entourés parfois d'un cercle de plumes rigides. Le bec est fort, recourbé à partir de sa base; les pieds sont souvent emplumés jusqu'au bout des doigts, armés de fortes griffes. Cette famille comprend des oiseaux chassant de préférence au crépuscule et à la nuit, tels que les Hiboux, les Chouettes, les Ducs, etc.

Les **Vulturidés** sont des rapaces de grande taille, dont la tête et le cou sont couverts d'un duvet très fin. Les deux principaux genres sont les Vautours (*Vultur*), vivant sur les hautes montagnes de l'Europe, les Alpes, les Pyrénées; et les Condors (*Sarcorhamphus*) de l'Amérique.

Les **Accipitridés** ou **Falconidés** sont des Rapaces à bec fort, le plus souvent denté. Les doigts sont terminés par des ongles crochus et constituent des serres puissantes. La tête et le cou sont emplumés. Les Falconidés forment la famille la plus nombreuse; elle comprend les Aigles (*Aquila*), les Milans (*Milvus*), les Buses (*Buteo*), les Faucons (*Falco*) que l'on dressait autrefois pour la chasse, etc.

Les **Gypogéranidés** ont un corps svelte, un cou long, des tarses élevés, un bec comprimé latéralement et très recourbé. Ils ne renferment que le seul genre africain *Gypogeranus*, appelé Messager ou Secrétaire, parce qu'il est muni d'une huppe qui rappelle la plume posée derrière l'oreille des scribes. Son nom spécifique *G. Serpentarius* est tiré de son mode de nourriture; il chasse les serpents pour les manger.

Tableau synoptique des Sauropsidés.

```
                              ( Opotérodontes.
                              ( Colubri-
                              ( formes. Colubridés .... Couleuvre. Boa.
          ...... Ophidiens. { Protero-
                              ( glyphes............... Aspic.
                              ( Soléno-              ( Vipera aspis.
                              ( glyphes. Vipéridés... {  —  ammodytes.
                                                      ( Pelias berus.

                              ( Annelés.
                              ( Brevilingues.
          ...... Lacertiens. { Crassilingues.
                              ( Fissilingues ......... Lézards.
                              ( Vermilingues......... Caméléon.

                              ( ...... Chélonidés.
                              ( ...... Tryonicidés.
          ...... Chéloniens. { ...... Emidydés.
                              ( ...... Chersidés ..... Tortue grecque.
```

SAUROPSIDES {	**Reptiles** {	.... Crocodiliens ..... {	Crocodilidés. Alligatoridés. Gavialidés.	
		.... Ptérodactyliens.		
		.... Dinosauriens.		
		Palæor- { Saururés. nithes.. } Odontornithes.		

Oiseaux.

Euornithes { Ratites... Coureurs.................... Autruche. Casoar.

Carinates {

Palmipèdes {
- .... Alcidés.......... Guillemot.
- .... Lamellirostres... Canard. Oie. Sarcelle.
- .... Stéganopodes .. Fous.
- .... Laridés........ Goëlands.

Echassiers. {
- .... Charadridés.... Vanneaux. Pluviers.
- .... Rallidés....... Poule d'eau.
- .... Scolopacidés... Bécasse.
- .... Ardéidés...... Grues.
- .... Alectoridés.... Outarde.

Gallinacés. {
- .... Crypturidés.
- .... Pénélopidés.... Dindon.
- .... Mégapodidés.
- .... Phasianidés.... Coq. Faisan.
- .... Tétraonidés.... Coq de Bruyère.
- .... Ptéroclidés.

Colombins. {
- .... Columbidés .... Pigeon.
- .... Didunculidés.

Grimpeurs...................... Perroquets. Pics.

Passereaux {
- Lévirostres........... Martin-pêcheur.
- Ténuirostres......... Huppe vulgaire.
- Fissirostres.......... Engoulevent.
- Dentirostres......... Merle. Rossignol.
- Conirostres.......... Alouette.

Rapaces.. {
- .... Vulturidés..... Vautour.
- .... Strigidés...... Hibou. Orfraie.
- .... Accipitridés.... Aigle. Buse. Faucon.
- .... Gypogéranidés.. Secrétaire.

MAMMIFÈRES.

Les Mammifères constituent la dernière classe des Craniotes Gnathostomes. Ce sont des animaux à corps couvert de poils, ayant deux condyles occipitaux ; la mâchoire inférieure s'articule directement avec le crâne ; les jeunes sont alimentés par du lait que sécrètent les mamelles ; le plus souvent il existe un placenta.

La peau présente la structure générale que nous avons exposée plus haut. Les poils diffèrent beaucoup entre eux par leur apparence, leur longueur, etc., et offrent à cet égard de nombreuses variétés. Un animal présente ordinairement deux sortes de poils, ceux qui sont longs, soyeux, plus ou moins raides (*jarres*), et ceux qui sont fins, courts, doux au toucher (*duvet* ou *bourre*). On réserve le nom de *soies* aux jarres qui sont longues, fortes et raides, excepté aux extrémités (Sanglier) ; et celui de *piquants* à celles qui sont très grosses, pointues, très raides et qui ressemblent à des épines (Hérisson, Porc-Épic). Les *crins* ne diffèrent guère des soies que par un peu plus de souplesse et moins de grosseur. La *laine* est une espèce de poil long, très fin, et contourné en tous sens. — La couleur des poils varie beaucoup, et la disposition générale de ses couleurs constitue ce que l'on nomme le pelage des Mammifères. En général, les poils tombent à une époque déterminée de l'année et sont remplacés par d'autres. Cette mue a lieu le plus souvent au printemps et à l'automne.

Les principales différences touchant le squelette entre les divers types de Mammifères portent sur l'absence des membres abdominaux chez les Mammifères nageurs, tels que les Baleines, sur la diminution du nombre des doigts et l'absence de la clavicule chez la plupart des groupes dont les membres servent seulement à la locomotion, enfin sur quelques variations dans le nombre des vertèbres. — La forme de la tête varie beaucoup, suivant que la face prend plus ou moins d'extension ou bien que le crâne se développe davantage. — Le crâne s'articule avec la colonne vertébrale au moyen de deux condyles occipitaux placés sur les côtés du trou occipital ; comme celui-ci n'occupe pas toujours la même situation chez tous les Mammifères, c'est-à-dire qu'il est tantôt rejeté en arrière et tantôt en avant, il en résulte dans la position de la tête des aspects divers qui sont en rapport avec l'attitude de l'animal. La mandibule ou mâchoire inférieure s'articule directement avec le temporal sans l'intermédiaire d'un os carré.

La colonne vertébrale offre presque partout les mêmes caractères, excepté pour le nombre de vertèbres qui est variable. On y distingue cinq régions : cervicale, dorsale, lombaire, sacrée et caudale. Les vertèbres des diverses régions se distinguent par des caractères particuliers que nous ne pouvons décrire ici ; nous signalerons seulement la forme et la disposition spéciales des deux premières vertèbres cervicales. La première vertèbre cervicale (*Atlas*) est un anneau osseux muni latéralement de larges apophyses aliformes, creusées de cavités pour recevoir les deux condyles de l'occipital. Ainsi constituée, cette articulation occipito-atloïdienne est le siège des mouvements d'abaissement et d'élévation de la tête. Quant au mouvement de rotation de la tête à droite et à gauche, il se produit à l'aide d'un mouvement qu'effectue l'Atlas autour d'une apophyse médiane de la vertèbre suivante (*Axis*). — Les côtes thoraciques sont en même nombre que les vertèbres dorsales avec lesquelles elles s'articulent; les côtes postérieures seules restent libres, ou bien se joignent à l'extrémité sternale des côtes précédentes.

La ceinture pelvienne est rudimentaire chez les Cétacés ; chez tous les autres Mammifères elle existe, et est complétée par l'union des pubis sur la ligne médiane ventrale (*Symphise pubienne*). La ceinture scapulaire manque en partie lorsque les membres antérieurs n'exécutent que des mouvements de va-et-vient comme la marche, la course, la nage, etc. Quant, au contraire, les membres sont destinés à accomplir des mouvements plus complexes, l'omoplate s'arc-boute sur le sternum à l'aide de la clavicule. — Les membres subissent des modifications en rapport avec les usages auxquels ils sont adaptés ; chez les Mammifères nageurs, ils prennent la forme de nageoires plates ; chez les Mammifères volants (Cheiroptères), ils deviennent très longs et donnent attache à un repli membraneux qui, s'étendant entre les doigts et les côtés du corps, permet à ces animaux de voler ; chez les Mammifères terrestres, de nombreuses variations se produisent selon que ces organes sont employés à fouir, à grimper, à marcher, ou bien qu'ils deviennent propres à la préhension.

Le nombre typique des doigts est de cinq, mais ils peuvent se réduire graduellement; cette réduction commence d'abord par le pouce, qui devient rudimentaire; puis le petit doigt externe et le deuxième doigt interne qui sont tantôt atrophiés (Ruminants), et tantôt disparaissent. Enfin, le deuxième doigt externe reste rudimentaire ou disparaît complètement à son tour, de telle sorte que le doigt du milieu seul supporte le membre (quelques Imparidigités actuels). En même temps que ces réductions surviennent, le carpe et le métacarpe, le tarse et le métatarse, subissent aussi des modifications, et les divers os qui les constituent tendent, les uns à disparaître, les autres à se fusionner en une seule masse.

Le système nerveux atteint chez les Mammifères son plus haut degré de développement et de perfection. Chez les Monotrèmes, le cerveau est encore lisse ; ce n'est que chez les Édentés, les Rongeurs et les Insectivores que l'on voit apparaître les premières traces de circonvolutions. — Le sens du goût est très développé chez la plupart de ces animaux. Celui de l'odorat l'est aussi à un haut degré ; les deux fosses nasales communiquent souvent avec des cavités creusées dans les os du crâne et auxquelles on donne le nom de *sinus ;* elles débouchent à l'extérieur par deux ouvertures : les narines. Le nez est formé par la paroi antérieure plus ou moins saillante des fosses nasales ; il se complète au moyen de pièces cartilagineuses mobiles entourant les narines. Ces pièces, en se développant, donnent parfois naissance à une trompe servant d'organe tactile ou fouisseur (groin), ou d'organe préhensile (trompe).

Les yeux sont munis de paupières ; quant à la troisième paupière ou membrane nictitante plus ou moins réduite, elle est représentée par le repli semi-lunaire, situé à l'angle interne de l'œil. La glande lacrymale est située à l'angle supérieur et externe de l'orbite. La forme de la pupille est variable. La choroïde présente en certains points des teintes irisées, qui ont fait donner à ces régions le nom de *tapis.* — L'organe de l'ouïe est le plus souvent pourvu d'une oreille externe, excepté chez les Mammifères à vie aquatique et souterraine. L'oreille moyenne renferme une chaîne d'osselets (marteau, étrier, enclume, os lenticulaire), et l'oreille interne possède un limaçon enroulé en spirale (sauf chez les Monotrèmes), contrairement aux Sauropsidés qui n'ont d'ordinaire qu'un os (columelle) dans l'oreille moyenne, et dont le limaçon est petit et nullement enroulé. — Le sens du toucher s'exerce par les différentes terminaisons nerveuses indiquées plus haut, et chez certains Mammifères par de longs poils tactiles (*vibrisses*) implantés sur les lèvres et munis d'appareils nerveux spéciaux.

Les mâchoires sont presque toujours garnies de dents. Quelques-uns, comme les Échidnés, les Fourmiliers, en sont privés ; d'autres, tels que les Baleines, sont munis sur le bord de la voûte palatine de lames cornées longues et flexibles, disposées sur plusieurs rangées (*Fanons*). Chez certains Mammifères, les dents persistent toute la vie ; chez d'autres elles sont remplacées par de nouvelles dents ; les premiers sont dits *Monophyodontes*, et les seconds *Diphyodontes ;* dans ce dernier groupe, la première dentition est encore appelée *dentition de lait*, et la seconde *dentition permanente*. — Les dents se distinguent en incisives, canines et molaires. Les molaires se divisent en *prémolaires* et *molaires postérieures ;* celles-ci n'apparaissent qu'une fois, en général, et ne sont pas précédées par des dents de lait. Les molaires des Mammifères actuels et anciens dériveraient d'un type commun de molaire, la *molaire tricuspide,* pourvue sur sa couronne de trois éminences ou cônes. Ces cônes, en devenant tranchants, donnent la molaire des Carnivores. Pour produire la molaire des Herbivores, il aurait apparu un quatrième cône, et toutes ces éminences, au lieu d'être tranchantes, sont aplaties et servent à broyer (*tubercules*).

Outre les dents, l'entrée des voies digestives est entourée par des lèvres mobiles qui recouvrent le bord alvéolaire des mâchoires ; la bouche contient une langue charnue, ordinairement très mobile, excepté chez les Baleines, où elle est entièrement soudée aux parois de la bouche. Les lèvres sont remplacées par un bec chez les Monotrèmes. Un organe particulier aux Mammifères est le *voile du palais,* repli membraneux suspendu au bord supérieur de la voûte du palais, et se continuant de chaque côté avec deux saillies dirigées vers la base de la langue. Ces saillies forment ce que l'on a appelé les *piliers* du voile du palais, et l'espace qui se trouve ainsi circonscrit a reçu le nom d'*Isthme du gosier.*

L'appareil digestif et ses annexes n'offrent rien de particulier et ont déjà été décrits. — La circulation des Mammifères, comme celles des Oiseaux, est double et complète ; seulement, la crosse de l'aorte provient du cinquième arc aortique gauche et non de l'arc droit, comme pour les Sauropsidés. (*Fig.* 376 et 380.) Chez les Rongeurs, les Monotrèmes, et l'Éléphant, il existe trois veines caves, une inférieure et deux supérieures.

Les mamelles des Mammifères présentent deux parties : une partie sécrétante ou *glande mammaire,* et une partie conductrice ou *canaux galactophores ;* l'ensemble de ces canaux forme au-dessus de la mamelle une saillie ou *mamelon.* Les mamelles des Monotrèmes sont dépourvues de mamelon, et le lait est expulsé par la contraction de muscles peauciers. Chez les autres Mammifères, les mamelles sont dites, suivant leur position, *inguinales, abdominales* ou *pectorales,* les premières étant situées vers l'aine, les secondes sur l'abdomen, les troisièmes sur la poitrine. Le nombre des mamelles varie suivant les genres ; il est en rapport avec le nombre des petits.

Les reins sont situés de chaque côté de la colonne vertébrale dans la région lombaire; chez les Phoques et les Cétacés, ils se composent de lobules séparés entre eux et réunis en grappe sur les branches de l'uretère. Il existe toujours une vessie urinaire.

Les organes génitaux mâles de la plupart des Mammifères sont caractérisés par le changement de position des testicules; ces organes descendent en avant du bassin et se logent dans un repli cutané nommé *scrotum*. Les Monotrèmes et les Cétacés conservent les testicules au point où ils se sont développés. Chez les Carnivores et les Rongeurs, il existe dans la portion spongieuse de l'urèthre une pièce cartilagineuse ou osseuse, l'*os pénial*. Le gland, unique en général, est bifide chez les Monotrèmes et les Marsupiaux.

Les ovaires sont asymétriques chez les Monotrèmes par suite de l'atrophie de l'ovaire droit, comme chez les Oiseaux; dans tous les autres cas, ils sont généralement développés des deux côtés. Nous avons distingué, dans l'exposé des considérations générales sur les Vertébrés, plusieurs sortes d'utérus dues aux différents degrés de soudures. La première forme est l'*utérus double* ou *bipartite* que l'on trouve chez les Marsupiaux et les Rongeurs; la seconde forme est l'*utérus bicorne* particulier aux Insectivores, Cétacés, Carnivores, Ongulés; enfin, l'*utérus simple* appartient aux Primates.

Dans le développement des Mammifères, nous avons vu que les uns ne possèdent pas de placenta et les autres en sont pourvus. Les premiers sont dits *implacentaires*, par opposition aux seconds ou *placentaires*. Les Implacentaires renferment deux ordres : les *Marsupiaux* et les *Monotrèmes*. Les Placentaires comprennent un plus grand nombre d'ordres, ce sont : les *Édentés*, les *Cétacés*, les *Condylarthres* ou *Protongulés*, les *Ongulés*, les *Proboscidiens*, les *Hyraciens*, les *Sirénidés*, les *Carnivores*, les *Rongeurs*, les *Insectivores*, les *Cheiroptères*, les *Prosimiens* et les *Primates*.

MONOTRÈMES. — Les Monotrèmes constituent le premier ordre des Mammifères; ils se caractérisent par l'absence de placenta, une mâchoire en forme de bec et dépourvue de dents, une épaule pourvue d'un os coracoïdien, et un cloaque, d'où leur nom de Monotrèmes.

Les Monotrèmes se caractérisent encore par l'origine de leurs glandes mammaires qui paraissent provenir de glandes sudoripares, et par l'absence des mamelons. Ce sont, en outre, des animaux ovipares; alors que tous les autres Mammifères sont vivipares, les Monotrèmes pondent des œufs comme les Sauropsidés. — Cet ordre est représenté dans la nature actuelle par les Ornithorhynques et les Échidnés, vivant en Australie. — Les Ornithorhynques (*Ornithorynchus*) sont des animaux à corps allongé, déprimé et couvert de poils, pourvus d'une queue aplatie, de pattes palmées à doigts terminés par de fortes griffes. Leurs mâchoires sont disposées comme un bec de canard, propre à fouiller dans la vase. Le mâle possède aux pattes postérieures un ergot.

Les Échidnés sont des animaux terrestres, à corps couverts de piquants. Ils possèdent un bec mince, allongé, cylindrique, et des pattes courtes terminées par cinq doigts armés de fortes griffes. Ils ont également un ergot aux pattes postérieures ; cet ergot est creusé d'un canal communiquant avec une glande. Chez la femelle, il existe sur la cuisse une fossette correspondante, dans laquelle le mâle introduit l'ergot au moment de l'accouplement.

Les Monotrèmes sont donc des Mammifères primitifs dont l'organisation a beaucoup de rapports avec celle des Sauropsidés.

MARSUPIAUX. — Les Marsupiaux sont, comme les Monotrèmes, des Mammifères implacentaires ; ils possèdent, à leur ceinture osseuse pelvienne, deux os, ou *os marsupiaux*, soutenant une poche abdominale dans laquelle sont logés les petits qui s'y suspendent aux mamelles.

Les Marsupiaux diffèrent beaucoup entre eux sous le rapport de leurs mœurs et de leur régime ; parmi eux on trouve les correspondants des principaux types des Mammifères placentaires. Beaucoup sont herbivores et se rapprochent des Rongeurs et des Ongulés ; quelques-uns sont omnivores, d'autres enfin sont franchement carnassiers. Cet ordre se divise en cinq tribus : les *Pédimanes*, les *Rapaces*, les *Carpophages*, les *Pœciphages*, les *Rhizophages*.

Les Pédimanes sont de petits animaux à denture se rapprochant de celle des Insectivores et des Carnivores, à doigt interne postérieur opposable. Ils sont représentés par la Sarigue. — Les Rapaces sont des Marsupiaux à dentition de carnivore et à quatre doigts postérieurs. Les Dasyures, et les Thylacines ou Loups à bourse, appartiennent à cette tribu. — Les Carpophages sont des animaux dont la dentition correspond à un régime frugivore ; le doigt interne postérieur est opposable. Ils sont représentés par les Phalangers à queue longue et préhensile. — Les représentants de l'avant-dernière tribu sont des herbivores à pattes antérieures petites et à pattes postérieures développées : tels sont les *Kanguroos*. — Les Rhizophages, enfin, sont des Marsupiaux ayant une dentition de Rongeurs. Ils sont représentés par les *Phascolomys*.

CÉTACÉS. — Les Mammifères placentaires sont des animaux dont l'organisation est plus élevée que celle des implacentaires, et possédant un placenta permettant au fœtus d'acquérir dans l'intérieur du corps de la mère son développement complet.

Les Marsupiaux sont considérés comme pouvant être le point de départ des Mammifères placentaires ; cette évolution aurait eu lieu pendant la période secondaire.

Des formes primitives des Marsupiaux carnivores dérivèrent d'abord les Protongulés, ancêtres des Ongulés, qui conduisirent par les Condylarthres, animaux éocènes, aux Périssodactyles et aux Artiodactyles.

Des types anciens de Mammifères, appartenant au groupe des Créodontes, vivant lors du tertiaire et éteints aujourd'hui, auraient produit les Carnivores, les Cheiroptères, les Lemuriens et les Quadrumanes. — Les Cétacés ont dû dériver de bonne heure de Mammifères secondaires homodontes. Plus tard, les Sirènes se sont séparés des Ongulés, et les Pinnipèdes des Carnivores ; tous ces animaux se sont adaptés, à des degrés divers, à la vie aquatique.

Les Cétacés sont des animaux marins à corps fusiforme, terminé par une queue en forme de nageoire horizontale, à membres antérieurs transformés en nageoires, et dépourvus de membres postérieurs.

La tête se continue directement avec le tronc. Il n'y a pas de cou distinct. Les poils qui couvrent généralement la peau des Mammifères ne sont plus représentés que par quelques soies clairsemées ; par contre, il se développe dans le tissu cellulaire sous-cutané une quantité considérable de graisse. Le crâne est asymétrique, l'oreille externe manque ; les yeux sont très petits ; les fosses nasales sont placées sur la face supérieure du crâne, et s'ouvrent à l'extérieur par une narine de forme particulière nommée *évent* et conduisant l'air jusque dans l'intérieur du larynx. Grâce à cette disposition et à la présence d'un sphincter au niveau du voile du palais, les Cétacés peuvent respirer

pendant que la bouche est remplie d'eau et que la déglutition des aliments s'effectue. La colonne que l'on voit s'élever au-dessus de la tête
des Cétacés est due à la vapeur d'eau expirée qui se condense. — Les
dents manquent chez les Baleines ; elles apparaissent chez l'embryon,
tombent et sont remplacées par des fanons. — Les femelles mettent bas
un seul petit ; les mamelles sont placées dans la région inguinale.
Les Cétacés se divisent en deux sous-ordres : les *Denticètes* et les
Mysticètes.

Les **Denticètes** sont des Cétacés carnivores munis de dents coniques sur les deux mâchoires ou sur une seule ; ils se divisent en plusieurs familles, dont deux nous intéressent, les *Monodontidés* et les
Catodontidés. — Les *Monodontidés* ont à la mâchoire supérieure deux

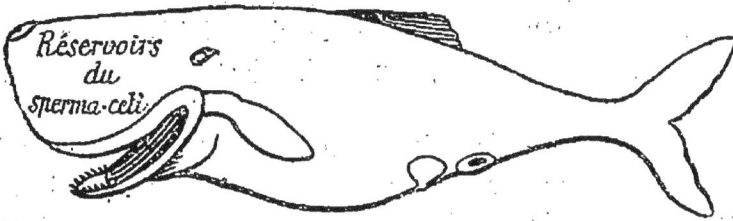

Fig. 411. — Aspect extérieur d'un Cachalot.

dents dirigées en avant ; chez le mâle, l'une d'elles, la gauche en général, prend un développement considérable et s'avance comme une
épée au devant de l'animal ; cette dent est fort recherchée pour son
ivoire. La seule espèce qui compose cette famille est le *Monodon
Monocéros* ou Narwal, vivant en troupe dans les mers Arctiques. — Les
Catodontidés ou Physéteridés sont munis de dents coniques à la mâchoire inférieure. L'espèce la plus commune est le *Physeter macrocé-
phalus* ou *Catodon macrocephalus* (Cachalot), dont on retire le *Spermaceti* ou Blanc de Baleine, substance grasse employée dans la
fabrication de diverses pommades, et placée dans les sinus frontaux de
l'animal, et l'*ambre gris*.

Les **Mysticètes** ont les mâchoires dépourvues de dents, remplacées par des fanons. Ce sous-ordre ne comprend qu'une seule
famille : les *Balénidés*. Les Balénidés sont des Cétacés à mâchoire
supérieure munie de fanons formant une sorte de crible qui retient
les petits animaux lorsque la bouche se ferme, tandis que l'eau de mer
avec laquelle ces animaux ont été introduits passe au travers. Ils ren-

ferment plusieurs genres : les Baleines proprement dites, dont l'espèce la plus célèbre est celle des mers Arctiques (*Balæna mysticetus*) ; les Rorquals (*Balænoptera*) ; et les Jubartes (*Mégaptera*). Tous ces Mammifères sont l'objet d'une chasse pour leur graisse sous-cutanée, que l'on fait fondre pour retirer de l'huile ; de mêmes leurs fanons constituent la substance connue dans l'industrie sous le nom de Baleine.

ÉDENTÉS. — Les Édentés sont des animaux à dentition incomplète, composée de molaires petites, cylindriques, sans racines ni émail, et à doigts terminés par des ongles vigoureux et crochus. Ils se divisent en trois sous-ordres : les *Vermilingues*, les *Cingulés* et les *Bradypodidés*.

Les **Vermilingues** ou Fourmiliers (*Myrmecophaga*) ont un museau allongé, pointu, une bouche étroite et une langue grêle, vermiforme, très protractile. — Les **Cingulés** ou Tatous (*Dasypus*) sont des animaux à corps lourd, remarquables par leur cuirasse, composée de plaques osseuses dermiques placées sur leur dos. — Les **Bradypodidés** ou Paresseux (*Bradypus*), ont les pattes antérieures très longues ; les incisives et les canines manquent quelquefois. Ils rappellent un peu les Singes par leurs habitudes et leurs mœurs. Sur le sol, ils se meuvent péniblement, et passent la plus grande partie de leur vie sur les arbres.

CONDYLARTHRES. — Le troisième ordre des Mammifères placentaires est représenté par les Condylarthres ou Protongulés. Ils vivaient à l'époque tertiaire ; leurs membres étaient pentadactyles, et leurs molaires se rapprochaient par leur forme de la molaire tricuspide primitive. Leurs incisives et leurs canines ressemblaient à celles des Périssodactyles. Le cubitus et le péroné étaient très développés ; ce dernier ne s'articulait ni avec l'astragale, ni avec le calcanéum ; il était libre comme chez les Carnivores. Au tarse, le scaphoïde s'articulait avec le calcanéum comme chez l'*Hyrax* et les Rongeurs. Les os du carpe étaient disposés par rangées, au lieu d'alterner les uns avec les autres comme chez les Périssodactyles et les Artiodactyles. Les Ongulés descendent probablement des Condylarthres.

ONGULÉS. — Chez les Ongulés, les doigts sont entourés à leur extrémité libre par une corne ou sabot qui les protège. Les plus anciens Ongulés possédaient cinq doigts aux deux paires de membres ; certains de ces doigts se sont atrophiés et ont disparu, de sorte que les Ongulés actuels ont moins de cinq doigts à chaque membre. — Dans une série de formes, le doigt médian (troisième) prend un très grand accroissement, et les autres sont atrophiés ou presque atrophiés ; dans une autre série, le troisième et le quatrième doigts seuls sont bien développés, égaux, et les autres sont atrophiés ; d'où la division des Ongulés en deux sous-ordres : les *Perissodactyles* ou *Imparidigités* pour le premier cas, et les *Artiodactyles* ou *Paridigités* pour le second.

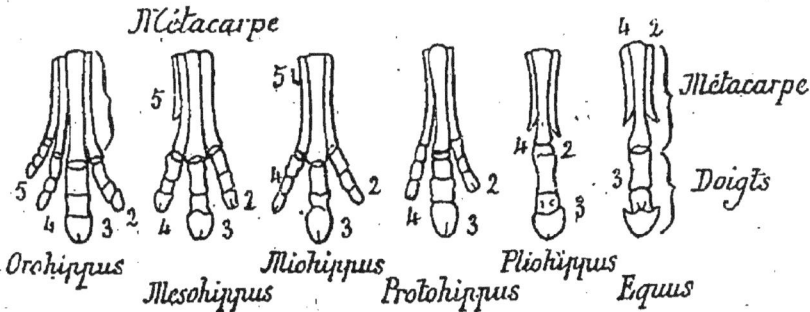

Fig. 412. — Extrémités des membres d'Imparidigités tertiaires et actuels pour montrer la réduction croissante des doigts, et la série qui mène de l'*Orohippus* éocène à l'*Equus* ou cheval actuel. — Les chiffres indiquent les numéros des doigts.

ONGULÉS Périssodactyles. — Les Ongulés Périssodactyles ou Imparidigités sont des animaux de grande taille dont chaque membre ne possède d'ordinaire que trois doigts (deuxième, troisième, quatrième) ; le médian ou troisième prend un développement plus grand que les autres, qui parfois même sont réduits à l'état de simple vestige. La dentition est complète ; mais les canines manquent quelquefois. Les molaires présentent, sur leur surface usée par le frottement, des saillies dues aux replis que l'émail forme dans leur intérieur. Les canines sont séparées des molaires par un intervalle nommé *diastème* et vulgairement *barre*. Cet ordre comprend trois familles : les *Tapiridés,* les *Rhinocéridés* et les *Équidés.*

Les **Tapiridés,** qui renferment les Tapirs, sont caractérisés par la petite trompe mobile qui prolonge le nez et leur sert d'organe tactile. Leurs membres antérieurs ont quatre doigts et les postérieurs trois.

Les **Rhinocéridés** portent sur les os du nez une ou deux cornes de nature épidermique. Leurs membres possèdent trois doigts à chaque pied.

Les **Équidés** avaient reçu le nom de Solipèdes parce que les types qui vivent de nos jours ont les extrémités terminées par un doigt unique, mais les espèces anciennes possédaient trois doigts encore bien développés. Ce sont des Mammifères ongulés à jambes longues, ne reposant sur le sol que par la troisième phalange du doigt médian entourée d'un large sabot. Le deuxième et le quatrième doigts sont réduits à l'état de stylets. — Leur dentition se compose d'incisives, de canines, de prémolaires et de molaires ; les canines sont petites et manquent souvent chez les femelles ; les molaires ont une couronne carrée marquée de cinq croissants d'émail ; elles étaient au nombre de sept chez les Chevaux fossiles ; chez les Chevaux actuels, cette septième molaire se montre dans la première dentition, et persiste même quelquefois.

Les Équidés sont des animaux herbivores dont l'estomac est petit et simple, mais dont le cœcum est remarquable par ses grandes dimensions ; l'orifice cardiaque est muni chez eux d'un sphincter qui rend le vomissement impossible. Le principal genre de cette famille est le G. Equus. — Le Cheval (*Equus caballus*), à queue garnie de longs crins jusqu'à la base, portant à chacun de ses membres une plaque cornée nommée châtaigne, nous rend les plus grands services, et de tout temps a été l'objet d'un élevage spécial. Indépendamment des excellentes qualités que nous lui reconnaissons de son vivant, le Cheval fournit après sa mort sa chair, qui, par la modicité de son prix, est recherchée des classes pauvres ; sa peau dont on fait du cuir ; la corne de ses pieds, les crins de sa queue ou de son cou ; ses os, dont on retire le noir animal, ou qui servent à fabriquer des outils et des objets de toilette.

L'Ane domestique (*Equus asinus*) est caractérisé par des oreilles grandes, une crinière courte et droite, une ligne noire sur le dos et une sur les épaules, une queue nue à la base, portant des crins à l'extrémité. Les châtaignes n'existent qu'aux membres antérieurs. L'Hémione habite les plaines de la haute Asie et de la Mongolie. — Le Zèbre (*Equus Zebra*), le Couagga (*Equus Quagga*) et le Daw (*Equus Burchelii*), sont des espèces africaines qui se distingent par les raies dont leur robe est marquée ; on en fait quelquefois le sous-genre *Hippotigris*.

ONGULÉS Artiodactyles. — Les Artiodactyles sont encore nommés *Paridigités* ou *Bisulques*. Ce sont des Ongulés aux troisième et quatrième doigts très développés et égaux, à dentition très variable et souvent même réduite. On peut suivre depuis les terrains tertiaires la série des types qui possédaient quatre doigts égaux, jusqu'à ceux de nos jours chez lesquels deux seulement sont bien développés. On les divise en deux tribus : les *Bunodontes* et les *Sélénodontes*.

Les **Bunodontes** ou Porcins tirent leur nom de leur molaire tuberculeuse ; ils sont caractérisés, en outre, par la présence constante de canines, et par les os métatarsiens des doigts médians qui ne sont jamais soudés en un seul os. Ils renferment plusieurs familles dont la principale est celle des *Suidés*. — Les Suidés ont la peau couverte de soies, le museau étiré en groin et élargi en disque à son extrémité ; leur queue est longue, mince et enroulée. Les canines, dépourvues de racines, sont très allongées, se recourbent en haut et constituent chez le mâle des défenses redoutables. L'espèce principale est le *Sus Scrofa* ou Sanglier ordinaire, souche d'un grand nombre de races de Porcs domestiques. Le Porc, connu encore sous la dénomination de Cochon, est une de nos plus utiles espèces d'animaux domestiques. On connaît la multiplicité des emplois alimentaires auxquels se prête sa chair ; on sait également la facilité avec laquelle on développe son tissu graisseux que l'on emploie en médecine sous le nom d'axonge ou de saindoux.

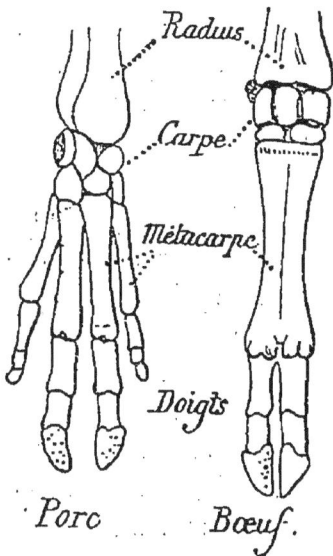

FIG. 413. — Extrémités des membres de deux Paridigités actuels.

La deuxième tribu des Artiodactyles est représentée par les **Sélénodontes** ou *Ruminants*. Ils tirent leur nom du fait que les replis de l'émail forment sur les molaires des croissants, au lieu de former des tubercules comme dans la tribu précédente. Ils sont caractérisés aussi en ce qu'ils n'ont point d'incisives ni de canines à la mâchoire supérieure ; les molaires sont au nombre de six. Par leur estomac multiple et par la faculté de ruminer, c'est-à-dire de ramener dans la bouche les aliments qui ont été déjà avalés pour les soumettre à une seconde mastication ; ils sont encore connus sous le nom de *Rumi-nants*. Les métatarsiens et les métacarpiens des deux doigts médians se soudent de bonne heure en une seule pièce appelée canon.

Leur intestin antérieur présente une série de dilatations nommées *panse, réseau* ou *bonnet, feuillet, caillette*. Le *rumen* ou panse est le premier estomac des Ruminants ; il occupe à lui seul les trois quarts de la cavité abdominale, et affecte une direction inclinée de haut en bas et de gauche à droite. Il est divisé en deux cavités : un sac droit et un sac gauche. L'intérieur du rumen présente deux ouvertures situées à l'extrémité antérieure du sac gau-che ; l'une est l'orifice œsophagien qui se prolonge sur le bonnet par une gouttière particulière dont la description se fera avec ce second estomac ; l'autre ouverture est pla-cée en dessous, comme en regard du bonnet, et traverse le fond du cul-de-sac d'avant en arrière pour faire communiquer la panse avec le bonnet. Le réseau, vulgairement appelé bonnet, est le plus petit de tous les estomacs ; il est placé à

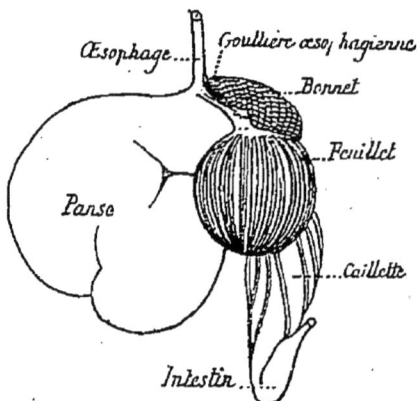

FIG. 414. — Estomacs d'un Ruminant.

l'extrémité antérieure du sac gauche de la panse dont il semble n'être à l'extérieur qu'un diverticulum. L'intérieur du bonnet communique d'une part avec le sac gauche du rumen et de l'autre avec le feuillet au moyen d'un orifice particulier ; cet orifice est relié à l'orifice œso-phagien de la panse par une remarquable gouttière appelée *gouttière œsophagienne*. Cette gouttière a été appelée ainsi parce qu'elle semble continuer l'œsophage dans l'intérieur même des premiers estomacs, et elle s'étend, sur la petite courbure du bonnet, depuis l'œsophage jusqu'à l'entrée du feuillet.

Le feuillet fait suite au bonnet ; il doit son nom à une série de lames inégalement développées, que l'on trouve dans son intérieur. La caillette ou véritable estomac vient après le feuillet ; elle est percée de deux orifices, dont l'un aboutit dans le feuillet, et l'autre débouche dans l'intestin.

Lorsque les aliments sont introduits dans la cavité buccale, ils sont tout d'abord grossièrement triturés, passent par-dessus le bord de la gouttière œsophagienne, car ils ne peuvent pénétrer dans sa cavité trop étroite, et tombent dans la panse ; de là, ils pénètrent dans le bonnet. Une fois suffisamment ramollis par la sécrétion des parois de ce second estomac, les aliments remontent à travers l'œsophage dans la cavité buccale, par suite d'un phénomène analogue au vomissement, et y sont soumis à une nouvelle mastication plus complète. Ils glissent ensuite, grâce à leur état de bouillie, dans la gouttière œsophagienne même, transformée en canal par le rapprochement de ses bords, et pénètrent dans le feuillet; du feuillet, le bol alimentaire arrive dans la caillette où se passe la digestion.

La plupart des Ruminants, les mâles en particulier, sont armés de *cornes* ou de *bois*. Les cornes sont des appendices constitués par des excroissances des os frontaux ; elles sont ordinairement enveloppées d'un étui de substance cornée ; quelquefois elles sont recouvertes par la peau. Les bois se distinguent des cornes en ce qu'ils sont dépourvus d'enveloppe, et qu'ils sont caducs ; ils tombent périodiquement, et se renouvellent en se développant chaque fois davantage et se ramifiant. — Le groupe des Sélénodontes comprend un grand nombre d'espèces domestiques qui rendent à l'homme les plus utiles services, et servent à son alimentation. Ils se divisent en cinq familles : les *Tylopodidés*, les *Tragulidés*, les *Cervidés*, les *Camelopardalidés*, et les *Cavicornes* comprenant les sous-familles des *Antilopidés*, des *Ovidés* et des *Bovidés*.

Les **Tylopodidés** ou **Camélidés** sont des animaux à pieds calleux, dépourvus de cornes et de doigts accessoires. La panse de ces animaux présente deux groupes de cavités disposées en séries parallèles qui servent de réservoir. A cette famille appartiennent les Chameaux (*Camelus*) dont on distingue deux espèces : le Chameau à une bosse ou Dromadaire (*C. Dromedarius*) de l'Afrique, et le Chameau à deux bosses (*C. Bactrianus*) de l'Asie centrale ; les Lamas, dont une espèce, le Lama Alpaca (*Auchenia paca*), fournit une laine très recherchée pour la fabrication des étoffes.

Les **Tragulidés** ou Chevrotains sont de petits Ruminants dépourvus de ramures, et à canines très développées chez le mâle.

Les **Cervidés** ont le corps élancé ; le mâle possède ordinairement des bois, deux doigts rudimentaires, et fréquemment des canines supérieures qui, chez le Porte-Musc, sont dépourvues de racines et prennent un très grand développement. Ils comprennent deux genres principaux : le *G. Moschus* et le *G. Cervus*. — Le *G. Moschus* n'a pas de bois ; les mâles possèdent des canines très développées qui font saillie hors de la bouche. Le Porte-Musc *(Moschus Moschiferus)* est remarquable par la poche glandulaire que le mâle possède sous la peau du ventre, entre le nombril et la verge, et dans laquelle s'accumule le *musc*. — Le *G. Cervus* ou Cerf possède des cornes caduques ou bois, dont les mâles seuls sont munis. Ils sont souvent dépourvus de canines. Le *Cervus elaphus* ou Cerf commun fournit à l'industrie et à la matière médicale sa ramure. — Le Renne *(Tarandus Rangifer)* est un animal indispensable aux peuples des pays froids auxquels il sert

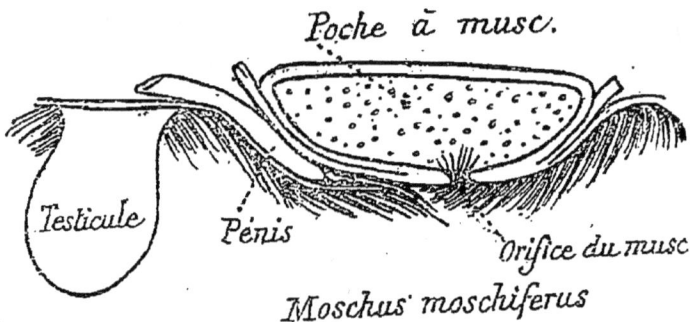

Fig. 415. — Appareil du musc.

à la fois de bête de somme, de monture et de nourriture ; le mâle et la femelle portent tous deux des bois.

Les **Camélopardalidés** ou Girafes ont des cornes coniques revêtues d'une peau velue, qui ne se renouvellent pas, et ne sont jamais soudées au frontal.

Les **Cavicornes** sont des Ruminants dont les cornes, enveloppées d'un étui corné, sont creusées à l'intérieur de cavités communiquant avec les sinus frontaux. Ils sont dépourvus de canines, et il existe six molaires à chaque mâchoire. Cette famille se divise en trois sous-familles.

Les *Antilopidés* ont des cornes généralement rondes, tantôt droites, tantôt tordues ; ils possèdent quelquefois des larmiers, bourses glandulaires placées de chaque côté sur l'os lacrymal. Parmi les animaux de cette famille, nous citerons la Gazelle, l'Antilope et le Chamois *(Rupicapra Europea)*, le seul représentant de cette sous-famille en Europe, et qui vit dans les Alpes et les Pyrénées (Izard).

La sous-famille des *Ovidés* a les cornes plus ou moins comprimée et annelées ; les doigts rudimentaires sont courts ; il existe d'ordinaire deux mamelles. — Les Moutons (*Ovis*) ont des cornes triangulaires tournées en spirale, annelées obliquement. Ils possèdent d'ordinaire des larmiers. On a souvent considéré le Mouflon (*O. Musimon*) de la Corse et de la Sardaigne, et l'Argali (*O. Argali*), comme la souche de nos races domestiques (*Ovis Aries*). Leur viande et leur laine sont très estimées. — Les Chèvres (*Capra*) ont une queue courte, le chanfrein droit et une touffe de poils à la mâchoire inférieure. On distingue plusieurs espèces qui sont répandues partout. On considère l'Egagre (*C. Œgragus*) des montagnes de l'ouest et du centre de l'Afrique comme la souche de nos chèvres domestiques. Certaines espèces sont remarquables par la finesse de leur toison et fournissent une laine qui sert à la fabrication de magnifiques étoffes ; ce sont les Chèvres d'Angora et de Cachemire.

La sous-famille des *Bovidés* comprend des animaux de grande stature, aux cornes arrondies ou comprimées, recourbées en dehors, au mufle large, ordinairement nu, au cou court ; les doigts rudimentaires existent ; il n'y a jamais de larmiers, ni glandes de sabots. Le type de cette sous-famille nous est donné par le bœuf domestique (*Bos taurus*) aujourd'hui répandu sur tant de points du globe, et dont l'importance est considérable. A côté se rangent les Buffles répandus en Afrique et en Asie, et les Bisons qui ne se rencontrent plus qu'en Amérique.

SIRÉNIDÉS. — Les Sirénidés sont des animaux aquatiques, dépourvus de membres postérieurs, à membres antérieurs transformés en nageoires, et à dentition d'Herbivores.

Les Sirénidés faisaient partie des Cétacés ; on les désignait sous le nom de Cétacés herbivores ; ils en diffèrent cependant par un très grand nombre de caractères. Le corps fusiforme, recouvert de soies peu nombreuses, est terminé par une nageoire horizontale peu large. Les membres antérieurs transformés en nageoires pectorales sont grands, mobiles à l'articulation du coude ; leur main pentadactyle offre des traces d'ongles. Ils possèdent des dents de deux sortes, incisives et molaires, fait qui les rapproche des Herbivores ongulés ; les canines font défaut. Les narines sont placées en avant du museau. Les mamelles sont pectorales. — Ils forment une seule famille, celle des *Sirénidés*, qui comprend les Lamantins (*Manatus*) vivant à l'embouchure de l'Orénoque, et les Dugongs (*Halicore*) qui habitent l'Océan Indien et la mer Rouge.

PROBOSCIDIENS. — Les Proboscidiens sont des Mammifères multiongulés possédant une longue trompe préhensile et tactile, des molaires composées, et des défenses sur les intermaxillaires. Ils sont dépourvus de canines.

La peau épaisse présente des plis nombreux; elle est parsemée de poils rares, accumulés seulement au bout de la queue, où ils forment une touffe. Leurs membres sont pourvus de cinq doigts enveloppés par la peau et terminés chacun à leur extrémité par un petit sabot arrondi. La trompe, formée par un prolongement du nez, est munie à son extrémité d'un appendice digitiforme; elle constitue un organe de tact et de préhension fort délicat, en même temps qu'une arme puissante et redoutable; elle sert aussi à porter à la bouche les aliments et les boissons. — Les défenses correspondent aux deux incisives supérieures des intermaxillaires, au moins chez les espèces vivantes; elles fournissent l'ivoire, que l'on reconnaît aux petits dessins en forme de losange qui apparaissent à la surface de cette substance lorsqu'elle est polie. Les molaires ne sont au nombre que d'une ou deux à chaque mâchoire; elles sont formées de nombreuses lamelles dentaires, placées parallèlement les unes derrière les autres, réunies par du cément, et formant sur la surface masticatrice des espaces rhomboïdaux transversaux entourés par de l'émail. — L'estomac est simple et pourvu d'un cœcum très vaste. — Les hémisphères cérébraux offrent de nombreuses circonvolutions. Les yeux sont petits et les oreilles sont grandes et pendantes. — Ils sont pourvus d'une membrane caduque. — Il n'existe actuellement que deux espèces habitant l'une l'Inde et l'autre l'Afrique.

L'Éléphant des Indes (*Elephas Indicus*) a la tête oblongue, le front vertical, les oreilles mobiles et petites; les molaires présentent un grand nombre de bandes d'émail transverses formant des ellipses très étroites, serrées les unes contre les autres, à bords presque parallèles finement plissés.

L'Éléphant d'Afrique (*Elephus Africanus*) a la tête plate, le front incliné, les oreilles grandes et immobiles, les défenses très longues, des molaires à lamelles d'émail dessinant des losanges allongés dans le sens transversal.

HYRACIENS. — Les Hyraciens sont des Mammifères multiongulés, à dentition de Rongeurs, pourvus aux membres antérieurs de quatre doigts, et aux postérieurs de trois. Ils se rapprochent des Condylarthres et des Protongulés ; les canines manquent, et les doigts des pieds sont couverts de petits sabots, excepté le doigt interne du pied postérieur qui est muni d'une griffe. Ils renferment un seul genre, le genre *Hyrax*, ou Daman du Cap.

RONGEURS. — Les Rongeurs sont caractérisés par l'existence, à chaque mâchoire, de deux grandes incisives taillées en biseau, par des molaires à replis d'émails transversaux, et par des doigts libres, munis ordinairement d'ongles. Les Rongeurs sont des Mammifères qui se distinguent essentiellement par un mode de mastication qui leur est propre, et qui leur a valu le nom qu'ils portent. Les incisives sont très longues et terminées par un bord tranchant ; la face antérieure est recouverte d'émail, tandis que la face postérieure en est dépourvue ; celle-ci s'use beaucoup plus vite que la face antérieure, mais la dent, dépourvue de racine, s'accroît continuellement. Les molaires, séparées des incisives par une large barre, présentent des plis d'émail transversaux.

Le condyle de la mâchoire a son grand axe dirigé longitudinalement, et est reçu dans une cavité articulaire de forme correspondante ; cette disposition, en rapport avec le mode de mastication de ces animaux, permet des mouvements de latéralité. Certains Rongeurs possèdent des abajoues, ou véritables poches servant à emmagasiner les aliments, et produites par une extension très grande des joues. — Certains Rongeurs sont dépourvus de clavicule. — Ils sont tous plantigrades, et leurs extrémités sont terminées par quatre ou cinq doigts libres, armés d'ongles plus ou moins forts. Souvent les pieds antérieurs ont la forme de mains imparfaites et peuvent tenir les aliments ; il existe alors un pouce rudimentaire muni d'un ongle plat. — Les femelles sont très fécondes et portent jusqu'à quatre et six fois dans l'année ; chaque portée se compose d'un grand nombre de petits. — Ils sont répandus sur toute la surface du globe.

Cet ordre se compose d'un très grand nombre de familles parmi lesquelles nous citerons les *Léporidés*, les *Subongulés*, les *Lagostomidés*, les *Muridés* et les *Castoridés*.

Les **Léporidés** se distinguent des autres Rongeurs par l'existence à la mâchoire supérieure d'une seconde paire de petites incisives placées derrière les incisives ordinaires (*Duplicidentés*). Les Lièvres (*Lepus timidus*), les Lapins (*Lepus cuniculus*), sont recherchés pour leur chair, pour leur fourrure qui est surtout employée dans la fabrication des chapeaux de feutre.

On appelle *Léporides* les croisements de ces deux espèces. — Parmi les Léporidés, on range encore les *Lagomys* vivant dans les montagnes élevées du nord de l'Asie.

Les **Subongulés** ont les pieds à plante nue, terminés en avant par quatre doigts, et en arrière par trois; les ongles et les griffes sont remplacées par des espèces de sabots. Le *Cavia Cobaya* (Cobaye ou Cochon d'Inde), espèce domestique, inconnue à l'état sauvage; les Agoutis (*Dasyprocta*), les Pacas, appartiennent à cette famille.

Les **Lagostomidés**, par leur forme extérieure, sont un trait d'union entre les Lièvres et les Souris; ils ont les pattes postérieures longues comme celle des lièvres. Ils renferment les Chinchilla (*Ergonus*), les Viscoches (*Lagostomus*) ou

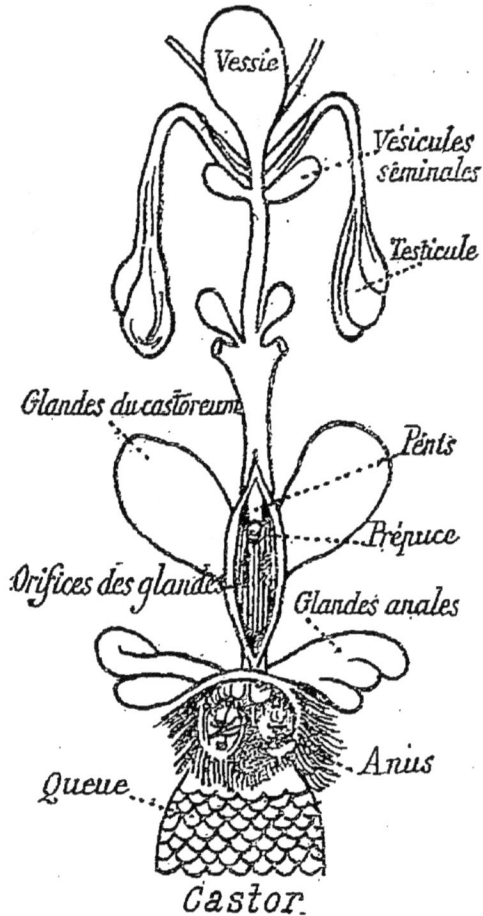

FIG. 416. — Appareil du castoreum.

Lièvres des pampas, très recherchés pour la finesse de leur fourrure, particulièrement les premiers.

Les **Muridés** ou Souris ont un museau pointu, des oreilles longues garnies de poils rares, une queue longue, le plus souvent nue et écailleuse, des pattes effilées terminées par cinq doigts, des molaires à couronne munies de tubercules mousses. Ils renferment les Souris, les Rats (*Mus*), les Hamsters (*Cricetus*) nombreux encore en Allemagne (Marmotte d'Allemagne), et très recherchés pour leur fourrure.

Les **Castoridés** ne se composent que du seul *G. Castor*. Les Castors sont des Rongeurs aquatiques d'assez forte taille, munis d'une queue large, aplatie et écailleuse ; les pieds sont pourvus de cinq doigts, dont les postérieurs sont palmés. — Ils possèdent à la partie inférieure de l'abdomen deux poches glandulaires qui débouchent dans le prépuce, et qui sécrètent une substance particulière, d'une odeur pénétrante, nommée *castoreum*, employée en médecine comme antispasmodique. Ils sont également très recherchés pour leur fourrure. — La seule espèce vivante est le *Castor fiber*, qui habite l'Amérique du Nord et quelques fleuves méditerranéens. — Parmi les animaux rangés dans les autres familles de cet ordre, citons les Porcs-épics (*Hystrix*), les Gerboises (*Dipus*) ou Rats à deux pieds, le Campagnol (*Arvicola*), les Loirs (*Myoxus*), les Écureuils (*Sciurus*), etc.

INSECTIVORES. — Les Insectivores sont caractérisés par leurs pieds ordinairement terminés par cinq doigts armés de griffes ; leur dentition est complète ; les canines sont petites et les molaires sont hérissées de tubercules pointus.

Les Insectivores se rapprochent des Carnivores, avec lesquels ils ont des formes ancestrales communes, les Créodontes. Les Créodontes sont intermédiaires par leur dentition, qui offre des ressemblances avec celle des Marsupiaux carnivores, aux Carnivores et aux Insectivores. La dentition de ces derniers est complète, c'est-à-dire qu'elle présente les trois sortes de dents. Les canines sont petites et se distinguent très peu des molaires antérieures ; les molaires sont nombreuses, hérissées de pointes coniques, et se divisent en prémolaires, dont la dernière correspond à la dent carnassière des véritables Carnivores, et en vraies molaires composées de segments prismatiques caractéristiques. Les Insectivores se divisent en trois familles : les **Erinacéidés,** dont le représentant est le Hérisson (*Erinaceus*); les **Soricidés,** renfermant les Musaraignes (*Sorex*); et les **Talpidés,** dont le représentant est la Taupe (*Talpa*).

CARNIVORES. — L'ordre des Carnivores renferme des Mammifères essentiellement carnassiers, caractérisés par leur dentition et leurs doigts pentadactyles ou tétradactyles armés de fortes griffes. Les Carnivores dérivent des Créodontes fossiles. — Ils ont une dentition complète ; les incisives sont au nombre de six à chaque mâchoire ;

il existe une canine longue et pointue ; les molaires se divisent en prémolaires, carnassières et molaires postérieures. La carnassière supérieure correspond à la dernière prémolaire, la carnassière inférieure
à la première molaire postérieure ; leur couronne est grosse, tranchante, garnie en général de deux à trois tubercules, et la supérieure
présente en outre un lobe mousse. Le mouvement de la mâchoire
s'opère dans un sens vertical. — Les membres sont bien développés
et varient dans leur forme. Ils sont terminés par quatre ou cinq
doigts, presque toujours pourvus de griffes qui sont tantôt rétractiles et tantôt immobiles.

Dans la marche, quelques-uns de ces animaux appuient sur la
plante entière des pattes et sont dits *Plantigrades;* les autres, par
suite du redressement du talon, marchent sur les doigts seuls et sont
dits *Digitigrades.* — L'estomac est simple et le cœcum peu développé ou nul, l'intestin court ; cette disposition de l'appareil digestif
est en rapport avec le régime carnassier. — Le placenta est zonaire.
— La plupart de ces animaux possèdent des glandes anales qui répandent une odeur forte. — On divise les Carnivores en plusieurs

familles : les *Canidés*, les *Ursi-*
dés, les *Viverridés*, les *Musté-*
lidés, les *Hyénidés* et les *Félidés*.

Les **Canidés** ou Chiens sont
des digitigrades à ongles non
rétractiles, ayant cinq doigts aux
pieds antérieurs et quatre aux
pieds postérieurs. Le genre
Canis comprend les Chiens proprement dits et les Renards ; les
premiers ont la pupille ronde,
les seconds l'ont allongée. Le
Loup (*Lupus*), appartient aussi
à cette famille.

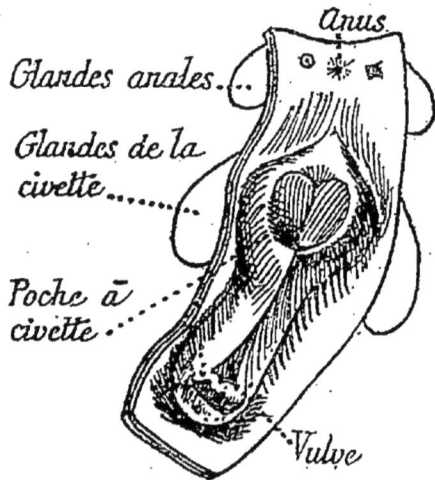

FIG. 417. — Appareil de la civette.

Les **Ursidés** sont des ani-
maux plantigrades à pieds terminés par cinq doigts. Les Ours (*Ursus*),
ont donné leur nom à cette famille.

. Les **Viverridés** ont le corps allongé, un museau long et pointu,
des jambes courtes terminées par cinq doigts, ou seulement quatre,
dont les ongles sont le plus souvent rétractiles. Certaines des espèces

qui composent cette famille possèdent près de l'anus une poche où s'accumule le produit de sécrétion de glandes particulières ; c'est une substance grasse, odorante, connue sous le nom de Civette ou de *viverreum*. Elle est fournie par la Civette d'Afrique (*Viverra Civetta*) domestique en Égypte, en Abyssinie, et la Civette d'Asie (*Viverra Zibetha*). La Genette (*Viverra Genetta*), espèce voisine des précédentes, se trouve en Espagne et dans le midi de la France.

Les **Mustélidés** sont des Carnivores dont les uns sont plantigrades et les autres digitigrades. Ils possèdent des glandes au voisinage de l'anus, dont la sécrétion exhale une odeur désagréable. Le pelage de ces animaux est fin, épais, et les fourrures les plus estimées sont fournies par quelques espèces de cette famille. A cette famille appartiennent les Blaireaux (*Meles*) ; les Martes (*Mustela*), très recherchées pour leur fourrure, et dont on connaît deux espèces vivant dans nos pays : la Marte commune (*Mustela Martes*) et la Fouine (*Mustela Foina*). Une autre espèce sibérienne, la Zibeline (*Mustela Zibelina*), est remarquable par la beauté de sa fourrure. Les Putois (*Putorius*), parmi lesquels on remarque le Furet (*Putorius Furo*), la Belette (*Putorius vulgaris*), l'Hermine (*P. Herminea*), dont le pelage, d'une belle couleur blanche en hiver, constitue une fourrure très estimée, sont aussi des Mustélidés.

A côté de ces espèces se rangent les Loutres (*Lutra*), aux pattes palmées, vivant dans l'eau, dont la fourrure très chaude est employée en pelleterie.

Les **Hyénidés** ont le dos incliné et plus bas que la partie antérieure du corps. Les Hyènes appartiennent à cette famille.

Les **Félidés** sont des Carnivores digitigrades conformés pour sauter ; les canines et les carnassières sont très développées. Les membres antérieurs ont cinq doigts, et les postérieurs quatre, armés tous de griffes rétractiles ; la dernière phalange est habituellement relevée par un ligament élastique, mais elle peut s'abaisser par la contraction des muscles fléchisseurs des doigts, les griffes font alors saillie et servent d'organes de défense. Les Félidés renferment un certain nombre d'espèces. Ce sont le Lion (*Félis leo*), le Tigre (*Félis tigris*), le Jaguard, le Léopard, les Chats (*Félis catus*) ; les Chats domestiques paraissent tirer leur origine du Chat ganté de Nubie (*Félis maniculata*), ou du Chat sauvage (*Félis catus*) qui vit dans les forêts de l'Europe centrale ou septentrionale, etc.

PINNIPÈDES. — Les Pinnipèdes sont des Mammifères marins à corps allongé, couvert de poils ras, aux membres courts, munis de pieds terminés par cinq doigts, transformés en nageoire, et portant des ongles. Les membres postérieurs sont situés tout à fait à l'extrémité du corps, les membres antérieurs sont dirigés en arrière. Leur système dentaire est complet.

Les Pinnipèdes ont une dentition analogue à celle des Carnivores; leur utérus bicorne et leur placenta zonaire les rapprochent aussi de ce groupe. Il est probable que l'ordre des Pinnipèdes constitue une branche divergente des Carnivores, qui s'est séparée de très bonne heure de la souche ancestrale et s'est adaptée à une vie aquatique. — Cet ordre se divise en deux familles. Les **Phocidés** ou Phoques, caractérisés par leur canines courtes, contiennent plusieurs espèces : le *Phoca vitulina* ou Veau marin, etc., et les Otaries. — Les **Trichéchidés** ou Morses sont caractérisés par leur canines supérieures transformées en défense. On ne connaît qu'une espèce de Morses : le *Trichecus romarus*.

CHÉIROPTÈRES. — Les Chéiroptères sont caractérisés, ainsi que leur nom l'indique, par l'existence de membranes cutanées étendues entre les doigts allongés de la main et entre les membres postérieurs et les côtés du corps.

Les os du bras, de l'avant-bras et de la main sont très allongés; ils soutiennent une membrane cutanée qui constitue pour ces animaux un véritable organe aliforme. A la main, le pouce reste libre et conserve son aspect ordinaire; il est terminé par un ongle crochu; le pied orné de griffes reste aussi libre. — La charpente osseuse est légère; la cuisse et la jambe restent très courtes, comparées au bras. — Les yeux sont petits; l'ouïe et le tact sont d'une grande finesse. Les Chéiroptères sont des animaux nocturnes, se dirigeant dans l'obscurité grâce à l'extrême sensibilité de leurs ailes, dont la face inférieure porte un grand nombre de poils tactiles. Les organes de l'ouïe sont très developpés; ils sont munis de grands pavillons en forme de lobes (oreillons). Les narines présentent parfois des lobes ou des prolongements cutanés qui donnent aux espèces qui en sont pourvues une physionomie bizarre.

On a divisé les Chéiroptères en deux sous-ordres : les *Frugivores* et les *Insectivores*.

Les Chéiroptères **Frugivores**, ou Roussettes, ont été nommés aussi Chiens volants à cause de la ressemblance de leur tête avec celle des Chiens. Le pouce et l'index portent souvent une griffe ; leurs molaires sont garnies de tubercules mousses. Ils sont dépourvus d'appendices aux oreilles et au nez. — Ils forment une seule famille, celle des *Ptéropidés* (*Pteropus*). Certains de ces animaux sont estimés pour leur chair (*Pteropus edulis*, ou Roussette comestible).

Les Chéiroptères **Insectivores** ont les molaires hérissées de tubercules pointus ou tranchants. Le pouce est le seul doigt qui porte une griffe ; le nez est tantôt lisse et sans expansion cutanée, tantôt pourvu d'un appendice, qu'on désigne, à cause de sa forme, sous le nom de feuille nasale. Ce caractère permet de les diviser en deux tribus : les *Gymnorhines* et les *Phyllorhines*. — Les Gymnorhines ont le nez simple, dépourvu de feuilles ou d'appendices. Ils comprennent deux familles, dans lesquelles on place la plupart de nos espèces indigènes, comme la Chauve-Souris (*Vespertilio murinus*), la Noctule (*Vesperugo noctula*), l'Oreillard (*Pléiotus auritus*), la Barbastelle (*Synotus Barbastellus*). — Les Phyllorhines possèdent des appendices sur le nez ; au-dessus du nez, une lame antérieure en fer à cheval ; en arrière, une crête longitudinale en forme de selle ; et, plus en arrière, une lame ordinairement verticale appelée lancette. Ils se divisent en trois familles renfermant des espèces exotiques pour la plupart, tels sont les Vampires (*Vampyrus spectrum*). Les Rhinolophes, ou Chauves-Souris fer à cheval (*Rhinolophus Hipposideros*, petit fer à cheval ; *Rhinolophus ferrum equinum*, grand fer à cheval), vivent en Europe.

PROSIMIENS. — Les Prosimiens sont caractérisés par leur dentition complète d'insectivores, leurs mains et leurs pieds préhensiles, et leurs orbites incomplètes. Les Prosimiens étaient autrefois réunis aux Primates, avec lesquels ils offrent quelque ressemblance par leurs mœurs et leur aspect extérieur. Leur tête ressemble à celle des Carnivores, et leur museau rappelle celui du Renard. — La dentition se compose d'incisives, de canines et de molaires ; les deux moitiés de la mâchoire inférieure ne sont pas réunies sur la ligne médiane par la symphise du menton. — Les orbites sont entourés d'une ceinture osseuse qui, contrairement à ce qui existe chez les Singes, est incomplète au niveau de la fosse temporale. — Les mains et les pieds préhensiles sont munis d'ongles plats, sauf le deuxième doigt des membres postérieurs, qui est terminé par une griffe; les Galéopithèques et les Chiromys ont pourtant des griffes à tous les doigts. — Les mamelles sont pectorales et ventrales.

On divise les Prosimiens en quatre familles : les *Tarsidés*, les *Lémuridés*, les *Galéopithécidés* et les *Chiromydés*. Dans ces familles sont placés les Tarsiers (*Tarsus*), les Makis (*Lemur*), les Galéopithèques à membrane aliforme velue (*Galeopithecus*), et les *Chiromys* ou Aye-Aye de Madagascar.

PRIMATES. — Les Primates constituent le dernier ordre des Mammifères. Ils sont caractérisés par leur dentition complète, par la présence de quatre incisives taillées en biseau à chaque mâchoire et non séparées entre elles par un intervalle. Leurs mains et leurs pieds sont en général préhensiles, leurs orbites complètes, et leurs mamelles pectorales. — Cet ordre est formé par les Mammifères les plus élevés en organisation ; on peut les diviser en trois sous-ordres : les *Singes* proprements dits ou *Simiens*, les *Anthropomorphes*, et les *Anthropidés*.

Les **SIMIENS** ont le corps couvert de poils plus ou moins épais, formant des touffes sur la tête ou une crinière, excepté sur la face qui est glabre en certains points. Le crâne est rond et le trou occipital tend à se placer sur sa face inférieure. L'oreille externe ressemble à celle de l'homme. — La paroi externe de l'orbite est complète; il n'y a pas de communication entre cette cavité et la fosse temporale. — Le système dentaire offre la plus grande analogie avec celui de l'homme.

Les incisives sont taillées en biseau et ne laissent entre elles aucun intervalle ; les canines sont coniques, très saillantes; les molaires portent des tubercules mousses. Elles sont, sur chaque côté des mâchoires, au nombre de cinq chez les Singes de l'ancien continent, et au nombre de six chez les Singes du nouveau continent. — Les membres antérieurs sont plus longs que les postérieurs. Il y a toujours une clavicule. — Les doigts de la main sont munis d'ongles plats; le pied est toujours préhensile ; le gros orteil est opposable et porte un ongle plat; les autres orteils peuvent être armés de griffes.

Le cerveau, plus ou moins volumineux, porte des circonvolutions; le cervelet est complètement recouvert en arrière par les hémisphères cérébraux.

Les Simiens se divisent en trois tribus : les *Arctopithèques*, les *Platyrrhiniens*, et les *Catarrhiniens*.

Les **Arctopithèques** sont des Singes de l'Amérique du Sud, caractérisés par leur gros orteil opposable portant seul un ongle plat, par cinq molaires à chaque mâchoire et de chaque côté, au lieu de six comme chez les Platyrrhiniens ; leur queue est longue, touffue et non préhensile. Ils ne forment qu'une seule famille, celle des *Harpalidés* renfermant les Ouistitis.

Les **Platyrrhiniens** ont, comme l'indique leur nom, un nez aplati, sur les côtés duquel s'ouvrent les narines séparées entre elles par une large cloison ; leurs dents sont au nombre de trente-six, car il existe six molaires de chaque côté des mâchoires ; tous les doigts sont munis d'ongles plats. Les Platyrrhiniens sont des singes du Nouveau-Monde ; ils se divisent en deux familles, les *Pithécidés* et les *Cébidés*. — Les Pithécidés ont une queue velue et non préhensile ; dans cette famille se rangent les Sakis (*Pithecus*), les Sagouins (*Callithrix*), etc. — Les Cébidés ont une queue prenante ; ils renferment les Sajous (*Cebus*), les Atèles ou Singes araignées (*Ateles*), et les Hurleurs (*Myscetes*).

Les **Catarrhiniens** ou singes de l'ancien monde ont la cloison du nez étroite ; les narines sont rapprochées et dirigées en bas. Leur formule dentaire est semblable à celle des Anthropomorphes et des Anthropidés : trente-deux dents, dont cinq molaires de chaque côté des mâchoires. Leur queue est de longueur variable. Ils ont tous des callosités aux fesses et possèdent ordinairement des abajoues. Ce groupe renferme trois familles : les *Cynocéphales*, les *Cercopithèques*, et les *Semnopithèques*. — Les Cynocéphales ou Papions ont un corps trapu et lourd, un museau allongé semblable à celui du chien. Les canines sont grandes et semblables à celles des Carnivores. Ils possèdent des abajoues et de grandes callosités aux fesses. Ils habitent les contrées montagneuses élevées de l'Afrique. — Les Cercopithèques ou Guenons sont des animaux aux formes légères et élancées ; comme les précédents, ils possèdent des abajoues et des callosités aux fesses. Leur queue, de longueur variable, n'est pas terminée par une touffe de poils ; ils renferment les Macaques (*Macacus*), les Magots (*Inuus*), les Guenons (*Cercopithetus*) ; ils habitent principalement le continent africain. — Les Semnopithèques sont des singes aux formes grêles, aux membres longs et minces, à la queue longue, aux callosités des fesses petites ; ils ne possèdent pas de véritables abajoues. Le pouce est court. Dans l'Asie méridionale, ils sont représentés par le *Semnopithecus Entellus*, et en Afrique, par les *Colobes*.

Les **ANTHROPOMORPHES** n'ont pas de queue ; leur face est nue, semblable au visage de l'homme. Ils n'ont pas de callosités aux fesses, et ne possèdent pas d'abajoues. Leur corps est très velu sur la face

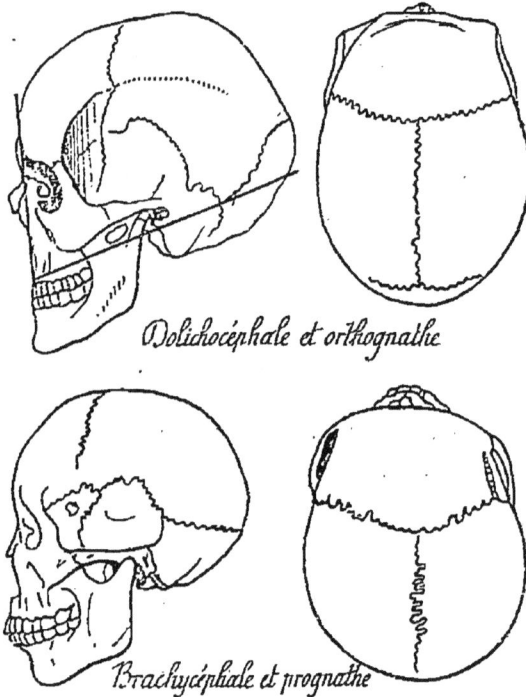

Dolichocéphale et orthognathe

Brachycéphale et prognathe

FIG. 418. — Diverses formes de têtes humaines, vues de profil et en dessus.

inférieure du tronc et sur les membres. Leur attitude est celle de la demi-station bipède. — Cette famille comprend quatre genres : les Gibbons (*Hylobates*) de l'Inde, les Orangs (*Satyrus*) de Bornéo, les Gorilles (*Gorilla*) du Gabon, et les Chimpanzés (*Troglodytes*) des forêts de la Guinée.

Les **ANTHROPIDÉS** renferment le seul genre *Homo* ou Homme. Chez l'Homme, la station est entièrement verticale, les membres antérieurs sont relativement moins longs que chez les Anthropomorphes, et la mâchoire inférieure moins saillante, de sorte que la face est presque verticale au lieu de proéminer en avant. La peau n'est pas entièrement recouverte de poils. Il existe un langage articulé.

Les caractères distinctifs des Anthropidés et des Anthropomorphes, très nets pour les hommes des races supérieures, s'atténuent quelque peu pour les races inférieures ; chez ces dernières, la mâchoire inférieure fait toujours une saillie plus ou moins forte, et on exprime cette saillie au moyen de l'*angle facial*. L'angle facial est l'angle compris entre une ligne qui passe par la base du crâne, et une seconde ligne passant par l'extrémité antérieure du maxillaire supérieur ; en moyenne, cet angle varie entre 80° et 120°. Lorsque cet angle est petit, on distingue que la face est *prognathe ;* lorsqu'il est grand, on dit que la face est *orthognathe.* — On distingue aussi, suivant l'aspect du crâne, entre les *dolichocéphales* et les *brachycéphales ;* un crâne dolichocéphale ou allongé a son diamètre antéro-postérieur plus grand, relativement au diamètre latéral, qu'un crâne brachycéphale ; les crânes *mésocéphales* sont intermédiaires entre les dolichocéphales et les brachycéphales.

Il est bien difficile d'établir une classification naturelle entre les diverses races humaines ; il faudrait, pour y arriver, mieux connaître

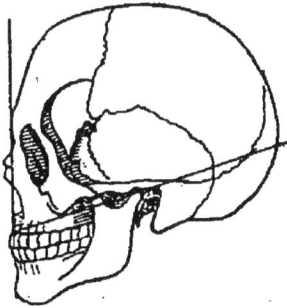

les races disparues qu'on ne les connaît jusqu'à présent. Autrefois, on divisait les types d'hommes, d'après la couleur de la peau, en *race blanche, race noire, race jaune* et *race rouge ;* or, les races jaune et rouge ne forment en réalité qu'un seul et même groupe, et la race noire contient un très grand nombre de groupes bien différents. C'est ainsi que, parmi les nègres, il en est

FIG. 419. — Angle facial.

de très petite taille (*Négritos*), et d'autres de grande taille ; il en est qui ont les cheveux crépus et d'autres les cheveux lisses. Les Négritos, dont les diverses peuplades, aujourd'hui peu nombreuses, sont reléguées dans le centre de l'Afrique et de quelques parties de l'Asie, ont une taille de un mètre trente à un mètre quarante en moyenne ; ils paraissent représenter une race très ancienne, primitive, par rapport aux autres races existant actuellement.

La classification la plus acceptée jusqu'ici porte sur la forme des cheveux. Les races humaines sont groupées en *Ulotriches* ou races à cheveux laineux et *Leiotriches* ou races à cheveux lisses. — Les Ulotriches renferment les Négritos et d'autres peuples nègres d'une taille ordinaire. — Les Leiotriches renferment le groupe *Australien*, à peau foncée, presque noire ; le groupe *Mongol*, à peau jaune ou rouge, à yeux noirs et cheveux noirs (Chinois, Esquimaux, Peaux-Rouges de l'Amérique) ; et le groupe de la *Rache blanche*, à peau blanche ou peu foncée. Ce dernier groupe contient un grand nombre de types divers, dont les deux principaux sont : les *Aryens* qui renferment les Européens blonds et bruns (Celtes, Ibères, Teutons, Slaves), et les *Sémites* Juifs, Arabes, Assyriens, etc.).

L'homme est apparu à la surface du globe vers le commencement du quaternaire. Les études d'anthropologie ont montré que dans nos régions la même race d'hommes n'a pas persisté jusqu'à nos jours, mais que, au contraire, plusieurs races se sont succédées, la race qui arrive détruisant en partie la race qui la précédait et prenant ensuite sa place. Chacune de ces races a habité nos régions pendant un certain temps, et ce temps est désigné sous le nom d'âge. — Les principaux âges sont : l'âge de la *pierre taillée*, pendant lequel l'homme se servait comme armes de silex qu'il taillait lui-même ; l'âge de la *pierre polie*, pendant lequel les silex étaient non seulement taillés, mais polis par le frottement ; l'âge du *renne*, où l'homme, alors que le Renne vivait dans nos pays, se servait de ses os pour fabriquer des armes ou des instruments divers ; l'âge du *bronze*, où l'homme a connu le moyen de préparer et de travailler du bronze ; et enfin l'âge du *fer*.

Cette classification, toute provisoire, est seulement applicable à nos pays ; d'autres races humaines, vivant aujourd'hui, en sont, en effet, encore à l'âge de la pierre et ne connaissent pas les moyens de travailler les métaux.

Tableau synoptique des Mammifères.

MAMMIFÈRES.

Implacentaires.

Monotrèmes...
- .... Echidnidés..... Echidné.
- .... Ornithorhynchidés Ornithorhynque

Marsupiaux.
- Pédimanes............... Sarigue.
- Rapaces................. Thylacine.
- Carpophages............. Phalanger.
- Poëphages .... Kanguroo.
- Rhizophages............. Phascolomys.

Placentaires.

Cétacés.
- Denticètes.
  - .... Monodontidés .... Narwal.
  - .... Catalontidés..... Cachalot (Physeter. (*Blanc de baleine, ambregris*).
  - .... seter. (*Blanc de baleine, ambregris*).
- Mysticètes .... Balénidés .... Baleine.

Édentés.
- Vermilingues..................... .. Fourmilier.
- Cingulés .... Tatou.
- Bradypodidés.................. Paresseux.

Condylarthres.

Ongulés.
- Perissodactyles.
  - .... Tapiridés ...... Tapir.
  - .... Rhinocéridés.... Rhinocéros.
  - .... Equidés .... Equus (cheval).
- Artiodactyles..
  - Bunodontes. Suidés .... Sanglier (porc).
  - Sélénodontes.
    - .. Tylopodes.. ... Chameau.
    - .. Tragulidés ..... Chevrotain.
    - .. Cervidés...... Porte-*musc*.
    - .. Camélopardidés.. Girafe.
    - .. Cavicornes...
      - Antilopidés. Chamois.
      - Ovidés. Mouton, Chèvre.
      - Bovidés. Bœuf.

Sirénidés.................... Sirénidés...... Lamantin.
Proboscidiens......................... Éléphant.
Hyraciens.......................... Daman du cap.

Rongeurs.
- .... Leporidés...... Lapin.
- .... Subongulés..... Cobaye.
- .... Lagostomidés... Viscache.
- .... Muridés....... Rats.
- .... Castoridés .... Castor (*castoreum.*)

Insectivores..
- .... Erinacéridés... Hérisson.
- .... Soricidés ...... Musaraigne.
- .... Talpidés....... Taupe.

Carnivores...
- .... Canidés........ Chien.
- .... Ursidés........ Ours.
- .... Viverridés.... Civette (*Viverreum*)
- .... Mustelidés ..... Blaireau.
- .... Hyénidés ...... Hyène.
- .... Félidés........ Chat.

```
            | Pinnipè-  { ..................... Phocidés ...... Phoques.
            |   des...  { ..................... Trichéchidés.... Morse.
            | Cheirop-  { Frugivores.......... Ptéropidés ..... Roussette.
            |  tères..  { Insectivo- { Gymnorrhines ............ Chauve-Souris.
            |           {    res...  { Phyllorhines............. Vampire; Rhino-
P           |                                                        lophe.
l           |
a           |           { ..................... Tarsidés....... Tarsier.
c           | Prosi-    { ..................... Lemuridés..... Makis.
e           | miens.    { ..................... Galéopithécidés.. Galéopithèque.
n           |           { ..................... Chiromidés..... Aye-Aye.
t           |
a           |                       Arctopithè-
i           |                          ques... Harpalidés..... Ouistitis.
r           |           Simiens..  Platyr- { .. Pithécidés ..... Saki.
e           |                      riniens.{ .. Cébidés ....... Sajou.
s           |                       Catar- { .. Cynocéphales ... Cynocéphalus.
            | Primates. rhiniens.{ .. Cercopithèques.. Guenon.
            |                       { .. Semnopithèques. Entelle.
            |           Anthropomorphes ............... Gorille.
            |           Anthropidés.................. Homme.
```

RÉSUMÉ GÉNÉRAL DES CLASSIFICATIONS.

Avant de passer à l'étude des divers produits fournis par le règne animal à la matière médicale, il est bon de résumer en quelques tableaux simples la classification des Métazoaires. Ces tableaux ne sont pas verticaux et disposés par accolades, mais sont par contre horizontaux et branchus. Ils ont ainsi l'avantage de montrer au premier coup d'œil les relations des divers groupes entre eux. Ces tableaux ont été exécutés d'après les recherches les plus récentes, et représentent un aspect fidèle des résultats auxquels est parvenue la zoologie contemporaine. Il est permis de les considérer comme des tableaux phylogénétiques, c'est-à-dire montrant l'évolution suivie dans le temps par les animaux ; mais il ne faut pas oublier que nous ne pouvons encore préciser avec certitude les rapports de certains groupes, des Péripates, par exemple, avec les autres types du monde animal. Ces tableaux phylogénétiques ne sont donc exacts qu'en partie, et il ne faut pas leur accorder une importance qui leur manque.

CLASSIFICATION GÉNÉRALE

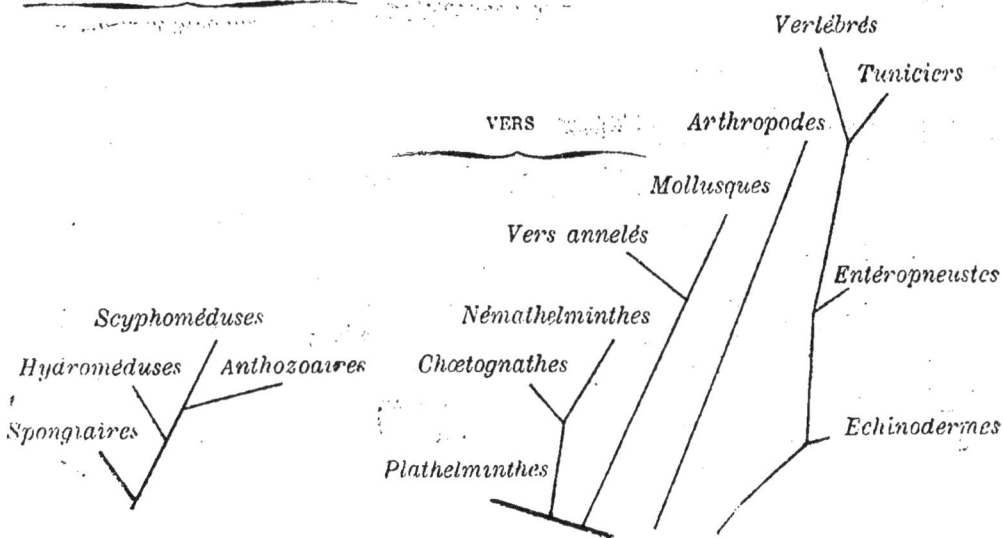

CŒLENTÉRÉS

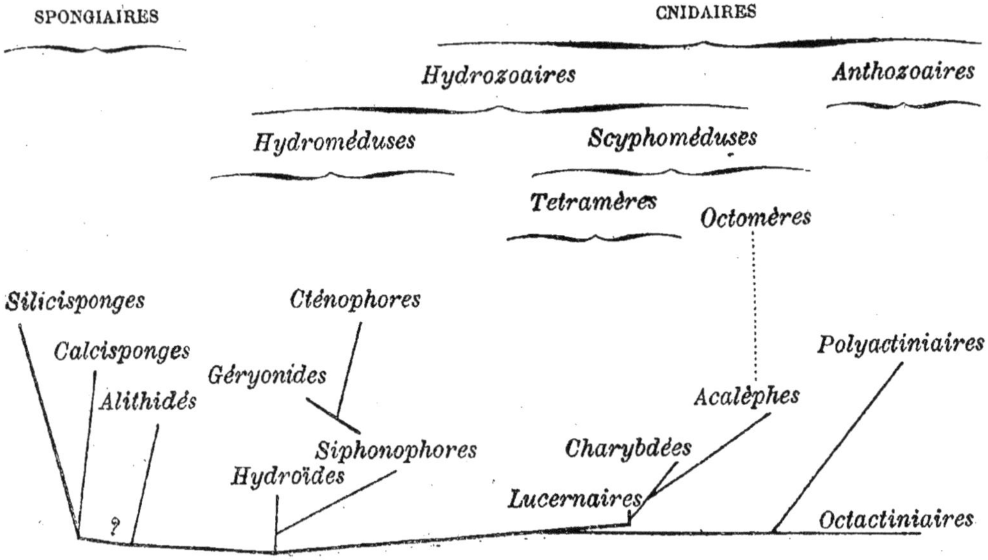

SPONGIAIRES

CNIDAIRES

Hydrozoaires

Anthozoaires

Hydroméduses

Scyphoméduses

Tetramères

Octomères

Silicisponges

Cténophores

Polyactiniaires

Calcisponges

Géryonides

Alithidés

Acalèphes

Siphonophores

Charybdées

Hydroïdes

Lucernaires

?

Octactiniaires

VERS ET MOLLUSQUES

PLATHELMINTHES   NÉMATHELMINTHES   ANNELÉS ET MOLLUSQUES

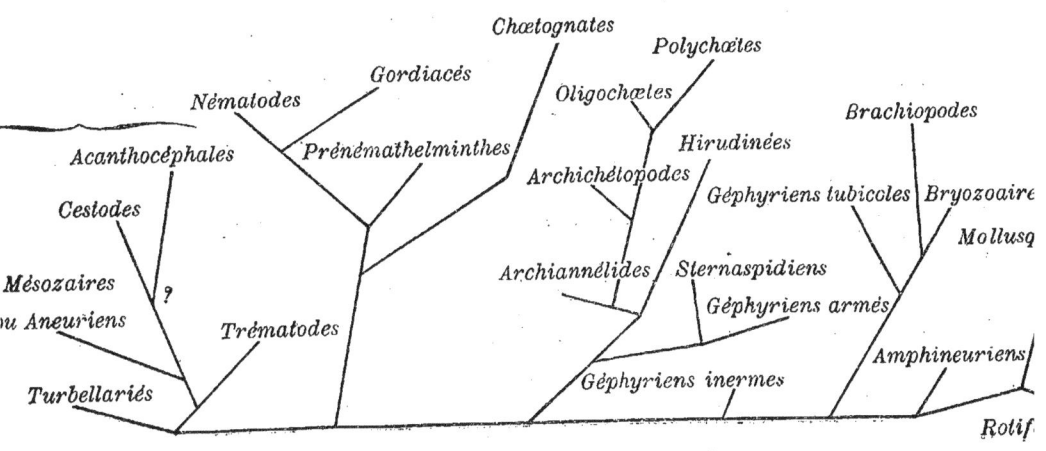

Chœtognates

Gordiacés

Polychœtes

Nématodes

Oligochœtes

Acanthocéphales

Prénémathelminthes

Hirudinées

Brachiopodes

Cestodes

Archichétopodes

Géphyriens tubicoles

Bryozoaire

Mollusq

Mésozaires

?

Archiannélides

Sternaspidiens

ou Aneuriens

Trématodes

Géphyriens armés

Amphineuriens

Turbellariés

Géphyriens inermes

Rotif

ARTHROPODES

ALLANTENNÉS

BIANTENNÉS

QUADRIANTENNÉS

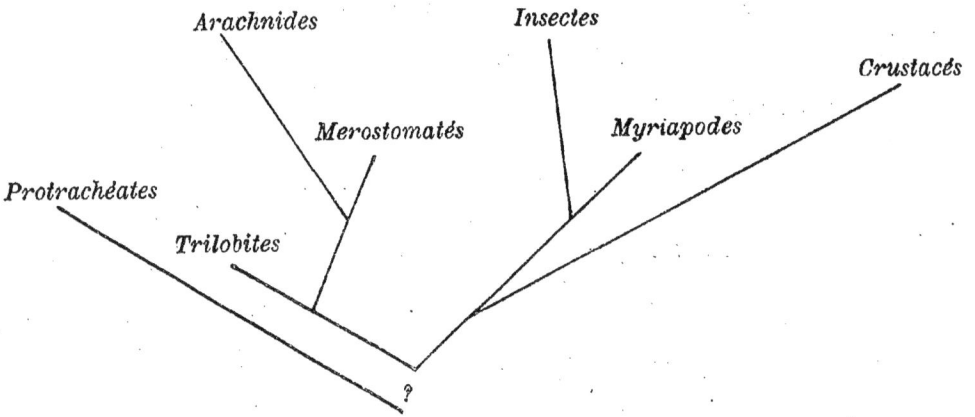

Arachnides

Insectes

Crustacés

Merostomatés

Myriapodes

Protrachéates

Trilobites

?

ÉCHINODERMES

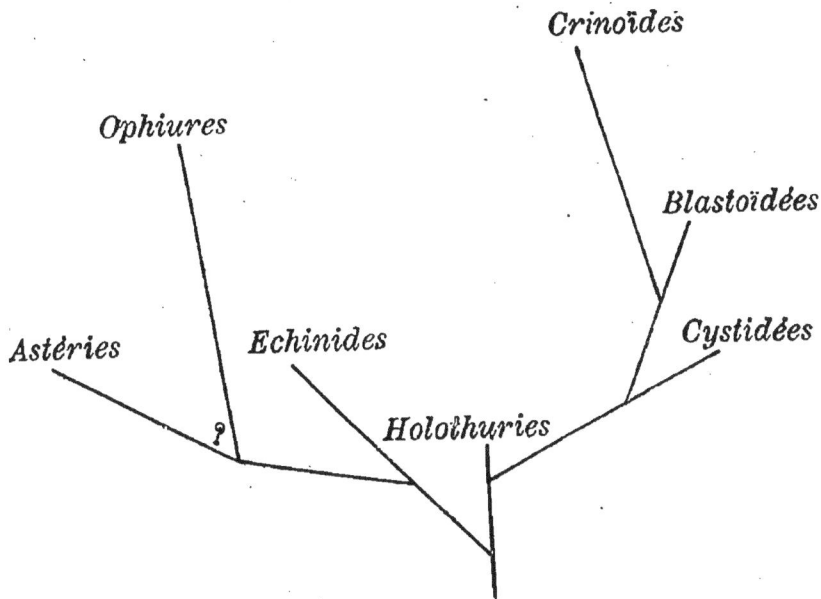

Crinoïdes

Ophiures

Blastoïdées

Astéries

Echinides

Cystidées

Holothuries

?

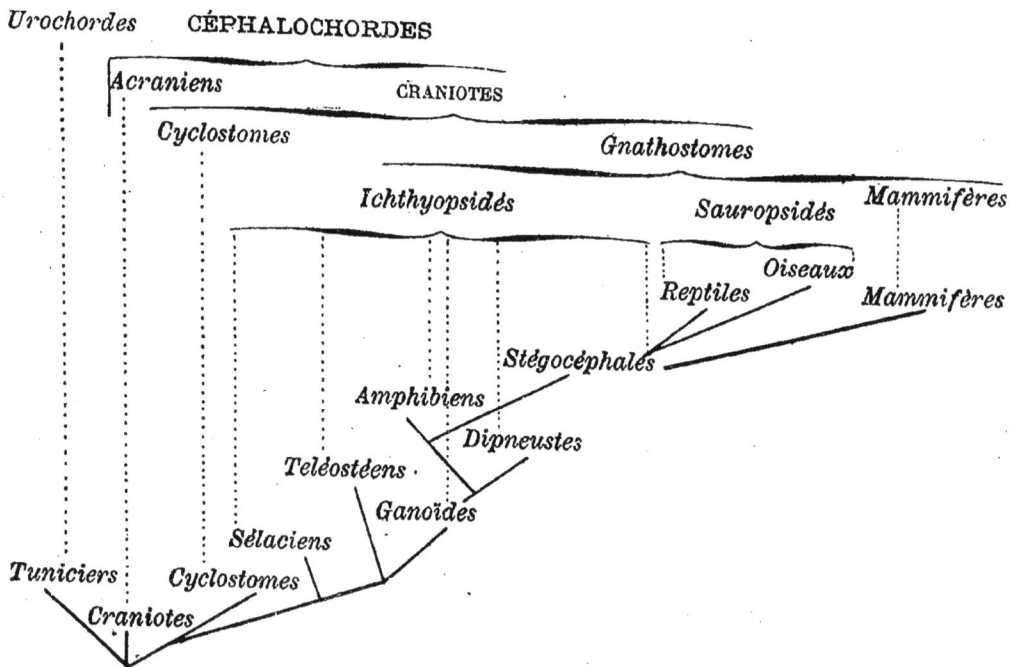

TROISIÈME PARTIE

APPENDICE

PRODUITS ANIMAUX EMPLOYÉS EN THÉRAPEUTIQUE.

Dans cette appendice, nous passerons en revue les produits que le règne animal fournit à la matière médicale.

CŒLENTÉRÉS.

Parmi les Cœlentérés, l'embranchement des Spongiaires fournit à la matière médicale les **Éponges**. Les Éponges employées en médecine appartiennent au G. *Euspongia*, et les espèces principales sont l'*Euspongia usitatissima* et l'*Euspongia officinalis*. Elles appartiennent à la classe des Lithidés, à la sous-classe des Siliciponges ou Éponges siliceuses, et à l'ordre des Cérastoponges caractérisées par la présence dans le mésoderme de filaments cornés. Ces espèces d'éponges habitent la mer, à d'assez grandes profondeurs. Les plus belles sont détachées à l'aide de couteaux par les plongeurs ; les éponges communes sont arrachées à l'aide de harpons dans les eaux basses. Elles sont récoltées dans le golfe Persique, sur les côtes de la Syrie, de l'Archipel grec, de la Barbarie, des Antilles et des îles Bahama.

— Les sortes d'Éponges commerciales sont assez nombreuses, G. Pennetier en distingue dix. Les principales sont :

L'*Éponge fine douce de Syrie*. — Elle a la forme d'une coupe dont les bords sont amincis et arrondis ; elle est légère, d'une couleur jaune, poreuse, fine et très douce au toucher ; sa face concave est percée d'un très grand nombre d'oscules souvent disposés en série rayonnante. Cette sorte est très recherchée pour la toilette ; elle est payée en raison du volume qu'elle acquiert. Les parfumeurs font disparaître sa coloration jaune en la traitant par le chlore, mais ils altèrent ainsi sa qualité.

L'*Éponge fine douce de l'Archipel* est une variété de la première, mais elle est plus lourde et plus étroite à sa base. Elle sert aussi pour la toilette. On l'emploie dans les manufactures de porcelaine et dans la lithographie.

L'*Éponge fine douce* ou *Éponge grecque*. — Elle est de couleur jaune foncé ; son tissu est serré, dur et rude au toucher ; sa base, par laquelle elle adhère aux rochers, est étroite ; sa partie libre a la forme d'un plateau ou d'une coupe. Elle est employée dans les hôpitaux militaires pour les besoins de la chirurgie. Ces trois sortes d'Éponges commerciales sont fournies par l'*Euspongia usitatissima*.

L'*Éponge blonde de Syrie*, ou *Éponge de Venise*, est de forme arrondie, jaune-ocreux à la base, et blond pâle dans sa masse ; elle est légère, très poreuse, et sa texture est grossière ; sa surface est parsemée d'oscules très nombreux. Elle acquiert de trente à quarante centimètres de diamètre.

L'*Éponge blonde de l'Archipel*, appelée aussi *Éponge de Venise*, est une variété de la précédente ; elle est moins épaisse et plus colorée ; sa forme est oblongue, aplatie, bombée en dessus. Ces deux variétés sont recherchées pour les usages domestiques, en raison de leur légèreté, de leur résistance et de leur régularité.

L'*Éponge de Salonique* est aplatie, épaisse de deux centimètres, unie, à tissu fin et serré non élastique ; sa moitié inférieure est formée de fibres rouges. Cette Éponge est ordinairement remplie de sable ; elle n'est employée qu'en chirurgie.

L'*Éponge de Zerby* ou *de Gerby* est recherchée pour son volume et sa légèreté ; on la récolte dans le golfe de Gabès, près de l'île de Zerby.

L'*Éponge de Marseille*, ou *Éponge brune de Barbarie*, est aplatie, arrondie, ou piriforme; elle est dure, pesante, et d'une couleur brun rougeâtre. Sa trame est serrée, et ses trous sont déchiquetés sur les bords. Cette Eponge est souvent salie par une matière glaireuse desséchée et d'un noir brillant; cette matière provient du protoplasme de l'animal. L'Eponge de Marseille est utilisée pour le nettoyage des appartements. — Elle est pêchée surtout vers les côtes de la Tunisie, aux environs de Sfax, dans le golfe de Gabès.

L'*Éponge de Bahama* a la forme d'un cône tronqué à surface côtelée. Elle est unie, dure, résistante et de couleur fauve. Elle vient de l'archipel de Bahama.

L'*Éponge de la Havane* ou *Éponge commune de Bahama* est arrondie ou cylindrique, surmontée de mamelons coniques ordinairement déchirés en dessus. Cette Éponge est très répandue dans le commerce; elle ne doit pas être employée, car elle manque de souplesse et dure peu.

Les Éponges que l'on emploie subissent certaines préparations. On les lave d'abord avec soin pour enlever les impuretés et la matière animale, on les bat ensuite légèrement pour en séparer les coquilles, le sable et autres substances étrangères; on les soumet ensuite à l'action de l'eau acidulée pour faire dissoudre les sels calcaires. On les lave de nouveau. — Ainsi obtenues, les Éponges sont employées en chirurgie, soit directement, soit après qu'on les a préparées à la cire, à la ficelle ou à la gomme.

L'Éponge à la cire, *Spongia cereta*, est préparée en plongeant une Éponge dans la cire jaune fondue; on la comprime ensuite jusqu'à refroidissement entre les plaques d'une presse. Elle a alors la forme d'une galette mince que l'on découpe en lanières et que l'on introduit dans des trajets fistuleux.

L'Éponge à la ficelle, *Spongia compressa*, est préférable. On prend une Éponge dont on égalise les parties avec soin, on la mouille légèrement et on l'entoure d'une petite corde très fine, à tours parallèles et serrés, de manière à la rendre cylindrique. Lorsqu'on doit s'en servir, on en sépare la ficelle et on enlève avec un instrument tranchant les rugosités du cylindre; on l'introduit ensuite dans les trajets fistuleux dont on veut amener la dilatation.

L'Éponge à la gomme, *Spongia gummata*, est enduite de gomme au lieu de cire. Elle a la forme de fuseaux ou de cylindres un peu coniques.

On employait autrefois sous le nom d'*Éponges calcinées* une poudre obtenue avec des Éponges torréfiées en vases clos. Cette poudre était prescrite contre le goître et la scrofule, à cause de l'iode qu'elle contient.

Corail. — Le Corail est l'axe colonial du *Corallium rubrum* de l'embranchement des Cnidaires, sous-embranchement des Anthozoaires, classe des Octatiniaires, ordre des Gorgonidés. Le Corail sert à la fabrication d'une poudre dentifrice.

VERS ANNELÉS.

Les Annelés fournissent à la médecine la **Sangsue**. Les Sangsues appartiennent à la famille des Gnathobdellidés, à la classe des Hirudinées, au groupe des Achètes qui font partie des Vers annelés polymériques. — L'espèce principale est l'*Hirudo médicinalis* dont les mâchoires possèdent quatre-vingts à quatre-vingt-dix dents. Le corps est ordinairement gris olivâtre, marqué en dessus de six bandes plus ou moins distinctes. — Une variété assez répandue est la Sangsue verte (*Hirudo officinalis*) dont la face dorsale présente six bandes rousses, tandis que la face ventrale est brun verdâtre. — Une autre espèce est l'*Hirudo troctina* ou Sangsue truite, presque entièrement verte en dessus, avec six taches sur chaque ligne transversale; les bords sont orangés et les bandes marginales du dessous sont en zigzag.

Les Sangsues sont élevées dans des marais, que l'on dispose de manière à ce qu'ils ne sèchent jamais et à ce qu'ils soient autant que possible préservés des inondations. Les marais sont divisés en bassins dits de nourriture, qui sont conservés au même degré d'immersion, et dans lesquels sont nourries les Sangsues, où elles se reproduisent et où on les pêche. Les bassins de dégorgement ou de purification sont des bassins où les Sangsues pêchées sont soumises au jeûne avant la vente.

La pêche se fait en marchant dans les marais, et saisissant les Sangsues qui se fixent aux bottes couvertes de toile que portent les pêcheurs.

MOLLUSQUES.

Coquilles d'Huîtres. — Les coquilles d'Huîtres, employées quelquefois en médecine, proviennent de la coquille de l'*Ostrea édulis*, Mollusque asiphoné de la classe des Acéphales ou Lamellibranches. Elle se compose de deux substances : une substance inorganique calcaire et une substance organique, la *conchyoline*. La première de ces substances est surtout constituée par du carbonate de chaux. — Elles faisaient autrefois partie du Lithontriptique de Mlle Stephens, de poudres absorbantes, de remèdes contre le goître et surtout contre la rage. Les propriétés de ces coquilles sont celles du carbonate de chaux qui les forme.

Escargot ou **Limaçon.** — Les Escargots ou Limaçons sont des Gastéropodes prosobranches pulmonés. L'*Helix pomatia* ou Hélice vigneronne est l'espèce la plus employée en médecine ; elle entre dans la fabrication du sirop et de la pâte d'Escargot.

Os de Seiche. — L'os de Seiche est la coquille interne d'un Mollusque céphalopode décapode, la *Sépia officinalis*. Elle consiste en une plaque lamelleuse de couleur blanche, de forme elliptique ; elle est constituée par une partie spongieuse à trame de chitine associée à du carbonate de chaux. Elle était employée comme absorbant, et on s'en sert encore comme poudre dentifrice.

ARTHROPODES.

Yeux d'Écrevisse ou **pierres d'Écrevisse.** — Les yeux d'Écrevisses sont des concrétions dures, blanches, orbiculaires, aplaties et concaves d'un côté, convexes de l'autre, que l'on trouve au nombre de deux dans l'estomac de l'Ecrevisse (*Astacus fluviatilis*), Crustacé décapode macroure. Elles sont inodores, d'une saveur terreuse, et composées de carbonate de chaux, dont les particules sont unies par une matière muqueuse renfermant un peu de ce pigment rouge qui existe dans le test. On les a employées à titre d'absorbant ; on les remplace aujourd'hui par la craie ou la magnésie. (*Fig.* 245.)

Cochenille. — La Cochenille est la femelle du *Coccus cacti*, Insecte hémiptère du sous-ordre des Phytophthyres et de la famille des Coccidés. Elle est très riche en une matière colorante rouge (acide carminique), que l'on utilise dans la teinture et la peinture ; elle entre dans quelques préparations pharmaceutiques. — Cette femelle est de forme ovoïde, dépourvue d'ailes, obtuse en avant et atténuée en arrière, plane en dessous ; son rostre est ténu, un peu conique ; son corps est composé de dix anneaux velus, brunâtres, couverts d'une poussière grise ; ses antennes sont filiformes, ses pattes sont courtes, et le tarse est uniarticulé. A l'extrémité de l'abdomen sont portées deux soies courtes et divergentes. — Au moment de la ponte, elles enfoncent leur long rostre dans le parenchyme des plantes, et restent immobiles ; elles placent leurs œufs sous leur abdomen, dont les parois se rapprochent en une voûte à concavité inférieure.

On recueille la Cochenille aussitôt après la fécondation. En ayant le soin de laisser un certain nombre de femelles sur la plante, on obtient deux ou trois récoltes par an. On élève la Cochenille dans des nopaleries, ou champs plantés de Nopals, au Mexique, à la Vera Cruz, aux Canaries, à Java, en Espagne, en Algérie, etc. Dans le commerce, on désigne ordinairement les Cochenilles selon leur provenance, Cochenille des Canaries, de la Vera-Cruz, etc.

La Cochenille est préconisée en médecine comme stimulant et diurétique ; elle n'est plus guère usitée que contre la coqueluche et contre les toux rebelles.

Kermès. — Le Kermès animal est fourni par le *Kermès Vermilis*, Insecte hémiptère du sous-ordre des Phytophthyres et de la famille des Coccidés. Il vit de préférence sur le chêne kermès (*Quercus coccifera*), arbuste très commun dans la région méditerranéenne.

Les jeunes éclosent vers la fin de mai, abandonnent la coque maternelle et se répandent sur les branches du chêne, puis se fixent et demeurent immobiles jusqu'au mois de mars de l'année suivante. A cette époque, ils grossissent ; au bout d'un mois, ils ont atteint la grosseur d'un pois. Le Kermès, alors devenu adulte, a une couleur rouge écarlate; il est dépourvu de pattes, d'antennes, et est couvert d'une poussière cendrée. Il n'est plus presque usité de nos jours en médecine.

Gomme laque. — La gomme laque est une matière résineuse produite par la piqûre du *Coccus lacca* sur l'écorce des branches de certains arbres, tels que le *Ficus indica*, le *Ficus religiosa*, le *Croton Lacciferum*, etc. Après la piqûre de l'insecte, la laque exsudée envahit tout l'espace non occupé par les insectes, en laissant autour de chacun d'eux une sorte de loge s'ouvrant extérieurement par une petite ouverture correspondant à l'extrémité de l'abdomen. — La laque, appelée encore gomme laque et résine laque, se présente dans le commerce sous plusieurs formes, qui sont : la laque en bâtons, la laque en sortes, la laque en grains et la laque en plaques ou en écailles. — La laque en bâton est la laque dans son état naturel, adhérant encore aux jeunes branches et les enveloppant quelquefois complètement sur une longueur de quinze à dix-huit centimètres; la laque en grains est la laque détachée des rameaux; la laque en écailles ou en tablettes est de la laque fondue et coulée.

La laque a été employée comme tonique et astringente sous forme de teinture alcoolique; elle entre encore dans quelques préparations usitées pour la peinture et la teinture.

Cantharide et similaires. — La Cantharide est un Insecte de l'ordre des Coléoptères, du sous-ordre des Hétéromères et de la famille des Méloïdés. L'espèce employée est la *Lytta vesicatoria*, ou Cantharide officinale; elle est d'un vert métallique un peu bleuâtre, longue de quinze à vingt millimètres, large de quatre à six millimètres. La tête est cordiforme, le corselet est carré et rétréci en forme de col; le corps est cylindroïde, les yeux sont saillants et latéraux, les antennes longues, filiformes et composées de onze articles; les membres antérieurs et le moyen ont cinq articles au tarse, les postérieurs quatre seulement; les uns et les autres sont terminés par deux crochets recourbés et garnis en dessous de poils serrés. Les ailes inférieures sont membraneuses, transparentes, propres au vol; les élytres sont molles, longues, flexibles, finement guillochées, et offrent sur leur bord interne deux nervures longitudinales assez déliées.

Les mâles sont plus petits que les femelles.

Les Cantharides habitent la partie méridionale de l'Europe ; on en trouve abondamment en France, en Espagne et en Italie ; elles sont communes également dans l'Ukraine, d'où on les exporte par Leipzig. Elles s'établissent de préférence sur les Frênes, les Lilas, les Troënes, les Jasmins ; on les rencontre aussi, mais moins souvent, sur les Sureaux, le Saule, l'Orme, les Rosiers, les Pommiers, les Peupliers, etc. Leur présence sur ces différentes plantes est accusée à de grandes distances par l'odeur forte qu'exhalent leurs essaims, odeur qui se conserve encore après la dessiccation.

La récolte des Cantharides se fait le matin, et par le procédé très simple que nous avons déjà décrit. Quand on les a asphyxiées, on les fait sécher à l'étuve. Par la dessiccation, les Cantharides perdent beaucoup de leur poids. Elles sont rapidement attaquées par divers insectes qui en dévorent toutes les parties molles, dans lesquelles se trouve surtout contenu le principe actif (la Cantharidine). —La Cantharidine est une substance très vésicante, très vénéneuse, et d'une âcreté excessive ; elle a pour formule $C^{10} H^{12} O^4$. A l'état pur, elle est incolore et se présente sous la forme de prismes obliques, à base rhombe. L'eau froide en dissout 0,15 % de son poids. Elle se dissout aisément dans l'alcool, l'éther, le chloroforme, les huiles fixes et volatiles ; elle est insoluble dans le sulfure de carbone. Sous l'influence des alcalis, elle fixe deux molécules d'eau et se change en un acide bibasique faible, l'acide Cantharidique ($C^{10} H^{10} O^6$), capable de former des sels très vésicants. — La Cantharide est un agent thérapeutique énergique ; elle est employée en médecine comme épispastique. Cent parties de Cantharides de bonne qualité doivent donner 0,50 de Cantharidine.

On emploie encore la *Lytta Syriaca* de la Syrie et du midi de l'Europe, surtout de l'Autriche ; la *Lytta adspersa* ou Cantharide pointillée, qui vit à Montévideo et qui est aussi vésicante que notre Cantharide ; la *Lytta dubia*, vivant sur les luzernes dans le midi de la France.

A côté de ces espèces se placent d'autres insectes vésicants appartenant au même groupe : tel est le *Cerocoma Schaferii*, insecte vert doré, pubescent, long de dix à quinze millimètres ; sa tête et son corselet sont noirs ; les antennes et les pattes sont jaunes, et les élytres aussi longues que l'abdomen. Le Cerocome se trouve aux environs de Paris, sur les Graminées, les Ombellifères et les Synanthérées. — Le

Mylabre variable (*Mylabris variabilis*) a la tête et le thorax noirs et velus, les élytres jaunes, à trois bandes transversales noires inégales; il habite les régions chaudes de l'Europe et remonte en France dans la vallée de la Loire. — Le Mylabre bleuâtre (*Mylabris Cyanescens*) a la tête et le corselet noirs et velus, les élytres jaune-brunâtres, avec six taches noires punctiformes disposées deux par deux. Il est commun en Espagne et dans le midi de la France, surtout à Perpignan.

Le Meloë Proscarabée (*Meloë Proscarabeus*) est un insecte noir bleuâtre de trois centimètres environ, à antennes renflées au milieu, plus longues que la tête et le corselet réunis, avec le dernier article entier, ovoïde, allongé, pointu; les élytres sont légèrement rugueuses. — Le Meloë varié (*Meloë variegatus*) est noir-verdâtre bronzé, long environ de vingt-sept millimètres; la tête, le corselet, les élytres sont ponctués et rugueux. Les pattes sont bronzées et violacées, les antennes filiformes courtes et assez épaisses; ce Meloë se trouve aux environs de Paris. — Le Meloë rugueux (*Meloë rugosus*) est d'une couleur noir mat et possède des élytres très rugueuses. Il vit dans le Midi de la France. — Le Meloë de mai (*Meloë maialis*) est également de couleur noir mat sans reflet métallique; le corselet est à peine carré; la tête, le corselet et les élytres sont à peine rugueux; les anneaux de l'abdomen sont séparés les uns des autres par une bande transversale rouge. Cette espèce est presque partout très commune en France, surtout dans le Midi.

Noix de Galle. — On désigne sous le nom de Noix de Galle une production morbide qui se développe sur les rameaux d'un petit chêne de l'Orient, le *Quercus infectoria*, sous l'influence de la piqûre d'un Insecte hyménoptère térébrant, le *Cynips gallæ tinctoriæ*. Au moment de la ponte, le Cynips femelle, à l'aide de sa tarière, perce le tissu tendre des nouveaux bourgeons de l'arbrisseau et y dépose ses œufs. La piqûre produite par l'insecte, le germe déposé, et la présence d'un liquide corrosif versé par l'aiguillon du Cynips, déterminent sur le point piqué la production d'une excroissance, dont le volume augmente jusqu'à ce que l'œuf qu'elle renferme ait parcouru toutes ses périodes et soit arrivé à l'état d'insecte parfait. Celui-ci sort alors de la galle en pratiquant une ouverture ronde d'un diamètre suffisant pour son passage.

Les Noix de Galles ou Galles vraies sont caractérisées en ce qu'il n'existe qu'une seule cavité au centre. Elles sont arrondies et présentent le volume d'une grosse noisette ou d'une petite noix ; leur surface, qui est d'un gris bleuâtre, est hérissée de tubercules ou de crêtes plus ou moins prononcées et irrégulièrement distribuées ; leur tissu est dur, compacte, fragile à l'action du marteau, et semble rayonner du centre à la circonférence de la Galle ; leur odeur est à peu près nulle, mais leur saveur est amère, astringente et désagréable.

Le groupe des Galles vraies comprend un certain nombre de sortes, dont les plus usitées sont les Galles d'Alep, que l'on distingue en quatre variétés : la Galle noire d'Alep, la Galle verte d'Alep, la Galle blanche d'Alep, et la Galle 'd'Alep en sortes. La Galle de Smyrne est récoltée sur la même espèce de chêne, *Q. infectoria*. Il existe encore d'autres Galles vraies.

Les Noix de Galles sont très riches en tannin et sont employées en médecine comme astringentes.

Miel. — Le Miel est une substance sucrée, constituée par le nectar et le pollen que les Abeilles (*Apis mellifica*), Insectes hymenoptères porte-aiguillons de la famille des Apidés, recueillent dans les fleurs. Les Abeilles le préparent en introduisant le nectar avec le pollen dans leur jabot, et le dégorgeant ensuite, après un commencement de digestion, dans les alvéoles de leurs ruches. La récolte du Miel a lieu au milieu de l'automne. — Pour l'extraire, on enlève les petites lames de cire qui ferment les alvéoles, et l'on expose le gâteau à une douce chaleur. Le Miel vierge, ou Miel de goutte, ou Miel blanc, s'écoule alors naturellement. On brise ensuite les gâteaux que l'on soumet à une chaleur plus forte et on obtient un Miel de deuxième qualité, qu'on appelle Miel fin ou Miel jaune. Enfin, le résidu exprimé plus ou moins fortement, puis écumé et décanté après avoir reposé, donne le Miel commun. La qualité du Miel, son arôme, sa couleur, varient avec la localité, la nature de la flore environnante et l'époque de la récolte. Les Miels les plus estimés sont les Miels de Narbonne et du Gâtinais.

Le Miel est un mélange en proportion variable de glucose cristallisable, de sucre dextrogyre, de sucre incristallisable lévogyre et se détruisant facilement sous l'influence des alcalis. Il contient un peu de mannite, un ou plusieurs acides végétaux, et des principes aromatiques et colorants. Le Miel est employé comme émollient, laxatif, et sert à préparer les mellites.

Cire d'Abeille. — La cire est une substance produite par la même espèce d'abeilles *(Apis Mellifica)*, et avec laquelle ces insectes forment les alvéoles où ils disposent leur provision de miel et élèvent leur progéniture. La cire est un produit de sécrétion de follicules glandulaires placés sur les côtés des anneaux du ventre. La cire, telle qu'on l'obtient en faisant fondre la masse provenant de l'expression des gâteaux de miel, est une matière solide, jaunâtre, opaque, insipide, dure et cassante à une basse température, molle et ductile à quarante degrés, fusible à soixante-cinq degrés environ ; elle s'enflamme et brûle sans laisser de résidu. Elle est insoluble dans l'eau, soluble dans les huiles fixes, l'essence de térébenthine, la benzine, ainsi que dans vingt parties d'alcool et d'éther bouillants.

Il existe dans le commerce deux sortes de cire, la cire jaune ou cire normale, et la cire blanche ou cire décolorée.

VERTÉBRÉS.

Ichthyocolle ou **Colle de Poisson.** — L'Ichthyocolle est une substance gélatineuse que l'on retire de la vessie natatoire de l'Esturgeon commun (*Acipenser huso*), du grand Esturgeon (*Acipenser Sturio*), et du Sterlet (l'*Acipenser ruthenus*) ; tous les trois appartiennent à la famille des Acipenseridés de la classe des Ganoïdes. Après la capture de l'Esturgeon, on enlève la vessie, que l'on met à dégorger dans de l'eau que l'on a soin de renouveler souvent. On fend ensuite les vessies dans le sens de leur longueur, on les débarrasse de la muqueuse qui recouvre leur face interne, et on les met à sécher ; puis on les place dans un linge et on les comprime sous une presse pour achever leur dessiccation et les maintenir planes. — On en trouve dans le commerce trois sortes qui ne diffèrent que par le mode de préparation : l'Ichthyocolle en lyre ou petit Cordon, l'Ichthyocolle en cœur ou gros Cordon, ainsi appelées parce qu'on leur donne, pendant la dessiccation, la forme d'une lyre ou celle d'un cœur, et l'Ichthyocolle en livre plié à la manière des feuillets d'un livre.

L'Ichthyocolle de bonne qualité est demi-transparente, lisse, inodore, peu sapide, soluble presque sans résidu dans l'eau bouillante. Elle est très chatoyante et ne peut être déchirée que dans le sens de ses fibres. Elle contient parfois un peu de graisse qui en diminue la valeur.

L'Ichthyocolle sert à faire des taffetas agglutinatifs, des gelées de table, et à clarifier certains liquides. On prépare une fausse Ichthyocolle avec la vessie natatoire de la Morue, les écailles de Carpe, enfin avec des nerfs de bœuf, et la membrane intestinale du veau et des moutons.

Huile de foie de Morue. — L'huile de foie de Morue est une huile généralement préparée avec les foies de la Morue ordinaire (*Gadus morrhua*), Poisson Téléostéen de l'ordre des Anacanthines et de la famille des Gadidés. On en retire aussi de la plupart des Poissons de la même famille, tels que l'Eglefin (*Gadus gréfinus*), et le Merlan commun (*Merlangus vulgaris*).

On distingue en France quatre catégories d'huile : l'huile blanche, l'huile blonde, l'huile brune, l'huile noire.

L'huile blanche provient du travail initial de désagrégation des foies sous l'influence de la température extérieure et avant tout commencement d'extraction ; elle a la coloration du champagne et est peu odorante.

L'huile blonde est obtenue par le tassement des foies que l'on met dans un tonneau ; elle a une couleur de madère, une odeur et une saveur peu prononcée.

L'huile brune est obtenue en soumettant à une faible pression les foies qui ont déjà servi pour l'extraction des deux premières qualités ; elle est plus colorée, plus épaisse, plus odorante et plus sapide que les précédentes.

L'huile noire est produite par la décoction dans l'eau et la compression des résidus des opérations antérieures ; elle est épaisse, d'un brun noirâtre, avec une odeur et une saveur très désagréables. — L'huile de foie de Morue est employée en médecine contre le rachitisme, la scrofule, etc.

Huile de Raie. — L'huile de Raie est un produit similaire de l'huile de foie de Morue, obtenu en comprimant des foies de Raies. On obtient de même les huiles de Requins.

Amphibiens. — Les glandes cutanées des Amphibiens, et notamment celles des Salamandres et des Crapauds, sécrètent un liquide visqueux, âcre, et susceptible de produire des accidents parfois fort graves. Ce liquide, mis au contact d'une muqueuse, amène une inflammation souvent assez intense ; introduit dans le sang, il agit à la manière du venin des Serpents, et affectant de préférence les nerfs moteurs dont il paralyse l'action. Le suc cutané de certains Anoures des pays chauds, celui des *Phyllobates* par exemple, qui vivent dans l'Amérique intertropicale, sert aux indigènes pour imprégner la pointe de leurs flèches, et en rendre la blessure mortelle. — Les glandes qui, chez les Crapauds de nos pays, sécrètent la majeure partie du liquide cutané, sont les glandes parotidiennes situées sur les côtés du cou, et qu'il ne faut pas confondre, malgré l'identité de nom, avec les glandes salivaires parotidiennes des Vertébrés supérieurs ; ce liquide n'a pas la nocivité de celui des Phyllobates, bien que, inoculé sous la peau, il soit capable de tuer en peu de temps un petit Oiseau. L'animal n'a nullement la faculté de projeter son liquide cutané à une certaine distance, et ce dernier n'a aucune action sur la peau ; il ne devient nuisible que mis directement en contact avec le sang.

Reptiles. — Le venin, la chair, le foie des Vipères, étaient employés dans les anciennes pharmacopées et entraient dans la composition de la *thériaque,* mais leur usage est nul aujourd'hui. Le venin, pris à l'intérieur lorsque la muqueuse est saine et nullement éraillée, n'a aucune action nocive ; il ne devient redoutable que lorsqu'il est introduit directement dans le système circulatoire. — Lorsqu'une Vipère a la bouche fermée, les dents venimeuses ou crochets venimeux sont couchés le long de la mâchoire ; lorsque la bouche s'ouvre, les crochets se redressent par le jeu de muscles particuliers et deviennent verticaux. Si l'animal mord, la glande est comprimée par le muscle masséter et un autre muscle spécial ; le venin ainsi exprimé passe dans la cavité tubulaire de la dent et pénètre dans la piqûre où il se mélange au sang. La quantité de venin déversée est assez faible, 15 centigrammes environ pour la *Vipera aspis* et 10 centigrammes pour le *Pelias berus;* mais cette quantité suffit pour tuer en peu de temps des petits animaux, des enfants, et produire des troubles graves chez les adultes. Un milligramme de venin tue un petit Oiseau presque instantanément.

Ce venin est liquide, transparent, quelque peu visqueux et jaunâtre; comme aspect, et même comme composition, il ressemble beaucoup à la salive; il renferme diverses substances albuminoïdes peu connues et des leucomaïnes. En somme, les glandes à venin des Ophidiens doivent être considérées comme des glandes salivaires modifiées dans un but particulier, qui est de mieux assurer la préhension des aliments; le liquide excrété, qui, pour les glandes salivaires ordinaires, est déjà toxique, possède ici une toxicité beaucoup plus grande, et sert à arrêter les mouvements de l'animal mordu et à l'empêcher de fuir; les Serpents se rendent ainsi aisément maîtres de leurs proies. Un des principaux effets de la morsure et un des plus immédiats est une paralysie plus ou moins complète du système nerveux.

Œuf de Poule. — L'œuf de la Poule (*Gallus domestica*), de l'ordre des Gallinacés, famille des Phasianidés, est utilisé en pharmacie pour son blanc ou albumine qui sert à la clarification des sirops et comme contre-poison, et pour son jaune ou vitellus dont on extrait une huile : l'huile d'œuf.

Blanc de Baleine ou Spermaceti. — Le blanc de Baleine est une substance grasse, solide, qui se dépose par refroidissement de la matière huileuse contenue dans l'appareil adipeux épicranien du Cachalot (*Physeter macrocephalus*), appartenant à l'ordre des Cétacés, au sous-ordre des Denticètes et à la famille des Catodontidés. Cet appareil adipeux est compris dans un vaste bassin formé en arrière par la crête occipitale, qui s'élève en une sorte de parapet haut d'environ deux mètres, et, sur les côtés, par une expansion de la branche montante du maxillaire, dont le bord externe se relève beaucoup. En haut, cette fosse est fermée par une lame fibro-cartilagineuse sous-cutanée, et est divisée par une cloison de même nature en deux étages remplis de matière oléagineuse.

Le blanc de Baleine est un corps blanc, très friable, onctueux au toucher, un peu translucide, d'un éclat gras et nacré, et d'une odeur faible. Il fond à 44°68. L'alcool en sépare une huile incolore et laisse pour résidu une substance blanche qui cristallise en paillettes brillantes fusibles à 49°. Cette substance, qui est du blanc de Baleine pur, a reçu le nom de cétine : c'est un mélange d'éthers céthyliques, où paraît dominer le palmitate. Le blanc de Baleine contient en outre des éthers stéariques, palmitiques, etc., etc. Il est insoluble dans l'eau, et plus soluble à chaud qu'à froid dans l'alcool, l'éther, les huiles fixes et volatiles.

Le blanc de Baleine est employé en médecine comme adoucissant; on en fait des pommades.

Ambre gris. — Le Cachalot fournit encore à la matière médicale l'ambre gris. L'ambre gris est une substance odorante retirée de l'intestin du Cachalot, mais que l'on trouve aussi flottant à la surface des mers chaudes. L'odeur particulière dont elle est douée est due aux Calmars, mollusques céphalopodes dont le Cachalot fait sa nourriture, et qui parfument ainsi les produits excrémentitiels du Cachalot. L'ambre gris se présente sous forme de boules irrégulières, en général composées de couches concentriques, et dont le poids peut varier de dix grammes à cent kilogrammes. À l'état frais, l'ambre gris est mou et jaunâtre; son odeur est peu agréable. En vieillissant, il durcit, et acquiert une odeur caractéristique analogue à celle du musc.

L'ambre gris est formé de substances diverses, dont la principale est l'ambréine. On l'employait autrefois en médecine comme excitant, antispasmodique et aphrodisiaque. L'Ambre n'est plus guère usité que dans la parfumerie. Il entre dans les pastilles du Sérail.

Axonge. — Le Porc, *Sus Scrofa*, de l'ordre des Artiodactyles, du sous-ordre des Bunodontes, et de la famille des Suidés, fournit à la matière médicale la graisse ou Axonge. On l'extrait de la panne ou des portions graisseuses accumulées près des côtes, des intestins et des reins. L'axonge est employée en pharmacie pour la confection des pommades, d'emplâtres, de savons, etc. On la remplace aujourd'hui dans beaucoup de cas par la *vaseline*, extraite des résidus de pétrole, qui a l'avantage de ne point rancir.

Musc. — Le Musc est une substance odorante produite par le Chevrotain porte-musc, *Moschus Moschiferus*, Mammifère de l'ordre des Artodiactyles, du sous-ordre des Sélénodontes ou Ruminants, et de la famille des Cervidés.

Le Chevrotain a la taille d'un jeune Chevreuil; sa couleur est d'un brun roux, mêlé de gris et de blanc. Son poil est épais, grossier, le plus souvent ondulé dans la partie moyenne. — L'appareil moschifère (*fig.* 415) n'existe que chez le mâle ; il est placé entre l'ombilic et le prépuce. Cet appareil est légèrement elliptique, aplati supérieurement, plus ou moins bombé inférieurement ; il présente, du côté de la verge, un sillon assez profond pour la réception de cet organe. Extérieurement, il est recouvert par la peau, dont les poils se dirigent obliquement vers son orifice. L'intérieur de la glande est tapissé par une continuation de la peau, qui s'est transformée en une muqueuse couverte de plis, d'anfractuosités et de renflements ; dans son épaisseur sont logés une multitude de follicules brunâtres et de nombreux vaisseaux. La poche tout entière est située entre les téguments externes et les muscles abdominaux ; une tunique musculaire la recouvre, et constitue une sorte de sphincter autour de son orifice extérieur.

Le Musc à l'état frais est une matière demi-fluide, d'un noir brunâtre, d'odeur très forte et de saveur amère. A l'état sec, il est solide au toucher, brun-noirâtre, et réuni en grains dont la grosseur varie entre la grosseur d'une tête d'épingle et celle d'un pois. On le trouve dans le commerce sous deux états, inclus dans les poches (*Musc en vessie*), ou débarrassé de la poche et pulvérulent (*Musc hors vessie*). On en connaît plusieurs sortes, dont les principales sont le musc de Nankin, le musc du Tonkin, etc.

Le Musc est constitué par sept à huit substances dont la principale est la résine amère qui a l'odeur de musc. — Le Musc est un médicament très énergique et excitant ; il est employé en médecine dans les maladies nerveuses, la fièvre typhoïde, le Tétanos, etc.

Corne de Cerf. — Les Cornes de Cerf sont des productions osseuses dermiques ou bois qui se développent sur la tête du Cerf (*Cervus elaphus*), Mammifère Artiodactyle du sous-ordre des Sélénodontes, et de la famille des Cervidés. Elles entraient après calcination dans la composition de la décoction blanche de Sydenham ; on les a remplacées par le phosphate de chaux.

Suif de mouton. — Le suif de Mouton est une matière grasse retirée du tissu adipeux de Mammifères tels que le Bœuf, le Mouton. Le suif est quelquefois employé en médecine, mais il sert surtout à la fabrication des chandelles, des bougies stéariques, etc.

Huile de pied de Bœuf. — L'huile de pied de Bœuf est une huile extraite des pieds du Bœuf (*Bos taurus*), Mammifère Artiodactyle du sous ordre des Sélénodontes, de la famille des Cavicornes et de la sous-famille des Bovidés. C'est une huile d'une couleur jaune paille, limpide, inodore à l'état frais, et très peu employée en médecine.

Fiel de Bœuf. — Le fiel de Bœuf est la bile du *Bos taurus*, que l'on extrait de la vésicule du fiel (vésicule biliaire), et qui sert à préparer un extrait employé en médecine comme tonique.

Moelle de Bœuf. — La moelle de Bœuf est un tissu conjonctif chargé de graisse des cavités médullaires du *Bos taurus*. Elle est employée en médecine pour faire des pommades.

Pepsine. — La Pepsine est un ferment particulier ayant la propriété de rendre solubles et assimilables les matières albuminoïdes avec le concours des acides. On l'extrait de la caillette du Veau, du Bœuf, du Mouton.

Elle est employée en médecine à l'intérieur pour opérer la digestion des matières albuminoïdes.

Lait. — Le lait est un liquide blanc jaunâtre ou blanc bleuâtre opaque, légèrement odorant, d'une saveur douce un peu sucrée. Il est sécrété par les glandes mammaires des femelles de la classe des Mammifères après la naissance des petits. La composition de ce produit est complexe. Il contient une matière grasse, le beurre ; une matière sucrée, la lactine ; des aliments azotés, le caséum et l'albumine ; et des éléments minéraux. Exposé à l'air, il se divise d'abord en crème et lait, puis cette dernière partie s'acidifie et se subdivise à son tour en deux parties : le caseum, et le sérum ou petit lait.

Le lait est employé dans l'alimentation, il sert aussi à préparer le petit lait.

Petit lait. — Le petit lait est le sérum normal obtenu par la coagulation spontanée ou artificielle du lait.

Beurre. — Le Beurre est un corps gras demi-solide, qui se trouve en suspension dans le lait. Il est employé dans les usages domestiques ; en médecine, on s'en sert comme adoucissant, et pour préparer des pommades.

Colle forte. — La Colle forte se prépare avec la gélatine, que l'on extrait des peaux, des os, des tendons des animaux. On en distingue plusieurs sortes dans le commerce, d'après leur couleur. La Colle forte ou gélatine est employée en médecine pour fabriquer des capsules et des gelées pharmaceutiques.

Castoréum. — Le Castoréum est une matière d'odeur fétide, produite par le *Castor fiber*, Mammifère de l'ordre des Rongeurs et de la famille des Castoridés.

Le Castoréum est sécrété par deux glandes volumineuses pyriformes (*Fig.* 416), qui s'ouvrent dans le fourreau prépucial par deux larges orifices. Ces glandes existent aussi chez la femelle, mais moins développées. Elles se composent d'une enveloppe extérieure membraneuse, doublée de fibres musculaires entrecroisées, en dessous de laquelle se trouve la couche glandulaire. Celle-ci est recouverte par un épais lacis de vaisseaux et tapissée par une membrane très fine. La couche sécrétante forme de nombreux replis à l'intérieur des poches. — On trouve dans le commerce deux espèces de Castoréum : le Castoréum d'Amérique ou du Canada, et le Castoréum de Russie ou de Sibérie. L'odeur de ces deux espèces est différente ; celle de Russie rappelle l'odeur du cuir de Russie, elle serait due à ce fait que les Castors se nourrissent de l'écorce du bouleau ; le cuir de Russie est en effet préparé avec une huile pyrogénée retirée de l'écorce du bouleau. L'odeur du Castoreum d'Amérique serait due aux écorces de Pins dont les Castors font leur nourriture. Le Castoréum est réputé stimulant et antispasmodique. On le préconise contre l'hystérie.

Civette. — La Civette ou Viverréum est une substance odorante fournie par plusieurs espèces de Civettes, Mammifères de l'ordre des Carnassiers digitigrades, et de la famille des Viverridés. On en connaît quatre espèces : la Civette d'Afrique (*Viverra Civetta*), la Civette d'Asie (*Viverra Zibetta*), la Rasse (*Viverra Indica*) de l'Inde, Java, Sumatra, et le Lisang (*V. Gracilis*). Les trois premières sont élevées en captivité.

La Civette est une substance jaunâtre, semi-fluide, d'une odeur forte et désagréable lorsqu'elle est en masse, agréable quand elle est diluée. Cette substance est sécrétée par une poche glandulaire (*Fig.* 417) placée entre l'anus et les parties sexuelles. Cette poche existe dans les deux sexes; son ouverture simule une sorte de vulve, au fond de laquelle s'ouvre de chaque côté un large utricule velu intérieurement comme la poche elle-même. Les parois de cet utricule sont criblées de trous, par lesquels s'écoulent les produits sécrétés. Tout l'appareil est environné d'un muscle, dont la contraction peut amener la sortie de la matière sécrétée. La Civette, outre son usage en parfumerie, est employée en médecine comme médicament stimulant et antispasmodique.

FIN.

ERRATUM

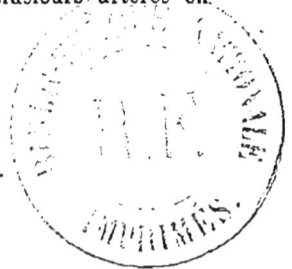

TABLE DES FIGURES

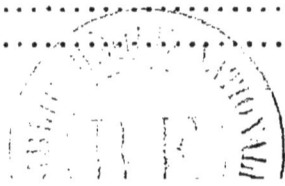

TABLE DES MATIÈRES

PREMIÈRE PARTIE

MORPHOLOGIE GÉNÉRALE

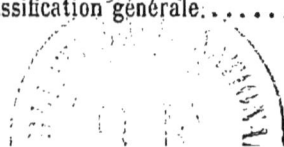

DEUXIÈME PARTIE.

MORPHOLOGIE SPÉCIALE ET TAXONOMIE.

TROISIÈME PARTIE.

PRODUITS ANIMAUX EMPLOYÉS EN THÉRAPEUTIQUE.

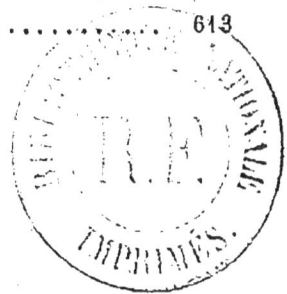

Toulouse, imprimerie Douladoure-Privat, rue Saint-Rome, 39. — 5519